[제3판]

보건정책론

Health Policy

문재우 저

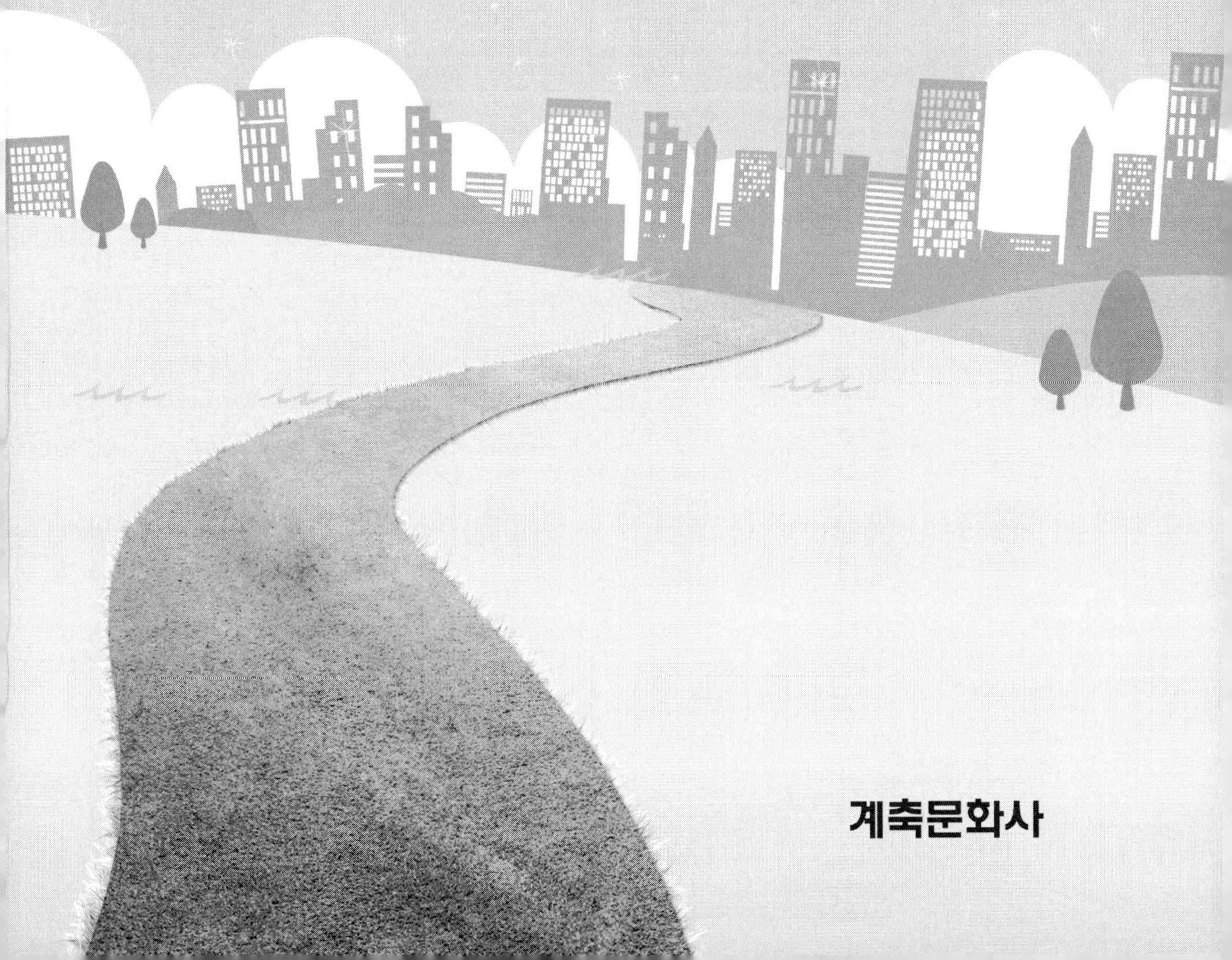

계축문화사

제3판을 내면서

현대 사회에서 우리는 국가 정책의 울타리에서 벗어나 생활하기는 매우 어렵다. 특히 일생을 살아가면서 질병으로부터 자유로울 수 없기 때문에 보건정책은 여타 정책 보다 우리의 삶과 매우 밀접한 관련을 가진다. 국민의 욕구에 부응하는 보건정책은 생명력 있는 동력을 지니게 된다. 고령화의 진전, 핵가족화, 여성의 경제활동참여 증가 등으로 인해 노인요양문제가 가족 부담에서 이제는 사회적·국가적 책임으로 당연시되고 있는 추세에 비추어 개정판 이후 우리나라 보건정책 중 가장 두드러진 정책은 노인장기요양보험 정책이 아닐까 한다.

본서는 그동안 보건정책이라는 분야에 미력하나마 도움이 되었음을 확신한다. 제3판에서는 오래된 통계자료를 최신자료로 수정 보완하였다. 또한 시대적으로 맞지 않는 부분은 과감히 삭제하여 참신성을 더하려고 노력하였다.

초판을 출간을 할 때나 개정판을 낼 때나 언제나 두려움과 후회가 앞선다. 그러나 본서를 통해 보건정책을 이해하고 함께 고민하는 토론의 장을 열 수 있다는 희망으로 용기를 갖는다. 개정하는데 조금도 주저하지 않고 도와주신 계축문화사 주사장님께 감사의 마음을 전하고 싶다.

2013년 2월

저 자 씀

개정판을 내면서

20세기 후반에 세계를 강타한 신자유주의 흐름은 21세기에도 여전히 맹위를 떨치고 있고 이러한 추세는 당분간 지속될 것으로 예상된다. 이처럼 시장경제의 힘이 막강해지고 국경이 없는 무한경쟁의 시대가 도래할수록 정책학의 중요성은 날로 약해질 수밖에 없다고 주장하는 사람들이 많다. 즉 국가가 규제하고 통제는 세대가 종말을 고하고 시장의 힘에 의해 모든 것이 결정되는 시대에 정책학은 존립의 위기에 직면하게 될 것이라고 한다.

그러나 필자는 그러한 시대일수록 정책학의 중요성은 커질 것으로 예상한다. 특히 국민의 건강과 보건을 다루는 보건정책은 다른 분야에 비해 더욱 굳건한 위치를 차지하게 될 것이다.

지난 5년간 본서는 보건정책학이라는 학문의 불모지에서 나름대로 역할을 하였다고 자부한다. 그러나 이러한 자부심 뒤에는 언제나 말할 수 없는 부족함의 아쉬움이 남아 있었다. 보면 볼수록 부족함의 크기는 크게만 느껴졌다. 개정판을 내면서 필자는 부족함에서 만족감을 찾으려고 노력하였건만 역시 다음의 기회로 미룰 수밖에 없음을 안타깝게 생각한다.

초판의 머리말에는 적지 않았지만 본서의 많은 내용은 필자의 박사학위논문(특히 보건정책 평가부분)과 저서(『보건행정학』)를 그대로 인용하였음을 밝힌다.

개정판에서는 시대적 변화에 좌우되는 정책부문을 삭제하였고, 최근의 자료를 수록하려고 노력하였다. 예컨대 의약분업이나 양·한방 협진 등과 같은 각론적 정책 부분을 대폭 삭제하였다.

이 순간 올 초에 소천하신 아버님이 몹시도 그립다. 아버님 영전에 이 개정판을 올린다.

2007년 7월

저 자 씀

머 리 말

정책학의 뿌리는 고대국가에서 찾아볼 수 있으나 현대적 의미의 정책학은 다른 학문에 비해 그 역사가 일천하다. 즉, 정책학은 1950, 1960년도에 시작된 학문으로 역사가 길지 않다. 그러나 이처럼 짧은 기간에도 불구하고 정책학의 중요성과 실용성은 아무리 강조해도 지나치지 않다.

우리 나라에 있어서 보건의료 분야에 정책학의 개념이 본격적으로 도입된 것은 아마도 1977년 건강보험의 도입과 함께 시작되었다고 본다. 그후 조합주의와 통합주의간의 논쟁, 한약분쟁, 의료일원화 논의, 의약분업 등과 같은 일련의 보건정책으로 보건분야에 정책학의 도입이 관심을 끌기 시작하였다.

필자는 지난 2년 동안의 자료수집 과정을 거처 이제야 『보건정책론』이라는 책을 출간하게 되어 감개가 무량하다. 하지만, 이러한 즐거움 뒤에는 천학비재의 필자가 학문적으로 정립되어 있지 못한 보건정책학을 책으로 출간하게 되어 두려움이 앞선다. 그러나 역사는 한꺼번에 이루어지지 않고 하나씩 쌓아가는 발자취에서 완성된다는 사실에 자신감을 가져본다. 필자의 조그마한 성취가 밀알이 되어 훌륭한 저서들이 앞으로 계속해서 출간되기를 빌어본다.

이 책은 총 7장으로 구성되어 있다. 제1장 보건의료와 국가는 보건의료에 대한 일반적인 이야기를 수록하였다. 따라서 보건의료분야에 대해 생소한 독자는 한 번쯤 정독할 필요가 있다. 제2장 보건정책의 기초이론부터 제7장 보건정책변동까지는 일반적인 정책학의 내용을 근거로 보건의료 분야의 정책을 설명하고자 하였다. 보건정책학이라 해서 일반 정책학과 전혀 별개의 새로운 학문이 아니기 때문이다.

필자가 보건학을 전공한 이후 많은 분들에게서 은혜를 입었다. 20여년 전에 처음으로 보건학에 입문할 때 도움을 주셨던 허 정 교수님과 보건정책학의 기초이론을 가르쳐 주신 문옥륜 교수님, 그리고 항상 학문적으로 도움을 주시고 가까이서 격려의 말씀을 해주신 양봉민 교수님께 이 자리를 빌어 깊은 감사의 마음을 올린다.

자나깨나 아들 걱정으로 지금도 열심히 기도하시는 부모님께 머리 숙여 감사드린다. 또한, 바쁘다 보니 자주 같이 있지 못한 사랑하는 아내와 자랑스러운 두 아들 진형이와 진성이에게 미안한 마음을 전하고 싶다.

계축문화사의 주상룡 사장님과 전무님의 도움이 없었더라면 이 책은 빛을 보지 못했을 것이다. 심심한 감사의 말씀을 드리고자 한다.

2002년 2월 20일

저 자 씀

차 례

제1장 보건의료와 국가

제2장 보건정책의 기초이론

제3장 보건정책 의제설정

제4장 보건정책결정

제7장 보건정책변동

제 1장

보건의료와 국가

제1장

보건의료와 국가

제1절 보건의료에 대한 국가개입의 필요성

보건의료는 다른 서비스에 비해 독특한 특성을 지니고 있다. 전국민은 보건의료서비스의 잠재적 수요자이다. 의료 공급자의 경우 대체재가 거의 존재하지 않는 독점적 · 전문적 지위를 누리고 있다. 이러한 특징으로 자유방임적 시장기능에 보건의료를 맡길 수 없고, 정부는 일정한 역할을 하지 않으면 안 된다. 보건의료부문은 기본적으로 소득수준의 향상에 따른 건강과 생활의 질을 추구하는 과정에서 성장하지만, 소비성이 강한 서비스의 생산이라는 점에서 반드시 바람직한 것은 아니다. 정책담당자는 보건의료비의 결정요인 규명과 보건비용의 상승억제를 위한 정책개발에 지대한 관심을 기울이고 있는 현실이다.[1)]

일반적으로 보건의료에 대한 정부의 정치적 · 경제적 · 법률적 개입은 시장기능의 실패, 과도한 의료비의 지출, 비효율성, 자원의 배분 등의 원인에 그 정당성이 있다.

1. 시장기능의 실패(Market Failure)

시장은 결국 가격기구에 의해 결정된다. 경쟁적 가격기구에 의하여 시장경제가 형성되어도 어떤 재화는 그 재화가 갖는 특성 때문에 효율적인 자원배분이 달성되지 못한다. 이처럼 자

1) 송희준, “보건비용의 결정요인과 정부의 의료복지정책,” 강인재 등, 공공정책의 결정요인분석(서울 : 법문사, 1993), p.302.

유로운 가격(시장)기구가 자원의 효율적인 배분을 실현하지 못하는 현상을 시장실패라고 하며, 그 원인은 시장의 불완전성, 외부효과, 공공재의 존재, 불확실성과 정보의 차이 등에 있다. 보건의료서비스는 여러 특징으로 인해 시장기능이 실패하거나 불완전한 경우가 대부분이다. 따라서, 시장의 원리가 지배하는 경쟁에 재화나 서비스의 생산, 소비, 분배를 맡길 수 없고 불가피하게 정부가 개입할 수밖에 없다. 정부가 규제정책과 촉진정책을 실시하는 목적은 시장실패로 인한 문제점을 극복하기 위함이다.

하지만, 시장에 대한 정부개입의 정당성 근거로 시장실패가 자주 거론되고 있으나 시장실패는 정부개입의 필요조건이지 충분조건은 결코 아니다. 왜냐하면, 시장실패는 경쟁시장이 자원의 배분을 완전히 잘 못한다는 의미가 아니라 최선의 상태, 즉 가장 효율적인 자원배분의 상태에 이르지 못한다는 것을 의미할 뿐이기 때문이다. 시장이 실패한다고 해서 정부가 개입하면 시장보다 더 나은 결과가 반드시 이루어진다는 보장은 없다. 정부개입도 얼마든지 실패할 수도 있고 오히려 시장보다 더 나쁜 결과를 초래할 수도 있다.[2)]

근본적으로 보건의료서비스는 완전경쟁시장(purely competitive market)의 조건, 즉 충분한 정보를 가지고 있는 다수의 소비자와 공급자(many well-informed buyers and sellers), 동질의 상품(homogeneous goods), 소비자와 공급자의 독립된 행동(the buyers and sellers act independently), 자유로운 시장진입과 퇴출(free entry and exit in the market) 등이 결코 달성될 수 없다.[3)] 또한, 소비자나 공급자의 측면에서 보건의료서비스를 구입하거나 제공하는 비용을 최소화하려는 동기가 부족하다. 이는 자원의 비효율적인 활용이 항상 존재하고 있음을 의미한다. 보건의료서비스는 사람들이 다른 사람을 위해 제공하는 서비스 중 가장 인간적인 형태의 서비스라 할 수 있다. 보건의료서비스는 인간중심(people-oriented)의 서비스이기 때문에 단지 질병이나 사고를 치료하는 것만이 아니라 건강과 관련된 전인적 서비스를 특징으로 한다.

1) 질병의 예측 불가능성(Uneven and Unpredictable)

정기적인 신체검사나 예방접종을 제외하고는 개인적 차원에서 질병과 부상의 현실적인 발생 가능성을 예측하는 것은 거의 불가능하다. 이처럼 개인의 경우 질병발생 예측이 어렵지만

2) 전상경, "Charles Wolf, Jr의 비시장실패이론," 오석홍·김영평, 정책학의 주요 이론(서울 : 법문사, 2000), pp.28~29.

3) 완전경쟁의 또 다른 전제조건으로는 ① 공공재(public goods)가 존재하지 않을 것, ② 외부효과(externality)가 존재하지 않을 것, ③ 규모의 경제(economy of scale, increasing returns to scale)가 없을 것, ④ 학습효과(learning effects : 오랜 기간 동안의 생산활동을 통해 습득한 경험, 지식, 노하우 등에 의해 생산요소의 생산성이 높아지면 단위생산비용이 체감하게 되는 것을 의미한다. 학습효과는 규모의 경제와 같이 진입장벽의 역할을 한다)가 없을 것 등을 지적할 수 있다. 이처럼 많은 조건 중에서 한두 가지만이라도 충족되지 않으면 완전경쟁이 달성될 수 없다.

과거의 실적을 기초로 전체 인구의 질병발생률을 예측하는 것은 어느 정도 가능하다. 즉, 집단적 차원에서는 통계학적 기법을 사용하여 의료수요를 예측할 수 있다.

질병 비용 부담은 예측이 가능하다면 저축하여 용이하게 충분히 대처할 수 있다. 질병은 가득 능력을 감소시키고 건강의 상실은 위험을 수반하게 된다. 개인의 경우는 질병의 발생 측정이 불가능하지만 집단의 경우는 경험적으로 예측이 가능하다.

이러한 개별적 수요의 불확실성과 불규칙성에 대한 집단적 대응이 보험이다. 하나의 사회제도인 건강보험을 통해 미래의 불확실한 큰 손실(loss)을 현재의 확실한 작은 손실(보험료)로 대처하여 질병발생의 예측 불가능성에 대비하고 있다.

2) 외부효과(External Effect)

외부효과는 외부경제(external economy : 예방접종, 성병치료, 도로건설에 따른 주변 땅값 상승 등)와 외부불경제(external diseconomy : 공해, 폐수 등)로 나눈다. 어떤 경제주체의 소비 또는 생산활동의 결과가 다른 사람에게 편익(혜택)을 제공함에도 불구하고 이에 대한 대가를 가격기구를 통해 받지 못한 것이 외부경제(사적 한계비용>사회적 한계비용)이고, 다른 사람에게 손해를 끼치고도 이에 대한 정당한 대가를 지불하지 않은 것이 외부불경제(사적 한계비용<사회적 한계비용)이다. 보건의료서비스는 외부경제효과를 가지고 있다.

외부경제는 확산효과(spillover effect)를 가지고 있다. 외부경제 행위는 자신이 하지 않아도 타인이 하게 되면 자신도 이익을 누리게 된다. 이러한 의미에서 Friedman은 외부효과를 이웃효과(neighborhood effect)라고 부르기도 하였다.[4)]

외부효과가 큰 재화에 대해서는 정부가 개입하여 보통 세 가지 정책을 실시하고 있다. 첫째, 경제적 유인(economic incentive)을 제공하는 방법이다. 공해배출업소에 대한 세금부과, 공해방지 시설시 세금 면제나 보조금 지급 등이 이에 속한다. 둘째, 정부가 직접 개입하여 규제하는 방법이다. 공해배출업소를 처벌하거나 의사나 병원의 과밀지역 개업(설립)규제를 실시하는 것이 대표적인 예이다. 셋째, 상품 자체를 정부가 직접 제공하는 방법이다. 무료 예방접종, 정관수술은 이에 속한다.

전염성 질환의 경우 개인의 예방적, 치료적 의료서비스는 개인의 질병예방과 치료 이상의 결과를 초래한다. 전염의 전파를 차단하는 경우 얻어지는 효과는 치료를 하는 자가 얻는 효과의 몇 배를 사회는 얻게 된다. 질병의 면역성을 획득함으로써 추가적인 비용 부담없이 타인의 감염 위험은 감소될 수 있다. 이러한 경우 개인이 지출한 비용에 대한 개인의 한계편익은 사회의 한계편익보다 훨씬 작다.

---

4) M. Friedman, Capitalism and Freedom(Chicago : University of Chicago Press, 1962), 곽효문, 복지정책론(서울 : 제일법규, 1995), pp.610~611에서 재인용.

외부효과의 존재는 공익을 위해 정부가 개입해야 한다는 주장의 중요한 논거로 오랫동안 지지되어 왔다. 그러나 R. H. Coase의 정리(Coase Theorem)에 의하면 비록 개인간의 외부효과가 존재한다 할지라도 일정한 조건, 즉 거래비용(transaction cost)이 적고 각 개인의 소유권이 명확히 설정되어 있는 경우에서는 정부의 개입이 불필요하다는 것이다. 이러한 주장은 신자유주의자들이 정부개입축소를 주장하는 중요한 근거로 작용하였다.

3) 공공재(Public Goods)적 성격

공공재란 사유재(사용재)에 대립되는 것으로서 사유재와는 달리 그것에 대한 소비자들의 선호가 드러나지 않기 때문에 시장 메카니즘에 의한 공급은 불가능하고 투표를 통한 의사결정의 정치적 과정을 통해서만 공급될 수 있는 성질을 갖는 재화와 서비스를 말한다. 예를 들면 경찰, 국방, 소방, 공원, 도로, 교육 등은 공공재의 대표적인 것들이다. 공공재 공급에서 고려해야 할 점은 두 가지이다.

첫째, 얼마만큼의 공공재를 공급할 것인가? 이것은 공급될 공공재의 양을 결정하는 문제이다.

둘째, 공공재 공급에 필요한 비용은 어떻게 부담할 것인가 하는 문제로서, 이것은 공공재의 공급을 위해 각 개인이 부담해야 할 조세의 분담 비율을 의미한다.

공공재는 엄격한 의미에서 소비가 비경쟁적으로 모든 소비자에게 골고루 편익이 돌아가야 하는 재화나 서비스를 말한다. 이러한 공공재의 특징으로는 비배제성(non-excludability)과 모든 사람이 같은 양을 소비해야 하는 소비의 집단성(collective consumption)이 있다. 즉, 공공재는 ① 생산과 소비가 동시에 이루어져 축적되지 않은 성격을 가지고 있고, ② 누구도 소비로부터 배제될 수 없는 비배제성과 대가의 지불 없이도 이용과 소비가 지장을 받지 않는 무임승차자 문제(free-rider problem)가 제기되며, ③ 타인의 소비로 자기의 소비가 지장을 받지 않는 비경합성(non-rivalry)을 가지는 속성이 있으므로 국가 개입의 정당성을 인정받고 있다.[5] 공공재는 그 특성상 정부가 개입하지 않고 시장경쟁의 상태를 그대로 유지하면 구매력을 가진 사람만이 이용하여 시장기능이 실패(market failure)하게 된다.

앞에서도 지적하였듯이 공공재는 소비에 있어 비경합성과 비배제성의 특성을 지니고 있다. 이 두 특성은 반드시 일치하지는 않는다. 전자는 한 개인의 소비가 타인의 소비량을 감소시키지 않는 것, 또는 동일한 산출량을 모두가 향유할 수 있다는 것으로, 종종 등량소비와 같은 개념으로 사용된다. 공공재 소비에서 어떤 특정한 개인을 배제시킬 수 없다는 비배제성은 재화 그 자체의 속성에 기인하기보다는 배제 비용과 직접적으로 관련되므로 가용자원의 양이나 소유권과 같은 사회제도적 측면과 깊은 연관을 갖는다.[6]

---

5) 김규정, 행정학원론(서울 : 법문사, 1997), p.45.

현대 헌법에는 건강권을 국민의 기본권 중의 하나로 명시하고 있다. 즉, 국가는 국민의 생존에 필요한 보건의료서비스를 제공해야 할 의무를 지고 있다. 또한, 보건의료서비스는 장기적 편익(long-term benefit)을 가져다준다.

따라서 보건의료에 대한 정부 개입은 거의 대부분의 국가에서 상존한다. 국가 개입의 당위성이 커질수록 소비자 측의 도덕적 위해 또는 불감증(moral hazard) 역시 증가할 소지가 크다.

공공재에 대해 국가는 얼마나 생산할 것인가(allocation), 어떻게 비용을 부담할 것인가(financing), 어떻게 분배할 것인가(distribution)를 결정하는 세 가지 기능을 갖는다.

4) 정보의 비대칭성(Asymmetry of Information)

음식점 안에다 가격을 적은 경우보다는 밖에서도 음식가격을 볼 수 있도록 하는 경우에 소비자는 훨씬 더 현명한 결정을 할 수 있다. 속을 잘 모르는 수박을 사기가 내키지 않는 경우가 많다. 삼각형으로 수박의 속을 잘라보는 것도 결국 상품의 품질에 대한 정보를 획득하는 과정이다.

소비자 구매행위의 핵심은 정보수집이라고 할 수 있다. 자신이 구입하고자 하는 품목에 관해 이곳저곳 다니면서 가격과 품질을 비교하여 제품에 관한 정보를 수집하는 것이 곧 구매활동이다.

보건의료 부문에서는 소비자의 선별능력이 부족하고 미경험자이기 때문에 가치를 평가하는 데는 능력의 한계가 있다. 특히 질적 평가와 판단은 거의 불가능하다.

합리적인 선택과 의사결정은 충분한 정보를 전제로 한다. 그러나 의료시장은 소비자와 공급자간에 정보가 불균등하게 분포되어 있다. 소비자는 자신의 건강 상태에 대한 지식 부족, 제공되는 보건의료서비스의 내용에 대한 지식 부족, 가격정보의 부족, 치료 결과에 대한 지식부족 등 소비자의 지식 부족(consumer ignorance)은 다른 시장에 비해 의료시장은 넓게 존재한다.

소비자나 공급자 모두 재화나 서비스의 품질과 가격에 대해 충분한 정보를 가지고 있어야 합리적인 선택이 가능하다. 그러나 어떤 재화가 다음과 같은 몇 가지 속성을 지닐 때는 불완전한 정보로 인해 시장기능에 장애가 발생하게 된다.[7]

첫째, 재화나 서비스에 대한 정보를 수집하거나 정보의 질을 향상시키는 데 상당한 비용이 요구되는 경우이다. 정보에 소비자가 접근하기가 용이하지 않을 때 발생한다. 정보에의 접근

---

6) R. D. Adams and K. McCormick, "The Traditional Distinction between Public Goods and Private Goods Needs to be Expanded, Not Abandoned," Journal of Theoretical Politics, 5(1), 1993, p.110.

7) 곽효문, 앞의 책, p.613.

과 획득시의 고비용이 문제이다.

둘째, 정보를 이해하고 분석하여 합리적인 판단을 하기가 매우 어려운 경우이다. 보건의료서비스처럼 전문적이고 세부적이며 기술적인 정보는 대부분 이러한 속성을 내포하고 있다.

셋째, 재화나 서비스의 선택시 잘못된 결정을 하였을 경우 물질적, 정신적 손해가 막대한 경우이다. 예컨대, 잘못된 의료서비스를 선택하였을 경우 생명의 위협까지도 발생한다.

넷째, 재화나 서비스에 대한 선택의 폭이 비교적 단순한 경우이다. 보건의료서비스는 매우 복잡한 기술적인 정보를 가지고 있어야만 올바른 선택을 할 수 있으나 소비자에게만 맡겨 두면 잘못된 선택이 발생할 가능성이 크다.

보건의료 부문은 여기저기 돌아다니면서(shopping around) 정보를 얻을 수도 없으며, 폐쇄시장(closed market)이기 때문에 공급자 위주의 시장(supplier control market)일 수밖에 없다. 따라서 전문가 지배(professional dominance)가 존재하여 공급 유인 수요(supply induced demand)[8)]가 창출되기도 한다.

의료공급자가 의료수요자의 완전한 대리인(perfect agent) 역할을 하는 선의의 공급자(benevolent provider)가 되어 환자의 건강 상태 및 경제 상태 등을 모두 고려한 최적의 의료를 반드시 공급하지는 않는다. 또한 공급자가 수요자를 위해 최선을 다하도록 지휘・감독하는 것도 어렵고 행위를 정확히 관찰할 수도 없다.

따라서 의료수요자와 공급자와의 관계는 지극히 불리한 결과를 초래할 가능성이 처음부터 내재되어 있다. 그러므로 정보의 비대칭으로 인해 의료공급자의 성실과 능력과 책임의식이 중요하다.[9)]

오늘날에는 "환자에게 가장 유리한 의학적 결정을 할 수 있는 권리와 책임은 오로지 의료인에게 있다"는 소위 의료부권주의(medical paternalism)[10)]가 "자신의 건강과 관계되는

---

8) Rice에 의하면 공급자 유인수요(SID)란 만약 환자가 의사와 같은 정도의 정보와 지식을 가졌을 때 환자가 선택하게 될 의료서비스와는 다른 의료서비스를 공급자(의사 등)가 제공하거나 권고하는 정도이다. T. H. Rice, The Impact of Change Medicare Reimbursement Rates on Physician-induced Demand, Medical Care, 21(8), 1983, pp.803~815.

9) 환자는 전문지식이 부족하여 의료서비스를 평가하고 감독하는 것이 용이하지 않다. 결국 의료공급자의 양심에 의존할 수밖에 없다. 따라서 의료공급자에게 적절한 유인체계(incentive system)를 제공할 필요가 있다. 과잉진료와 불필요한 진료를 막기 위해서는 적절하게 설계된 유인체계가 구축되어야 한다.

10) 의료부권주의란 "의사는 부모가 자식을 대하는 것처럼 최선을 다해 환자를 돌본다"는 뜻으로, 인술의 의미와 크게 다르지 않을 것이다. 그러나 요즈음 의료부권주의가 '부권의 권위와 독선'으로 환자에게 비추어지는 경향이 없지 않다.

Mirvis에 의하면 의사의 권리와 권력은 네 가지 단계에 의해 기반이 형성된다.

첫째, 정보에 대한 독점이다. 의학은 고도로 전문화된 지식체계를 가지고 있으므로 일반인이 쉽게 접근할 수 없다. 따라서 그러한 지식에 통달한 의사만이 그 지식을 통제할 수 있다.

모든 결정은 환자가 자의로 결정하고 그 책임도 환자가 스스로 지겠다"는 소비자주권(consumer sovereignty)의 시대로 바뀌고 있다. 이제 소비자도 의료에 대한 상당한 지식과 정보에 근거한 판단의 영역을 넓혀가고 있다. 따라서 앞으로 소비자는 보다 정확하고 자세한 정보를 얻게 되고 자신의 질병치료 과정에서 중요한 목소리를 내게 될 것으로 예견된다.[11] 충분한 정보와 지식을 갖게 된 소비자는 점차적으로 더 정당한 요구사항과 욕구를 가지고 선택권을 극대화하게 된다.

5) 경쟁제한(Restriction on Competition)

보건의료서비스는 다른 어떤 종류의 서비스보다 법적, 제도적으로 경쟁이 제한되어 독과점이 형성되고 있다. 경쟁제한의 예를 살펴보면,

첫째, 생산권이 한정된 면허권자에게만 제한되어 있어 이들은 독점적 지위를 누리고 있다.

둘째, 공급시장에의 진입제한이다. 아무리 자유시장 경쟁체제라 하더라도 누구든지 의료시장에 진입할 수는 없다. 일정한 자격과 조건을 갖춘 자만이 시장에 진입할 수 있다.

셋째, 공급의 비탄력성에 의한 경쟁제한이다. 보건의료의 공급은 일반 공산품과 달리 상당한 공급 기간이 요구된다. 전문적인 보건의료서비스를 제공하기 위해서는 약 12~15년의 교육 기간이 필요하다. 따라서 보건의료의 공급은 가격 인상에 매우 비탄력적이다.

넷째, 가격 경쟁이나 선전의 제한이다. 의료기관간의 가격 경쟁이나 광고를 통한 경쟁이 금지되어 있다. 광고를 통한 경쟁을 제한하는 이유는 소비자가 광고에 현혹되기 쉽고, 불필요한 서비스를 구입하게 되고, 광고비를 결국 소비자가 부담하게 되어 서비스 가격이 상승하게 된다는데 있다.

그러나 보건의료서비스에 대한 광고는 소비자에게 공급자나 서비스에 대한 자세한 정보를

둘째, 의료전문직의 업무에 대해 대중이 상당한 가치를 부여하며, 그들의 행위가 대중의 이익에 봉사할 것이라고 믿는다.

셋째, 의사들은 조직적으로 대중의 신뢰를 받기 위해 노력한다. 윤리강령을 제정하며 의학교육의 기준을 설정하고 부적절하거나 비윤리적인 시술을 행하는 구성원을 배제함으로써 의사라면 누구든지 학문적으로나 도덕적으로 일정 수준 이상에 있다는 점을 인식시킨다.

넷째, 전문 직업인의 자질을 국가가 인정하여 의사의 배타적 권리를 법으로 규정한다. 따라서 전문화된 지식체계에 근거한 의권은, 대중이 의사라는 전문 직업인의 필요성을 인정하고 받아들이며, 그들에게 신뢰를 보냄으로써 법적인 지위를 확보하게 되는 것이다.

D. M. Mirvis, "Physician's Autonomy, The Relation between Public and Professional Expectations," New England Journal of Medicine, 328(18), pp.1346~1349. 강신익, "건강권과 의권(醫權)—국민의 권리와 의사의 권리—," 생명윤리, 1(2), 2000. 12, pp.248~258에서 재인용.

11) S. Levey & N. P. Loomba, Health Care Administration(Philadelphia : J. B. Lippincott Company, 1984), p.7.

제공할 뿐만 아니라 소비자의 쇼핑비용(consumer's search cost)을 절감하는 효과를 가지고 있다.[12)]

보건의료 부문에 대한 이러한 경쟁제한의 목적은 소비자를 보호하고 서비스 향상을 위한 것이다. 따라서 전통적 사고에 의하면 보건 부문에서의 경쟁은 낭비적이며 제거되어야 한다. 그러나 경쟁은 보다 능률적인 생산 방법과 보다 효과적인 치료 방법을 추구하는 요인으로 작용할 수 있다. 경쟁을 반대하는 사람들은 의료의 질 저하를 주장한다. 그러나 현재의 질 관리와 교육여건을 가지고도 비윤리적이고 무능한 의료공급자로부터 소비자를 보호할 수 있다. 경쟁체제하에서는 의료의 질이 저하되기보다는 오히려 질이 향상될 것이다.[13)]
의료서비스가 시장의 경쟁체계에 의해 관리되지 않기 때문에 국가는 의료서비스 관리 및 질 향상을 위해 개입해야 하는 정당성을 인정받게 된다.[14)]

2. 건강의 총체적 특성(Holistic Nature of Health)

많은 종류의 활동이 건강과 연관되어 개념화되고 있다. 건강을 상실하면 모든 것을 잃는다는 말이 있듯이 건강은 모든 활동의 출발점이다. 즉 건강은 어떤 것에도 우선하는 가치이다. 따라서 보건의료의 잠재적 유효성은 크다. 잠재적 유효성이란 질병을 예방하고 치료하여 장기적으로 건강한 삶과 사회활동을 함으로써 개인이나 사회에 가져다 주는 장기적인 효과를 말하는데, 과학기술의 진보에 따라 그 유효성은 현저히 증가한다.

건강과 질병은 개인적인 인생역정(personal biographies)과 밀착되어 있으며 자신의 정체성과 직접 연관되어 있다.

3. 다차원적 필요(Multidimension of Needs)

건강문제는 다차원적이다. 정치적, 경제적, 사회적, 물리적, 문화적, 개인적 요인에 의해 영향을 받는다. 건강의 사회·경제적 결정론자들은 빈부격차 등의 사회적 요인이 계급간의 건강 불평등에도 직접적으로 영향을 미친다고 주장한다. 상실모형(Loss Model)에 의하면

---

12) P. J. Feldstein, Health Care Economics, 2nd ed.(A Wiley Medical Publication, 1983), pp.332~333.
13) Ibid., p.326.
14) 우리나라 의료법에 의하면 의료인은 의료인 단체가 주관하는 1년 1회 총 8시간의 보수교육을 명시하고 있다. 최소한의 의료 질을 유지하고 보장하기 위한 제도적 장치와 정책이 없는 것이 현실이다. 의료의 질에 대해서는 거의 방치하고 있다고 해도 과언은 아니다. 김정화·이경원, 의료개혁의 현안과 정책과제, 한국행정학보, 31(4), 1997, p.191.

개인의 취약성(vulnerability) 수준이 건강수준에 영향을 미친다. 한 개인이 취약하다는 것은 상실의 상황에 직면해서 그 상황을 극복할 가용자원의 부족을 의미한다. 감수성, 취약성, 스트레스 유발인자, 대응자원 등에 초점을 두고 있는 상실모형은 건강의 유지와 보호, 질환의 회복 등에 필요한 사회적 지원(social support)의 역할에 중점을 두고 있다.

4. 건강권의 대두(Health as a Human Right)

건강한 삶에 대한 인간의 염원은 인류의 역사 만큼이나 그 뿌리가 깊다. 건강을 최고의 행복지표로 삼고 있는 것은 동서양을 떠나 언제나 진실이었다. 이처럼 건강의 중요성은 시와 공을 초월하여 강조되고 있었지만 개인의 문제일 뿐이었고 국가나 사회는 단지 방관자적인 입장이 오랫동안 지속되었다. 역사상 최초로 시민이 정치의 주체로 등장한 근대 민주주의 국가에서도 국민의 건강문제가 전염병처럼 심각하게 사회문제화되지 않는 이상 국가는 별로 개입하지 않았다.

인구의 크기가 국력과 밀접한 관련이 있었던 중상주의시대에 국가는 인구증가와 국민건강 증진을 위해 많은 노력을 경주하였지만 국가가 베푸는 수혜의 범위를 넘지는 못하였다. 보건의료의 제공이 수혜적이고 체제유지적인 관점에서 이루어졌다고 할 수 있다. 중상주의와 절대주의시대에는 공중보건을 주로 경찰이 담당하였기 때문에 의사경찰(Medizinalpolizei)이라는 이름이 등장하기도 하였다.[15)]

선진국의 경우 18~19세기 산업화와 공업화의 와중 속에서 또한 후진국의 경우 경제개발의 깃발 아래에서 국민의 건강 상태는 극도로 악화되고 있었지만 건강은 개인의 문제로 간주되고 있었다.

인적 자원(human capital)으로서의 건강은 초기 경제개발 단계에서는 결코 최우선 순위가 주어지지 않았다. 왜냐하면, 건강에 대한 투자는 즉각적인 경제수익(immediate economic return)이 없는 소비라고 생각하고 있었기 때문이다. 결국 건강증진은 경제개발에 따른 하나의 부산물(trickle-down)일 뿐이다.[16)]

20세기에 들어와 고도의 경제성장을 거듭한 세계 각국은 발전의 방향을 복지쪽으로 전환하였다. 그동안의 경제성장에 따른 부의 축적은 국민의 인간다운 삶에 대한 투자의 기반을 마련했던 것이다. '인간다운 삶'이란 인간의 존엄성에 상응하는 생활을 의미한다. 건강하고 문화적인 최저한도의 생활에 대한 권리를 주장하기에 이르렀다. 따라서 인간다운 생활의 보

15) 허 정, 서양보건사(서울 : 신광출판사, 1984), pp.78~81.
16) J. Midgley, Professional Imperialism : Social Work in the Third World(London : Heinemann, 1981), p.53.

장이란 소득보장과 의료보장을 의미한다.

경제개발에 따른 고용의 창출은 소득보장의 측면에서는 어느 정도 효과를 거두었음은 틀림이 없다. 그러나 경제성장과 의료보장은 상당기간 동안 접목되지 못하고 있었다. 더욱이 의료요구의 분출과 의료기술의 발달 등에 따른 의료비의 상승은 개인이 부담하기에는 너무나 과중한 것이다. 이제 더 이상 건강은 개인의 문제가 아니라 우리 모두의 문제가 된 것이다. 국가가 제공한 보건의료서비스도 수혜의 개념이 아니라 국민의 생존권적 기본권의 하나로 대두되어 국가에 대하여 건강한 생활을 침해하지 않도록 요구할 수 있을 뿐만 아니라(소극적인 권리), 건강을 유지하도록 국가에 대하여 적극적으로 요구할 수 있는 권리(적극적인 권리)로 자리를 잡게 된 것이다.

건강권이란 말을 헌법 제10조에 규정된 행복을 추구할 권리와 제35조에 규정된 건강하고 쾌적한 환경에서 생활한 권리를 포함하는 넓은 의미의 건강권과, 병에 걸렸을 때 차별 없이 최선의 진료를 받을 수 있는 좁은 의미의 건강권으로 나누어 볼 수 있을 것이다.[17]

오늘날 국가가 국민의 건강을 유지・증진시키는데 책임을 져야 한다는 데에는 이론의 여지가 없다. 이제는 단순한 보건의료의 '제도적 보장'의 개념을 초월하여 '국민의 건강'을 보장하는 개념에까지 진전되고 있다.[18]

제2절 국가개입에 대한 사회사상사적 접근

1. 개 요

오랫동안 질병이 개인의 문제로 국한되게 된 것은 질병의 관례화와 보편성에 기인하기도 하지만 당시의 시대적 사조에 뿌리가 있다. 즉, 개인 책임의 원리가 지배적 사상일 경우 질병의 사회책임이나 국가책임의 원리는 설득력이 없다.

그러나 보건의료에 대한 국가의 개입은 사상적 뒷받침도 중요하지만 물적 토대가 우선적으로 중요하다고 본다. 지난 200년에 걸친 경제발전은 새로운 차원의 국가를 제시하였다. 눈부신 산업화의 결과는 많은 사회문제를 야기시켰으며, 이를 극복하려는 사회나 국가의 노력은 새로운 국가유형을 창출하였다.

보건의료에 국가가 개입한 역사는 상당히 길지만 개입의 배경과 정도는 다르다. 국가가 보

17) 강신익, 앞의 논문, pp.249~258.
18) 제1절은 문재우 등, 보건행정학(서울 : 계축문화사, 2012), pp.67~73(전문인용).

건의료분야에서 예방의학이나 환경위생사업에 먼저 개입하게 된 것은 기득권과 쉽게 갈등을 일으키지 않는 분야이기 때문이기도 한다. 이처럼 국가개입은 많은 복잡한 이면을 내포하고 있다.

질병은 본인의 노동력 상실로 생산을 직접적으로 방해하며, 간접적으로는 가정, 사회, 국가의 부담을 증가시킨 것은 항상 사실이었다. 그러나 역사적으로 볼 때 보건의료부문 특히 건강보험에 대한 국가개입의 시작은 꼭 필요한 계층에서부터 출발한 것은 아니었다. 농민이나 가내공업 종사자 등에 대한 건강보험의 적용은 상당한 시간이 필요하였다. 이들 계층은 생활이 다른 계층에 비해 훨씬 더 궁핍하고 사회적 지위가 취약했음에도 불구하고 국가의 손길이 미치지 못하게 된데는 정치적・경제적 이유 때문이었다.

이들 계층의 목소리가 정치적으로 크게 반영되지 못하였으며,[19] 정기적인 보험료를 납부할 수 있는 경제적 여유를 갖지 못하였다. 따라서 건강보험에 대한 국가개입의 초창기에 혜택을 보는 계층은 사회적 취약계층이라기보다는 계속적인 소득활동을 하고 있는 근로자계층이라는 것이 역사적 사실이었다. 이러한 역사적 흐름도 시장경제에 대한 이념사조의 변화로 정부개입정책의 방향에는 변화가 있기 마련이다.

2. 고대와 중세

고대는 공동생활체제로서 상부상조 정신이 깊은 뿌리를 내리고 있었다. 따라서 국가가 개입하기 이전에 이미 자선적 구제사상이 지배적이었다. 이는 도덕적 정의와 우애라는 실천적 가치를 전제로 한다. 고대의 중심사상은 자선과 박애 및 인도주의 정신이었다.

고대 희랍은 독립된 개인들의 이해관계적 대립을 극복하고 국가라고 부르는 정치적 조직체제를 만들어낸 최초의 민족이었다. 따라서 국가가 모든 개인과 유기적 통일성을 이루기 위해 공공의 복지를 제시하는 보편적인 정치적 통합이 중요한 사회적 과제로 등장하였다. 독립된 개인들의 이해관계적 대립을 극복하고 통일하여 사회적 조화를 실현한다는 것이 고대 희랍적 국가의 과제였다.[20]

로마가 기독교를 국교로 공인한 이후 국가개입부문의 상당부문을 교회에 위임하거나 방치하였다.[21] 따라서 중세까지는 교회에 의한 빈자나 병자의 구호가 국가를 대신하였다.

중세의 질병관은 신벌설이 우세하였다.[22] 그러므로 질병의 근원은 신이 준 것이며 불변의

---

19) 한 사회나 국가의 지배적인 이념이나 사상은 지배계급의 이해관계와 일치한다. 지배계급은 자신들의 이념이나 사상에 보편성을 부여하여 유일하게 진실된 것으로 강요할 가능성이 항상 내포되어 있다.

20) 이수윤, 정치사상사(서울 : 법문사, 1999), p.67.

21) 콘스탄티누스 대제는 교회에 대해 빈민계층에게 양식을 배급할 수 있는 권한을 양도함으로써 교회의 주요 기능을 인정하기도 하였다.

것으로 간주되었고, 경멸의 대상이 되었다. 이 시기에 유행한 다양한 질병은 종교관에 의한 해석이었고 질병치료 역시 국가에 의하기보다는 교회에 의해 이루어졌다.

특히 중세 봉건주의 시대에는 무정부적 상태에 가까운 분권적 정치행태를 띠었기 때문에 국가개입의 정도는 극히 미미하였다. 중세의 국가는 국가 통치권이 소수 귀족계급에게 귀속되어 있어서 국가적 통일성이 없는 가장 국가답지 않은 국가라 할 수 있다.

중세에는 대지주 세력의 횡포와 오랜 전쟁,[23] 끊임없는 전염병으로 인간의 삶은 비참하였다. 무산계층이 현저히 증가한 시대였다. 이러한 빈민계층과 병자에 대한 보호는 국가만의 문제가 아니라 부유한 유산 지배계층의 주요한 임무이기도 하였다.

중세는 르네상스의 인본주의, 자연과학, 종교개혁에 의해 변화의 물결을 타게 되었으며 특히 정치적으로는 절대군주제의 등장으로 중세적, 봉건적, 다원적 권력구조가 변화를 겪게 되었다. 근대적인 통일적 질서와 중앙집권적 권력을 확립한 정치체제가 등장하여 국민생활을 전면적으로 간섭하기에 이르렀다. 교회권력의 쇠퇴와 더불어 증대된 국가권력의 영향으로 보건의료분야의 세 가지 영역에 국가개입에 의한 규제가 실시되었는데, 공식적인 의료에 대한 면허, 공중보건에 대한 명문화, 구빈법의 설치 등이다.[24]

보건의료부문에서도 의사경찰과 같은 형태로 경찰국가적 강제의 형식을 띠고 개입하게 되었다. 중상주의의 대두와 함께 국민의 노동력은 국부의 상징으로 나타났다. 이에 건강한 노동력은 유용한 가치가 충분하였다. 질병에 대한 대책은 환자를 위해서라기보다는 사회나 국가를 위해서 필요하였다. 중상주의의 인구증가에 대한 열망은 그 어느 시기보다 광신적인 경향을 띠었다. 가능한 모든 수단을 동원하여 인구증가를 최대의 정책목표로 추구하였다.

중상주의 시대의 보건의료는 세 가지로 요약할 수 있다. 첫째, 의학서적 출판의 증가, 임

---

22) 질병과 죄악은 본질적으로 깊은 관계를 지니고 있다고 인식하였던 중세 기독교 사상은 국가개입의 필요성을 약화시키는 데 공헌하였다. 즉 질병은 개인이 저지른 죄악에 대한 신의 저주이며, 인간의 영혼에 악마가 침입하거나 마법에 걸리면 발생한다고 보았기 때문에 질병 퇴치는 오로지 종교적인 힘에 의해서만 가능하다고 생각하였다.

23) 중세 십자군 전쟁은 국가개입의 새로운 장을 여는 데 커다란 계기로 작용하였다. 즉 십자군 전쟁의 영향으로 중세 봉건적 사회체계가 동요를 일으키게 된 것이다. 십자군 전쟁으로 첫째, 전쟁의 계속적인 실패는 교황의 절대적 권위를 추락하게 하여 왕권확립의 분위기를 조성하였다. 둘째, 화약과 화포가 발명되어 칼과 창을 대신하였다. 이는 중세의 허리 역할을 하였던 기사계급의 몰락을 의미한다. 이는 곧 보수 영주세력의 몰락으로 이어졌다. 셋째, 유럽에 인쇄술이 도입되어 지식의 보편화에 기여하였다. 평민계급들의 의식수준이 향상되었고 성직자의 종교적인 독점적 권위가 도전을 받게 되었다. 넷째, 십자군 원정은 전쟁 물자의 수송을 수반하여 이는 도시발달에 기여하였다. 또한 동서간의 통상무역은 새로운 계급의 등장을 초래하였는데, 이 계급은 나중에 시민계급으로 성장하였다. 이러한 십자군 전쟁의 영향은 보수적 봉건세력의 몰락으로 이어지고 반면에 군주의 실력과 권한은 커져 중앙집권적 군주제의 경향이 굳어져가게 되었다.

24) 정병순, 복지와 의료보장의 사상사적 고찰, 서울대 석사학위논문, 1991, pp.18~23.

상의학교육의 실시로 의학분야에서 과학적인 연구가 획기적으로 증가하였으며, 둘째, 지방정부에 기초하는 국가의 규제 및 통제가 강화되었으며, 셋째, 중상주의의 정치적 이념실현을 위해 인구개념의 인식에 있어서 통계적 방법이 새롭게 도입되었다.[25)]

따라서 중상주의 시대의 보건의료에 대한 국가개입은 오로지 수단적 성격으로 전개되었다. 17~18세기 병자에 대한 국가의 적극적인 개입은 치료와 예방보다는 수용이었다. 억압적 개입이 주류를 이루었다.

자유주의와 산업화의 발전으로 18세기 중반 이후 중상주의는 급격히 쇠락의 길로 접어들었다. 노동자들의 사회적 권리가 확대되어 인간적인 생각들이 널리 퍼져나가기 시작하였다. 억압적인 가부장적 책임(paternal responsibility)이 강조되었던 중세 시절은 전통적인 보호주의(protectionism)가 지배적이었다.

3. 근대 이후

1) 산업혁명과 국가개입

자유, 평등, 자조의 개인주의적 원리가 핵심인 자유주의의 이상들이 서구의 사회정책을 주도한 시기에는 보건의료에 대한 국가개입은 개인을 위해서도 국가를 위해서도 별 도움이 안 되는 비생산적인 것이라는 인식이 강하였다.

산업화의 심화와 민주주의의 발전에 따라 자유주의의 유산인 최소 국가개입의 이념은 쇠퇴하기 시작하였다. 그러나 자유주의와 개인주의의 전통이 강하고 산업화의 과정에서 극심한 사회적 혼란이 없었던 영국과 미국에서는 국가개입의 정당성이 상당기간동안 자리를 잡지 못하였다. 이는 자유주의적 이데올로기가 자본가뿐만 아니라 근로자 계급간에도 광범위하게 수용되었던 사회적 분위기 때문이었다. 이러한 분위기가 반전되어 국가개입의 필요성이 등장하게 된 것은 몇 가지의 이유 때문이었다.

첫째, 산업화의 진행은 시민계급의 등장과 확대를 초래하였다. 건전한 사고방식을 지닌 시민계급의 등장은 보건의료에 대한 새로운 접근방법을 고려하게 하였다. 자신들의 의료보장뿐만 아니라 사회일반계층 특히 소외계층에 대한 의료보장에 대해서도 국가가 관심을 갖도록 하는 분위기가 형성되었다.

둘째, 경제적 능력의 증가이다. 산업화의 과정에서 획득된 국가와 개인의 경제적 능력의 향상은 보건의료부문에 대한 투자의 재원을 확보하는 데 결정적인 도움을 주었다. 이러한 재

---

25) N. Black, et al., Health and Disease : Caring for Health(Philadelphia : Open University Press, 1984), p.27.

정적 뒷받침은 보건의료부문의 확충과 내실화에 기여하였다.

셋째, 눈부신 현대의학의 발전이다. 현대의학이 짧은 기간 동안에 달성한 성과는 인류의 전기간에 달성한 성과를 능가할 정도로 눈부신 것이었다. 특히 전염성질환의 예방과 퇴치에 대한 현대의학의 도움은 결정적이었다. 현대의학의 성과와 대중화는 투자에 대한 확실한 결과를 보여주었기 때문에 국가개입의 정당성이 충분히 인식되었다.

19세기 후반, 즉 1870~1880년대 유럽에서는 국가개입에 의한 사회보험의 도입이 중점적으로 논의되기 시작하였다. 원인은 당시의 사회·경제적 변화과정에서 찾아볼 수 있다

첫째, 심각한 경제침체현상의 만연이다. 경기침체는 시장의 자기조절능력에 대한 믿음의 후퇴를 초래하였다. 또한 개개인의 능력에 의한 질병, 빈곤, 재난 등과 같은 많은 문제의 극복에 회의를 가지게 되었다. 이러한 경제적 위기의 파급은 사회전체의 공공질서를 위태롭게 하기에 충분하였다.

둘째, 무산계급의 등장과 세력화 가능성이다. 경제적 위기에 따라 무산계급이 혁명세력화할 가능성이 높아지자 당시의 귀족계급과 시민계급은 동요하기 시작하였다. 사회혁명의 망령이 다시 나타난 것이다. 따라서 이들은 잠재적인 충돌사태를 국가개입에 의한 구체적인 사회개혁으로 문제를 해결하려는 의지를 가지게 된 것이다.[26]

2) 국가개입의 방향

중세까지 국가는 국민의 건강에 대해 직접적인 개입을 하려고 하지를 않았다. 근대 이전에는 질병과 건강의 문제는 국가적 문제가 아니라 국지적이고 지역적인 문제에 불과하였다.

보건의료에 대한 국가의 관심이 본격적으로 제기된 것은 국민국가와 국민경제의 출현이었다. 근대국가의 출현에 기여한 것은 절대주의 국가의 중상주의 정책이라 할 수 있다. 즉 중상주의 정책은 국가 전체적 이익을 추구하면서 국민적 일체감을 강조하였기 때문에 국민국가 형성의 전초적 역할을 하였다고 볼 수 있다. 국가의 개입은 두 가지 방향에서 전개되었다.

첫째, 지배계층에 의한 수단적 의미의 개입이다. 가장 대표적인 예가 Bismarck의 질병보험의 도입이다. 물론 당시 산업노동자들의 압력이 거센 것은 사실이었지만 Bismarck가 사회보험을 도입하게 된 결정적인 계기는 체제를 수호하기 위한 정치질서의 이해관계에 있었다는 것이 더 설득력이 있다.

권위주의 국가나 전체주의 국가에서 기존의 권력층이 제시하는 국가의 이해관계는 특정집단의 이해관계보다 우선시되어 정책화의 길을 걷는 것이 상례이다.[27]

---

26) Gerhard A. Ritter, 전광석 옮김, 복지국가의 기원(서울 : 교육과학사, 1992), pp.17~18.
27) Gaston V. Rimlinger, 한국사회복지학연구회 옮김, 사회복지의 사상과 역사(서울 : 한울아카데미, 1997), p.25.

둘째, 아래로부터의 혁명적 요구에 대응한 국가개입이다. 민주적인 정부는 보다 권위적이고 전체주의적인 성격을 띤 정부보다 국가개입의 시기와 정도에서 처지는 경향이 있다. 왜냐하면 다양한 이익집단의 의사표시를 민주적인 방법에 의해 조직화하는 과정을 거치기 때문이다.

3) 영 국

영국에서 J. R. Malthus의 인구론과 사회진화론(적자생존론)은 국가개입을 반대하는 지적 무기로 자주 대두되었다.

1798년에 초판이 나온 Malthus의 역작 인구론은 보수계층의 구미에 적합한 이론으로 당시 상류층의 열렬한 지지를 받았다. 그는 빈곤의 유용성을 인정하였다. Malthus의 이론은 H. Spencer에 의해 계승되었는데 그에 의하면 사회문제에 대한 국가개입과 간섭은 환경에 대한 사회적응을 약화시키게 된다. 일단 국가가 개입하게 되면 적자생존과 자연도태라는 유익한 과정이 교란을 받게 된다는 것이다.[28]

빈자와 병자에 대한 국가개입의 정당성을 인정하고 공공부조의 시초를 연 것은 1601년 영국의 구빈법(The Poor Law)이라 할 수 있다.[29] 당시 영국의 사회적 환경은 가내공업의 발달과 종획운동(Enclosure Movement)의 영향으로 봉건제도가 몰락하여 경제적 무질서가 극치에 달하였다. 또한, 기존의 자선사업의 실패와 수도원의 해산은 구제의 울타리로부터 빈자와 병자를 거리로 내몰았다.

이러한 사회적 배경과 내셔널리즘의 대두로 영국에서는 세계 최초로 구빈을 법제화하기에 이르렀다.[30] 구빈법이 많은 문제[31]를 안고 있어서 신흥계급을 대표한 자유당이 정권을 잡자 바로 구빈법의 개정작업에 착수하여 1834년도에 개정 구빈법이 통과되었다.

개정 구빈법(Poor Law Reform of 1834)에 핵심적 역할을 한 Edwin Chadwick[32]은 보건의료부문에 영향을 주었다. Edwin Chadwick은 요구호 빈민들의 예방수단으로 교육,

---

28) 인간사회의 진화도 자연의 진화와 동일한 것으로 인식한 Spencer의 사회적 진화론은 영국에서 주목을 받지 못하였지만 미국에서는 선풍적인 인기를 끌었다. 영국에서는 복지국가를 위한 적극 국가관이 대두한 반면 미국에서는 자유방임주의가 아직도 주류를 이루고 있었다.

29) 구빈법의 역사적 의미를 살펴보면 ① 구빈에 대한 국가책임 인정, ② 통일적인 구빈행정기구의 설립, ③ 무차별적인 자선과 징벌이 아니라 체계적인 빈민구제, ④ 세금 등에 의한 재원조달 등이다.

30) 1794년 7월에 발효된 프러시아 시민법(Civil Code)에도 스스로의 힘으로 생계수단을 획득할 수 없는 국민들의 구호와 원조는 국가책임이다라는 조항이 등장하였다.

31) 공업발달을 저해시키고 인구증가에 영향을 줄 뿐만 아니라 근면한 자와 정직한 자를 보호하지 못하고 오히려 품행이 좋지 못하고 분별이 없는 자를 보호하는 제도가 되었다는 비판이 제기되었다.

32) Bentham의 제자이자 정치경제학자인 그는 개정 구빈법의 핵심원칙인 처우제한의 원칙(the principle of less eligibility)을 확립하는 데 지대한 역할을 하였다. 처우제한의 원칙이란 국가의 구제를 받은 사람이 스스로의 노동에 의해 생계를 유지하는 최하계층의 조건보다 실제적으로나 외견상으로나 더 좋아서는 안 된다는 원칙을 말한다.

보건위생, 사고예방 등에 지대한 관심을 보였다. 그는 요구호 빈민들의 발생원인으로 잘못된 양육방식, 질병, 사고, 정신이상, 음주벽, 범죄 등을 지적하였으며, 교육과 보건위생 등은 사회 전체의 복지와 상관이 있어서 사회 전체에 직접적인 영향을 미치고 있다고 생각하였다.

그러나 질병과 같은 사회적 문제에 대한 국가개입의 정당성이 인정되었다 할지라도 자유시장에 대한 믿음과 개인주의가 사회적 지배가치로 남아있는 한 국가개입은 문제해결의 본질에 접근하지는 못하였다.

개인을 국가가 보호해야 한다는 데 정치집단들간에 포괄적 합의가 이루어진 것은 19세기 후반에 이르러서였다. 그러나 목적의 포괄적 합의에는 도달하였으나 수단에 대한 합의는 상당기간 동안 격렬한 논란의 대상이 되었다.[33] 산업화의 전개와 성숙으로 사회가 급격한 변화를 겪게 되자 개인과 국가간의 관계를 크게 조정해야 할 필요성이 등장하였다. 영국의 경우 국가주도의 의료보장 도입이 지체된 데는 여러 이유가 있다.[34]

첫째, 가장 먼저 산업화와 도시화가 진행되었지만 노동조합운동이 뒤늦게 등장하였다. 이는 노동자가 강력한 정치적 투쟁을 하는데 필요한 토양을 형성하지 못하였음을 의미한다.

둘째, 정치·경제적 자유주의 전통의 영향이다. 영국은 자유방임주의 사상의 확고한 전통을 지니고 있는 국가이다. 이러한 오랜 전통은 국가개입에 의한 의료보장의 미발달에 커다란 원인으로 작용하였다.

셋째, 체제 자체에 대한 도전이 그다지 거세지 않았다. 입헌군주제의 정통성을 대부분의 국민들은 수긍을 하고 수용하였기 때문에 체제 자체가 비교적 도전을 받지 않고 오래 유지되었던 것이다.[35]

넷째, 영국은 관습법(Common Law)에 의해 운영되는 전통은 가지고 있다. 따라서 이러한 법체계에서는 사적 차지, 사유재산권, 계약의 자유 등이 가장 강조되고 있기 때문에 공법의 발달을 지연시켰다.

다섯째, 전통적인 제도에 의한 보호가 상당히 이루어지고 있었다. 산업화와 도시화로 야기된 여러 가지 새로운 사회·경제적 문제를 전통적인 구빈법(Poor Law)이나 우애조합(Friendly Societies), 노동조합의 부조조합(Trade Union Benefit Funds) 등이 상당부분 해결하였다.

1911년에 제정된 국민보험법에 의해 도입된 건강보험을 시행한 결과 영국에서는 성공적이라는 평가가 내려지지 않았다. 따라서 제2차 세계대전 이후 1948년에 건강보험제도를 포기하고 국가주도의 단일행정체제인 국민보건서비스제도(NHS)를 도입하기에 이르렀다.

---

33) Gaston V. Rimlinger, 앞의 책, p.91.
34) Gerhard A. Ritter, 앞의 책, pp.217~221.
35) 독일의 사회주의자들과는 달리 영국의 노동당은 정치적·사회적 지배집단들로부터 사회체제를 전복하려는 혁명적 위험세력으로 간주되지는 않았다.

4) 미 국

개인주의와 자유주의의 전통[36]이 강한 미국의 경우에도 20세기 전후에 급속한 산업화로 인해 국가와 개인간의 관계가 새로운 국면으로 전개되기 시작하였다. Theodore Roosevelt는 1901년에 한 잡지의 기고문에서 "무지와 불행이 만연한 사회에서는 높은 수준의 정치생활이 달성될 수 없다"고 언명하였다. 그의 이러한 사상은 미국 사회보장의 밑거름이 되는 토양으로 작용하였다.

미국에서 보건의료부문 중 국가개입이 가장 자연스럽게 이루어진 것은 산업보건이다. 산업보건은 노동자나 사용자 모두에게 이득이 된다는 생각이 지배적이었기 때문에 사회적 분위기가 우호적이었다. 산업보건을 통한 이익의 발생은 사용자의 보수적 자세를 크게 완화시키기에 충분하였다. 산업보건분야는 사회적 정의와 사용자의 이익이 자연스럽게 결합될 수 있었다.

이러한 사회적 분위기에 편승하여 건강보험은 국민건강을 크게 향상시키고 결국 국가 전체의 생산성이 향상된다는 주장들이 속속 등장하게 되었다.

국가자원보존위원회(National Conservation Commission) 위원인 Irving Fisher는 건강문제에 지대한 관심을 가지고 국민건강과 국가의 생산성은 밀접한 관련이 있다고 주장하였다. 특히 그는 조기사망과 예방가능한 질병에 효과적으로 대처하지 못해 발생한 경제적 손실은 최소 1억 5000만 달러(1910년 미국 국민소득의 약 5%)에 달한다고 추정하였다. Fisher는 노동자들은 홀로 건강을 유지할 수 없기 때문에 보편적이고 강제적인 건강보험을 강력히 주장하였다. 사회를 되살리는 데 공공부문에서 건강보험 만큼 큰 힘을 지닌 수단이 존재하지 않다는 생각을 많은 사람들이 지니고 있었다.[37]

20세기 초반 미국의 경우 보건의료부문의 국가개입정책의 가장 큰 취약점은 강력히 조직화된 정치적 지원이 거의 없었다는 것이다.

1930년대를 전후하여 미국은 국가개입에 의한 사회보장의 정당성을 인정하는 분위기가 조성되었으나 보건의료부문에 대한 강제적 개입은 강한 반발에 직면하였다. 강제적 건강보험의 도입이 논의되자 미국 의학협회는 의료의 사회화라고 강력하게 반발하였다.[38] 건강보험은

---

36) 프랑스도 마찬가지로 강력한 정치 경제적 자유주의 사조가 역사적으로 지배적이었기 때문에 국가주도의 강제적 의료보장의 도입과 성장이 오랫동안 지체되었다.

37) Irving Fisher, National Vitality, Its Wastes and Conservation(Washington, D.C. : Government Printing Office, 1910) : Irving Fisher, "The Need for Health Insurance," American Labor Legislation Review, Vol.VII, No.1, March 1917 : Gaston V. Rimlinger, 앞의 책, pp.97~101에서 재인용.

38) 영국의 경우에서도 1910년 의료보험을 도입하려는 법률이 제정되려하자 의사단체, 보험회사, 우애조합 등이 격렬히 저항하였다. 1910년 12월 하원선거에서 선출된 670명의 의원 중에서 490명이 선거운동 중 우애조합과 보험회사의 주장에 동조한다는 의견을 피력하였다. 그러나 이러한 강력한 저항에도 불구하고 관련단체들의 연대력 부족으로 법률시행을 저지하지는 못하였다.

실천이 불가능한 감상주의와 정치적 편의주의의 혼혈이라고 주장하기도 하였다.[39] 미국에서 보건의료부문에 대한 적극적인 국가개입이 이루어진 것은 Medicare와 Medicaid가 도입된 1960년대에 와서이다.

개인주의적 이익과 집합적 이익간의 지속적인 투쟁을 반영한 미국의 보건의료부문은 아직도 다른 선진제국에 비해 국가개입의 측면에서 보면 자유방임적 성격이 매우 강하다. 따라서 미국 사회보장의 최종적인 개혁은 아마도 보건의료부분에서 시작될 가능성이 높다고 본다.

5) 독 일

급격한 산업화가 시작하기 전에 이미 기본적인 정치적 문제들이 많이 해결되어 비교적 안정된 사회를 구성하였던 영국이나 프랑스에 비해 독일의 19세기 상황은 격변의 시대였다. 뒤늦은 산업화의 추진, 구체제의 청산, 민족통일 등 산적한 문제들이 후발 산업국가인 독일의 발목을 잡고 있어서 자유방임적 접근을 통한 문제해결을 불가능하게 만들었다.

19세기 중반에도 독일의 사회적 분위기는 가부장적 전통주의가 지배적이었지만 자유주의자나 보수주의자 모두 국가개입의 필요성에 대한 인식을 공유하고 있었다. 즉, 국가 또는 최소한 지배계층이 최하계층의 질병과 빈곤 등의 문제에 대한 책임을 져야 한다는 데에는 공감대가 형성되어 있었다. 국가에 대한 노동자들의 충성을 유지 또는 회복시킬 수 있는 사회보호 프로그램이 국가적 차원에서 필요하였다.

전통적인 정치적 불평등 체계를 그대로 유지하기를 강력히 희망한 보수주의 정치가인 Bismarck는 국민 특히 노동자들의 불만을 해소하는 방법으로 사회보장에 강력한 매력을 느끼고 있었다.[40] 그는 강제보험, 제도의 중앙집권적 통제, 민간보험회사의 배제, 국가 보조금 지급 등을 원칙으로 한 사회보험을 창설하고자 하였다.

그러나 질병보험은 단기보험이기 때문에 국가개입이 효과적이지 않다고 생각한 Bismarck는 질병보험에 대해서는 별다른 애착을 보이지 않았다.[41] 특히 사회문제를 해결하기 위한 수단으로서 Bismarck가 도입한 사회보험의 이면에는 의회에 있어서 자신의 불안한 지위 강화, 조세 및 재정개혁을 통한 독일의 경제력 강화, 입헌군주정의 확립이라는 측면이 강하게 내포되어 있었다.[42] [43]

---

39) Edward H. Ochsner, Social Security(Chicago : Social Security Press, 1936), p.10, Gaston V. Rimlinger, 앞의 책, p.316에서 재인용.

40) 1880년 독일의 경우 질병을 대비한 기존보험에 가입한 사람은 전체인구의 약 5%에 불과하였다.

41) Bismarck는 건강보험을 '바뀌진 신생아', 장해 및 노령보험법을 '의회주의자와 직업관료 사이에서 태어난 기형아'라고 혹평하기도 하였다. Gerhard A. Ritter, 앞의 책, p.104에서 재인용.

42) 사회보험에 대한 Bismarck의 선구적인 역할이 지나치게 강조되기도 하지만 그의 권력과 추진력이 없었다면 여러 사회보험 입법의 제정은 상당기간 지연되었을 것이다.

43) Bismarck가 1883년에 독일 노동자들의 사회주의화를 방지하기 위해 세계 최초로 건강보험을 실

Bismarck의 사회보험 도입이 성공할 수 있었던 것은 영국이나 미국처럼 강력한 반대자가 없었던 데에서 그 원인을 찾아볼 수 있으며, 사회주의 탄압법에 의해 힘을 상실한 노동조합도 입법과정에 거의 영향을 미치지 못하였다.

Bismarck 이후 독일의 노동자 보호에 대한 지배적 이념은 Ludwig Stephinger의 언급에 잘 나타나 있다. 즉 그는 "국제경쟁에서의 승리는 높은 임금 조건하에서 수행되는 양질의 노동력 향상을 전제로 한다"고 주장하였다.44)

2차 대전 이후 독일의 경제학자들은 '사회적 시장경제'(Soziale Marktwirtschaft)라는 단어로 개념화하여 시장의 기능을 보강해 주는 질서는 자연적으로 발생하는 것이 아니기 때문에 법적으로 제도화해야 한다는 견해를 견지하였다. 이는 제2차 세계대전 이후 근대 독일의 경제체제 형성에 있어서 사상적 토대가 되었던 이론으로, 시장질서의 확립을 위한 제반 제도의 구축에 그 초점을 맞추고 있다. 즉 시장의 기능을 회복시킬 뿐만 아니라 이를 지속적으로 유지하기 위한 방안들을 모색하게 되었다. 이들은 기본적으로 시장경제의 효율성에 대해서는 강한 신뢰를 갖고 있었지만 시장의 기능을 보장해 주는 질서는 자연적으로 발생하는 것이 아니기 때문에 법적으로 제도화해야 한다는 견해를 보였다.

영국과 미국의 국가개입에 의한 보호는 아래로부터의 압력에 의해 이루어진 반면에, 독일의 경우 이들 나라와는 달리 산업화의 초기단계에 전제 정부의 권위적 국가권력에 의한 사회보장이 도입되었다.

미국과 유럽의 이러한 역사적 배경은 현대적 조류인 신자유주의(신보수주의)의 성격에서도 상당한 차이를 나타내고 있다. 즉 신자유주의 이데올로기의 창궐이 국가정책의 방향전환, 국가기구의 축소와 예산의 삭감 등 직접적으로 나타나는 미국에 비하여 유럽에서 일어난 변화는 간접적이고 완만하다. 일반적으로 유럽은 미국에 비해 반 복지국가, 반 사회보장에 대한 사회적 여론이 투쟁적이지 못하다. 이는 아마도 국가와 제도에 대한 국민들의 태도 차이에서 원인을 찾아볼 수 있다. 미국 사회에서는 경제에 있어서의 국가개입이나 국가주도의 사회복지가 환영받지 못하는 듯하다. 이에 비해서 유럽에서는 경제에 있어서의 국가개입과 사회보장 및 제반 보건의료부문에 있어서의 제도들이 미국에 비해 오래 전부터 관습화되어 있었다.45)

시하였던 것처럼 한국의 건강보험제도 역시 북한 사회주의 의료제도에 대해 우위를 차지하려는 체제경쟁의 산물로 볼 수도 있다. 이종찬, "한국 의료의 바이오크라시를 위하여," 이종찬, 한국 의료 대논쟁(서울 : 소나무, 2000), pp.21~22.

44) Ludwig Stephinger, Versicherung und Gesellschaft, Jena 1913, p.27 : Gerhard A. Ritter, 앞의 책, p.29에서 재인용.

45) http://chunma.yeungnam.ac.kr/~j8360619/n.htm(2000년 10월 21일 검색). 제2절은 문재우, 보건의료분야의 국가개입에 대한 사회사상사적 고찰, 서남대학교 논문집, 2000, 7(1), pp.863~873(전문인용).

제3절 국가개입정책

시장실패를 극복하기 위해서 정부가 어느 정도까지 개입을 해야 할 것인가 하는 문제는 결코 정답이 없다. 지나친 정부개입은 민간 부문을 위축시키며, 소극적인 정부역할 역시 시장실패의 비효율성을 처리하지 못하여 둘다 자원배분의 효율을 극대화시킬 수 없다. 적정수준의 정부개입은 가용자원의 효율적 배분을 극대화하는 수준을 의미하며 이는 그 사회의 규범적 가치기준에 따라 영향을 받는다. 이 기준에는 통제정책을 지향하는 형평성과 시장경제정책을 지향하는 효율성 두 가지가 있다.

| 그림 1-1 | 정부개입의 적정수준

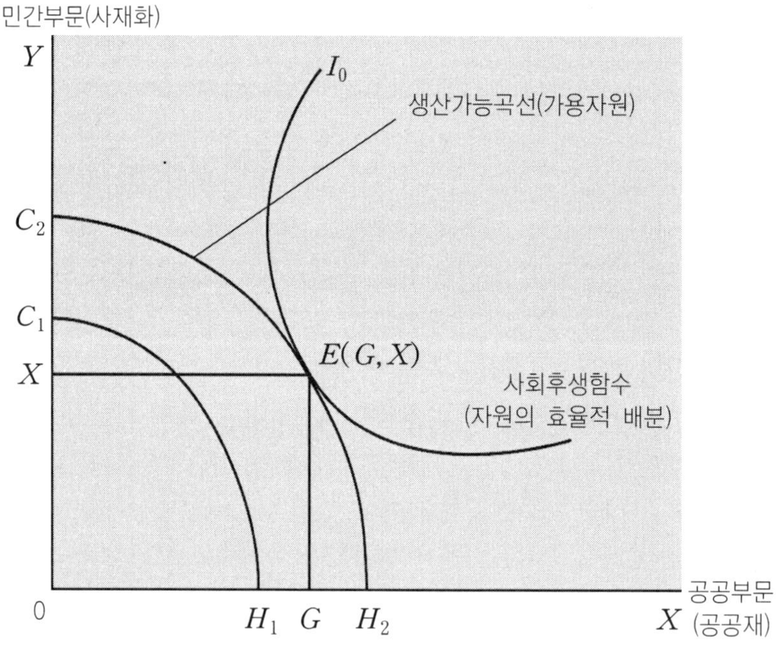

〈그림 1-1〉에서 정부개입의 적정수준을 살펴보면 국가나 사회가 활용할 수 있는 가용자원을 나타내는 생산가능곡선과 사회후생함수가 만나는 점 E(G, X)에서 민간 부문과 공공 부문이 적절히 분배되어 시장기능이 제역할을 수행하게 되면 국민후생은 극대화되고 장기적으로 자원의 효율적 배분이 달성된다. 국가개입정책에는 의료 시설 부족과 불균형 분포를 해소하기 위한 공급확대정책과 의료시설의 과다 중복투자를 억제하기 위한 규제정책이 있다.[46]

공급확대정책은 사회발전기능과 촉진기능을 한다. 즉, 사회변동을 촉진하고 유도하는 기능을 수행한다. 반면에 규제정책은 사회안정기능을 한다. 사회안정기능은 전통적, 소극적 기능으로서 사회질서와 사회제도를 유지하고 안정시키는 기능을 수행한다. 보건의료 분야에서 정부의 개입정책은 크게 네 가지 종류로 분류할 수 있다.[47]

첫째, 수요(소비)규제정책이다. 정부가 불필요한 의료이용이나 과잉이용을 규제하는 것이다. 진단과 검사, 처치를 하는 데 있어서 효과적이지 않거나 상대적으로 비싼 의료장비 등의 사용을 억제하는 정책이나 진료비 중 본인에게 일부 부담시키는 정책이 이에 속한다. 정부가 규제정책을 실시하는 것은 보건의료 분야의 비효율성을 저해하는 것을 방지하기 위해서다. 비용의 지출없이 효용을 창출할 수는 없겠지만 한계효용이 한계비용을 초과하는 수준의 의료(장비)이용은 억제되어야 한다는 것이 규제정책의 이론적 전제이다.

둘째, 수요(소비)촉진정책이다. 정부가 적극적으로 국민의 삶의 질을 향상시키기 위해 최첨단의 의료장비를 광범위하게 사용하도록 권장하고 촉진하는 정책이다. CT, MRI와 같이 비싸지만 질병치료에 필수적인 고가의료장비를 전국민이 활용할 수 있도록 건강보험 급여화 정책을 실시하는 것은 좋은 예이다. 노인에 한해서 의치를 보험급여로 해 주는 것도 수요촉진정책에 속한다. 수요촉진정책의 판단기준은 사회적 필요도의 크기에 달려 있다.

셋째, 공급규제정책이다. 의료공급자 또는 의료기기 생산자에 대해 규제를 하는 정책이다. 의료시설이나 장비의 과잉투자 억제정책, 의료비 심사정책이나 의료장비 생산 과정에 개입하는 정책은 이에 속한다.

넷째, 공급촉진정책이다. 소비자의 의료이용 접근도를 제고시키기 위해 공급영역에서 촉진정책을 통하여 개입한 것을 의미한다. 의료취약지역에 대한 의료시설의 확충, 취약지역에 의료기관 개설시 세금감면, 금융지원 등의 재정정책 등이 한 예이다.[48]

우리나라의 경우 국가의 의료체계에 대한 개입과 통제가 한계를 지니고 있다. 그것은 1차적으로 대부분의 의료기관이 민간기관이기 때문에 시실상 민간기업과도 다름없는 의료기관들을 국가가 관료적으로 통제하는 데는 분명한 한계가 있을 수밖에 없다.[49] 따라서 민간의료기관을 통제할 수 있다는 전제하에 보건정책을 수립한다면 그 정책은 예기된 집행의 효과를 거두지 못할 가능성이 크다.

---

46) 김한중, 의료시설의 수급과 정부의 역할, 한국보건행정학회 학술세미나, 1991. 6, pp.2~3.
47) 문옥륜, 의료장비의 수급과 정부의 역할, 한국보건행정학회 학술세미나, 1991. 6, pp.13~40.
48) 문재우 등, 앞의 책, pp.61~62(전문인용).
49) 조병희, 의료문제의 사회학(대구 : 태일사, 2000), p.85.

제4절 국가의 역할 및 유형

1. 국가의 역할

보건의료에 대해 국가는 다음과 같은 몇 가지 역할을 수행한다.

1) 규제자(Regulator)

의료문제 전반에 대하여 보다 적극적으로 개입하는 경우이다. 능력과 전문성이 떨어지는 공급자에 의해 피해를 볼 수 있기 때문에 국가는 면허제도나 질관리 또는 병원표준화제도 등을 통해 시장진입의 장벽을 설치한다. 또한 낭비요소를 제거하기 위해 고가의료장비의 중복투자나 병상 과잉공급을 규제하기도 하고 보건의료서비스 가격(수가)을 통제한다. 그리고 진료비 심사를 강화하는 정책을 실시한다.

정부가 보건부문을 규제하는 이유 특히 가격을 규제하는 이유는 첫째, 의료의 전문성으로 인해 제공자와 이용자간에 지식과 정보의 차이가 커서 시장에서의 활발한 경쟁에 의한 가격결정이 어렵기 때문이다. 둘째, 비용증가의 압박이 항상 존재하여 보험재정이 불안하며 이는 결국 국민부담으로 이어진다. 셋째, 형평성의 논리이다. 정부에 의한 가격규제로 재정적 장벽이 낮아져 가난한 사람들이 해당 재화를 구매하거나 서비스를 이용할 수가 있다. 의료서비스의 경우 가격규제의 경제적 효과와는 무관하게 정치적 호소력을 가지고 있는 것은 형평성의 논리 때문이다.[50]

2) 정보 제공자(Source of Information)

소비자는 의료에 대한 전문적인 지식과 정보가 없어 의료공급자를 합리적으로 평가하지 못한다. 따라서, 정부는 보건의료에 대한 지식과 정보를 소비자에게 제공함으로써 소비자의 정보 부족을 보완할 수 있어야 한다. 각 병원에서 제공한 서비스의 양과 질에 대한 평가 결과를 공개하는 것도 소비자에게는 중요한 정보이다.

보건의료서비스에 대한 정보와 지식은 매우 복잡하고 전문적이기 때문에 시장기구에만 의존하면 소비자들은 합리적인 선택을 하지 못한다. 보건의료서비스의 공급자와 소비자간에는 정보의 차이가 존재하기 때문에 정보를 독점하고 있는 공급자에 의해 서비스의 형태, 가격 등이 결정될 가능성이 높다. 따라서 공급자는 그들의 이익을 추구하기 위하여 소비자의 이익을 극대화할 수 있는 서비스를 제공하지 않을 가능성을 전혀 배제하지는 못한다. 그러므로 보건의료서비

50) 권순만, 의료산업과 가격규제, 한국정책학회보, 8(2), 1999, pp.257~258.

스에 대한 정보를 비교적 많이 가지고 있는 제3자, 즉 정부가 주도적으로 개입하여 이러한 보건의료서비스의 공급자와 소비자 사이의 불균형적 정보에서 야기되는 문제를 해결해야 한다.[51)]

미국의 경우 매년 병원의 등급을 매겨 공개하고 있기도 한다. 소비자가 현명한 판단을 할 수 있도록 정부는 정보를 계속해서 제공하여야 한다.

3) 보건의료서비스 제공자(Provider of Health Service)

보건의료서비스의 직접적인 제공자의 역할을 한다. 정부는 경찰병원, 보훈병원, 공무원 전용병원 등의 건립을 통해 대상자나 가족에 대해 보건의료서비스를 무료 또는 저렴한 가격에 제공하기도 한다. 또한 의료취약지역에 공공병원을 직접 건립하거나 보건기관을 확충하여 지역주민들의 건강문제를 해결하는 방법을 제공한다.

4) 재정원(Financing)

정부는 국민건강을 위해 막대한 재정을 투자하고 있다. 의료취약지역에 병원 건립을 위해 금융이나 세제상의 지원정책을 사용하기도 한다. 정부의 직접, 간접적인 재정정책은 보건의료서비스의 생산단가를 낮추어 가격을 하락시킴으로써 의료이용도를 제고시키기도 한다.

미국에서는 Medicare나 Medicaid제도에 의해 정부가 직접 서비스를 구매하는 형태가 되어 있고, 우리나라의 경우에도 국민의 약 2~3% 정도가 의료급여제도의 대상자로 되어 있다.

5) 보건의료자원 제공자(Supplier of Health Resource)

무의촌에 공중보건의를 파견하거나, 병원을 건립하거나, 고가의료장비를 정부가 구입하여 한 지역사회에서 여러 의료기관이 공동으로 사용하도록 하는 등 정부는 의료자원 전반에 공급자의 역할을 하고 있다. 정부는 민간 부문이 취급하지 않거나 취급하기가 불가능한 부분을 담당하지 않으면 안 된다.

6) 보험자(Organizer or Provider of Insurance Mechanism)

접근도의 제고를 통해 보건의료서비스의 원활한 배분을 위하여 정부는 건강보험제도를 주관하는 보험자의 역할을 수행하기도 한다.

위험(질병 등)이 발생할 가능성이 높은 사람들이 보험에 가입하거나 보험자 측에서는 위험 발생도가 낮은 사람만 선택적으로 보험에 가입시키는 역선택(adverse selection)이 발생하면 보험은 성립하지 못한다. 보험가입집단의 크기가 클수록 역선택의 문제는 자연적으로 해

---

51) 곽효문, 앞의 책, pp.614~615.

결된다. 결국 국가가 전국민을 상대로 강제 보험을 실시하게 되면 역선택의 문제는 가장 효율적으로 대처할 수 있다. 1977년부터 시작된 건강보험은 의료공급자, 의료통제자로서의 종래 역할에다가 의료구매자의 역할을 추가함으로써 정부의 역할을 획기적으로 증가시켰다.[52] 보건의료 부문에서 정부의 역할은 마치 고양이 목에 누가, 어떻게 방울을 달 것인가와 같이 결코 쉬운 문제는 아니다.[53]

2. 국가개입의 유형

보건의료서비스 제공과 재원조달 형태에 따라 국가개입유형을 국가보건의료서비스 모델(NHS model), 사회보험 모델(SHI model), 국민건강보험 모델(NHI model) 및 자유주의 모델(Liberal model)로 구분할 수 있다.[54]

국가보건의료서비스 모델(NHS model)은 보건의료서비스에 대한 단일 재원조달 방법을 선택하며 전국민을 대상으로 공공부문이 보건의료서비스를 제공하는 유형인 반면, 국민건강보험 모델(NHI model)은 보건의료서비스에 대한 단일 재원조달 방법을 선택하지만 전국민을 대상으로 민간부문이 보건의료서비스를 제공하는 유형이다.

또한 사회보험 모델(SHI model)은 보건의료서비스에 대한 복수의 재원조달 방법을 기초로 가입자를 대상으로 공공부문이 보건의료서비스를 제공하는 유형인 반면, 자유주의 모델(Liberal model)은 보건의료서비스에 대한 복수의 재원조달 방법을 근거로 가입자 또는 지불능력이 있는 자들에게만 민간부문이 보건의료서비스를 제공하는 유형이다.

제5절 국가개입에 대한 비판

1. 국가개입에 대한 시각

시장실패가 존재하여 자원배분이 왜곡되면 이를 시정하기 위해 정부가 시장에 개입할 수

52) 김창엽, 보건의료 정책과정에서의 의사들의 참여, 대한의학협회 제17차 종합학술대회, 1993, p.1.
53) I. S. Shapiro, "A Modest Proposal for Defining the Government's Role in Health Care," S. Levey & N. P. Loomba, ed., Health Care Administration(Philadelphia : J. B. Lippincott Company, 1984), p.29.
제4절은 문재우 등, 앞의 책, pp.79~81(전문인용).
54) 국민건강보험공단, 국민건강보험체계의 개념 정립과 발전모델에 관한 연구, 2006. pp.25~26.

있다. 그러나 시장실패에 따른 자원배분의 왜곡을 시정하기 위한 정부의 개입이 오히려 자원배분을 악화시키고 사회후생을 감소시킬 수도 있는데, 이를 흔히 정부실패(government failure)라고 한다. 즉, 정부의 적극적인 시장개입이 자원배분의 왜곡시정이라는 소기의 목적을 달성하지 못할 뿐만 아니라 정부의 정책수단 그 자체가 불완전하여 새로운 비효율(X-Efficiency)과 자원배분의 왜곡을 야기시킬 수 있다. 정부실패 원인은 시장실패의 원인과 대책에 관한 정보부족에서 기인하는 경우와 정보는 충분하지만 지대추구나 기득권 유지 등에서 연유하는 두 가지로 크게 나눌 수 있다.

표 1-1 보건의료체계 유형 비교

	국가 보건의료서비스 (NHS model)	사회보험 (SHI mdel)	국민건강보험 (NHI model)	자유주의 (LIberal model)
1. 보건의료체계의 구성에 대한 사회적 가치				
• 기본 원칙	보편주의	조합주의	보편주의	자유주의
• 의료보장 제공 대상	시민	가입자	시민	취약계층
• 사회연대성의 범위	전국	개별 가입자 집단	전국	취약계층과 기타 인구집단간
• 사회연대성의 강도*	영국 0.977(1997년)	독입 : 0.978(1997년) 일본 : 0.977(1997년)	한국 : 0.955(1997년)→ 0.998(2003년) 대만 : 0.881(1994년)→ 0.992(1998년)	미국 : 0.954(1997년)
2. 보건의료서비스 제공의 주체				
• 민간보건의료 자원의 존재**	제한적 영국 : 95.7% (1998년)	독일 : 제한적 53.1%(2003년) 일본 : 광범위 35.8%(1998년)	광범위 한국 : 17.5%(2004년) 대만 : 33.0%(2003년)	광범위 미국 : 33.7%(1995년)
• 민간 보건의료 자원에 대한 국가규제의 강도	광범위, 강력함, 세부적임	독일 : 제한적, 중간 수준, 일반적임. 일본 : 광범위, 강력함, 세부적임	광범위, 강력함, 세부적임	제한적임
• 의료자원에 대한 국민의 접근도	제한적	제한적	무제한적	무제한적

3. 보건의료체계에 대한 국가개입				
• 전체 보건의료비 지출 중 공공부문의 비율***	영국 : 85.50%(2004)	독일 : 78.2%(2003) 일본 : 81.7%(2001)	한국 : 51.4%(2004) 대만 : 64.4%(2001)	미국 : 44.7%(2004)
• 보건의료 재원의 종류	조세	독일 : 사회보험료 일본 : 사회보험료 및 조세	사회보험료 및 조세	사회보장세, 민간의료보험료
• 보건의료 재원 조달에 대한 국가행정	단일	복수	단일	복수
• 국가개입의 성격	제공자	독일 : 규제자 · 감독자 일본 : 정책 입안 · 실시자 및 규제자 · 감독자	정책 입안 · 실시자 및 규제자 · 감독자	낮은 수준의 규제자 · 감독자

주 : * WHO의 Fairness of Financial Contribution index, 한국(2003년)의 경우 2003년 도시가계 조사자료를 이용한 WHO의 Fairness of Contribution index

** 전체 병상 중 공공부문의 병상비율

*** OECD Health Data 2004 · 2005 · 2006

자료 : 국민건강보험공단, 국민건강보험체계의 개념 정립과 발전모델에 관한 연구, 2006, p.28.

수십년 동안 국가의 지속적인 노력에도 불구하고 의료서비스에 대한 접근과 질에 대한 차이는 여전히 존재하고 있는 것이 현실이다. T. Hart와 같은 이는 "좋은 의료서비스의 이용은 국민들의 의료욕구와는 반비례하게 배분되는 경향이 있다"는 반비례 보호법칙(Inverse Care Law)을 주장한 바 있다.[55)]

경제의 각 부문에 따라서는 재원의 부족이나 혹은 제도적 · 정치적인 이유 때문에 시장실패의 치유가 불가능한 경우가 있다. 특히 치유불가능한 시장실패에 대한 정보가 충분하지 못한 상황하에서는 특정 부문의 시장실패의 치유는 완벽할 수 없으며, 곧 정부의 시장개입에 대한 한계점을 뜻하게 되는 것이다.

지대추구행위(이권추구행위 : rent-seeking behavior)란 어느 이익집단들은 그들의 경제력과 정보력을 동원하여 입법과 행정에 영향력을 행사하여 자신들의 이익을 도모함으로써 조직화되지 못한 일반국민에게 비용을 유발시키는 것을 의미한다. 특히 행정관료들에게 승진

55) T. Hart, The Inverse Care Law, Lancet, 1971, p.405, J. Naidoo, 지역보건연구회 역, 건강증진(서울 : 계축문화사, 2001), p.57에서 재인용.

과정이나 예산배정을 통하여 커다란 영향력을 발휘하고 있는 정치인들은 차기 당선을 위해서 이익집단이나 압력단체의 지대추구행위에 협조적인 경우가 허다하다. 정부의 시장개입이 정치인－관료－이익집단의 지대추구행위에 악용될 경우 부정과 부패의 원인이 되며 정부실패의 사회적 비용은 더욱 증가하게 마련인 것이다.

Douglas North는 "우리는 정부가 없어도 살 수 없고 있어도 살 수 없다."고 하였다. 지대추구행위에 따른 비용은 GNP의 3~30%에 이를 것으로 추정되고 있다. 정부개입의 효과에 대해서 의사면허제도에 대한 Friedman과 Arrow의 논쟁을 언급하고자 한다.[56]

1976년 노벨경제학상을 수상한 Friedman에 의하면 면허제도는 국가가 인위적으로 시장진입을 통제함으로써 의사들이 독점권을 행사할 수 있도록 하고 이는 의료서비스의 가격상승과 질의 저하를 초래하는 등의 비효율을 야기시킨다. 이러한 면허제를 철폐하면 자유경쟁을 통해 무자격자는 자연도태되고 유능한 의사들만 남게 될 뿐만 아니라 환자들은 보다 좋은 양질의 의료서비스를 저렴한 가격에 구입할 수 있다는 것이다.

Friedman은 정부의 시장개입이 필연적으로 개인의 자유에 부정적인 영향을 초래한다는 점에 역점을 두고 개인의 자유를 보호하기 위해서는 작은 정부가 필요하다고 주장하고 있다. 개인의 자유는 자원의 효율적인 배분과 소득의 공평한 분배에 못지 않게 개인의 효용에 중요하다고 보고 있다.

반면에, Arrow는 의사들의 개업을 자유시장에 맡겨두면 불확실성에 의한 비용이 너무 크다는 점을 강조하고 있다. 의료서비스는 식품과는 달리 매일 구입하는 것이 아니며, 개인은 병이나 건강문제에 이상이 발견될 때만 의사를 방문하게 되고 그것도 매번 다른 이유로 찾게 되므로 경험에 의해 의사의 능력을 정확히 평가할 수는 없다. 따라서 자유시장경쟁에 의하여 무자격자가 자연도태되지 않기 때문에 의료지식이 부족한 소비자는 불확실에 의한 위험에 노출되게 된다. 면허제도에 의한 불확실성의 감소에서 얻어진 사회적 이득이 면허제로 인한 사회적 비용보다 큰지는 분명히 실증적인 문제이지 이론적인 논쟁의 문제는 결코 아니다.[57]

정부가 개입하기 위해서는 의료시장의 수요와 비용에 대한 정확한 정보와 지식이 필요하다. 그러나 의료 분야의 경우 정보는 피규제자인 공급자가 더 많이 갖고 있으므로 정부는 공급자에게 의존할 수밖에 없다. 그렇게 되면 비효율성을 완전히 제거하지 못할 뿐만 아니라 실제적으로는 독점이윤을 허용하게 되는 결과를 낳을 수도 있다.

시장기구(market mechanism)의 결함을 가장 실날하게 비판하고 정부개입을 주장하는

---

56) M. Friedman, Capitalism and Freedom(Chicago : University of Chicago Press, 1962). K. Arrow, Essays in the Theory of Risk-Bearing(Chicago : Markham Publishing Co., 1971). 정세호, 후생경제학과 후생정책(서울 : 비봉출판사, 1992), p.247에서 재인용.

57) 의사면허제도에 대한 비판적 시각은 http://www.cfe.org/book/book02/06/04/html(2000년 11월 20일 검색).

미국의 대표적인 경제학자인 Krugman은 완전경쟁이란 이론적 모델에 불과하다고 주장하고 있다. 현실적으로 시장에서 완전경쟁이 달성되지 않으면 시장경쟁원리나 시장기구는 사회적 자원의 최적 배분이나 국민경제의 후생극대화는 자동적으로 보장되지 못한다. 특히 날로 기술혁신의 속도가 빨라지고 의료산업에서 독과점이 발생하는 현실에 있어서 완전경쟁을 가정한 시장경제 모델은 하나의 단순화된 이상적 이론체계(idealized theoretical framework)에 불과하다.[58]

현대 자본주의 국가는 국민생활의 대부분에 대해 많은 개입을 하고 있다. 국가개입의 증가는 20세기에 와서 시작되었다. 정확히 표현하지만 제2차 세계대전 이후의 산물이라 할 수 있다.

시장기전에 근거한 보건의료는 불평등, 비효율성, 고비용, 소비자들의 불만 등을 야기한 경우가 더 많지만, 그럼에도 불구하고 시장기제를 고수하는 이유는 시장기제가 특수한 집단의 경제적 이윤과 밀접한 관련이 있기 때문이다. 그 원인을 구체적으로 지적해 보면,

첫째, 고비용의 보건의료체계는 공급자인 의사집단과 제약회사에 더 많은 소득을 가져다준다. 의료의 특성상 가격이 아무리 비싸도 소비는 있기 마련이기 때문이다.

둘째, 사적인 지불제도는 부유하고 건강한 사람들에게 세금 형태보다는 재정적 부담이 적다. 공적 지불제도에 의한 보건의료는 막대한 정부재정을 요구하며 이는 세금으로 충당할 수밖에 없다.

셋째, 시장에 의하여 부유하며 질병이 있는 사람들은 높은 질의 의료를 보다 손쉽게 선택적으로 구매할 수 있다.

자유경쟁시장의 가격기능에 의한 많은 장점에도 불구하고 위에서 언급한 이유는 정당성이 매우 약하다. 결국 자유경쟁시장은 시장실패가 존재하여 자원배분이 왜곡되면 이를 시정하기 위해 정부가 시장에 개입할 수밖에 없다. 그러나 시장실패를 해결하기 위한 정부개입은 또 다른 문제, 즉 정부실패를 야기시킨다. 정부의 개입이 오히려 자원배분을 악화시키고 사회후생을 감소시킬 수도 있기 때문이다.

보건의료 부문은 정부가 현실적으로 개입하지 않을 수 없는 부문이다. 그러나 시장실패가 정부의 시장개입을 자동적으로 정당화하지는 않는다. 시장실패로 발생하는 비효율과 정부의 시장개입에 따른 비효율을 비교 분석하여 후자가 전자보다 작을 경우에만 정당화될 수 있다.[59]

---

58) 김세원 · 안세영, 산업정책론(서울 : 박영사, 1996), pp.119~121.
59) 정세호, 앞의 책, pp.316~324.

2. 파생적 외부성

보건의료부문에 대한 정부의 개입은 항상 예상된 결과를 초래하지는 않는다. 보건의료부문의 시장실패를 시정하기 위해서 정부가 개입을 하지만 예기치 않은 결과를 야기하기도 한다. 이를 파생적 외부성이라 한다. 6공화국 정부에서 추진한 주택 200만호 건설은 건자재 파동을 일으켰으며, 임대차 보호법의 실시는 오히려 전세값 폭등을 불러일으켰다. 낮은 보험수가는 진료행태를 왜곡시켰으며, 건강보험통합과 의약분업은 예기치 못한 많은 문제를 초래하였다.

이러한 파생적 외부성의 원인은 정책결정의 조급성과 정책결정자의 근시안적 사고방식에서 기인한다. 따라서, 보건부문에 대한 정부개입은 충분한 대안과 그 결과를 검토해야 하고 즉흥적인 대응은 삼가야 한다. 대통령이나 장관의 의사만이 정당화되고 정책의 부수효과에 대한 실무진의 검토가 무시된다면 파생적 외부성의 발생가능성은 더욱 높다.[60)]

3. 신자유주의와 보건의료

1980년대 이후에 등장한 신자유주의는 정부개입의 축소 및 시장원리의 존중을 강조하고 있다. 전혀 새로운 이론은 아니지만 신자유주의는 1970년대 중반 이래의 세계경제 위기를 단순한 주기적 위기가 아닌 전후 자본주의의 고도성장이 한계에 부딪쳤음을 보여주는 구조적 위기로 보고 이는 사회민주주의 또는 케인즈주의의 국가개입과 복지정책의 남용의 결과라고 비판하면서 국가의 탈규제와 사유화, 사회복지정책의 해체, 생산과정과 '정리해고제'와 같은 노동시장의 유연화 등을 통해 이 위기를 극복할 수 있다고 주장하였다.

신자유주의는 자연스러운 사상적 흐름이기 보다는 선진국에 의해 강요된 생존적 수용이라는 것이 오히려 더 정확한 표현이다. 즉 1980년대에 들어 외채위기를 맞은 다수의 제3세계 국가들은 선진 채권국과 IMF의 압력에 굴복하여 이른바 신자유주의적 안정화 조치를 취하지 않을 수 없었다. 국가의 재정지출을 줄이고, 공기업을 민영화하며, 평가절하와 대외 거래의 자유화를 선택하도록 강요되었던 것이다.

또한, 국가주도적 경제개발을 성공적으로 추진했던 나라들의 경우에는 선진국의 지속적인 대외 개방 압력과 강화되는 국제경제규범의 준수를 위해서, 그리고 더 이상 효용이 없는 경제개발 모델의 전환을 위해서도 신자유주의적 이념과 정책을 외부적 환경변화에 따라 받아들이게 되었다. 심지어 구 공산권 국가들의 경우에서도 체제전환의 어려움을 극복하고 세계시장경제에 참여하기 위하여 신자유주의 처방을 받아들였다. 그러나 많은 나라에서 신자유주의 이론과 이념의 세계화가 상당한 부작용을 낳고 있는 것이 사실이므로 신자유주의의 적용에 있어

60) 전상경, 정책분석의 정치경제(서울 : 박영사, 1999), pp.37~39.

신중을 기해야 할 것이다.[61] 신자유주의의 입장에서 국가의 역할과 개입정도를 살펴보면,

첫째, 국가의 개입은 절대적으로 잔여적 급부, 최소한의 서비스, 즉 안전망을 제공하는 수준에 한정되어야 한다.

둘째, 국가는 평등과 사회정의라는 불가능하고 파멸적인 목표는 포기해야 한다. 국가개입에 의한 평등과 사회정의의 실현은 바람직하지도 않고 실현성도 없는 유토피아적 허구이다.

셋째, 국가의 역할은 급부제공에 있다기보다는 가능성을 추구하는 것이어야 한다.

넷째, 공적 서비스제공이 바람직하고 시의 적절하며 불가피한 것이라면 국가가 경쟁적인 내부시장을 개발하여야 한다.

다섯째, 국가의 역할은 경쟁적이고 비독점적이어야 하며 다른 공급자와 경쟁하거나 연대하여 수행되어야 한다.

여섯째, 국가급부의 수혜는 단순한 국민의 권리여서는 안 되고 조건부로 제공되어야 한다. 즉, 수혜는 의무와 조건이 동반되어야 한다.[62]

4. 소 결

보건의료부문에 대한 정부개입의 필요성과 정당성에 대해서는 어느 체제이든 인정되고 있다. 현대에 와서 거의 대부분의 국가는 어떤 형태로는 보건의료부문에 국가가 적극적으로 개입하고 있다. 개입의 정당성은 이미 역사적으로 증명된 도도한 흐름이 되고 있다. 결국 국가개입의 문제는 정당성의 문제가 아니라 이제는 정도의 문제로 되어가고 있다.

국가에 의한 강제적 건강보험은 단지 의학적 진단과 처방, 치료만을 제공하는 것이 아니고 커다란 사회교육적 효과를 제공하고 있다. 즉, 가입자는 스스로 건강에 대해 좀더 많은 관심을 가지게 되었으며 질병예방에 더욱 많은 시간과 노력을 경주하게 되었다. 보건의료에 대한 국가개입은 사회화의 진전을 가져왔다. 즉 국민에 대한 원활한 보건의료서비스 제공은 건강문제에 대한 가치와 태도의 변화를 초래하였다. 건강에 대한 가치 및 태도에 관하여 국가개입의 결과 다양한 사회계층간의 차이가 급격히 불식되었다고 할 수 있다.[63]

국가개입이 어떤 방향에서 시작되었느냐에 따라 본질적인 성격에는 상당한 차이가 있다. 사회보장도입의 초기 독일처럼 권위적 질서에 대한 하층계층의 충성을 주목표로 하는 위계적 사회는 노동자가 그들의 오랜 전통적인 종속적 위치에 벗어나지 않고 거기에 만족하도록 정책을 추구한다. 그러나 아래로부터의 압력에 의해 국가개입이 시작된 민주사회에서는 노동자

61) http://chunma.yeungnam.ac.kr/~j8360619/n.htm(2000년 10월 21일 검색).
62) Vic George and Paul Wilding, 앞의 책, pp.58~59.
63) Gerhard A. Ritter, 앞의 책, pp.180~182.

들이 종속적 위치에 있다고 느끼지 않도록 하기 위해 국가정책을 실시한다. 처음에 국가개입이 어떤 목적을 가지고 출발하였든 현대의 성숙한 산업사회에서 국가는 이중적인 과업의 딜레마에 직면해 있다. 수용할 수 없는 경제적・사회적 불평등을 완화시켜야 하며 한편으로는 합법적이고 목적적인 불평등을 유지해야 하기 때문이다.[64)]

현대 정부의 과제는 시장실패와 정부실패를 동시에 해결해야 하며, 적절한 정부재정의 규모와 구조를 모색하는 데 있다. 정부가 개입하여 자유방임주의적 문제를 해결하기 위해 큰 정부를 지향해야 한 반면 관료주의적 폐단을 줄이기 위해 작은 정부를 지향해야 하는 딜레마에 직면해 있다.[65)]

보건분야에 대해 정부가 개입하지 않는 나라는 없다고 단정지을 수 있다. 그러나 정부역할이 강화된다 하여도 과거와 같이 투입요소를 직접 통제하고 공급자를 직접 관리・통제하는 방식이 아니라 산출물을 관리하고 보건의료체계의 목표를 설정하고 목표의 달성여부를 확인하는 거시적 접근이 요구된다. 이제 정부는 노는 적게 젓고 방향타는 보다 확실히 하는 방식(row less and steer more)으로의 정책과 사고전환이 필요할 때이다.[66)]

제6절 보건정책의 흐름

1. 보건사업의 역사

1) 19세기 말

19세기까지 인류를 괴롭히는 가장 무서운 질병은 전염병이었다. 따라서 이 시대를 보건학에서는 전염병의 시대라 할 수 있다. 하나의 전염병이 사라지면 또 다른 전염병이 나타나 수많은 인명을 앗아갔다. 생활환경의 열악 및 과학과 의학의 미발달로 전염병의 원인과 예방법 및 치료법을 확실히 알지 못하였기 때문에 전염병의 만연에는 뾰족한 수가 없이 속수무책이었다.

13세기까지 만연하였던 한센병은 그 어떠한 질병보다도 인류를 공포의 도가니로 몰아넣었

---

64) Gaston V. Rimlinger, 앞의 책, pp.425~430.
65) 문재우, 앞의 논문, pp.863~873(전문인용).
66) D. Osborne and T. Gaebler, Reinventing Government(Massachusetts : Addision-Wesley, 1992), 이규식, 국민의료의 효율화를 위한 의료개혁방향, 한림대학교 사회의학연구소 편, 건강보장연구, 통권 4호, 2000, p.51에서 재인용.

다. 모든 질병의 무서움을 더한 것보다 한센병은 더욱 충격적이었다.

14세기와 15세기에는 흑사병이 유행하여 유럽을 전율시켰다. 몽고제국의 출현으로 육로를 통한 대상무역이 발전하면서 유럽 세계에서는 유스티니아누스 황제 이후 사라졌던 흑사병이 다시 전염되게 된다. 흑사병은 전유럽을 휩쓸면서 유럽 전체 인구의 1/3을 감소시켰고, 이로 인해 유럽 사회는 큰 변화를 겪게 된다. 또한, 동아시아 지역에서도 흑사병으로 인해 각국의 흥망이 전개되었다. 특히 1347년~1351년에 걸쳐 흑사병이 유럽을 휩쓸었다. 인류 역사상 전염병의 피해 중 흑사병에 의한 인명의 피해가 가장 크지 않았나 싶다. 인류에게 흑사병 만큼 깊이 각인돼 있는 질병도 없다. 그리고 흑사병처럼 사회・경제적 변화에 영향을 미친 질병도 없었다. 즉, 흑사병은 중세 유럽의 사회・경제적 변화에 상당한 영향을 주었다.

15세기와 16세기에는 1492년 콜럼부스의 신대륙 발견 이후 나폴리를 통해 매독이 성행하였다. 전쟁과 사회적 풍조의 영향을 받아 매독은 전유럽으로 전파되었다. 17세기와 18세기에는 콜레라와 황열이 발생하여 수많은 사망자를 초래하였다. 산업혁명이 진행 중인 19세기에는 장티푸스, 이질, 결핵 등이 유행하였으며, 특히 노동자의 질병이라고 일컫는 결핵은 그 후 오랫동안 인류를 괴롭혔다.

이처럼 19세기까지의 가장 중요한 보건문제는 역질 또는 전염병(Epidemics)이었다. 당시의 정부는 단지 억압적인 존재(oppressor-type government)로서 국민들에게는 필요악적인 존재(necessary evil)로 남아 있었다. 따라서 전염병 예방과 치료를 위한 보건사업은 청결 위주의 보건사업이 주가 되었으며, 이러한 보건사업은 단지 구호적인 성격을 띠고 있고, 예방이 아니라 사후적인 조치에 불과하였다. 그러나 검역제도와 교통차단, 격리와 같은 제도가 나타나 전염병의 전파 차단에 상당한 성과를 거두었다.

2) 20세기 초반

19세기 후반과 20세기 초반에 인류는 무서운 속도로 과학과 기술을 진보시켰다. 또한, 산업혁명의 완성으로 인류의 생활환경과 위생 상태는 예전에 비해 상당히 개선되었다. 이러한 환경의 변화는 이제 전염병을 단지 공포의 대상으로 여기는 것이 아니라 적극적인 극복 대상으로 간주하게 되었다.

따라서 20세기 초반은 전염병관리의 시대(control of communicable disease)라 할 수 있다. 이처럼 무서운 전염병을 극복의 대상으로 간주하게 되는 데 직접적인 영향을 주었던 사람은 세균설(Germ Theory)의 확립에 공헌한 Pasteur와 Koch이다. 또한, 보건학의 발전에 기여한 Pettenkofer, Grotjahn, Rosenau의 역할도 컸다.

이러한 상황 변화는 정부의 역할에도 변화를 초래하였다. 즉, 정치적 자유에서 경제적 평등의 시대로 복지국가의 등장을 가져왔으며, 억압자적 입장에서 해방자적 정부로 성격이 변화하였다. 또한, 보건사업이 과학적으로 진행되어 예방과 환경위생의 중요성이 강조되기에 이르렀다.

3) 20세기 후반

20세기 후반에 들어와 보건의료는 새로운 각도에서의 접근을 요구할 정도로 환경이 변하고 있다.

첫째, 당뇨병, 암, 고혈압, 공해 질환 등과 같은 비전염성 질환, 즉 인조병(Man-made Disease)이 만성 퇴행성을 띠면서 기존의 전염병과 급성 질환의 위치를 차지하고 있다. 문화병, 성인병이라고도 하는 이러한 질병은 이제는 개인적인 차원에서 벗어나 사회와 국가적 차원으로까지 문제의 심각성이 대두되고 있다.

미국의 경우 사망원인의 주류가 전염병에서 비전염성 질환으로 바뀌게 된 시기는 1940년경으로 추정되고 있으며, 일본은 1950년경, 한국은 고도의 경제성장으로 생활수준이 향상된 1970년경으로 조사되고 있다. 즉, 한국은 1960년대까지는 주요 사망원인이 개발도상국가의 특징인 폐렴, 결핵, 장염이었다. 그러나 1970년 이후에는 뇌졸중, 중풍 등과 같은 뇌혈관 질환과 악성 신생물 등의 비전염성 질환이 주요 사망원인이 됨으로써 한국도 전염병시대에서 비전염성 질환의 시대에 진입하게 되었다.[67] 최근의 연령별 사망원인을 살펴보면 암과 뇌혈관 질환 및 심장병 등 심혈관계 질환으로 인한 사망이 증가하였으며, 청장년층 이하에서는 불의의 사고에 의한 사망이 매우 높게 나타났다. 심혈관계 질환은 생활양식의 서구화와 밀접한 관계가 있는 것으로 사료되며, 21세기에도 암과 함께 사망의 주요 원인이 될 것으로 전망된다.

둘째, 세균설이 자리를 잃고 복수병인론(Multiple Causation Theory)이 지배적인 병인론으로 등장하였다. 복수병인론의 등장은 섭생의학(Life Style Medicine)의 중요성이 재차 강조되는 분위기를 형성하였다.

셋째, 사망률이 감소한 반면 유병률이 증가하고, 평균수명의 증가로 인구의 노령화가 진행되어 의료의 수요급증을 초래하였다. 이는 국가 재정적 부담 능력의 한계를 벗어나 새로운 문제를 야기시키고 있는 실정이다.

넷째, 이제는 질병의 단순한 치료뿐만 아니라 예방, 치료, 재활 등을 포함한 포괄적이고 통합적인 보건의료서비스(Comprehensive, Integreted Health Services)가 요구되고 있다. 즉, 국소적 치료에서 전인적 치료가 요구된다. 현대 의학에 있어서는 질병국소론적인 사고가 후퇴를 거듭하고 생체유기론적, 그리고 정신과 육체의 상관론적 사고가 등장하여 주류를 형성하고 있다.[68] 의학은 이제 전인적인 심신의학이 지배적이다. 정신과 육체, 영혼은

---

67) 예방의학과 공중보건 편집위원회, 예방의학과 공중보건(서울 : 계축문화사, 1986), pp.374~375.

상호 유기적으로 연계가 되어 있으며, 인체의 각 부분도 그렇다.

다섯째, 건강의 문제가 이제는 사회나 국가 전체의 문제가 됨으로써 국민 누구든지 건강하게 생활을 할 권리를 가지게 되었고(health is right), 국가는 이를 보장해야 할 의무를 가지게 되었다. 즉, 건강권이 등장하여 수익권적 기본권의 성격을 지니게 되었다.

2. 우리나라 보건정책의 역사

정책은 사회경제적 환경요인에 의해 영향을 받는다. 보건정책 역시 시대적 상황에 따른 산물이다. 문은 사회변화를 ① 사회경제개발 준비기(1945년~1960년), ② 경제개발기(1961년~1976년), ③ 보건사회개발기(1977년~1989년), ④ 사회민주화기(1990년~현재) 등 4단계로 구분하였으며, 보건정책결정에 대한 시대적 구분을 권력배분에 따라 ① 엘리트주의의 태동기(1945년~1950년), ② 국가조합주의 시기(1961년~1997년), ③ 사회조합주의 태동기(1998년~현재) 등 3단계로 나누었다.[69)]

손[70)]은 우리나라의 보건정책의 흐름을 4단계로 나누어 설명하고 있다. 즉, 국가의 기본적 보건 체계를 잡아가던 제1단계(1948~1960)와 기본적 체계가 잡힌 이후 사회의 주요한 질병을 관리하고 국가 경제개발에 도움이 되는 인구 및 가족 계획 분야의 정책 개발에 치중하던 제2단계(1961~1975), 국민건강보험의 단계적 확대정책의 시행으로 보건의료서비스의 대중화에 치중하던 제3단계(1976~1989), 제4단계(1990~현재)로 국민보건의 질적 향상에 중점을 둔 정책의 개발·시행해 온 시기로 나누고 있다. 또한, 정 등[71)]은 정확한 시기를 언급하지 않고 보건사업의 내용을 중심으로 7단계 — ① 인구 및 가족계획사업의 시기, ② 보건의료망의 확대와 모자보건사업, ③ 의료자원의 확충과 의료보험의 발전기, ④ 1차보건의료의 강화와 의료보험의 확충, ⑤ 국민복지증진과 전국민건강보험의 실시시기, ⑥ 국민복지의 증진, ⑦ 국민의료의 선진화 — 로 구분하여 설명하고 있다. 이 등[72)]은 〈표 1-2〉와 같이 3단계로 구분하였다. 손의 내용을 좀 더 세분하여 이 책에서는 6단계로 나누고자 한다.

---

68) 민병일·김덕곤, 동양의학의 과학적 접근과 임상(서울 : 서원당, 1993), p.291.
69) 문옥륜, 우리나라 의료정책 결정과정의 현황과 과제, 한림대학교 사회의학연구소 편, 건강보장연구, 통권 5호, 2001, pp.43~44.
70) 손학규, 보건정책의 진로와 과제, 한국보건행정학회 특강, 2001.6(http://hkvision.pe.kr/hksohn/speeches/0161.html : 2001년 10월 25일 검색)
71) 정영일 등, 지역사회보건 및 1차보건의료(서울 : 지구문화사, 2001), p.81.
72) 이상이 등, 국민건강보험체계의 개념정립과 발전모델에 관한 연구, 2006, p.50.

표 1-2 각 시기의 사회적 특성과 보건의료제도의 변화

시기	제1단계 1977년~1986년	제2단계 1987~1997년	제3단계 1998~2006년(현재)
보건의료제도의 변환	• 사회보험 도입 – 500인 이상 사업장 적용	• 사회보험의 보편화 – 전국민 확대 실시	• 국민건강보험으로 통합 – 단일 재원조달로의 변환
사회의 주요 특징	• 권위주의 • 국가주도, 수출주도의 산업화	• 권위주의 → 민주화	• 민주화의 진전 • 세계화 • 경제위기

자료 : 이상이 등(2006)

1) 혼란기(1945년~1960년대 초)

광복 이후 상당 기간 우리나라의 보건의료 상황은 전형적인 후진국형에서 벗어나지 못하였다. 높은 출생률과 사망률, 낮은 평균수명, 일반국민들의 낮은 의료접근도 등 시급히 해결해야 할 보건문제들이 산적해 있는 시기이다.

미국은 1945년 9월 군정법령 제1호를 공포하여 예방보건사업 중심의 보건사업을 시작하였다. 1958년 6월에는 대통령령 제1378호로 시행령을 공포하여 보건소의 법적근거를 마련하였으나 명실상부한 보건소 조직은 1962년에 보건소법이 전면 개정되면서 부터이다. 정부수립 이후 제3공화국 출범 이전까지는 정부조직의 준비기로 볼 수 있다. 보건소법 제정을 통해 전국 보건소망을 설치하여 기생충, 결핵, 한센병 등 단일 전염성질환의 수직적 퇴치정책 등이 실시된 시기이다.

2) 인구 및 가족계획사업 시기(1960년대)

제3공화국의 등장으로 경제개발 5개년 계획이 시작된 시기로 보건정책은 경제정책을 뒷받침할 수 있는 인구 및 가족계획정책이 중심이었다. 가족계획은 경제개발의 효과를 극대화할 수 있는 보건의료의 보조정책으로서 정부의 보건의료사업체계인 보건소망과 민간단체인 대한가족계획협회 등의 체계화를 이룩하는 계기가 되었다. 또한, 보건의료서비스의 형평성 제고를 위한 무의지역 해결을 위한 대책도 높게 평가할 만하다.

정부의 지속적인 강력한 사업 추진과 경제 • 사회발전 등으로 전통적인 다자녀관이나 남아선호사상 등의 불리한 여건 속에서도 인구정책은 최대의 성공적인 보건정책이다. 합계출산율은 1960년 6.0에서 1983년은 대치수준인 2.1에 도달하였고, 다시 1987년 이후에는 1.6 수준의 저출산이 지속되고 있다. 1960년대 실시한 인구 및 가족계획 등과 같은 보건정책은 뚜렷한 정책목표와 목표의 공유도, 정책결정의 일관성 등의 관점에서 살펴보면 매우 성공적이

었다고 평가된다.

3) 통합보건사업시기(1970년대)

가족계획사업과 모자보건사업, 그리고 결핵관리사업 등 공공부문을 통한 개별사업들을 통합한 보건사업이 보건정책의 핵심을 이룬 시기이다. 한국의 경제성장에 따라 외국원조가 줄어들고 민간부문이 성장함에 따라 보건소 역할의 중요성이 점차 퇴색하는 듯이 보였던 시대라 할 수 있다. 경제성장에 따라 반드시 보건소가 아니더라도 가족계획, 모자보건, 그리고 결핵관리 서비스 등을 민간부문에서도 받을 수 있었으므로 공공부문 및 민간부문의 보건의료망이 확충되기 시작하였다.

1969년대와 1970년대 실시된 공중보건사업은 출산율을 떨어뜨리고 전염병의 발생을 방지함으로써 의료수요의 발생을 근본적으로 막는 훌륭한 역할을 수행하였다.[73] 그러나 1970년대까지 보건정책은 사후적 치료나 전염병 예방 등 소극적 건강관리정책이 주류를 이루었다.

4) 보건정책의 각광기(1970년대 후반 이후)

제4차 경제개발 5개년 계획이 수립되어 경제개발과 함께 보건부문 계발계획이 처음으로 입안되어 보건정책이 각광을 받기 시작한 시기이다. 즉, 1970년대 중반 이후 경제성장의 과실을 분배하는 과정에서 의료이용의 불균형 문제가 사회정책의 주요 의제로 등장하였다. 학계와 언론에 의한 문제 제기가 선행된 이후 정치권과 정부의 정책의제로 형성되어 새로운 보건정책의 수립이 필요하게 되었으며 이에 따라 1977년에 의료급여(보호)사업과 건강보험사업이 보건정책의 핵심으로 등장하였다.[74] 이와 더불어 1차 보건의료사업을 1980년대에 실시하여 의료수요의 급속한 확대를 가져왔다. 그러나 정부는 근본적으로 성장중심의 정책기조와 민간주도와 시장원리를 근간으로 하는 정책기조를 버리지 않았다.

1989년에는 건강보험이 도입된 지 12년만에 전국민 건강보험이 실시됨으로써 보건정책이 새로운 국면으로 접어들게 되었다. 이 시기는 양적 확대를 통한 목표달성이 최대의 목표였다. 예컨대, 정부는 의사의 수가 증가하여 의사가 많은 대도시에서 의사가 부족한 소도시와

---

73) 이규식, 앞의 논문, p.64.

74) 문옥륜 교수는 1970년대 중반 이후 의료보장제도가 구체적으로 등장하게 된 이유로, 첫째, 1970년대 중반 이후 한국 사회에서 의료의 사회문제화가 빈번히 발생하였다. 둘째, 경제개발에 따른 높은 경제성장에도 불구하고 부와 소득수준의 격차가 심화됨에 따라 국가안보적 차원에서 고려되었다. 셋째, 경제단체의 반대에 의해 포기된 국민복지연금에 대한 반대급부로서 의료보장제도가 도입되었다. 넷째, 남북대화를 시작한 한국의 국제적 입장이 고려되었다. 다섯째, 민간부문에 있어서 완성단계에 이른 독점자본의 노동력 재생산 전략의 일환으로 의료보장이 실시되었다. 의료보장이 도입되게 된 시대적 배경을 살펴보면 결국 의료보장제도는 합리성에 근거한 민주적인 의사결정이라기보다는 외압에 의한 국가권력 유지를 위한 환심성 의사결정이었다. 문옥륜, 앞의 논문, p.57.

농촌으로 분포되는 소위 '흘러넘치는 효과'(trickle-down effect)를 기대하였으나 1983년 군의관의 무의촌 배치로 무의촌이 해결되었을 따름이다.

1980년대는 정치 · 경제 · 사회적으로 건강보험이 제도화된 시기로 보건복지제도의 발전기라 할 수 있다.[75] 이 시기는 국민들의 기본적 의료욕구를 충족시키기 위한 정책적 관심이 태동된 시기이다. 그러나 치료위주의 건강관리정책을 획기적으로 발전시킬 수 있는 계기를 마련하였으나 아직도 여전히 질병 치료위주의 소극적 건강관리 정책의 수준에서 크게 벗어나지는 못하였다. 따라서 1980년까지의 보건정책 양상은 단순한 정책의지 표명이나 정치적 정당성의 확보, 또는 선언적 프로그램의 차원에 머물렀다.

5) 보건정책의 성숙기(1990년대 이후)

1980년대까지의 보건정책은 양적 확대를 정책목표로 하였다. 즉 모든 국민에게 최소의 의료를 제공하고자 하는 의료수요의 충족정책, 의대신설과 의료기관 및 시설의 확대 등을 통한 공급확대정책들이 추진되었다.

건강보험의 정착은 국가적 차원에서 보건의료의 양적인 규모확대와 건강과 의료에 대한 국민의식의 변화를 초래하였다. 즉 의료이용 증가와 의료비상승, 의료에 대한 소비자 권리의식의 확산, 현대 의료기술의 발전과 복잡성 증대 등은 보건정책의 범위와 내용을 크게 확대시켰다. 이 시기는 보건의료서비스의 양적 확대정책보다는 그간 시행한 제 보건정책 및 제도의 체계화를 통하여 국민보건의 질적 향상에 주력하는 단계이다. 국민건강보험제도의 개편 실시와 의약분업 정책의 시행도 광범위한 의미에서 보면 이러한 체계화 작업의 일환이라 할 수 있다.

6) 보건정책의 정착 및 변화기(2000년대 이후)

이제 기존의 보건정책은 튼튼한 뿌리를 내리고 정착되어야 하는 시기이다. 보건의료서비스의 접근성과 형평성 보장이라는 기존의 정책기조가 흔들리지 않는 상태에서 내실을 기하는 정책이 추구되어야 한다.

반면에, 국민의 보건의료서비스에 대한 욕구의 증대와 예방 및 적극적인 건강증진의 추구로 최근의 보건의료분야는 수요와 공급의 측면에서 새로운 변화에 직면하고 있는 사실 또한 고려해야 한다. 새로이 시작된 21세기를 맞이하여 보건의료서비스의 선진화를 위한 보건정책은 새로운 방향으로 전개될 전망이다.

미래의 보건정책은 상업화된 의료 또는 지나친 민간부문 의존도를 줄이는 방향으로 전개되어야 할 것이다. 〈표 1-3〉에서도 볼 수 있듯이 우리나라 민간의료기관은 병상수에서 전체의

75) 남궁근 등, 보건의료 보장 정책의 성과와 개선 방안, 한국행정연구, 2(3), 1993, p.93.

89.6%, 기관수에서는 94.6%를 차지하고 있다.

이 시기의 주요 보건정책 과제로는 ① 모든 국민의 평생건강 보장, ② 의료보장의 내실화, ③ 건강하고 활기찬 노후생활 보장, ④ 효율적인 보건의료서비스 체계 완비 및 보건산업의 지식산업화, ⑤ 전통 한방의료의 육성·발전, ⑥ 식품·의약품 안전관리의 선진화 등이 예상된다.

표 1-3 부문별 의료기관 현황 (2011. 12.31 기준, 단위 : 개, %)

구 분	공 공	민 간	계
의료기관수	167(5.4)	2,915(94.6)	3,082(100.0)
병상수	49,038(10.4)	424,447(89.6)	473,485(100.0)

자료 : 보건복지부, 2011 보건복지백서, 2012, p.496.

제7절 보건정책환경의 변화 및 보건정책방향

1. 보건의료환경의 변화전망

1) 인구 및 인구구조의 변화

보건의료의 대상인 인구는 2003년에 4,783만명, 2028년에 5,278만명까지 증가한 다음 안정세가 유지될 것으로 전망된다. 의료기술 발달에 힘입어 평균수명은 지난해 75.9세에서 2030년 81.5세, 2050년 83세로 계속 늘어날 전망이다. 이와 함께 결혼 연령은 갈수록 올라가고 출산율이 떨어지면서 사회의 노령화가 급속히 진행될 것으로 통계청은 내다보았다.

2000년을 기점으로 우리나라는 65세 이상의 노인인구가 전체 인구의 7%를 차지하게 되는 고령화 사회(aging society)에 진입하였다. 저출산 및 평균수명연장 등에 따라 2017년에는 고령사회(aged society), 2026년에는 초고령사회(노인인구비 20%)로 진입할 것으로 예상된다. 7% 고령화 사회에서 14% 고령사회로 진행하는 속도가 프랑스는 115년, 독일은 40년이 소요됐지만, 우리나라는 전대미문의 17년을 기록하게 될 것이다. 많은 전문가들이 지적하듯이 세계적으로 가장 빠른 수준인 우리나라의 고령화 속도는 국가적인 노인보건정책 마련의 긴급성을 요구하고 있다. 특히 보건의료서비스에 대한 필요가 더 큰 75세 이상 후기 고령인구(the oldest old)가 더욱 급속하게 증가하고 있어서 현재의 우리나라 보건복지 및 의료체계가 적절한 대응이 가능할 수 있도록 정책대안을 마련해 나가야 할 것이다.

인구구조의 변화는 보건의료의 수요를 증가시키고 보건의료체계의 조직과 구조의 변화를 요구하며 특히 가족구조의 핵가족화는 새로운 사회부담을 야기시킨다.

표 1-4 주요국의 인구고령화 속도

구 분	도달년도			소요년수	
	고령화사회 (7%)	고령사회 (14%)	초고령사회 (20%)	고령사회	초고령사회
한국	2000	2017	2026	17	8
일본	1970	1994	2006	24	12
독일	1932	1972	2019	40	37
미국	1942	2015	2036	73	21
프랑스	1864	1979	2018	115	39

자료 : 통계청. 장래인구특별추계. 2011.

표 1-5 부양비 및 노령화 지수 현황

구분	1980	1990	2000	2010	2020	2030	2040	2050	2060
총부양비[1]	60.7	44.3	39.5	37.3	40.7	58.6	77.0	89.8	101.0
유소년부양비[2]	54.6	36.9	29.4	22.2	18.6	20.0	19.8	18.9	20.5
노년부양비[3]	6.1	7.4	10.1	15.2	22.1	38.6	57.2	71.0	80.6
노령화지수[4]	11.2	20.0	34.3	68.4	119.1	193.0	288.6	376.1	394.0

주 1) {(0~14세 인구+65세 이상 인구)/(15~64세 인구)}×100
2) {(0~14세 인구)/(15~64세 인구)}×100
3) {(65세 이상 인구)/(15~64세 인구)}×100
4) {(65세 이상 인구)/(0~14세 인구)}×100
자료 : 통계청. 장래인구 추계. 2011.

2) 보건의료 수요의 변화

전염병보다는 불건전한 생활습관, 사고 및 중독, 정신이상과 환경오염, 자연재해 등이 질병과 사망의 주요 요인으로 작용할 것이다. 뇌혈관질환, 암, 고혈압, 당뇨병 등 만성퇴행성 질환이 증가하고, 병원균의 변종, 생태적 변화, 신종 전염병 발생 등이 중요 보건문제로 대두하게 될 것이다. 노인인구 및 만성퇴행성 질환 증가에 따라 재가의료(간호), 치매, 낮병원, 호스피스, 장기이식, 건강상담 등 새로운 보건의료서비스에 대한 수요가 증가할 것으로 전망된다. 또한 국민의식 및 보건의료 패러다임의 변화로 권리의식이 증가하고 수요의 구체화 현상 등이 일어나게 될 것이다.

3) 보건의료재정(의료비에 대한 국민통제 강화)

의료서비스에 대한 국민욕구의 변화 및 서비스의 질적 수준에 대한 국민적 관심이 제고될 것이다. 이에 인구의 고령화 및 만성퇴행성질환의 증가로 요양중심의 새로운 의료욕구가 증대되고 국민소득수준의 지속적 향상으로 소득 탄력적인 의료수요가 증가될 전망이다. 의료수요자인 국민은 서비스수준과 의료비 지출문제를 연계시키면서 의료비에 대한 통제를 강화하도록 요구할 것이다.

4) 의료서비스 공급의 전문화

선진국의 의료서비스 시장에 대한 개방요구가 급속하게 강화될 것으로 전망된다. 이제 국내 의료기관들은 생존전략차원에서 비교우위를 점하는 진료과목에 대한 전문화 추구가 불가피하게 될 것이다. 의과학기술의 발달, 첨단고가장비의 공급증가로 의료기관의 대형화, 전문화가 가속될 전망이며 병원과 중소 종합병원은 경쟁력 확보를 위하여 전문병원, 요양병원 등으로 활발한 기능전환 추진이 예상된다.

5) 의료보장체계의 개편

국민건강보험이 정착하게 되고 자원기준 상대가치 평가제, 주치의 제도의 확립, 개방형병원제도의 도입, 의료수가계약제, 진료비에 대한 총액계약제의 도입, DRG 등 지불방식에 대한 대폭적인 변화가 예상된다. 국민기초생활보장법의 시행에 따른 의료급여 대상자의 합리적 책정 관리 및 재정안정화 대책마련, 관리체계 개선 등 의료급여 체계의 개편이 예상된다.

6) 의료 정보화의 가속화

디지털 기술을 기반으로 한 정보화 시대의 가속화와 함께 지식기반사회가 도래하게 될 것이다. 정보통신기술을 이용한 의료서비스 제공체계가 보편화될 경우에는 현행 진료체계가 크게 변화될 전망이다. 의사·환자간의 정보격차의 축소로 의료서비스의 질에 대한 관심과 기대가 커지고, 병원경영의 투명화에 대한 요구가 증대될 것이다.

2. 보건정책의 기본방향

보건정책의 기본방향으로 ① 수요자 중심의 의료서비스 제공, ② 의료 공급체계의 효율성 제고, ③ 보건의료산업의 육성을 통한 의료환경의 인프라 구축, ④ 취약계층에 대한 의료안전망과 국민건강보호망 구축 등을 제시할 수 있다.

| 그림 1-2 | 보건의료정책 환경변화 및 추진방향

보건의료정책환경의 변화	◎ 저출산, 고령화의 급속한 진전 · 초고령사회 도달 속도가 세계 최단기 · 노인에 대한 보건의료서비스 수요 급증 · 세계 최저 수준의 출산율 ◎ 국민생활수준의 전반적인 향상 · 생활 수준 향상에 따른 질 높고 고급화된 보건의료서비스 수요 증가 · 건강에 대한 관심 증가로 건강관리서비스 수요 증가 예상 ◎ 의료시장 개방 및 보건의료산업 경쟁의 국제화 요구 · 의료시장 개방에 대비, 해외환자 유치 및 병원 해외진출 역량 강화 필요 · 저비용 고효율로 성공한 보건의료체계라는 평가를 받고 있으나, 보건의료산업의 국제경쟁력 제고 노력이 필요 · IT(원격의료), BT(바이오, 줄기세포) 등과의 융·복합 적극 추진 필요 ◎ 보건의료서비스에 대한 소비자 인식 변화 · 소비자 권익 신장으로 의료서비스의 질, 의료기관, 의료인 등에 대한 정확한 정보제공 및 의료분쟁의 합리적 조정 필요성이 증대 · 수동적인 치료 중심 서비스에서 벗어나 스트레스 관리, 비만 관리, 통증 클리닉, 장기 요양 등 새로운 의료서비스를 능동적으로 요구 ◎ 저성장 기조 속의 경제활력 저하 · 잠재성장률 지속 하락, 경제성장 전망 불투명 · 성장률 둔화는 미래 보건복지재정의 지속가능성을 위협
보건의료정책추진의 기본방향	◎ 의료제도선진화 · 의료기관기능재정립(의료전달체계개선) · 의료기관 평가 및 인증제 · 지방병원, 중소병원 지원 · 보건의료분야 일자리 창출 ◎ 보건의료서비스 산업 육성 · 해외 환자 유치, 의료기관 해외 진출 · 연구중심 병원 육성, 원격진료 허용 · 제약산업 육성 및 약가제도 개선 · 건강관리서비스 시장 발굴 ◎ 공공의료에 대한 기능적 접근 · 필수 공익의료서비스 강화(응급, 중환자) · 취약지, 민간투자기피 분야(분만) 정부지원 · 신종전염병 대응 체계 구축 ◎ 질병으로 인한 빈곤 방지 · 빈곤층 의료지원 확대 · 건강보험 보장성 확대 · 암, 희귀 질환 등 중증질환 보장 강화

자료 : 보건복지부. 보건의료환경변화와 정책방향. 2010.5(ktcs.narim.co.kr/EventData/2013.1.15일 검색).

이를 위한 추진전략으로 ① 규제 중심적 정책에서 탈피하여 조장적·지원적 의료정책 추진, ② 의료정책에 경영마인드를 도입하여 정부정책 수용시 의료기관의 경영개선에 도움이 된다는 기대치 제고, ③ 국민 및 관련단체와의 합의에 기반을 둔 정책추진으로 대국민 신뢰 회복 등이 있다.[76]

3. 적정진료

1) 적정진료의 개념

"이에는 이, 눈에는 눈"이라는 인과응보의 법칙을 규정한 함무라비 법전에 의하면 의사가 수술을 잘 못하여 환자가 죽거나 수술결과가 나쁘면 수술한 의사의 손목을 자르도록 하였다. 이처럼 시대와 장소에 관계없이 전통적으로 의료에 있어서 가장 중요한 것은 질적 문제였다.

단 하나밖에 없는 생명의 존엄성 때문에 의료는 항상 과잉 제공될 소지가 있다. 현대의 발달된 의학으로서도 질병의 예후를 미리 정확하게 판단한다는 것은 사실상 불가능하다. 따라서 의사의 진료는 항상 필요 이상의 검사와 치료를 하는 것이 보통이다.

보험자 측에서 보면 한정된 재원으로 가입자에게 균등의료를 제공해야 하기 때문에 투약, 검사, 처치 등에 불필요한 의료행위가 없어야 하며, 동일한 효과를 얻는다면 경제성을 고려해야 한다. 보험자는 보편타당성에 입각한 최소한의 적정진료를 강조한다.

반면에 의료제공자는 질병의 정도와 환자의 예후가 각양각색이기 때문에 의료방법의 선정에는 임의성이 많은 변수가 작용하며, 일방적인 규격화, 표준화는 무리라고 주장한다. 의료방법에 따른 경제성 판단에는 가치관이 내재되고 진료에는 다분히 연구적이고 실험적인 성격이 있다는 것을 전제로 한다.

적정진료란 그 나라의 경제·사회적 실정에 맞는 의료를 의미하며 결코 양적, 질적으로 최신 최고의 진료를 뜻하는 것은 아니다. 따라서 적정진료란 어떤 질병의 진료에서 과하지도 않고 부족하지도 않으면서 반드시 필요한 진료만을 하되 가장 경제적으로 제공된 진료를 의미한다. 이러한 개념 속에는 진료내용의 질과 타당성 측면과 진료행위의 경제성 측면 두 가지 개념이 내포되어 있다.

적정진료보다 포괄적인 개념으로 양질의 의료(good medical care)가 있는데, 양질의료의 요소에는 접근성(accessibility), 연속성(continuity), 질(quality), 효율성(efficiency)이 있으며, 질은 의학적 개념, 접근성과 연속성은 의료전달체계적 개념, 효율성은 경제적 개념을 내포하고 있다.

---

76) 보건복지부 의료정책과, 21세기 한국의 보건의료정책, 2001년 9월 전국의료원연합회 연수강의.

2) 적정진료의 대두배경

같은 종류의 질병임에도 불구하고 각 의료기관 혹은 의료인에 따라서 진료내용에 현저한 차이가 있으며, 또한 같은 의료기관이나 의료인이 같은 종류의 질병에 대한 진단에서도 그 진료내용에 현저한 차이가 있을 수 있다. 이러한 진료내용의 차이가 의료의 특성에 있다는 것을 고려한다 하더라도 너무 큰 경우가 종종 발생할 가능성은 항상 내재되어 있다.

의료는 모든 질병을 치료하고 환자의 건강을 신속히 회복, 증진시키는데 필요한 충분한 것이어야 하므로 그 이하가 되어서도 아니 되고 그 이상이 될 필요도 없다. 그러나 요즈음 방어적 진료(defensive medicine)라는 의료행태가 등장하여 의료분쟁이나 의료사고를 예방할 목적으로 각종 검사를 통상적으로 실시하고 소극적 진료를 함으로써 치료의 기회를 놓치는 경우도 발생하기도 한다.

적정진료의 개념이 대두하게 된 계기는 건강보험의 도입 또는 의료에 대한 국가개입이다. 종래의 자유진료는 자신의 경제적 형편과 희망에 따라 최신 최고의 진료나 최소의 진료를 선택할 자유가 있으며 의료공급자도 이에 적응한 진료를 제공한다. 그러나 보험진료는 사회보험적 방법에 의한 보험가입의 강제, 보험료 징수의 강제, 보험급여의 법정화 등 자유선택의 배제로 공동이익과 공동목적의 달성을 기하고자 한다.

20세기 중엽 이후 의료의 사회화가 진행됨에 따라 정부의 재정부담과 국민들의 의료비 부담은 한계를 벗어나게 되자 의료의 질과 의료비용을 함께 고려해야 한다는 생각이 지배적이 되었다.

3) 적정진료의 보장방법

과잉 또는 과소진료를 방지하고 적정진료를 보장하기 위한 방법으로 흔히 많이 사용되고 있는 것은 다음과 같다.

(1) 의료이용심사(Utilization Review)

의료서비스는 전반적으로 필요성, 적합성, 효율성 등을 평가할 필요가 있다. 의료이용 심사란 입원의 필요성 여부, 제공된 의료서비스의 적합성, 재원기간의 적절성 등에 대해 치료 중이나 퇴원 후에 면밀히 검토하는 제도이다. 진료상 중요한 변수들에 대해 통계학적으로 평균에서 벗어난 경우를 심사하여 비효율성의 여부를 심사한다. 즉 진료과정에 대한 객관성을 평가하는 제도라 할 수 있다.

(2) 동료의사에 의한 심사(Peer Review)

진료내역을 효과와 효율적인 측면에서 동료의사들이 평가하는 제도이다. 일반적으로 의료

이용 심사에서 문제가 있으면 다음 단계로 동료의사에 의한 심사를 받게 된다. 즉, 의료이용 심사에서 객관성을 확보하지 못하였을 때 제공된 진료에 대해 좀더 세밀한 검토가 필요할 경우에 동료의사들의 심사과정을 거치게 된다. 동료의사란 대학이나 연구기관에 근무한 의사보다는 실제 임상 서비스를 제공하고 있는 개업의사를 주로 의미한다.

(3) 의료감사(Medical Audit)

의료감사란 진료과정을 평가하는 프로그램 중의 하나로서 의사들이 환자기록을 정기적, 조직적으로 검토·조사하여 의료의 질을 평가하고 문제점을 밝혀 해결함으로써 의료의 질을 제고하고자 하는 제도이다.

의료서비스에 대해서는 감사라는 용어 자체가 익숙하지 않다. 감사란 잘못을 전제로 하는 개념이기 때문이다. 의료자체가 가지고 있는 불확실성과 가변성 때문에 객관적인 감사를 실시한다는 것 자체가 불가능하기도 한다.

그러나 일정한 기준을 설정하여 점검표를 만들고 이 기준을 근거로 진료내용과 과정을 객관적으로 검토할 필요성은 있다. 잘못을 가려 벌을 주는 개념이 아니라 진료가 적합하였는지, 환자관리를 좀더 철저히 했으면 사망이나 합병증을 충분히 예방할 수 있었는지를 판단하는 것이다. 좋은 진료를 받을 수 있는 기회가 충분했는지, 불필요한 진료는 없었는지를 검토하여 진료의 효과와 효율을 극대화하자는 것이다.

(4) JCAHO(The Joint Commission on Accreditation of Healthcare Organizations)

1917년에 미국 외과회(American College of Surgeons : ACS)는 공식적으로 병원 표준화 프로그램을 수립하였다. 1951년까지 3,000개의 병원들이 조사되고 심의되어 왔고 1951년에는 미국 의사회, 병원협회, 의학협회, 캐나다 의학협회가 미국 외과회에 병원신임위원회(Joint Commission on Accreditation of Hospitals)를 수립하는 데 협력하였다.

1960년대 후반과 1970년대 초, 장기치료조직, 외래조직, 정신지체와 성장지연에 대한 프로그램, 정신서비스, 알콜중독에 대한 프로그램, 약물남용 프로그램, 그리고 지역사회 정신보건 프로그램을 위해 각종 조사와 심의 서비스들을 개발하였다. 호스피스 간호를 위한 심의 프로그램이 1983년에 추가되었고, 1986년 가정간호 프로그램이 추가되고 관리적 치료 프로그램이 1989년 중반에 계획되어졌다. 이러한 확대와 성숙과정을 통해 오늘날 Joint Commission on Accreditation of Healthcare Organizations(JCAHO)로 되었다.

JCAHO는 병원뿐만 아니라 장기요양시설, 정신병원, 외래수술센터, 응급진료클리닉, 집단진료, 지역보건센터, 호스피스, 가정보건기관에 대해서도 신임여부를 결정하고 있다. JCAHO

는 병원신임의 기준으로 ① 환자진료의 질, ② 병원조직과 관리, ③ 병원시설에 중점을 둔다.[77)]

(5) 동료표준심사기구(PSRO : Professional Standards Review Organization)

Medicare와 Medicaid의 비용이 급증함으로써 의료서비스의 과도한 이용을 막기 위한 통제가 필요하게 되었다. 이에 의회는 국가적인 이용도 조사 과정(utilization review process)을 만들기 위한 시도로써 1972년 사회보장법 수정안(The Social Security Act Amendments)에 따라 PSRO 프로그램을 시작하였다. PSRO는 Medicare를 포함하는 연방 사회보험 수혜자들의 의료이용을 심사하기 위한 의사들의 지역적 비영리조직이었다. PSRO는 이용 심사에 주된 강조점을 두었지만 의료의 질 향상을 위한 의료의 질 평가를 동시에 수행하였다.

동료표준심사기구는 제공된 의료서비스가 의학적으로 필요했는지, 고가치료와 장기치료가 적합했는지, 입원이 반드시 필요했는지에 대한 검토가 필요하였다. 정부재정의 한계로 인해 정부지불에 의한 의료서비스가 효율적, 효과적, 경제적이며 양질의 의료로서 국민, 의료제공자, 정부 등이 수용할 수 있는지의 여부를 전문적으로 검토해 왔다.

1970년대 후반 PSRO에 대한 평가결과 비용절감에 PSRO가 거의 영향을 끼치지 못했다는 것이 밝혀져 PSRO의 효율성에 대한 의문이 제기되었다.

의회는 1982년 조세 평등과 재정 책임 법안(Tax Equity and Fiscal Responsibility Act, TEFRA)을 통과시킴으로서 의료이용을 제한하는 노력을 강화하고, 입원환자의 비용에 대한 Medicare의 보상을 좀더 엄격하게 통제할 것을 결정하였다. TEFRA는 PSRO를 폐지하고 그것을 통상 PRO라고 부르는 이용도 조사와 질 관리를 위한 동료심사제도(Utilization and Quality Control Peer Review Program)로 대체하였다.

1984년 이후 동료표준심사기구보다 다 권위를 가지며 비영리적이고 지역사회를 기반으로 하여 의사가 직접 관장하는 기구인 동료심사기구(PRO : Peer Review Organization)가 심사를 맡고 있다. 심사결과 문제가 있으면 정부는 Medicare 환자에 대한 상환을 거부할 수 있다.

PRO는 종래의 PSRO와 비교하면 ① 비영리 의사단체가 아닌 보험회사에서도 일정조건 하에서 PRO가 될 가능성을 인정한 점, ② 심사목표를 지역마다 설정하여 구체적인 숫자에 의한 목표를 정하게 한 점, ③ 시설이용의 적절성 심사와 입원 사전심사를 확충하고 입원의

77) JCAHO에 대한 내용은 http://dhpm.snu.ac.kr/dhpm/hped(J. B. Couch, The Joint Commission on Accreditation of Healthcare Organizations : 발제자 황정해, 2000년 5월 20일 검색)

료로부터 외래의료로의 전환을 촉진하고 있다는 점에서 다르고 효율 면에서 비판을 받는 PSRO보다는 더욱 심사체계를 강화하고 있다.

입원 사전심사는 특정 의료행위의 실시를 전제로 한 입원에 대해 그 입원에 앞서 PRO에 입원의 동의를 구하는 것이고, 외래에서의 치료가 가능한 경우에는 입원을 거부하고 보다 의료비가 싼 외래진료의 촉진을 도모하는 것이 목적이다. 중간지불기관은 입원 사전심사가 행해지고 있는 경우에는 PRO의 동의가 있을 때까지 진료비를 지불하지 않는다. 따라서 사전심사는 강력한 입원통제수단이 되고 있다.

PRO 체계하에서 살아남기 위해 병원은 강력한 질 보장과 이용심사(Quality Assurance / Utilization Review) 프로그램을 개발해야만 한다.

표 1-6 PRO와 PSRO의 비교

구 분	PRO	PSRO
조 직	비영리, 영리 조직	비영리조직
구 성	의사집단이 심사하고 있으면 조직은 의사로 구성되지 않아도 됨	원칙적으로 전원이 의사로 구성
보험회사	보험회사도 가능	보험회사는 원칙적으로 불가능
심사대상	Medicare, Medicaid, 민간의료보험	Medicare, Medicaid, 민간의료보험
심사내용	· 의료서비스의 적절성과 의학적 필요성 · 시설이용의 타당성 · 의료의 질과 효율성 · 입원사전심사, 입원계속심사 · 입원 후 특정의료행위(진단 · 수술 · 치료)에 대한 사정심사	· 의료서비스의 적절성과 의학적 필요성 · 의료의 질과 효율성 · 입원사전심사, 입원계속심사 · 의료평가조사 · 장기요양시설심사 · 외래의료심사
심사결과의 평가	심사의 목적, 목표를 개별로 설정하고 이에 따라 심사의 결과를 사후평가	심사결과평가에 대해서는 규정 없음

(6) 의료기관 서비스 평가사업

우리나라에서는 모든 의료기관의 의료서비스 수준을 향상시키고 양질의 의료서비스를 국민들에게 제공하기 위해 1995년부터 시험적으로 의료기관 서비스 평가사업을 수행하고 있다. 아울러 의료기관 회계 투명성을 확보하기 위하여 2003년 의료기관회계기준규칙을 제정하여 시행('04년 300병상, '05년 200병상, '06 100병상)하고 있으며, 의료서비스 수준의 향상 및 국민의 알권리 제고를 위하여 2004년도부터 종합병원 및 300병상 이상의 병원을 대상으로 의료기관 평가를 실시하고 있다.

의료기관을 직접 방문하여 실사하고 면접하는 평가단은 의사, 간호사, 약사, 의무기록사,

영양사 등 각 분야의 전문가로 구성되어 종합적인 평가와 평가의 객관성과 공정성을 확보하도록 노력하였다. 평가를 통해 병원은 문제점을 파악하여 개선함으로써 자체 경쟁력을 제고시키고 결국은 국민에게 양질의 의료를 제공할 수 있게 되었다.

의료서비스의 질을 향상시키기 위해서 ① 일정기간 개업한 의사의 면허갱신시험 실시, ② 의료서비스 질 평가 및 결과 공개, ③ 의료기관별 수진자의 반응조사, ④ 의료기관별 최종치료효과 및 진료비용 분석과 그 결과의 공개, ⑤ 의료기관 단체 또는 의료인 단체에 의한 소비자 교육, ⑥ 의료서비스에 관한 체계적인 대소비자 정보 제공, ⑦ 부당한 진료에 대한 소비자 보호조치 등과 같은 제도적 장치가 필요하다.[78]

현재 의료기관의 서비스질과 환자안전에 대한 신뢰성 보증을 위해 의료기관 평가인증원이 병원급 의료기관을 중심으로 인증사업을 수행하고 있다. 의료기관인증은 2010년에 만들어진 제도로 66개 기준 308개 항목으로 구성되어 있으며 서류평가와 현장실사 등의 심사과정을 거친다. 의료기관 서비스 평가사업이 자리를 잡기 위해서는 철저하게 의료소비자의 관점을 고려한 평가항목 조정과 의료기술수준을 객관적으로 평가할 수 있도록 실용적인 도구를 마련하는 등의 제도적인 보완책이 함께 진행되어야 한다.

4) 적정진료 개념정의의 한계

적정진료의 개념은 경제적 측면, 의학적 측면, 사회보장적 측면 등 세 가지 측면에서 접근이 가능하다.

첫째, 경제적 관점에서의 적정진료는 여러 가지 진료방법 중 동일한 결과를 전제로 가장 값싼 방법의 진료를 의미한다. 적정진료의 개념이 대두하게 된 계기도 의료비의 상승에 있기 때문에 적정진료는 일차적으로 경제학적 관점에서 고려되고 있다. 인간의 생명을 대상으로 하고 있는 의료분야에서는 비용적 측면이 예전에는 크게 고려되지 않았다. 그러나 급등하는 의료비는 사회전체의 문제로 대두되어 의료분야에서도 효율의 개념이 도입되기에 이르렀다. 그러나 의료분야는 순수 경제학적 접근만을 고집할 수 없는 한계를 가지고 있다.

둘째, 적정진료를 의학적 측면에서 보면 근본적인 차이가 있다. 의학은 인간의 생명에 최고의 가치를 부여하며 그 어떠한 고려도 생명 자체보다 우선순위가 높지 않다. 인간의 생명을 구하고 건강을 증진시키기 위해서는 현재까지 발전되고 정립된 모든 의학적 수단과 방법을 동원하여 시행해야 하며 이러한 관점에서 적정진료도 정의되어야 한다. 의학적 측면에서의 적정진료는 윤리적 개념이 내포되어 있어서 비용을 고려하지 않는 최대한의 진료를 의미하는데 문제가 있다.

---

78) 오관치, 시장경쟁원리를 통한 의료공급의 효율화방안(http://sun.hallym.ac.kr/~de1802/1252.htm, 2000년 4월 23일 검색).

셋째, 사회보장은 최소한의 기본적인 욕구를 제공하는 것을 원칙으로 하고 있다. 따라서 사회보장적 측면에서의 적정진료는 최소한의 기초적인 의료를 의미한다.[79] 그러나 기초적 의료란 시대와 장소에 따라 변하며 의학의 특성상 최소의 의료라는 개념이 질적, 양적으로 구체화될 수 없기 때문에 적정진료를 사회보장적 측면에서 접근하는 것은 무리가 있다.

이처럼 적정진료를 개념 정의하는 것은 매우 어렵다. 특히 의료라는 자체의 특성은 개념정의를 더욱 어렵게 하는데 그 특성으로,

첫째, 질병의 불확실성이다. 같은 질병을 같은 의료인이 진료를 하더라도 진료내용에는 차이가 있다. 질병과 진료에 대한 인간의 반응은 다양하기 때문이다. 따라서 진료과정을 공평하게 판단할 수 있는 객관적인 공통분모가 거의 존재하지 않는다.

둘째, 치료과정에 많은 변수가 작용하고 있다. 질병자체의 변수, 환자의 변수, 의사의 변수, 의료시설과 장비의 변수 등 임의성에 의해서 지배를 받는 많은 변수들 때문에 동일한 환자를 진료하더라도 치료의 선택범위는 매우 광범위하다. 따라서 치료방법을 선택하는 것은 오로지 의사의 판단에 있으며 선택범위내에서 어떤 방법이 가장 합리적인가를 일률적으로 판단하기는 불가능하다. 동일한 질병일지라도 외과적 수술을 할 수도 있고 약물치료를 실시할 수도 있다. 수술도 여러 방법이 있으며 약물치료도 다양하다.

셋째, 진료방법에 대한 경제적 판단에는 가치관이 개입된다. 값이 저렴하지만 정확도가 떨어지는 진단방법과 고가지만 진단능력이 더 정확한 방법 중에서 어떤 것이 더 타당하는가, 진단능력이 높은 의료비를 감당해도 될 정도로 정확한 것인지 등에 대한 평가는 평가자의 가치관에 따라 달라질 수 있다.

넷째, 의학의 발달은 많은 연구와 실험의 결과이다. 적정진료를 지나치게 강조하다 보면 실험적, 연구적 진료는 거의 불가능해진다. 인간을 실험과 연구의 대상으로 진료를 한다는 것은 문제가 있다. 그러나 임상의학은 환자를 대상으로 연구와 실험을 통해서 더욱 발전된다. 과학적이고 객관적인 연구와 실험을 적정진료라는 제도적 틀 속에만 존재하게 한다면 의학의 발달은 요원하다.

의료는 최고 또는 최저의 개념이 존재해서는 안 된다. 의료분쟁이나 의료사고를 예방할 목적으로 각종 검사를 통상적으로 실시하는 방어진료(defensive medicine)가 성행하고 환자가 도덕적 해이로 필요 이상의 의료를 요구한다면 적정진료는 달성될 수 없다.

특히 건강보험의 도입으로 의료 소비자나 공급자 모두에게서 도덕적 해이 또는 도덕적 위

79) 건강보험이 최소한의 서비스를 제공한다고 할 때 이에 대한 논의는 두 가지이다. 즉, 최소한의 서비스란 다빈도의 저비용 서비스라는 해석과 비용의 고저에 관계없이 개인의 생존과 직접 관련된 것이라면 모두 최소한의 서비스에 포함된다는 해석이 있다. 우리나라는 전자에 근거한 정책을 지금까지 고수하고 있으나 선진제국은 후자를 최소한의 의료서비스 개념으로 받아들여 보험급여를 제공하고 있다. 양봉민, 보건경제학(서울 : 나남출판, 1999), pp.141~142.

해(moral hazard) 현상이 나타난다. 소비자는 자신이 의료비의 전액을 지불하지 않고 일부분만 부담하기 때문에 경제적 장벽으로부터 자유로워 의료이용을 더 많이 하게 된다.[80] 또한, 의료 공급자도 역시 환자들의 지불능력을 고려할 필요가 덜하기 때문에 예전에 비해 더 많은 의료자원을 투입하는 과다 서비스를 제공하게 된다.[81]

4. 의료에의 접근성 보장

1) 질병의 사회성

인류의 공통적인 적은 질병과 빈곤이다. UN은 가난, 무지, 질병, 전쟁을 인류의 4대 공적이라고 하였다. 대부분의 국가가 요람에서 무덤까지라는 사회보장이념을 표방하고 있지만 인류는 질병과 빈곤의 늪에서 허덕이고 있다.

질병은 빈곤의 중요한 원인이다. 질병은 수입의 감소나 중단을 초래한다. 질병은 가족의 붕괴나 공동체 생활의 파괴를 초래할 수 있고 사회경제적 발전을 저해할 수도 있다. 또한, 의료비 및 기타 관련된 지출이 증가하면 이중의 압박을 받게 된다. 이러한 이중압박에 대한 대책은 질병의 조기극복을 통해 노동력을 회복시키는 것이다.

질병은 개인의 경제적 및 일반 생활에 미치는 영향이 단기적이고 민감하게 나타나는 사회적 위험이다. 질병을 개인적 고통으로 한계를 두어 생각하는 것은 이미 오래 전의 이야기이다. 질병은 개인의 문제를 떠나 사회적 위험으로 받아들여지고 있다. 그 이유로는 첫째, 질병은 모든 사람에게서 발생할 수 있는 생활위험이다.

둘째, 가격통제가 이루어지지 않는 시장경제에서는 질병치료에 소요되는 비용이 개인이 전액 부담하기에는 너무 높다.

셋째, 질병은 2차적인 경제적 파급효과를 초래한다. 질병치료에는 심각한 경제적 부담을 개인에게 줄 뿐만 아니라 질병에 의한 근로능력의 상실과 감소는 소득의 상실을 초래하여 끊임없는 악순환을 계속하게 된다.

넷째, 질병에 의해 생활유지가 곤란해진 사람이 많으면 체제의 정당성에 문제가 발생하게 된다.

질병을 포함한 모든 재난을 예측한다는 것은 불가능하다. 예측 불가능한 재난을 사전에 개인이 대비하는 데에는 한계가 있다. 또한 경제적 여유가 없는 사람은 평소에 저축을 할 수가

80) M. Pauly, The Economics of Moral Hazard, American Economic Review, Vol.58, 1968(June), pp.531~537.
81) H. J. Aron and W. B. Schwartz, Hospital Cost Control : A Bitter Pill to Sallow, Harvard Business Review, 1985(March/April), pp.160~167.

없어서 재난으로 인한 고통에서 벗어날 수가 없다. 이러한 재난에 대비하여 사전에 여러 사람이 기금을 공동으로 모아 두었다가 재난을 당한 사람에게 경제적 보상을 해 주는 제도가 보험이다.

건강보험은 질병과 상해에 대한 경제적 대비책을 마련함으로써 질병이나 부상을 당할 때마다 경제적 손실을 해소시키는데 공헌을 할 뿐만 아니라 국가적, 사회적 부담을 감소시키고 빈곤의 정도를 완화시키는 역할을 하게 된다.

건강보험은 단기적 처방을 내용으로 하고 있지만 정책적인 파급효과는 상당하다. 의료보장은 정치적 상징효과가 다른 것에 비해 크기 때문에 우리나라의 경우 사회보장 중 첫 번째 관심이 의료보장부문에서 나타났다. 또한 민간부문에 대한 억제가 가능하다면 건강보험은 정책적 실현가능성이 가장 강한 영역이다.

2) 질병의 개념

질병이 사회적 위험으로서 정책적 선택이 되면서 질병은 더 이상 자연과학적인 판단기준에 의해 정의되고 있지 않다.

질병은 상태에 따라 객관성과 주관성의 차이가 난다. 따라서 건강보험에서는 오로지 객관적이고 의학적인 기준에 의해 질병을 판단해서는 안 된다. 질병의 개념은 의학지식과 기술의 발전에 따라 변화하기도 하고 국민의 생활수준에 의해서도 영향을 받는 매우 유동적인 개념이다. 건강보험에서 대상으로 하고 있는 질병의 개념에는 다음과 같은 전제가 존재한다.[82]

(1) 비정상적인 신체·심리 및 정신상태

건강보험에서 질병으로 인정되기 위해서는 비정상적인 신체·심리 및 정신상태가 먼저 존재하여야 한다. 따라서 자연적 발전상태인 노쇠, 임신, 분만 등은 질병이라 하기 어렵다.

질병으로 확실히 인정되기 위해서는 비정상적인 신체·심리 및 정신상태로 인해 신체의 각 부위, 심리 혹은 정신상태가 제 기능을 충실히 수행할 수 없는 정도에 이르러야 한다. 비정상적인 상태가 비록 존재한다 하더라도 일상생활이나 업무를 수행하는 데 지장을 초래하지 않으면 질병이라 보기 어렵다.

(2) 치료의 필요성

비정상적인 신체·심리 및 정신상태에 대한 의료적 조치가 필요한 경우를 질병이라 한다. 의료적 조치가 완치를 전제로 한 것은 아니다. 의료적 조치가 제공되지 않으면 비정상적인

82) 전광석, 한국사회보장법론(서울 : 법문사, 1999), pp.226~237.

상태가 제거되거나 개선될 수 없으며 오히려 상태의 악화를 초래한 경우에 치료의 필요성이 인정된다.

따라서 일반적으로 누구에게나 닥칠 가능성이 있는 위험의 제거를 위한 예방조치는 보험급여의 범위에서 제외되는 것이 보통이다. 그러나 건강이 악화될 가능성이 명백할 뿐만 아니라 건강이 악화될 개연성이 조금이라도 있으면 치료의 필요성을 인정하여 급여를 제공할 수 있다. 이는 정책적 선택의 문제이다.

일반적으로 비정상적인 신체・심리 및 정신상태가 확인되면 치료의 필요성은 인정된다. 그러나 이 두 가지의 구성요건이 반드시 일치하는 것은 아니다. 현재 비정상적인 건강상태가 존재하더라도 의료적 조치 없이 정상상태로 회복될 수 있다면 질병이라 보기 어렵다.

보험급여의 출발점은 주로 개인의 주관적 판단이기 때문에 객관적으로 치료의 필요성이 없다할지라도 단순한 진단이 급여의 대상에서 제외되지는 않는다.

(3) 치료의 가능성

비정상적인 신체・심리 및 정신상태가 질병으로 인정되기 위해서는 치료의 가능성이 있어야 한다. 비록 비정상적인 건강상태가 존재한다 할지라도 치료의 가능성이 전혀 없거나 계속 치료해도 치료효과를 기대할 수 없다면 단기적 사회보장제도인 건강보험에서 이를 보장하기에는 문제가 있다. 오히려 다른 사회보장제도를 통해 보장하는 방안이 강구되어야 할 것이다.

임신 및 분만은 자연적인 신체상태의 변화이기 때문에 질병은 아니지만 질병과 유사한 경제적 파급효과를 가지므로 건강보험급여의 범위에 포함되고 있다.

3) 의료수요와 이용

의료수요는 현시수요(expressed demand)와 미충족 요구(unmet need)를 합한 개념이다. 현시수요란 실제로 의료서비스를 이용하는 것, 즉 빙산이론에서 물 위에 솟아 있는 부분을 말하며, 미충족 욕구는 의료가 이용되지 않고 있는 잠재적 수요, 즉 물 속에 잠겨 있는 빙산의 몸체를 의미한다.

현시수요는 의료이용자에 대한 통계로서 쉽게 측정되지만 미충족 욕구는 그 크기조차 측정하기가 어렵다. 그러나 의료균점의 개념에서 미충족 욕구는 객관적으로 정의되고 그 크기가 추정될 수 있어야 한다.

의료수요는 경제적 의미의 수요와는 다른 측면을 가지고 있다. 일반 상품의 경우 소비자는 자신이 욕구하는 것이 무엇인지 미리 알 수가 있다.

일반적으로 우리는 주관적 이상상태를 인지할 때 의료기관을 찾는다. 실제로 객관적인 이상이 없는 경우도 있지만 한편으로는 질병이 상당히 진전되어 있는 경우도 흔하다. 따라서 환자는 자기가 의료서비스를 필요로 한다는 자체를 알기 힘드는 경우가 많다.

소비자가 스스로의 판단에 의해 수요라고 생각하는 것과 공급자인 의사가 의학적 판단에 의해 필요라고 규정하는 것 사이에는 괴리가 있다.

보건의료분야의 경우 need와 demand는 구분된다. 필요 또는 요구인 need는 의료인에 의해 과학적 방법으로 증명된 것(professionally identified need)이 있고 환자가 주관적으로 느끼거나 인지하는 것(felt, perceived, recognized need)이 있다.[83] 수요인 demand는 실제로 의료기관을 방문하는 것으로 진단 결과 치료가 필요하다고 인정되는 경우 수요는 필요로 바뀌게 된다. 따라서 국가적 차원에서 보건정책을 수립할 때에는 먼저 의료수요에 기초를 두어야 한다.

4) 의료접근도의 제약

의료이용을 할 수 있거나 부담할 수 있는 능력을 접근도(accessibility)라 한다. 이러한 접근도를 제약하고 있는 장벽은 다음과 같다.

(1) 경제적 장벽

의료이용에 있어서 가장 커다란 장벽은 경제적 장벽이다. 경제적 이유로 필수적 의료서비스를 받지 못하고 질병이 더욱 악화되고 심지어 사망에 이르는 경우가 있다. 경제적 장벽을 제거하지 않으면 의료서비스는 특권층의 전유물이 되어 버린다. 경제적 장벽의 제거는 개인의 노력보다는 집단적 방법에 의해 해결되어야 한다.

건강보험제도는 경제적 부담을 크게 느끼지 않고 의료를 보장하는 제도이다. 1차적으로 경제적 장벽이 제거되면 소비자는 이제 더 큰 목소리로 의료의 질과 같은 또 다른 요구를 하게 된다.

(2) 시간적 장벽

의료의 이용에는 상당한 시간이 요구된다. 따라서 시간적 여유가 없으면 의료이용은 제약을 받을 수밖에 없다. 농촌의 경우 농번기에는 의료서비스를 받을 시간적 여유가 없다. 또한 학생들은 방학 중이 아니면 치료를 받을 만한 충분한 시간을 낼 수가 없다. 직장인의 경우 근무시간 중에 짬을 내서 치료를 받기가 어간 어렵지 않다. 요즈음 의료기관에서 야간에도 직장인을 위해 진료를 하고 있는 것은 시간적 장벽을 제거하기 위한 노력의 일환이라 할 수 있다.

---

83) want는 환자가 스스로 판단하여 의사에게 진찰을 받고 싶은 욕구를 의미한다.

의료비용은 가격비용(price cost)과 시간비용(time cost)으로 구성된다고 할 때 건강보험의 도입으로 가격비용은 점차 낮아지는 반면 시간비용의 중요성은 더 커지고 있다. 특히 바쁜 현대인에게는 시간이 곧 수입이 되기 때문에 시간적 장벽의 제거는 앞으로 최대의 관심으로 등장하게 될 전망이다.

(3) 거리적 장벽

의료기관이 가까운 곳에 있거나 교통이 편리한 곳에 있으면 훨씬 더 의료이용이 높아진다. 자동차의 보급과 사회간접자본의 확충으로 거리적 장벽은 상당히 제거되고 있다. 의료기관, 시설, 장비, 의료인력 등의 편재는 의료서비스의 거리적 장벽을 드리우는 커다란 요소이다.

자유 시장경제 체제하에서는 유효수요가 존재하는 곳에만 공급자가 있기 마련이다. 그러나 의료의 경우 유효수요에 관계없이 서비스가 제공되어야 한다는 원칙이 지배적이다. 특히 전국민건강보험이 정착된 경우 동일한 보험료를 납부하고도 거주지에 따라 지리적 접근도에 문제가 있다면 이는 시정되어야 한다. 농어촌과 같은 의료취약지역에 대한 대책은 전국민건강보험에 못지않게 중요하다. 제도의 완성도 중요하지만 내실 있는 제도운영이 전제되어야 한다.

(4) 조직적 장벽

대규모 병원의 경우 대부분 의료인들은 봉급제와 시간제 근무를 원칙으로 한다. 이러한 상태에서 계속적인 진료와 전인적 진료를 보장하기는 어렵다. 관료적이고 불친절한 진료는 환자로 하여금 또 다른 고통을 주기도 한다. 불필요한 과잉진료와 중복진료는 사회 전체적 입장에서 제거되어야 할 장벽이다. 환자가 안심하고 의료기관을 이용하고 의료인에게 전폭적인 신뢰를 가질 때 조직적 장벽은 제거될 것이다.

(5) 심리적 · 개인적 장벽

연령이나 성, 사회 문화적 요소 등은 의료이용에 영향을 준다. 미혼여성이 산부인과에 가기를 꺼려 하거나, 예전에는 시부모님과 함께 살고 있는 며느리의 경우 웬만하면 병원에 쉽게 가지를 못하기도 하였다. 성악가의 목감기와 축구선수의 무릎부상은 다른 사람의 그것과는 다른 의미를 지니고 있다. 사회경제가 발전할수록 심리적 · 개인적 장벽에 의한 의료이용의 제한은 점점 감소하는 경향이 있다.

5) 보건의료의 행태적 특성

사회체계의 행태는 그 체계의 구조와 구성요소에게 작용하고 있는 유인에 의해 결정된다. 구조는 체계를 구성하고 있는 단위조직들과 그 구성원들의 특성 및 이들 사이의 관계를 의미한다. 유인은 체계내의 조직이나 구성원에 대한 보상제도를 뜻한다. 보건의료체계 역시 조직의 구조와 보상체계가 유인하는 방향으로 발전한다. 목적하는 조직구조로 유인하기 위해서는 현행 체계의 구조와 보상체계를 변화시켜야 한다.[84]

의료공급체계, 즉 의료공급자가 가지고 있는 몇 가지 일반적 행태를 살펴보면,

첫째, 양과 질의 확장 가능성이다. 의료는 질병발생과 치료결과의 불확실성을 전제로 한다. 따라서, 의료는 양과 질적인 측면에서 거의 무한정으로 확장할 수 있다. 공급자 유인수요 등을 통해서 의료분야는 사회가 부담할 수 있는 모든 재정을 적법하게 소모시킬 수 있다. 의료 공급자는 고급의료를 추구하며, 의료가 더 전문화되고, 세분화되고, 기술화되기를 원하는 성향을 지니고 있다. 결국 국가경제와 사회의 부담능력이 클수록 확장가능성은 크다.

둘째, 전문적이고 기술 집약적인 진료에 대한 관심이 높다. 의사들로 하여금 전문적이고 기술 집약적인 진료에 관심을 가지고 최대의 노력을 경주하도록 하는 여러 유인이 존재한다. 전문적이고 기술 집약적인 진료를 할수록 동료나 환자들로부터 인정을 받게 되고 수입도 많아진다. 또한 대부분의 의사들은 전문진료를 주로 하는 대형 의료기관에서 수련을 받았기 때문에 전문적이고 기술 집약적인 진료에 익숙해 있다.

여기에 인간의 생명이라는 최고의 가치가 전제되고 건강보험의 도입[85]으로 환자의 부담이 경감됨에 따라 경제적 측면은 무시되고 고가의 전문진료행위에만 치중하는 경향이 있다. 의료체계는 고도의 전문 지식을 지닌 의료인들의 고유한 특성에 의해 생산단위가 더욱 세분화되고 분할되어 군소 독립단위로 되려는 경향이 있다.

셋째, 의료의 행태나 공급량에 대해 공급자는 우월적 지위를 가지고 있다. 소비자는 정보부족으로 의료의 효과성이나 능률성에 대한 객관적 판단력을 거의 가지고 있지 못하다. 따라서 의료의 행태나 공급량은 공급자에 의해 크게 영향을 받을 수밖에 없다. 소비자는 자신에게 제공되는 의료서비스의 효과와 효율에 대해 거의 알지 못하며, 모든 서비스의 양과 종류는 오로지 공급자에 의해 주도되고 결정된다.

넷째, 목표의 혼돈이 존재한다. 의료의 궁극적 목표는 건강이다. 그러나 현대의료는 인간의 건강증진보다는 질병치료에 더욱 관심을 갖는다. 의사는 진료에만 책임을 지고 환자의 건강은 책임을 지지 않는다고 비판하는 목소리가 설득력을 얻고 있다. 건강증진을 극대화하기보다는 의료서비스의 공급을 극대화하는 경향이 있다. 보건의료부문에 투입되는 비용은 계속해서 증가할 것이나 효과성과 효율성에 대한 관심은 이에 상응하지 못하는데 문제가 있다.

의료이용도와 건강수준간에는 상관관계가 그리 높지 않다. 목표와 수단의 대치는 자원의 낭비를 초래하며 또 다른 건강문제를 야기한다.

---

84) 신영수, 적정진료의 정착과제, 의보공론, 1985(4), p.45.
85) 건강보험하에서 소비자는 더 자주, 그리고 비싼 의료를 받기를 원한다.

5. 보건의료비

1) 보건의료비의 개념

보건의료비란 건강 상태의 변화로 초래되는 모든 자원비용(resource costs)의 총합을 의미하며, 직접비용(direct cost)과 간접비용(indirect cost)으로 구분할 수 있다. 보건의료비의 협의개념인 직접비용은 서비스 이용에 직접적으로 지불되는 비용의 합을 의미하며, 광의의 포괄적 개념인 간접비용은 건강 상태의 변화로 인한 생산적 노동력의 상실에 따른 비용뿐만 아니라 치료 과정에 소요되는 제반 경비의 합을 말한다.

이러한 의료비가 국가적으로 문제된 것은 1970년대 이후라 할 수 있다. 의료비의 상승이 경제성장률이나 물가상승률을 훨씬 상회함으로써 국가나 개인의 부담 한계를 넘어서고 있다. 의료비의 상승은 자원배분을 왜곡시키고 있다. 이용 가능한 자원이 크게 제한되어 있고 희소자원에 대한 수요가 경쟁적으로 증가하고 있는 것이 현실적 추세이기 때문에 의료비지출의 적정수준은 중요하다.

보건의료서비스를 생산하는 데 소비되는 자원이 다른 재화나 서비스를 생산하는 데 쓰여질 수 있다. 의료비의 증가 속도가 다른 재화나 서비스에 대한 지출비용의 증가 속도보다 훨씬 빠르면 제한된 자원은 상당부분 의료 부문으로 전환된다. 즉 다른 부문을 희생하여 보건의료서비스의 생산과 소비를 증가시킬 수밖에 없다. 국가 전체에서 보면 자원 활용상의 문제가 야기된다.

또한 사회후생함수(Social Welfare Function)는 사회적 무차별곡선(Social Indifference Curve)으로 나타낼 수 있으며, 사회적 무차별곡선은 그 사회에 동일한 만족을 가져다 주는 재화의 조합을 나타내는 곡선이다. 생산가능곡선과 사회후생함수의 관계에서 보듯이 의료 부문에의 과다한 자원투입이 타부분에의 생산을 위축시켜 사회적으로 비효율적인 생산 및 분배를 야기할 수 있다.

2) 보건의료비의 현황

1970년대 이후 세계 각국은 물가상승률과 경제성장률을 훨씬 앞지른 의료비 때문에 재정적인 압박감을 가지고 있다. 특히 경제성장의 둔화와 국민의 의료욕구 분출간에서 합의점을 찾지 못하고 골머리를 앓고 있는 것은 공통된 현상이다.

2010년도 우리나라의 GDP 대비 국민의료비지출 비율은 7.1%로 OECD 34개 회원국가들 중 매우 낮은 것으로 나타났다(2010년도 OECD 국가 평균은 9.5%).

3) 보건의료비의 증가 원인

오늘날 각국이 겪는 공통적인 어려움이며 모든 나라에서 경험하고 있는 의료비 상승은 건강보험에서 가장 중요한 문제의 하나이다. 보험수입은 정체되어 있고 보험지출은 지속적으로 증가하고 있다. 의료비의 증가는 여러 요인이 매우 복잡하게 서로 얽혀 있다.

의료비가 국내총생산 증가율이나 임금인상률 보다 더 빠른 속도로 증가하고 있으며 이 결과 보험료가 계속 증가하는 악순환이 계속되고 있다. 일반적으로 의료비의 증가 원인은 학자들에 따라 많은 견해가 있으나 보건경제학자인 Abel-Smith는 의료비 상승 원인으로 다음의 일곱 가지를 지적하고 있다.[86)]

표 1-7 국민의료비(GDP 대비) : 1980~2010 (단위 : %)

국가 \ 년	1980	1990	2000	2005	2006	2007	2008	2009	2010
호주	6.1	6.7	8.0	8.4	8.5	8.5	8.7	9.1	-
핀란드	6.3	7.7	7.2	8.4	8.3	8.0	8.3	9.2	8.9
프랑스	7.0	8.4	10.1	11.2	11.1	11.1	11.0	11.7	11.6
독일	8.4	8.3	10.4	10.8	10.6	10.5	10.7	11.7	11.6
그리스	5.9	6.7	8.0	9.7	9.7	9.8	10.1	10.6	10.2
일본	6.4	5.8	7.6	8.2	8.2	8.2	8.6	9.5	-
한국	3.7	4.0	4.5	5.7	6.0	6.3	6.5	6.9	7.1
스웨덴	8.9	8.2	8.2	9.1	8.9	8.9	9.2	9.9	9.6
영국	5.6	5.9	7.0	8.2	8.5	8.5	8.8	9.8	9.6
미국	9.0	12.4	13.7	15.8	15.9	16.2	16.6	17.7	17.6

10개국 최근 평균[a]		OECD 최근 평균(34개국)	
2010	10.5	2010	9.5

주 : a) 최근 평균은 10개 국가의 이용 가능한 가장 최근 자료로 구성되었음. 호주(2009), 일본(2009).
자료 : 보건복지부, 「국민의료비 및 국민보건계정」
OECD, 2012 OECD Health Data, 2012.
한국보건사회연구원, 한국의 보건복지동향, 2012, p.211에서 재인용.

① 건강보험 적용 인구의 확대와 보험급여 내용의 확대

② 인구구조의 변화에 의한 노인인구 비중의 증가

③ 의료인의 상대적인 높은 수준의 보수

④ 고가의료장비 등을 사용하는 의료기술의 변화

86) B. Abel-Smith, Economic Efficiency in Health Care Delivery, International Social Security Review, No.2(1983), pp.165~179.

표 1-8 국민 1인당 보건의료비 지출 : 1980~2010 (단위 : 달러)

국가 \ 년	1980	1990	2000	2005	2006	2007	2008	2009	2010
호주	632	1,194	2,267	2,980	3,164	3,351	3,452	3,670	–
핀란드	565	1,363	1,853	2,589	2,765	2,909	3,162	3,271	3,251
프랑스	667	1,444	2,545	3,294	3,484	3,667	3,750	3,930	3,974
독일	977	1,798	2,678	3,362	3,567	3,722	3,967	4,225	4,338
그리스	490	846	1,451	2,352	2,610	2,723	2,998	3,106	2,914
일본	541	1,115	1,974	2,491	2,607	2,746	2,878	3,035	–
한국	89	325	771	1,291	1,466	1,645	1,723	1,864	2,035
스웨덴	943	1,594	2,287	2,963	3,195	3,431	3,656	3,711	3,758
영국	466	960	1,834	2,700	2,961	3,030	3,143	3,379	3,433
미국	1,102	2,851	4,791	6,728	7,107	7,482	7,760	7,990	8,233

10개국 최근 평균[a]		OECD 최근 평균(34개국)	
2010	3,864	2010	3,265

주 : a) 최근 평균은 10개 국가의 이용 가능한 가장 최근 자료로 구성되었음. 호주(2009), 일본(2009)
자료 : 보건복지부, 「국민의료비 및 국민보건계정」
OECD, 2012 OECD Health Data, 2012.
한국보건사회연구원, 한국의 보건복지동향, 2012, p.211에서 재인용.

⑤ 의료인력의 과잉에 기인하는 서비스의 과다제공
⑥ 병상수의 증설이나 병원의 신규 건립에 따라 공급측면의 한계요인의 제거
⑦ 환자당 더 많은 의료자원을 제공해도 좋을 재정적인 유인

〈ISSA(국제사회보장협회)〉

① 인구의 증가 및 노령화
② 질병구조의 변화
③ 문화 · 교육수준의 향상
④ 생산환경과 직장환경의 변화
⑤ 생산수준의 향상
⑥ 의학기술의 진보
⑦ 의료내용의 고도화
⑧ 물가상승

〈ILO(국제노동기구)〉

① 사회보장의 적용범위의 확대
② 입원의료의 중시
③ 생활 및 노동의 변화
④ 의료비의 심사지불방식
⑤ 의사수의 증가
⑥ 의료시설 비용의 증대
⑦ 운영비의 증대
⑧ 관리방안

〈EC(유럽공동체)〉

① 의료기술의 진보
② 건강보험 적용자의 확대
③ 보장범위의 확대
④ 대상자의 노령화
⑤ 임금상승
⑥ 노동시간 단축
⑦ 의사수 및 병상수의 증가

〈C. Normand and A. Weber〉

① 공급자와 환자간에 더 좋은 의료서비스를 제공하고 소비하려는 암묵적인 동의가 있다.
② 의료비의 상당부분을 서비스 제공시점에 지불하지 않고 서비스를 받기 전이나 후에 보험료의 형태로 지불한다.
③ 의학기술이 개선되고 점점 더 비용이 상승하고 있다.
④ 의료서비스의 수요는 상당히 비탄력적이어서 가격이 올라도 상대적으로 안정적이다.
⑤ 공급자는 어느 정도까지는 서비스 수요를 결정하고 수요를 창출할 수도 있기 때문에 자신들의 소득을 정할 수 있다.
⑥ 다른 부문보다 보건의료부문에서 소득, 임금과 가격이 더 빨리 상승한다.
⑦ 건강보험이 존재하고 있다는 사실이 건강에 대한 수요를 부추긴다.[87]

---

87) C. Normand and A. Weber, Social Health Insurance, 서울대학교 의과대학 의료관리학교실 옮김, 의료보장의 기초이론(서울 : 한울, 1996), pp.149~150.

이처럼 의료비의 급격한 증가 원인은 다양하지만 첫째, 국민들의 의료이용률(utilization), 즉 의료의 소비량(volume)이 증가하는 것이고, 둘째, 의료비를 구성하는 단가의 증가, 셋째, 의료비 지급 방법에 있어서 병원, 의사 또는 환자들에게 의료비를 절감하려는 동기부여가 부족한데서 그 원인을 찾아볼 수 있다. 이를 좀더 구체적으로 세분해 보면,

〈의료수요 측면 요인〉

① 인구의 고령화
② 인구증가
③ 질병구조의 변화
④ 건강보험의 보급
⑤ 급여개선
⑥ 환경파괴, 공해, 약해, 불량식품 등에 의한 건강장해 및 질병의 다발
⑦ 노동조건변화에 의한 노동재해, 직업병의 증가
⑧ 교통사고의 증가

〈의료공급 측면 요인〉

① 의학, 의료의 진보에 의한 진료내용의 질적 향상
② 의료기관의 증가, 의사의 증가에 의한 수진기회의 증대
③ 고가 의료장비의 도입

〈진료보수제도 측면 요인〉

① 진료보수상 유리한 치료방법의 선택
② 허위 부정청구의 증가
③ 진료수가의 인상

의료비 증가에 영향을 줄 수 있는 관련 변수들에 대한 연구는 〈표 1-9〉와 같다.
일반적으로 의료비 증가 원인은 다음과 같이 요약할 수 있다.

(1) 의료수요의 증가(demand-pull inflation)

의료수요의 증가는 질병관과 건강인식의 변화에 크게 영향을 받는다. 건강의 개념이 단지 질병의 부재 뿐만 아니라 육체적 · 정신적 · 사회적 안녕의 상태로까지 확대됨에 따라 의료인과 일반인의 인식에 변화를 가져왔다. 이제는 예전처럼 상당한 육체적 고통을 지각하고서야

표 1-9 의료비 지출 관련 변수

구 분	관련변수	연 구 자	비 고
공급요인	기관수 병상수	정익중(1994), 사공진(1997), 엄영숙 외(1998) 신종각(2000), 김진수 외(2003)	인구당 기관수 인구당 병상수
	의사수	정지연(1995), 신영석(1999), 김진수 외(2003)	인구당 의사수
	의사성별	Rothert et. al.(1984), 유승흠 외(1988) 박웅섭(1998)	남, 여
	의사연령	유승흠(1988), 김정호 외(1991), 박웅섭 외(1998)	연령구간 (40, 50세 기준)
	보조인력	Golladay et. al.(1976), Reinhardt(1972)	보조인력
	공공, 민간구성비	Gertham et. al.(1992)	공공비중
수요요인	소득	박종기 외(1976), 박종기(1979), 권순원(1988) Newhouse(1977), 김양곤(1992), Wilson & Tedeschi(1984)	국내총생산(GDP) 가처분소득 소비자물가지수
	노인인구	김인곤(1995), Anderson(1973), Benjamin(1988) 김진수 외(2003), 유승흠 외(1994), 김한중 외(1989), 감신 외(1995)	65세 이상 노인인구
	수진자 성별	Bombardier(1977)	남, 여
	지역	유승흠(1998), 박웅섭 외(1998), 김진영(2000)	대도시, 시, 군
제도요인	급여기간	국민의료보험관리공단(1999)	
	급여확대, 수가	신영석(2000), 김진수 외(2003)	
	지불제도	Gerdtham et al.,(1998)	행위별수가, 주치의, 인두제
기타	신 의료기술, 장비	Newhouse(1988)	

자료 : 김진수 등, 국민건강보험 급여비 변동요인 분석 및 모형 설정, 국민건강보험공단, 2006, p.41.

의료기관의 문을 두드리는 경향이 건강개념의 변천으로 말미암아 적극적으로 의료기관을 이용하는 추세로 바뀌게 되었다.

① **소득의 증가**

열등재(inferior goods)가 아니면 대부분의 재화와 서비스는 소득이 증가함에 따라 수요가 증가한다. 보건의료서비스 역시 마찬가지이다. 소득 증가에 따른 의료수요 증가는 보통 U자형을 그리면서 변화를 한다. 즉, 소득이 아주 낮은 수준에서는 의료수요가 상대적으로 높게 나타나다가 소득이 증가함에 따라 일정수준까지는 의료수요가 오히려 감소하고, 계속해서 소득이 증가하면 이에 따라 의료수요도 크게 증가한다는 것이다.

저소득층의 의료수요가 높은 이유는 건강 상태가 상대적으로 열악하기 때문이다. 빈곤에 의한 악순환으로 빈곤과 질병의 사슬이 끊어지지 않고 있다. 일정수준 이상으로 소득이 증가하면 질병의 기회비용, 즉 질병으로 인한 소득 상실이 증가하므로 건강에 대한 관심이 더욱 높아져서 의료수요가 증가한다고 할 수 있다.

가처분소득이 증가하면 모든 보통재(normal goods)에 대한 수요가 증가한다. 의료서비스 역시 소득의 증가에 따라 수요가 증가한다. 일반적으로 의료의 소득수요탄력성은 큰 것으로 알려져 있다. M. S. Feldstein[88]과 D. S. Salkever[89]에 의하면 미국의 경우 1인당 가처분 소득이 1% 증가하면 의료수가가 0.38% 내지 0.46%가 증가하였다.

소득이 증가하면 자신의 가치를 높게 평가하게 되고, 경제적 여유로 인해 쉽게 의료에 접근할 수 있기 때문에 의료수요는 증가하게 된다.

② 건강보험의 확대에 따른 경제적 장벽의 제거

건강보험이란 예측이 불가능하고 우발적인 의료사고에 대한 경제적 준비의 사회적 제도이다. 즉, 동일한 위험에 대해 여러 사람이 경제적 자원을 결합해서 상호 분담함으로써 큰 부담없이 의료 접근의 문제를 해결하기 위한 사회적 형태이다. 따라서 건강보험은 잠재적 수요를 현시화할 뿐만 아니라 기존의 수요를 증가시키기도 한다.

건강보험의 확대로 경제적 장벽이 제거되면 의료이용은 자연히 증가하게 되며 심지어 의료이용을 남용하기까지 한다.

건강보험의 도입은 공급자인 의료기관이나 소비자 측에서 의료비 억제를 위한 동기를 부여받지 못하고 있다. 진료시 공급자와 소비자가 직접 모든 의료비를 주고받는다면 비용 억제적 행태를 보이겠지만 건강보험의 도입으로 제3자인 보험자가 개입함으로써 상대적으로 도덕적 해이에 걸릴 가능성이 높다.

의료기관은 의료비의 극소화 방안을 찾기보다는 의료수입을 극대화시키려고 노력할 것이며 환자는 자기 부담의 경감으로 가벼운 증세에도 좋은 시설과 장비를 갖춘 의료기관을 찾게 된다.

---

88) M. S. Feldstein, Hospital Cost Inflation : A Study of Non-Profit Price Dynamics, American Economic Review, Vol.61, 1971(Dec.), pp.853~871.

89) D. S. Salkever, A Microeconomic Study of Hospital Cost Inflation, Journal of Political Economy, Vol.80, 1972(Nov./Dec.), pp.1146~1166.

③ 인구구조의 변화

의료비 증가를 가속화시키고 있는 인구학적 요인은 절대인구의 증가와 인구의 노령화를 지적할 수 있다. 절대인구수가 많아질수록 그리고 65세 이상의 노인인구 비율이 높아질수록 의료비 증가는 계속된다. 특히 노인인구의 증가는 만성퇴행성 질환 및 노인성 질환의 증가와 매우 밀접하게 관련되어 의료비 증가에 직접적인 영향을 주고 있다.

표 1-10 총인구 및 인구구조 추이

구분	총인구 (천명)	노인인구(천명, (%))			평균수명 (세)
		65세 이상	70세 이상	80세 이상	
1990	42,680	1,893(4.4)	(2.3)	(0.7)	7.13
1995	45,093	2,274(5.0)	(2.7)	(0.8)	73.5
2000	47,008	3,395(7.2)	(4.3)	(1.0)	75.9
2005	48,294	4,383(9.1)	(5.6)	(1.4)	77.9
2010	49,220	5,354(10.9)	(7.2)	(2.0)	79.1
2020	49,956	7,821(15.7)	(10.5)	(3.8)	81.0

자료 : http://www.nso.go.kr

고령화 사회로 접어들면서 65세 이상 노인 의료비가 급증하고 있다. 국민건강보험공단이 내놓은 '2006년 건강보험 주요 통계'에 의하면 노인진료비의 요양급여비 점유율은 1996년 12.9%(6716억원)에서 2006년 25.9%(5조5989억원)로 2배 정도 늘어났으며, 액수로는 8.3배 증가하였다. 2007년 1/4분기 건강보험심사통계지표에 따르면 65% 이상 노인 의료비는 2조1117억원으로 전년동기 대비 24.7%(4182억원) 증가해 총진료비(7조7796억원)의 27.1%를 차지했다. 이 같은 노인 의료비는 입원진료비의 35.2%, 외래진료비의 20.1%를 차지하였다. 2010년도에는 노인의료비가 전체 진료비의 31.6%를 차지하고 있다.

노인은 특히 유병률이 높고 질병의 상태도 만성화되기 쉽기 때문에 치료 및 관리가 복잡하고 오랜 시간과 많은 비용이 소요된다. 만성 퇴행성 질환의 진료건수가 증가하고 있는 것은 노인인구의 증가와 생활양식의 변화, 환경오염, 정신적 스트레스 등 여러 가지 건강 위험요인에 노출되는 기회가 늘어난 데 그 원인이 있다.[90)]

만성퇴행성 질환에 의한 진료건수 및 진료비 점유율이 매년 증가하고 있는 것은,

첫째, 생활수준의 향상과 의학기술의 발달 등으로 평균수명이 연장되어 노인인구의 비율이 높아지고 있다.

---

90) 동아일보, 2000년 1월 3일자, 정성희 기자.

| 그림 1-3 | 65세 이상 노인 진료비 및 구성비 추이 (단위 : 억원, %)

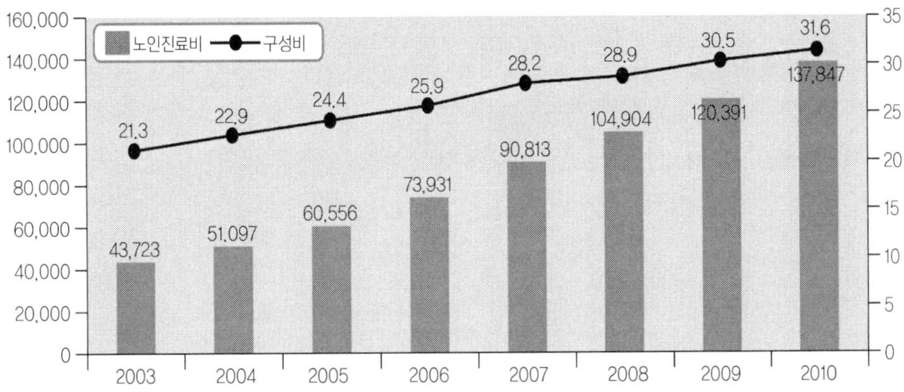

자료 : 건강보험심사평가원, 「2003 건강보험심사평가통계연보」, 「2004년 건강보험심사통계지표」, 「2005~2007년 건강보험통계지표」, 「2008~2010년 진료비통계지표」

둘째, 근대화 및 산업화의 영향으로 생활양식의 변화, 환경오염, 정신적 스트레스 등 여러 가지 위험요인에 노출기회가 많아졌다.

셋째, 감염성 및 기생충성질환 및 임신분만 등의 비중감소로 인하여 만성퇴행성 질환이 상대적으로 증가하였다.

노인의료비가 전체의료비에서 차지하는 비중이 약 30% 이상이고 노인의료비 증가율이 전체 의료비 증가율의 2배에 가까워 노인의료비의 부담구조는 중요한 사회적 의제가 될 것이다.

노인인구와 의료비의 지속적인 급등은 이들을 부양하여야 하는 생산가능 연령층의 부담으로 귀착될 수밖에 없어 국가전체의 경제성장 능력을 위축시키는 요인이 될 것이다. 따라서 노인의료비 문제는 단순히 사회복지 서비스 차원뿐만 아니라 국가 경제성장과도 밀접한 관계가 있는 만큼 이에 대한 대책을 모색해야 한다.

만성 장기질환에 의한 요양기관 보호시설 비용은 자기부담이므로 본인과 가족의 부담이 과중하다.

④ **고급진료 선호**

환자들이 시설과 장비가 잘 갖추어진 종합병원을 선호하는 추세는 어제오늘의 문제는 아니다. 또한 이러한 환자의 행태를 탓할 수도 없다. 환자들은 경제수준의 향상과 함께 질적으로 차별화된 고급 의료서비스를 받기를 원한다.

그러나 가벼운 질병을 가진 환자까지도 종합병원으로 몰리는 것이 문제이다. 질병수준에 맞는 의료기관을 찾아 적절한 진료를 받도록 유도하는 진료체계가 있음에도 불구하고 현재는 유명무실해 제구실을 하지 못하고 있다.

종합병원 이용률이 증가하는 이유는 대형 종합병원의 신축에 따른 종합병원 의료공급 증가에도 있겠지만 전반적으로 종합병원을 이용하려는 고급진료 선호에 따른 데 원인이 있는 것으로 보인다.

진료의 고급화 현상은 경제성장으로 인한 국민소득의 증가와 교육 및 문화수준의 향상으로 인한 건강에 대한 인식의 변화, 그리고 건강보험 실시 이후 의료서비스의 질적 하락의 인식에서 고급의료를 선호하게 되었고 이로 인해 특정질병의 종합병원 이상 대형 의료기관의 선호경향이 나타나고 있다.

⑤ 질병구조의 변화

질병구조의 변화는 의료비의 급증을 초래하게 된다. 경제발전과 더불어 환경위생 및 영양개선, 보건의료기술의 발전으로 급성전염성질환의 발생이 감소한 반면, 이를 대신하여 만성퇴행성질환이 차지하는 비율이 증가하게 된다. 2010년 사망원인통계 결과, 3대 사망원인은 악성신생물(암), 뇌혈관 질환, 심장 질환으로 만성질환으로 인한 사망이 총사망자의 47.8%를 차지하였으며, 2008년 건강보험 환자 전체 진료비 34조 8,457억원 중 고혈압, 당뇨, 심장질환, 대뇌혈관질환 등 주요 만성질환이 차지하는 진료비가 5조 5,577억원으로 전체 진료비의 약 16%를 차지하였다. 이처럼 질병구조가 노령화와 함께 만성질환으로 변화함에 따라 국민의료비나 건강보험재정에 부담 요인으로 작용할 것으로 예상된다.[91)]

⑥ 사회간접시설의 확충에 의해 보건의료서비스 이용이 예전보다 훨씬 더 용이

교통과 통신의 발달은 소비자의 의료에 대한 접근을 용이하게 해 주고 있다. 이는 의료이용에 필요한 시간비용(time cost)을 많이 절약하게 해 주기 때문에 보건의료서비스를 더 많이 이용하게 되어 의료비를 증가시키는 한 요인으로 작용하고 있다.

(2) 의료 생산비용의 증가(cost-push inflation)

보건의료서비스의 생산에 투입되는 생산 요소가격이 상승하면 당연히 의료의 가격이 상승하게 되고 나아가 의료비를 증가시키게 된다. 생산비의 증가를 해결하는 방법은 두 가지가 있을 수 있는데, 하나는 경영합리화를 통해 공급자가 부담하는 경우이고, 다른 하나는 생산비의 증가만큼 의료의 공급가격에 반영하여 소비자에게 떠넘기는 방법이 있다.

대부분 위 두 가지 방법을 혼용하고 있지만, 경영자는 소비자에게 부담시키고 싶은 강한

91) 보건복지부, 2011 보건복지백서, 2012, p.55.

유혹을 받게 된다. 특히 수요의 탄력성이 낮을수록 소비자의 부담분은 커지게 된다. 반면에 의료가격에 대한 정부통제가 강할수록 그 정도는 작아지게 된다.

공급측면은 의료서비스 공급가격의 상승과 서비스 양 또는 강도의 증가로 나눌 수 있다. 공급가격의 상승요인은 물가상승 및 의료인력의 인건비 상승 등을 감안하여 조정되고 있는 보험수가의 인상률로 측정할 수 있으며, 서비스 양 또는 강도의 증가는 외래 방문 또는 입원 건당 검사, 방사선 촬영, 투약 등의 종류 및 양의 증가로 측정할 수 있다.

① 인건비의 상승

의료기관의 총비용 중에서 인건비가 차지하는 비중은 상당히 높다. 의료산업이 노동집약적인 산업이므로 인건비로 지출되는 비용은 40% 가량 되는 것으로 추산된다. 보건의료서비스는 노동집약적 성격이 강하고 아무리 자동화된다 하더라도 근본적인 서비스는 인력에 의존할 수밖에 없다.

의학의 발전과 더불어 전문화가 진행될수록 인건비의 비중은 증가될 것으로 예측된다. 의료기관 종사자의 인건비 증가는 의료비 상승을 초래하는 직접적인 요인으로 작용하고 있다.

의료산업에서 인력의 생산성은 그리 높지 않으며, 임금이 생산성의 증가보다 높은 수준으로 증가되고 있는 데 문제가 있다. 의료인에 대한 보수인상은 국민경제수준과 여타 부문에 종사하는 사람들의 보수수준을 고려하여 너무 균형을 잃지 않도록 조정되어야 한다.

② 보건의료서비스 생산에 투입되는 요소가격의 상승

보건의료자원을 제공하는데 소요되는 재료비, 금융비용 등의 요소가격의 상승은 곧바로 의료비의 인상으로 연결된다. 특히 보건의료서비스는 가격탄력성이 비탄력적이기 때문에 요소가격의 인상에 정부나 의료기관, 개인은 이를 감수할 수밖에 없다. 요소가격의 상승을 흡수하기 위한 방법으로는 의료기관의 경영합리화나 정부의 통제 방법에 있다.

W. J. Baumol[92]은 비균형적 성장의 거시모델(macroeconomic model of unbalanced growth)을 제시하고 산업을 기술적 구조에 따라서 생산성이 점진적으로 증가하는 발전적 부문(progressive sector)과 정체적 부문(non-progressive sector)으로 나누었다.

발전적 부문은 노동이 수단으로 존재하기 때문에 기술발전으로 인하여 노동생산성이 기하급수적으로 상승하게 된다. 반면에, 정체적 부문은 노동 그 자체가 최종생산물이기 때문에 노동생산성의 향상을 크게 기대할 수 없다.

전반적인 임금확산(wage diffusion)에 따라 발전적 부문과 정체적 부문이 모두 임금상

92) W. J. Baumol, Macroeconomics of Unbalanced Growth : The Anatomy of Urban Crisis, American Economic Review, Vol.57, 1967(June), pp.415~426.

승의 보조를 같이 한다고 가정하면 정체적 부문은 생산성이 영이 되거나 비용이 증가하는 결과를 낳게 된다는 주장이다.

의료서비스는 노동 그 자체가 최종생산물이고 수요가 비탄력적이고 생활필수품이기 때문에 Baumol의 모델에 의하면 의료수가는 전체 물가수준에 비해 가격상승에 대한 압력이 훨씬 크고 앞으로도 이러한 추세는 계속될 것이다.

③ 의학기술의 발전

질병의 복잡성으로 인해 치료 방법과 기술 역시 복잡하고 다양하며 고도의 기술발달을 요구한다. 의료는 인간의 생명과 직결되기 때문에 비용절약적인 성격을 거의 가지고 있지 않은 고도의 기술이나 고급의료장비 등이 많다. 투입되는 시설이나 장비, 재료비 등의 상승은 의료의 생산비용을 증가시키고 결국 의료가격의 인상을 초래한다.

의학기술의 발전으로 고가의료장비의 사용과 새로운 진단, 치료기술의 개발과 이용 등이 당연시되고 있고 의료의 특성상 이러한 장비와 기술을 사용하는 데 소비자와 공급자는 쉽게 동의하는 경향이 있다. 의사로 하여금 전문적, 기술 집약적 고가의료에 치중하도록 여러 가지 유인이 작용하고 있다.

첫째, 의사는 동료 전문인들의 높은 평가를 원하는 고도의 전문적인 지식을 가지고 최첨단의 고가장비를 이용할수록 동료 집단간에 높게 평가하는 경향이 있다.

둘째, 전문적, 기술 집약적 고가진료를 많이 할수록 수입도 많아진다.

셋째, 의사들은 대부분 최첨단의 의료시설을 갖추고 있는 대규모 병원에서 교육을 받았기 때문에 이에 영향을 많이 받는다.

넷째, 의사들은 최첨단의 의료장비와 시설을 활용하여 할 수 있는 모든 것을 하였을 때 윤리적으로 위안을 받게 된다.

다섯째, 법적인 문제가 발생하였을 때도 전문적, 기술 집약적 진료를 충실히 했을 때 책임을 면할 가능성이 있다.

의료기술의 발전으로 새로운 의료장비와 기술이 광범위하게 보급되어 질병의 예방・진단・치료와 재활에 효과적으로 활용되고 있으며 국민의 건강에 대한 의식과 소득수준의 향상으로 양질의 고급의료 수요가 크게 증가하고 있다. 또한, 병원 등 의료기관은 수요증대와 평판(reputation) 개선효과를 감안하여 고가의료장비를 경쟁적으로 도입하였고 결과적으로 환차손 등 병원경영수지의 악화요인에 따른 병원의 도산증가 및 서비스의 부실화, 수가상승 압력의 증대, 의료자원의 비효율적 배분 가능성을 심화시키고 있는 것이 현실이다.

현대 의료기관은 최첨단의 고가 의료장비를 필수적으로 구비해야 할 뿐만 아니라 최고의 시설과 대형화가 일반적 추세이다. 환자에게 양질의 의료서비스를 제공하기 위해서 필요불가결한 시설과 장비도 있겠지만 과잉 투자된 부분도 없지 않다. 과잉투자는 결국 국민의 부담일 수밖에 없다. 고가의 의료장비는 감가상각비 등을 통하여 의료비 상승을 초래한다.

④ 의료기관 운영의 비효율성

의료기관의 대부분은 이윤극대화를 위해 노력하고 적극적으로 경쟁하는 기관이 아니고 경영자는 거의 모두 의사로서 다른 제조기업에 비해 비효율적이다. 인력이나 재정적 측면에서 보아도 의료기관은 전문적인 경영이 요구된다. 의료기관이 점차 거대화됨에 따라 운영은 더욱 중요시되고 있으며 운영의 효율성이 바로 의료수가에 영향을 주게 된다.

새로운 의료기술이나 의료기기가 개발되면 거의 모든 의료기관에서 이것을 도입한다. 이러한 과정을 면밀히 들여다 보면 경영학적으로 투자의 효율성을 검토해서 구입하기보다는 병원의 선전을 위해 구입하는 경우가 많다. 비합리적인 투자 역시 비용상승의 원인이 된다.

(3) 정책적 요인

① 수가인상

행위별 수가제하에서 건당 진료비용에 가장 직접적인 영향을 미치는 것이 각 진료행위당 단가인 진료수가이다. 의약분업과정에서 수차례에 걸친 수가인상은 보험재정의 악화에 결정적인 영향을 주어 결국 보험재정의 파탄에 영향을 주었다.

② 급여기간 연장

건강보험제도 초기부터 연간 요양급여기간을 180일로 제한해 온 것은 소수의 장기진료자들에 의한 과도한 보험재정 누수를 방지하고 대다수 피보험대상자들에게 공평한 급여를 실시하며, 위급하지 않은 질병으로 인한 피보험대상자의 남수진을 막기 위해서였다.

그러나 1994년부터 악성신생물, 갑상선질환, 당뇨병, 정신장애, 고혈압성 질환 등 만성퇴행성질환의 증가추세에 적극적으로 대처하고 장기질환자를 건강보험 제도권에서 해결하기 위해 우선 노인층에 대해 급여기간을 30일 연장하였고, 1995년부터는 모든 건강보험대상자의 급여기간을 30일씩 연장하였으며, 1999년에는 연간 330일 급여를 실시하였으며 2000년부터는 급여기간 제한을 폐지하고 있다.

③ 고가장비 보험급여 등

건강보험제도가 발전하게 되면 급여는 확대된다. 국민들의 욕구는 계속해서 증가하게 되고 의료기술과 기기는 날로 발전하기 때문에 당연히 급여의 범위는 예전에 비해 확대되어갈 수

표 1-11 건강보험 적용범위의 확대현황

- 2004. 1. 암환자, 62개 희귀질환자 외래진료비 산정특례
- 2004. 3. 감마나이트 수술
- 2004. 7. 진료비 본인부담액상한제 실시
- 2005. 1. MRI 보험 적용, 분만시 본인부담 면제, 정신질환외래 본인부담 경감(30~50% → 20%)
- 2005. 3. 만성신부전환자 조혈제 건강보험 적용기준 완화
- 2005. 4. 장애인보장구(전동휠체어 등) 건강보험 적용 확대
- 2005. 6. 골다공증 치료제 건강보험 적용기간 연장(90일 → 180일)
- 2005. 9. 암 등 고액중증질환 보장성 강화(법정본인부담 인하 20% → 10%)
- 2006. 1. 장기이식수술 건강보험 적용전환(간, 심장, 폐, 췌장), 특정 암 건강검진 본인부담률 경감(위암, 유방암, 대장암, 간암 50% → 20%)
- 2006. 6. PET, 식대 건강보험 적용
- 2007. 6. 희귀난치성환자 외래경감확대(15개 항목), 화상진료 및 전문재활치료 활성화, 장애인 임산부 진료 활성화, 자연분만 및 모유수유 활성화
- 2007. 7. 진료비 본인부담상한제 확대(6개월 3백만원 → 6개월 2백만원)
- 2007. 8. 만 6세 미만 외래본인부담 경감(성인의 70% 수준으로)
- 2007.11. 영유아 건강검진 본인부담 경감
- 2008. 6. 희귀난치성질환자 외래 경감 확대(19개 항목)
- 2008.12. 백혈병 골수이식 급여기준 확대, 출산전 진료비 지원(20만원)
- 2009. 1. 신생아 중환자실 입원치료기준 확대, 안면화상 급여확대, 본인부담상한제 소득수준별 차등실시, B형 간염치료제 급여 확대
- 2009. 5. 희귀난치성환자 외래 경감 확대(18개 항목)
- 2009. 6. B형 간염치료제 급여 확대
- 2009. 7. 희귀난치성질환 본인부담 경감(20% → 10%), 항암제 급여 확대
- 2009.12. 암환자 본인부담 경감(10% → 5%), 치아 홈메우기 및 한방물리요법 건강보험 적용
- 2010. 1. 심장・뇌혈관질환 본인부담경감(10 → 5%), 결핵환자 본인부담 경감(20~50% → 10%), 치료재료 급여전환(1단계)
- 2010. 4. 출산진료비 지원 확대(20 → 30만원)
- 2010. 7. 중증화상 본인부담 경감(20~50% → 5%)
- 2010.10. MRI 보험급여 확대(척추, 관절), 항암제 보험급여, 희귀난치치료제 보험적용
- 2010.12. 장애인보장구(전동스쿠터) 및 소모품 보험적용
- 2011.12. 항암제(넥사바, 벨케이드) 보험급여 확대
- 2011. 4. 양성자치료 보험급여 확대, 출산진료비 지원확대(30 → 40만원)
- 2011. 7. 당뇨치료제 급여확대 및 당뇨소모품 급여
- 2011. 9. 최신 암수술 보험급여
- 2011.10. 골다공증치료제 급여확대 및 장루・요루환자 재료대 본인부담 경감

자료 : 보건복지부, 2011 보건복지백서, 2012, pp.46~47.

밖에 없다. 반면에, 보험료의 인상에는 많은 저항과 거부가 수반되므로 급여범위의 확대에 대응하여 보험료를 인상할 수 없는 것이 딜레마이다.

고가의료장비 급여확대정책으로 보험급여 지출금액이 계속 증가추세에 있다. 고가장비 보험급여를 추가로 실시할 경우 고가장비를 이용하려는 잠재수요가 보험급여 적용으로 실수요화할 경우 보험자가 부담하여야 할 급여비는 급증할 것으로 보인다.[93]

4) 의료비의 통제방안

(1) 의료비 증가에 대한 검토

보건의료 부문에 사용되고 있는 비용의 가치에 대해 근본적인 재검토를 해야 할 시점이 도래하였다. 의료비 증가에 대한 재검토의 필요성은 크게 네 가지 측면에서 거론될 수 있다.[94]

첫째, 의료비의 과다한 팽창은 국가경제자원의 배분을 왜곡시킬 수 있으며, 경제 전체의 효율성이 떨어지는 문제를 초래한다.

둘째, 전국민에게 의료의 접근도를 보장해 주는 건강보험제도는 형평성 추구에 입각한 보건의료 부문의 확대위주정책이기 때문에 비용 억제적 측면이 취약하다. 이는 보건의료 부문에서 경제적 효율의 희생을 수반하게 된다.

셋째, 의료비가 가계의 소비 지출에서 차지하는 비중이 커지면서 국민들의 관심이 집중되고 있다. 가계부담의 증가는 의료제도에 대한 저항으로 나타날 가능성이 크다.

넷째, 의료비 지출의 증가분이 국민건강의 증진에 투자만큼 기여하지 못하고 있어서 한계편익(marginal benefit)이 점차 감소하고 있다. 즉, 의료비 지출이 일정수준을 넘어 과잉투자 될 때 국민의료비의 증가가 유발할 수 있는 국민건강의 증진 효과는 영(Zero)에 가까워질 수 있을 뿐만 아니라 더 나아가 오히려 이득보다는 위해를 줄 수도 있는 것으로 확대 해석할 수 있다.

따라서, 대다수의 국가들은 적극적인 정부개입을 통해 의료비 지출을 억제하려고 시도하고 있다. 그러나 아직까지 의료비를 효율적으로 통제하는 데 성공한 나라는 그리 많지 않다.

(2) 의료비 증가 억제방안

① 억제방안 개요

의료비를 통제할 때에는 환자의 안전・편의・안락함을 저해해서는 안 된다. 통제 불가능한

93) 본 절은 http://www.nhic.or.kr(의료보험 급여비 증가요인분석)를 요약하거나 첨삭하였다(2000년 3월 20일 검색).

94) 양봉민, 앞의 책, pp.9~10.

변수를 통하여 의료원가를 제한하는 것은 어렵다. 통제가능변수(controllable variable)를 효과적으로 통제하는 방안으로는 수요자 또는 공급자에 대한 통제, 정부에 의한 통제 등이 있다.

미국 프린스톤대학의 보건경제학 교수인 Reinhardt는 의료비 억제를 위한 정책 대안으로 다음과 같은 일곱 가지를 제시하고 있다.

첫째, 보건의료서비스(the utilization of health services)의 이용 억제

㉠ 환자의 수진행태와 의사의 진료행태에 대한 직접통제

㉡ 재정적 자극에 대한 간접통제(예 : 본인부담제, 보건의료 관련 상품의 자유경쟁 유통을 통한 비용 억제)

㉢ 의료인의 자격 제한에 의한 간접통제(예 : 진료의 경제성 또는 진료판정 기준에 의한 비용 억제)

둘째, 보건의료서비스의 가격(the price of health services) 통제

㉠ 가격에 대한 직접통제(예 : 협정수가 또는 일당 입원시설료의 억제)

㉡ 특정 의료인의 총소득에 대한 통제

㉢ 의료투입가격의 직접통제를 통한 의료생산가격의 간접통제(예 : 보건의료 종사자의 보수, 약품, 의료용품, 의료장비 등의 가격통제)

㉣ 보건의료 생산조직에 대한 직접통제를 통한 의료생산가격의 간접통제(예 : 시설대비 인력 배치의 통제 또는 자본 지출비 억제)

② 수요자 측의 의료비 절감 정책

보험료에 비하여 많은 급여를 받는다면 이용량은 급증하게 된다. 의료비용의 일정액 공제제, 본인부담제 및 급여대상의 상한제를 신축적으로 배합함으로써 소비자들로 하여금 의료비 증가에 관심을 갖도록 하여 스스로 의료이용을 억제하여 의료비의 상승압력을 줄여나가도록 하여야 한다.

수요를 억제하는 주요 전략은 다음과 같다.[95]

㉠ 급여의 설계를 신중하게 한다.

㉡ 본인부담제를 실시한다.

㉢ 의료전달체계를 확립하여 질병에 적절한 진료를 받도록 유도한다.

㉣ 일정기간 동안 어떤 급여도 받지 않았다면 보험료를 되돌려 주거나 경제적 보상을 제공한다. 예컨대, 의료이용을 하지 않은 사람에게 추첨을 통해 일정한 금액이나 상품권 등을 제공한다.

---

95) C. Normand and A. Weber, 앞의 책, pp.152~153.

ⓜ 공급자와 서비스의 선택을 제한한다.

ⓑ 보건의료서비스 이용자에게 정보와 교육을 제공한다.

③ **공급자의 진료비 절감 유도정책**

보건의료서비스의 특성상 의료공급자는 진료비 절감에 대해 민감하지 못하다. 그 원인으로는,

첫째, 의료공급자는 의료의 양과 질을 무한정 확대시킬 수 있다. 최고가격제가 적용되고 있는 우리나라 건강보험 시장에서는 의료공급자가 주어진 관리가격을 받아들일 수밖에 없으며 보험 적용 이외의 서비스를 개발하여 수입을 극대화하려는 노력을 경주한다.

둘째, 의료공급자는 일반적으로 더 전문화되고, 더 기술화되고, 더 비싼 의료를 추구하는 경향이 있다.

셋째, 의료 공급자는 서비스 생산 단위를 군소의 독립된 단위로 분할시키려는 성향을 가지고 있다.

넷째, 의료시장은 공급자 주도(provider dominated market)의 특성을 지닌다. 따라서 의료제공자가 진료비를 절감할 수 있도록 제도적 장치를 마련하는 것이 필요하다.

의료비 절감을 위해 공급자의 자율적 통제가 효과적이다. 의료비에 대해 절대적으로 영향을 미치는 자는 의료공급자이기 때문이다. 자율적 통제방법으로 의료비용 절감에 대한 동기부여를 제공하는 방법이 있다.

우리나라의 의료서비스는 일반적으로 비용효과성이 검증되지 않는 검사위주의 의료가 성행하고 있다. 우리나라의 의료체계는 대부분 민간의료에 의존하고 있는데, 이는 국가적 계획수립이나 정책수행을 가로막고 있는 한 요인이 되고 있다. 또한, 진료비 지불제도가 행위별수가제 중심으로 되어 있어서 의료공급자는 많은 양의 의료행위를 제공하려고 하며 낮은 보험수가로 인해 급여되지 않는 부분의 검사와 의료기술을 제공하려는 강한 동기를 가지고 있다.

의료기관내에서 자율적으로 의료비를 절감하기 위해서는 의료기관 구성원이 적극적으로 의료비를 억제하려는 강한 동기를 지니고 있어야 한다. 의료기관에서는 많이 사용되고 있지는 않지만 일반 기업체에서 사용되고 있는 제도에는 이익분배제도(Profit Sharing Plan), 원가절감액 분배제도(Cost Savings Sharing Plan), 스캔론 플랜(Scanlon Plan, Labor Saving Plan), 락커 플랜(부가가치제도 : Rucker Plan, Value Added Plan)[96] 등이 있다.

---

96) 스캔론 플랜과 럭커 플랜은 다같이 성과배분제의 일종이며 생산성 향상을 목표로 한 노사협력제도이다. 스캔론 플랜은 매출액에 대한 인건비의 절약이 있을 경우에 그 절약분을 성과로서 배분하는 제도이다. 럭커 플랜은 성과배분의 기준을 생산가치(production value), 즉 부가가치(added value)에 두고 있다.

(3) 국가의 제도적 통제정책

국가는 의료비의 상승에 대해 직접적인 규제를 행사할 수 있다. 보건의료서비스 양과 수가를 통제하거나 투입 자원을 통제함으로써 의료비 증가를 억제한다. 즉, 정부가 의료비 상승을 억제하기 위해 의료기관의 개설 및 시설, 장비 등에 대해 규제를 하거나 의료수가를 통제하기도 한다. 정부의 엄격한 규제를 통해 불필요한 의료기기나 시설 등이 제거되고 의료기관 운영의 효율성을 확보할 수 있다. 그러나 정부의 관료적 간섭은 또 다른 비효율을 초래할 수도 있다.

① **진료 과정에 대한 통제(process control)**

㉠ 서비스의 양 통제(control on quantity of service)

㉡ 의료의 질 관리(quality assurance)

㉢ 의료수가의 통제(price control)[97]

② **투입자원 통제(input resource control)**

㉠ 진료시설의 표준화(standardization of health facility)

㉡ 의료인력의 통제(health manpower control)

㉢ 예산통제(budget control)

㉣ 의료장비 구입의 통제(CON : certificate of need)[98]

보건의료에 대한 신규 투자를 규제할 목적으로 병원의 신축이나 증축, 고가장비 등에 대한 투자를 할 때 그러한 시설과 장비 등이 해당 지역에 필요한지의 여부를 관계기관과의 협의를 거치도록 해야 한다. 이는 의료시설 및 장비와 병상의 과잉투자나 중복투자를 억제하기 위한 방법이다.

독일 및 프랑스 등에서는 의사 및 병상수를 억제함으로써 의료비를 억제하려는 정책을 추진하고 있다. 일반시장에서는 공급과잉이 가격저하를 초래하지만, 의료서비스 시장에서는 환

97) 수가는 효율적인 서비스 생산을 조장할 수 있는 선에서 결정되어야 한다. 즉, 비용 효과적인 공급체계를 유도할 수 있는 방향으로 정비되어야 한다. 수가체계는 비용절감, 접근성 제고, 의료의 질 유지라는 3대 원칙을 근거로 보험수가를 무리하게 낮은 수준으로 묶어두는 것보다는 단계적으로 현실화시키는 방향으로 나아가야 한다. 대부분의 국가들은 진료수가에 일정한 상한을 설정함으로써 비용삭감의 동기를 부여하여 의료비를 억제하고자 하는 정책을 추진하고 있다. 즉, 주요 의료비 억제대책으로는 ① 성과불제에서 정액불제로 이행, ② 병원예산제도의 도입, ③ 의료비 증가율의 상한설정 등이 있다.

98) CON(Certificate of Need)은 신규 시설투자로 인해 상승하는 병원진료비의 억제에 주안점을 두었다.

자들의 비용의식이 부족하기 때문에 공급이 수요를 창출하고 있는 점에서 대부분의 국가들은 의료공급능력을 억제함으로써 의료비를 통제하고 있다. 이러한 전략의 배경에는 몇 가지 당위성이 내재해 있다.

첫째, 병상의 과잉공급은 불필요한 재원을 창출한다.

둘째, 고가의료장비의 중복투자는 자원의 비효율적 활용의 원인이 된다.

셋째, 고도로 발달된 현대의학기술의 한계효용은 한계비용보다 훨씬 작은 한계효용체감의 법칙이 적용된다.

넷째, 병원의 성장이나 서비스 내용의 증가는 의료공급자의 이해에서 비롯된다.[99)]

미국 정부는 병원체계가 시설의 중복과 서비스의 중복제공, 병원수용 능력의 과다, 그리고 대체 서비스 도입 및 개발에 대한 유인이 없는 등의 이유로 의료비가 증가한다고 인식하였다.

이에 정부는 시설의 중복투자를 막고 고가장비 도입의 확산을 방지하기 위해 10만불을 초과하는 병원의 자본투자에 대해서는 필요증명서(CON)를 발부받도록 하였다. 그러나 필요증명서의 발급으로 새로운 경쟁자의 시장진입을 차단하여 기존 병원의 독점력을 강화시키고, 서비스제공의 혁신적 방법의 개발을 막아 결과적으로 비용절감의 목표를 달성했는지는 의문시된다. 또한, 필요를 측정할 때 객관적이고 수량화할 만한 필요의 기준을 결정하기가 매우 어렵다는 점도 간과해서는 안 된다.

4) 소 결

선진국의 의료제도는 대부분 공급적 측면이나 비용부담에서 보면 사회화가 상당부분을 차지하고 있다. 즉, 공공부담이나 사회보험방식이 대부분을 차지하고 있다. 장기치료가 필요한 난치병이나 외부효과가 현저한 의료서비스는 수익자 부담이 면제되는 경향이 있으며 일정한 비용 이상의 고액의료에 대해서도 수익자 부담이 면제된다.

수익자 부담을 결정하는 경제적 기준은 효율성(자원배분의 최적성)과 분배의 공정성이다. 효율성이란, 경제적 순수 효율보다는 한계비용당 욕구충족이 큰 의료와 외부경제효과가 현저히 큰 공공재적 성격이 강한 의료서비스에 대해서는 수익자 부담을 면제해 주는 것을 의미한다.

분배의 공정성이란 비용의 본인부담이 본인의 지불능력(소득수준)과 비교하여 과다하게 되는 것을 피해야 한다는 것이다. 환자부담의 인상, 의료공급능력의 규제, 진료보수체계의 재검토 등 의료제도의 개혁은 의료비를 어느 정도 억제하는 효과를 가지고 있다. 하지만 의료공급기관이 비용억제를 지나치게 추구하는 나머지 필요한 의료서비스를 적절하게 공급하지 못하거나 의료서비스의 질적 수준을 저하시킬 가능성이 있다.

이러한 문제를 해결하기 위해 의료제도내에 경쟁원리를 도입함으로써 의료서비스의 질을

---

99) 김한중, 의료비 증가억제와 보험재정 안정방안, 의료보험, 1989(1), p.18.

그대로 유지하면서 의료가격을 억제하고자 하는 정책이 주목되고 있는데, 구체적으로는 보험자 및 국가에게 의료기관을 선택하는 방안을 찾는 것이다.

세계 주요 선진국은 의료비 억제를 위한 정책으로서 '의료제도에의 경쟁원리 도입'을 추진하고 있다. 그러나 의료시장에 경쟁원리를 도입하는 정책의 문제점으로서,

① 환자가 의료기관을 선택하는 자유가 제한된다.

② 보험자간의 경쟁을 촉진하면 보험자가 수익차원에서 피보험자를 선별하게 되고, 따라서 전국민건강보험이 실현되고 있지 않은 경우에는 저소득자와 고령자 등이 보험에 가입할 수 없게 된다.

③ 각 의료기관에 관한 정보가 의료기관을 선택하는 사람에게 충분히 공급되지 않으면, 의료기관의 선별이 충분히 이루어지지 않는다는 점 등이 있다.

세계 주요 선진국의 경쟁원리 도입정책의 성과 등은 충분히 검토할 가치가 있다고 생각된다. 즉,

① 보험자와 요양기관간의 직접 계약제

② 피보험자에 의한 보험자의 선택제

③ 의료 질의 평가시스템

④ 보험자에 의한 의료기관에 관한 정보의 제공 등은 앞으로 우리에게도 당면과제가 될 것으로 예상된다.[100)]

100) 보건의료비에 대한 내용은 국민건강보험공단의 인터넷 홈페이지(http://www.nhic.or.kr)에 수록되어 있는 조사연구자료(사회보장의 개혁동향)를 다운받아(download) 필자가 전문을 발췌하여 요약・정리하였다(2000년 4월 14일 검색).

제 2 장

보건정책의 기초이론

제2장

보건정책의 기초이론

제1절 보건정책학의 의의

1. 정책학의 탄생

예전에 의약분업, 의료계 총파업, 건강보험통합 등과 같은 보건정책이 최고의 사회적 이슈로 등장한 바 있었다. 국민의 생활과 밀접한 정책이 잘못 결정되고 잘못 집행된다면 국민생활은 곤란에 빠지게 되고 사회와 국가의 혼란을 초래하게 된다. 정책은 인간이 정치에 관심을 가진 이후 다양한 형태로 발전해 왔다.

이집트의 피라미드, 중국의 만리장성, 이이의 십만양병정책, 세종대왕의 훈민정음 정책, 대원군의 쇄국정책 등 정책의 뿌리는 고대로부터 찾아보아야 한다. 정책을 정부의 책략 또는 방책이라 하면 정책학의 역사는 고대시대까지 거슬러 올라간다. Aristotele나 공자와 같은 현인들이 왕에게 정책적 자문을 해준 것은 정책학의 기원이라 할 수 있다. 정책학이라는 용어가 처음으로 사용된 것은 2차세계대전 이후이다. 전쟁기간의 대비미숙에 대한 자성, 중요정책의 시행착오와 오류의 극소화, 미래세계의 예측과 변화에 대한 대응책 강구 등 현실적인 측면에서 정책학이 싹트기 시작하였다.

20세기 초에 학문적 주류를 형성하였던 행태과학은 다양한 정책분야의 이론과 전문적인 능력을 발전시키기는 하였지만 공공정책이나 공공문제에 대해서는 일관적이고 종합적인 해결책을 제시하지 못하였다. 이에 H. D. Lasswell은 1951년에 발표한 『정책지향』(Policy Orientation)

이라는 논문에서 개별적인 학문분야의 이론과 방법론을 이제 종합적이고 상황적이며 문제 중심적으로 발전시켜야 한다고 주장하였다.[1] Lasswell은 눈앞에 닥친 문제보다는 인간이 직면하게 되는 근본적인 문제에 초점을 두고 인간의 존엄성을 실현시키기 위한 지식의 개발을 주창하였다.

또한 Y. Dror 역시 복잡한 사회현상과 인간존재를 이해하기 위해서는 행태주의가 추구하고 있는 과학적인 접근방법이나 정향에서 벗어나 문제 중심적이고 종합 학문적인 성격을 가지고 있는 정책학의 출발을 주장하였다.[2]

그러나 사회내의 인간문제 해결을 통한 인간 존엄성의 회복에 관심을 두었던 H. D. Lasswell의 주장은 1950년대 미국의 정치학계를 휩쓴 행태주의의 유행에 밀려 크게 관심을 끌지는 못하였다. 행태주의의 위세가 수그러진 1960년대 말에 와서야 비로소 빛을 보게 된다.

1960년대의 미국사회는 쿠바위기, 월남전, 도시문제, 흑인폭동, 실업문제, 빈곤문제, 인종문제 등과 같은 무수한 사회문제에 직면하였으나 정부행정과 관리지향적 행정학은 여기에 적절히 대응하지 못했다. Johnson 행정부는 '위대한 사회'(The Great Society)의 건설을 내걸고 이들 문제에 적극적으로 대응하려 하였다.

또 1960년대 말에는 D. Easton이 기존의 정치・행정학이 나타내는 적실성(relevance)의 문제를 비판하고 정치학의 새로운 혁명으로서 후기 행태주의(Post Behavioralism)가 시작되었음을 선언하고 과학적 방법과 기법을 현실에서의 중요한 사회문제 해결에 적용할 것을 주창하였다. 이에 따라 1960년대 후반부터 정책학은 폭발적인 성장을 시작한 이후 정책학은 새로운 학문적 경향을 필요로 하는 사회적인 요구와 이에 적절히 대응한 선구자적인 학자들의 노력에 의해서 하나의 학문으로 성장하였다.

특히 1971년 미국정책학회(The Policy Studies Organization of the US)가 창설되면서부터 급속히 발전하였다. 오늘날 정책학은 구체적 정책실무와 행정이론의 협력과 연결을 가능하게 하는 분야로서 주목받고 있다.

2. 우리나라 정책학의 발전

우리나라에 정책학의 연구가 시작된 것은 1960년대 중반이다. 그후 상당 기간 정책학의

---

1) Harold D. Lasswell. "The Emerging Conception of the Policy Sciences," Policy Sciences, Vol.1(1970). p.3.
Harold D. Lasswell. A Preview of Policy Sciences(New York : American Elsevier Publishing Co., Inc. 1971). p.xiii.

2) Y. Dror. Design for Policy Sciences(New York : American Elsevier Publishing Co., Inc., 1971). p.1.

발상지인 미국 정책학의 테두리부터 크게 벗어나지 못하고 아직도 그 영향을 크게 받고 있는 실정이다. 그러나 1990년대에 들어오면서 우리나라 고유문제들을 해결하고 우리나라의 정책과정을 설명하기 위한 정책학 이론과 방법론의 개발이 시도되고 있다. 따라서 1990년대 이후를 자생적 성장기라 할 수 있을 것이다.

우리나라에서 정책학이 탄생되고 뿌리를 내리고 발전하게 된 계기를 제공한 요인은 1962년부터 시작된 경제개발 5개년계획, 계속된 북한의 남침위협, 1970년대의 에너지위기와 1990년대의 대외개방정책 등을 지적할 수 있다. 우리나라의 정책학 연구는 대체로 문제해결 지향성과 상황적 맥락을 중요시하는 풍토를 조성하였지만 경제・사회문제를 해결하는데 있어서 인접학문분야와의 학제적 연구는 활기를 띠지 못하였다.[3)]

보건정책에 대한 연구는 아마도 1977년 건강보험의 도입부터 본격화되었다. 특히 조합주의와 통합주의에 대한 장기간의 논의과정은 보건정책연구의 발전에 지대한 공헌을 하였다.

3. 정책학의 개념

정책학은 "정책과정 전반에 대한 실증적 연구와 규범적 연구를 포괄하는 종합학문"이다. 현대사회에서 일어나는 문제를 해결하기 위한 정책의 형성・집행・평가 등에 관한 이론과 방법을 연구하는 학문이다. 학자들이 주장하고 있는 정책학의 개념에 대해 좀더 살펴보기로 하자.

① **H. D. Lasswell** : 정책학은 "정부부문의 정책과정(policy process)에 관한 지식과 정책과정에 필요한 지식(intelligence needs of policy)을 다루는 학문"이다. 그에 의하면 정책학은 ㉠ 철학, 역사학, 과학, 예언 및 현실참여(commitment) 등과 연결되어야 하고, ㉡ 가치를 다루는 과학이며, ㉢ 정책결정의 내용적 지식도 탐구하고, ㉣ 공공부문 뿐만 아니라 민간부문의 결정도 다루는 학문이다.

② **Y. Dror** : 정책학은 "정책결정의 개선을 위하여 결정의 방법과 지식과 체계를 연구하는 학문"이다. Lasswell과 달리 Dror는 정책학에 결정의 내용과 관련된 실질적 지식과 민간부문의 결정을 포함하지 않고 있다.

4. 정책학의 목적

Y. Dror에 의하면 정책학의 목적은 전체 사회적 지도체계(social guidance system)에 관한 지식을 발달시켜 인류의 생존과 발전에 대한 위험을 제거하는 것이다. Y. Dror는 과학

3) 노화준, 한국 정책학의 발전과 성격, 서울대학교 행정대학원, 행정논총, 34(1), 1996. 6, pp.19~31.

적 지식을 세 가지 유형, 즉 ① 환경의 통제에 관한 지식, ② 사회와 인간의 통제에 관한 지식, ③ 통제 자체의 통제에 관한 지식으로 분류하였다. 그는 자연과학과 행태과학의 발달에 의해 ①과 ②의 지식은 발달되었지만, 통제체계 자체에 관한 지식은 거의 발달하지 못하였다고 주장하고 정책학의 1차적 목표는 ②의 개선에 있다고 하였다.

요컨대, 정책학의 목적은 정책과정에 필요한 실증적, 규범적, 처방적 지식들을 개발, 제공함으로써 이를 합리화하고, 궁극적으로는 민주주의와 인간의 복지에 기여하고자 하는 것이다. 정책학의 실천적 목적은 정책과정에 대한 지식을 기반으로 현실 정책과정의 개선 및 합리성 제고를 통한 인간 존엄성(human dignity)의 실현에 있다.

5. 정책학의 학문적 성격

H. D. Lasswell은 정책학의 특성으로 ① 정책문제 지향성, ② 역사적 상황을 중시하는 맥락성, ③ 방법론적 다양성 등을 지적하였다. Y. Dror가 제시한 정책학의 성격을 살펴보면,

① **공공정책결정을 위한 초학문적 통합** : 정책학은 다양한 학문들간의 전통적 경계를 타파한다. 정책학은 정책체계의 개선을 위해 필요한 지식을 제공할 수 있는 모든 학문들의 통합을 기초로 한다.

② **순수연구와 응용연구의 가교** : 현실세계는 정책학의 실험장소이다. 정책학은 정책연구에서 순수연구와 응용연구를 결합하고자 한다.

③ **묵시적 지식**(tacit knowledge)**과 경험의 존중** : 정책학은 실무자들이 풍부한 경험을 통해 발달시켜 온 감각이나 육감 따위의 묵시적 지식도 중요한 지식의 원천으로 삼는다.

④ **가치지향성** : 정책학은 과학이지만 수단적 가치에 대한 적극적 탐구를 지향한다. 정책학은, 예컨대 가치형태론(value morphology)이나 분류학(taxonomy) 등을 통해 이용가능한 가치이론(operational theory of values)을 개발함으로써 각종 정책대안들의 가치내용을 분석하고자 한다.

⑤ **시간감각** : 정책학은 현대 사회과학의 몰역사성을 배격한다. 정책학은 역사적 발전을 강조하며, 미래적 차원에서 정책문제를 다루고자 한다. 정책학은 민감한 시간감각을 지닌(time sensitive) 학문이다.

⑥ **초합리성과 비합리성의 중시** : 정책학은 창조성, 직감, 카리스마 등과 같은 초합리적 과정과 함께 비합리적 과정도(예컨대 심층 동기부여) 정책체계의 개선에 이용하고자 한다.

⑦ **정책결정의 개선을 위한 결의** : 정책학은 정책결정에 대해 방관자의 태도를 취하는 것이 아니라 적극적으로 기여하고자 한다.

⑧ **metapolicy에 대한 관심** : 정책학은 정책의 기본전제와 가정 등 정책의 기본방향 설정

에 많은 관심을 기울인다.

일반적으로 언급되고 있는 정책학의 학문적 특성으로는 다음과 같은 것을 들 수 있다.

① 현실의 문제들을 중심으로(problem oriented) 그 해결을 위한 대안과 처방을 중요시한다.

② 정책학은 문제해결에 있어 합리적, 체계적, 계량적 분석을 중요시한다.

③ 정책학은 사회적 가치문제에 대한 학문적 접근을 시도한다.

④ 정책학은 사회문제의 해결에 있어 종합과학적(multi-disciplinary) 입장에서 집단적 협력을 추구한다.

6. 정책학의 한계

정책현실에 타당하고 적절한 이론과 방법을 추구하는 것이 정책학의 가장 큰 존재이유와 목적이다. 그동안 개발되고 발전된 수많은 정책이론들이 과연 정책학의 본래 목적과 존재이유에 실제적으로 어느 정도로 공헌하고 있는가 하는 점은 항상 논의의 대상이 되고 있다. 이론과 현실의 괴리현상에 대한 논쟁은 정책학의 출발 때부터 지금까지 지속되고 있으며 이러한 논쟁이 끝날 가능성은 없어 보인다. 정책학의 발달 초기부터 정책학이 원래 의도한 대로 현실의 정책결정에 필요한 이론과 기술을 얼마 만큼 효율적이고 다양하게 이용하고 있는가 하는 것은 비판의 대상이었기 때문에 정책학은 처음부터 위기를 잉태하고 출발하였다고 해도 과언은 아니다.

Y. Dror는 1970년대까지 행태주의의 과학적 접근방법이 인간들의 욕구수준에 적절하게 대응하지 못했기 때문에 새로운 접근방법이 긴급하고도 절박하게 필요하다고 한 H. D. Lasswell의 주장에는 동의하면서도,[4] 현실적인 정책결정과 이에 필요한 이론 사이에는 큰 격차가 발생하고 있고 이것을 신속하게 교정하지 않으면 정책학의 존재는 치명적이 될 것이라고 주장하였다.[5] 정책학의 한계와 과제를 살펴보면,[6]

첫째, 정책학의 유용성에 관한 의문이다. 1970년대 정책학은 인간의 근본문제를 모두 해결할 수 있을 것 같았다. 그러나 이러한 지나친 기대는 곧 실망감으로 되돌아왔다. 정책학적 지식의 질과 연구자의 자질을 향상시키는 길이 정책학의 유용성에 대한 의문을 해결하는 길이다.

---

4) Y. Dror, op. cit., p.1

5) Y. Dror, Policymaking Under Adversity(New Brunswick, Jew Jersey : Transaction Books, 1986), xlvii.

6) 정정길, 정책학의 내용과 한계(II), 서울대학교 행정대학원, 행정논총, 제24권 제2호(1986), pp.40~54.

둘째, 정책학의 악용가능성에 대한 우려이다. 인간 존엄성의 실현을 궁극적인 목적으로 한 정책학이 오히려 비윤리적, 비도덕적으로 이용될 수 있는 비극적인 모습을 보일 수가 있다. 정부내에서는 중앙집권, 권한의 상부집중, 행정부의 우위현상을 초래한다. 또한, 국민보다는 정부의 입장을 옹호하는 정부의 시녀역할을 할 뿐만 아니라 사회내에서는 하류층이 아니라 상류 기득권층을 위해 정책학이 이용된다. 정책학의 도구주의적 성향은 반드시 극복되어야 할 문제이다.

셋째, 정책학의 학문적 독자성(identity)에 대한 회의감이다. 정책학은 수많은 학문들로부터 이론과 기법들을 원용하고 있다. 따라서 과연 하나의 독립된 학문으로서의 지위를 지니고 있는지, 아니면 여러 분야의 학문에서 개발된 이론의 실천적 목적을 위한 적용이나 실습에 불과한 것이나 아닌지 의문이 있다.

제2절 보건정책의 개념

1. 정책의 개념

정책의 개념에 대해서는 사람마다 제각기 다른 다양한 견해를 제시하고 있다. 특히 사회가 복잡화되고 다양화될수록 정책의 개념은 광의적 성격을 띠고 있기 때문에 더욱 혼란스러워진다. 일반적으로, 정책이란 정부 또는 공공기관이 공적 목표를 달성하기 위하여 준비한 행동지침이라고 정의할 수 있다. 따라서 정책은 목표와 수단의 결합이다.

정책이란 용어가 널리 사용되지만 실제 정책학의 연구 대상으로 하는 것은 일반적 의미의 정책이라기보다는 공공정책(public policy)이다. 공공정책은 공공이익(public interest)과 공공사항(public affairs)을 내포한 개념이다. 공공정책은 활동의 주체가 정부 및 지방자치단체 등의 공공기관인 경우를 말한다.

그러나 공공정책의 가장 대표적인 주체는 정부이기는 하지만, 꼭 정부만이 공공정책을 형성・집행하는 것은 아니다. 공공이익의 실현과 공적사항의 관리에 관한 많은 공공정책은 민간부문의 여러 기관조직에 의해서도 형성・집행・평가되어질 수 있으며 또 오늘날에 와서 그 경향은 더 커진다고 할 수 있다.

또 정부정책이라고 하더라도 꼭 공익을 지향하는 것만은 아니다. 정치체계에 대한 다원주의적 시각은 정부정책이나 제도의 공익지향성을 암묵적으로 가정하고 있지만, 정치엘리트들의 사적 이해관계의 추구 결과라는 비판적 주장도 많다.

공공정책의 개념은 다음과 같은 요소를 포함하고 있다.

① 공공정책은 공공기관이 주체이기 때문에 정치 권력성을 띤다.

② 정책은 목표지향적 활동이기 때문에 미래성과 방향성을 갖는다.

③ 정책은 목표와 함께 그 실현수단을 핵심으로 한다.

④ 공공정책은 비용과 편익의 배분을 통해 국민들의 이해관계에 영향을 미친다.

⑤ 정책은 의도적인 행위뿐만 아니라 의식적인 부작위, 즉 무의사결정(non-decision making)도 포함한다.

⑥ 정책은 일련의 선택이므로 일회의 선택을 의미하는 의사결정(decision making)과 구별된다. 정책은 공익을 표방하는 공공기관의 활동이라는 점에서도 의사결정과 구별된다. 정책은 서로 관련된 많은 의사결정들간에 발생하는 상호작용의 결과인 경우가 많다.

정책에 대한 학자들의 정의를 살펴보면,

① **H. D. Lasswell & A. Kaplan**[7)]: 국가의 목표가치 및 관행의 예정된 사업

② **D. Easton**[8)] : 전체사회를 위한 제 가치의 권위적 배분

③ **Y. Dror**[9)] : 정책은 매우 복잡하고 동태적인 과정을 통하여 주로 정부기관에 의해 결정되는 미래지향적인 행동지침을 말하며, 그것은 공식적으로는 가능한 최선의 수단을 통하여 공익을 달성하는 것을 목적으로 한다.

④ **C. Friedrich**[10)] : 정부의 목적이나 목표

⑤ **J. Anderson**[11)] : 문제해결에 있어서 목적 있는 행동방안

⑥ **I. Sharkansky**[12)] : 정부의 중요한 활동

⑦ **A. Wildavsky** : 목표와 그 목표의 실행을 위한 행동으로 구성된 것

⑧ **Dahl & Lindblom** : 집단간의 타협과 조정의 산물

⑨ **T. Dye**[13)] : 정부가 하는 일이나 하지 않기로 결정한 모든 것

⑩ **안해균 교수**[14)] : 대부분의 사회구성원과 관련이 있는 시급한 문제들을 권위적(합법적)

---

7) H. D. Lasswell and A. Kaplan, Power and Society(New Haven, CT : Yale University Press, 1970), p.71.

8) D. Easton, The Political System(New York : Alfred A. Knopf, Inc., 1953), p.129.

9) Y. Dror, Public Policymaking Reexamined(Scranton : Chandler Publishing Company, 1968), p.12.

10) C. J. Friedrich, Man and His Government(New York : McGraw-Hill Co., 1963), p.70.

11) J. E. Anderson, Public Policy-Making(New York : Praeger Publishers, 1975), p.3.

12) I. Sharkansky, Public Administration : Policy-Making in Government Agency, 3rd ed.(Chicago : Rand McNally Co., 1975), p.4.

13) T. R. Dye, Understanding Public Policy, 4th ed.(Englewood Cliffs, NJ : Prentice-Hall, Inc., 1981), p.1.

표 2-1 제도와 정책의 비교

기 준	제 도	정 책
개념	• 행위자의 사회적 상호작용을 제약하는 게임의 규칙	• 정부기관이 공익의 실현을 위하여 결정한 목표와 이를 달성하기 위한 수단을 결정한 지침
기능	• 불확실성의 제거 • 거래비용의 감소 • 질서의 창조	• 공익(행정이념)의 실현 • SOP를 통한 목표달성 • 목표-수단의 계층
규범성	• 행위의 틀(함축적) • 다수 행위자들의 행위규칙	• 공익에 근거한 정당성 • 집행 대상자의 순응 필요
변화	• 장시간 지속됨 • 점진적 변화 • 경로의존성(path dependence)	• 정책결정자의 결정에 의한 변화 • 환경, 상황에 따라 변화 • 목표의 변화, 수단의 변화
효율성	• 적응적 효율성(adaptive efficiency) • 동태적 효율성(dynamic efficiency)	• 배분적 효율성(allocative efficiency) • 정적 효율성(static efficiency)
집행	• 신뢰할만한 공약(credible commitment)의 확보	• 목표 달성을 위해 결정된 수단적 프로그램의 실현
평가	• 구성원들의 합의 필요 • 행위규칙의 재형성이라는 측면이 강함	• 목표의 달성여부, 효과성 등의 평가 • 집행과 형성의 요인으로 환류됨

자료 : 이민창, 합리적 선택 제도주의의 정책학적 함의(http://www.kapa21.or.kr/down/2001/ 2007. 7. 13. 검색)

으로 해결함으로써 생활의 질과 공익을 향상시키고자 하는 정부 및 공공기관의 미래지향적인 활동방침 또는 활동목표

⑪ **정정길 교수**[15] : 바람직한 사회상태를 이룩하려는 정책목표와 이를 달성하기 위해 필요한 정책수단에 대하여 권위있는 정부기관이 공식적으로 결정한 기본방침

⑫ **김형렬 교수**[16] : 조직의 이상과 목적을 달성하기 위한 기본목표와 계획 및 사업

⑬ **유 훈 교수**[17] : 각종의 정치적・행정적 과정을 통하여 권위있게 결정된 공적 목표와 이를 달성하기 위한 수단과 관련된 기본방침

⑭ **김창엽 교수**[18] : 바람직한 사회상태를 이룩하려는 정책목표와 이를 달성하기 위해 필요한 정책수단에 대하여 권위있는 정부기관이 공식적으로 결정한 기본방침

14) 안해균, 정책학원론(서울 : 다산출판사, 2000), pp.37~38.
15) 정정길, 정책학원론(서울 : 대명출판사, 1997), p.52.
16) 김형렬, 정책학(서울 : 법문사, 2000), p.4.
17) 유 훈, 정책학원론(서울 : 법문사, 1999), p.22.
18) 김창엽, 보건의료정책의 결정과정(www.cykim.pe.kr/policymaking.hwp, 2013.1.15일 검색)

결론적으로 모든 정의를 종합해 보면, 정책은 "공공문제를 해결하거나 어떤 목표를 달성하기 위하여 정부가 결정한 행동방침"이라 할 수 있다.[19] 정책에는 ① 정부가 주체, ② 권위있는 결정의 산물, ③ 행동방침, ④ 공공문제 해결이나 목표 달성과 관련, ④ 미래 지향성의 개념이 내포되어 있다.

2. 보건정책의 개념

보건의료[20]는 복잡한 조직구조를 갖는다. 따라서 넓은 의미의 보건정책은 인구집단의 건강상태를 증진 • 유지시키는 것을 목표로 하는 정부나 기타 단체들의 활동으로 정의할 수 있다.[21] 이러한 정의에 근거하면 보건정책은 세 가지로 구별할 수 있다.

첫째, 보건의료정책이다. 이는 진단, 치료, 간호, 진료를 관리하는 것을 말한다. 폭넓게 말하면, 이미 건강에 문제가 있는 사람들을 대상으로 하는 정책을 말한다.

둘째, 예방정책이다. 이미 진행 중에 있거나 나빠진 건강문제를 예방하기 위한 활동을 말한다. 이는 특정 질병의 예방을 위한 종합적인 활동(백신과 검진 프로그램), 건강을 증진하기 위한 활동(보건정보와 교육), 안전을 향상시키기 위한 활동(식수, 음식에 대한 규제를 통한 건강보호) 등을 포함한다.

셋째, 직제간 보건정책(intersectional health policy)이다. 이는 공식적인 공중보건 업무의 범위를 벗어나지만 아직도 건강에 손상을 주는 것을 방지하는 건강관련정책이다. 교통안전정책, 건축규제, 고용정책, 농업정책 등이 여기에 포함된다.[22]

---

19) 정부가 하지 않기로 한 의도적 결정도 역시 정책이다. 우리나라에서 1960년대와 1970년대에 경제성장이라는 상위의 정책목적을 달성하기 위하여 의도적으로 회피되었던 환경보존정책, 사회복지정책, 노동정책 등은 그 대표적인 예라 할 수 있다.

20) 보건의료기본법 제3조에 의하면 '보건의료'라 함은 국민의 건강으로 보호 • 증진하기 위하여 국가 • 지방자치단체 • 보건의료기관 또는 의료인 등이 행하는 모든 활동을 말한다.
'보건의료서비스'라 함은 국민의 건강을 보호 • 증진하기 위하여 보건의료인이 행하는 모든 활동을 의미한다.
'보건의료인'이라 함은 보건의료관계 법령이 정하는 바에 의하여 자격 • 면허 등을 취득하거나 보건의료서비스에 종사하는 것이 허용된 자를 말한다.
'보건의료기관'이라 함은 보건의료인이 공중 또는 특정 다수인을 위하여 보건의료서비스를 행하는 보건기관 • 의료기관 • 약국 기타 대통령이 정하는 기관을 말한다.
'보건기관'이라 함은 국가 • 지방자치단체 기타 공공단체가 설립 • 운영하는 보건의료기관을 말한다.

21) 문옥륜 교수는 의료정책을 "국민의 건강을 위한 의료정책목표와 이를 달성하기 위해 필요한 의료정책수단에 대하여 권위 있는 정부기관이 공식적으로 결정한 기본방침"으로 정의내리고 있다. 문옥륜, 우리나라 의료정책 결정과정의 현황과 과제, 한림대학교 사회의학연구소 편, 건강보장연구, 통권 5호, 2001, p.35.

22) J. H. van Bemmel, M. A. Musen, Handbook of Medical Informatics, 한국보건정보교

보건정책은 한 국가의 근본적이고 필수적인 정책이다. 국민들이 사회학적 및 경제학적으로 생산적인 활동을 하기 위해서는 국가는 국민보건향상을 위한 전략수립이 필요하다. 보건정책의 수립에 고려할 사항은 다음과 같다.

① 인구의 성장, 구성 및 동태
② 경제개발의 수준 및 단계
③ 지배적인 가치관
④ 보건의료제도
⑤ **국민의 건강 상태**
- 전염성 질환과 영양 상태
- 만성퇴행성 질환
- 사고
- 환경오염
- 스트레스
- 정신 질환
- 노인건강

⑥ 사회구조와 생활패턴

또한, 특정 보건정책을 수립할 때 구체적으로 고려해야 할 사항을 지적해 보면,
① 보건정책이 보건문제의 해결에 진정으로 기여하는가?
② 종합적이고 포괄적인 보건의료서비스가 제공되고 있는가?
③ 보건의료 소비자와 공급자간의 관계가 정립되어 있는가?
④ 개인과 가족, 지역사회의 역량(empowerment) 증진에 기여하는가?
⑤ 근거중심(evidence-based)에 의해 정책이 수립되었는가?
⑥ 인적, 물적, 재정적 자원의 공급은 적절한가?
⑦ 보건의료서비스의 지속적인 관리와 평가는 가능한가?
⑧ 취약계층에 대한 고려는 적절한가?
⑨ 보건정책에 대한 적절한 관심의 유지는 가능한가?
⑩ 보건정책의 파급효과는?

보건정책이 추구하는 이념으로는 첫째, 모든 국민은 양질의 의료서비스를 적시에 경제적으로 편리하게 제공받을 수 있어야 한다. 둘째, 의료인 및 의료기관은 진료와 연구 등 의료관련

육학회 역, 보건정보학개론(서울 : 현문사, 2000), p.381.

행위를 보장받을 수 있어야 한다. 셋째, 국가는 보건의료자원의 효율적이고 효과적인 활용으로 생산성과 국가 경쟁력을 제고할 수 있어야 하다.

또한 이러한 보건정책의 분석에는,

① 보건정책(제도)의 초점인 사회적 이슈의 성격, 범위 및 분포상황을 규명하고, 사회적 이슈의 역동성에 관한 인과관계의 고찰
② 정책의 목적, 가치전제, 이론적 입장, 정책대상 인구(Target Population) 및 정책의 실질적 효과 파악
③ 보건정책이 사회정책으로서 제반 사회구조에 미치는 영향 분석
④ 정책의 실시와 발전과 관련된 제반 사회 세력과 상호작용 고찰
⑤ 정책의 평가 및 보완책과 대안책의 개발 등이 포함되어야 한다.

우리나라뿐만 아니라 많은 나라에 있어 보건정책결정 과정이나 집행 과정을 보면 합리적인 것과는 거리가 먼 경우가 많다. 정책결정이 비공개적이고 비체계적이며, 충분한 검토 과정을 거치지 않은 가운데서 이루어진 경우가 흔하며, 정책결정자의 개인적인 가치가 상당히 개입되고 있다. 21세기에는 물질적 풍요의 추구보다는 인간다운 삶의 추구가 커다란 과제로 대두될 것이고, 인적 자원의 질 관리가 한 나라의 성장 잠재력을 크게 좌우할 것이다. 이런 관점에서 볼 때 보건정책의 중요성은 날로 증가하고 있다.

우리나라 보건정책의 문제점은,

첫째, 국가 수준에서 정책 기조와 철학이 불확실하고 불투명하다. 정책의 장기 목표가 뚜렷하게 정립되어 있지 않은 것은 물론, 정책결정의 기본적인 이념도 허약하기는 마찬가지이다. 우리나라의 건강보험제도는 장단기적인 발전계획 없이 성장해 왔으며 정책결정자가 바뀔 때마다 발전방향이 변경되는 경향이 있다.

둘째, 정부의 책임회피가 관성화되어 있다. 취약지나 취약계층에 대한 보완적 역할 이외에는 정부 책임이 없는 것으로 생각하는 경향이 강하다. 따라서 보건의료의 공공성보다는 시장논리가 득세를 하고 있다.

셋째, 정부의 정책역량이 심각한 수준 미달 상태에 있다. 이해 당사자 사이의 갈등이 상시적으로 일어나고 있으나 이를 조정할 지도력이 없고, 정부 내 다른 부처와는 물론이고 한 부처 내에서도 정책을 조율하고 조정할 능력이 현저하게 떨어져 있다. 정책 담당자들의 역량부족과 비효율적인 업무처리도 문제이다.

넷째, 의약분업과 건강보험의 통합과정을 살펴보면 정부의 보건정책이 주로 권위적 관료주의와 사회공학적 기획에 의해 이루어지고 있다. 지나친 계량적 분석과 공학적 기획은 의료공급자의 존재를 무시하는 보건정책을 수립할 가능성이 높다. 보건정책은 사소한 수정을 통해

쉽게 극복될 수 있는 단순한 정책이 아니며, 보건정책의 여하에 따라 사회통합을 위협할 수도 있기 때문에 관련자의 상호신뢰와 협동의 관계가 먼저 형성되어야 한다.

다섯째, 소비자, 공급자, 정부 모두가 보건정책 특히 의료보장정책에 대해 모두 불만족하고 있다. 소비자는 높은 본인부담금과 잦은 보험료 인상, 낮은 의료서비스 수준 등에 대해 불만이며, 의료공급자는 낮은 수가로 인해 의료기관 경영이 어렵다고 아우성이다. 보험료를 인상하는 데 상당한 정치적 부담을 가지고 있고, 보험재정 적자의 끝이 보이지 않고, 의료공급자가 정부의 의도대로 움직여 주지 않는 등 정부입장 역시 만족스럽지 못하고 있다.

3. 정책의 성격

정책의 본질 및 특성에 대해 H. D. Lasswell은 계획성, 목표성, 가치함유성, 실제성을, Y. Dror는 공익 지향성, 미래지향성, 하위결정에 대한 지침성을, Dunn은 진실성, 상호의존성, 동태성, 인공성, 인과성을 강조하였다. 일반적인 정책의 본질로 ① 목적지향성, ② 수단성, ③ 환경과의 상호관련성, ④ 행동 지향성, ⑤ 공식성과 권위적 성격, ⑥ 가치배분성, ⑦ 기본방침의 설정, ⑧ 합리성과 정치성 등을 지적할 수 있다.

일반적으로 모든 정책은 목적지향성, 행동지향성, 변동지향성, 미래지향성 등의 성격을 공통으로 가지며, 특히 공공정책은 이에 공익지향성, 정치관련성 등의 성격이 추가된다.

1) 목적지향성

정책은 개인 또는 단체가 의도하는 것을 실현시키기 위하여 선택한 행동의 지침이기 때문에 정책주체의 의지를 반영하고, 그 목적의지를 실현시키려는 성격을 지니고 있다. 오늘날 건강은 인간다운 삶을 영위하기 위한 필수적인 기본권으로 간주되고 있으며, 국민건강 보호는 국가의 의무이다. 따라서 보건정책의 목표는 의료의 질 향상을 통해 국민의 건강을 보호·증진하는 것이다. 지금까지의 우리나라 보건정책은 의료서비스의 접근도를 올리기 위해 의료인력의 충원, 시설의 확충, 전국민건강보험의 실시 등에 우선순위가 주어져 왔으나 앞으로는 의료의 질 향상과 의료비의 안정이 주요 정책과제가 될 것이다.

2) 행동지향성

정책은 실천적 행동을 통하여 정책주체의 목적의지를 실현하려는 노력의 표현이다. 따라서 정책은 현실적으로 동원하고 이용할 수 있는 자원의 한계성내에서 능률적인 행동을 합리적으로 기획하고 실현하는 방안을 모색해야 한다. 보건정책에는 국민건강을 실현할 구체적인 수단과 방법이 내포되어 있어야 한다. 지금까지 보건정책은 의료수요의 양적 확대 및 이의 충족에 중점을 두었다. 향후 다양화·고급화된 의료수요의 충족이 중요한 과제로 등장하게 될 것이다. 따라서 의료의 질적 수준 제고와 더불어 의료이용상의 불편을 최소화하는 정책수단이 강구되어 한다.

현재 우리나라 의료비가 국민총생산에서 차지하는 비율이 선진 외국에 비해 아직 낮은 수준이지만 의료비의 증가추세가 국민총생산의 증가율을 상회하고 있으며, 향후 노인인구의 증가 등 의료비의 상승에 영향을 미칠 수 있는 관련 요인들이 잠재하고 있기 때문에 국민의료비의 급격한 증가를 억제할 수 있는 방안이 모색되어야 한다. 또한 21세기 국민건강 욕구 충족을 통해 삶의 질을 향상시키기 위해서 보건의료 공급체계를 국민 수요에 부합하도록 개편하고 보건의료 행정의 중심을 공급자 위주에서 고객 우선으로 전환되어야 한다. 결국 21세기는 국민편의 중심의 효율적인 보건의료 공급체계 구축이 필수적으로 선행되어야 할 것이다.

3) 변동지향성

정책은 불만스럽고 바람직하지 않은 현실 또는 문제시되는 상황을 수정하고 소망스러운 것을 실현시키려는 의지의 표현이다. 정책이 초래하는 변화는 양적인 것만이 아니라 질적인 것을 물론 포함해야 한다. 소득·교육·의식수준 등의 향상으로 보건정책에 대한 국민들의 의식, 요구, 불만은 변하기 마련이다. 이러한 변화에 능동적으로 보건정책이 변화되어야 한다. 민간건강보험의 도입을 고려한 것도 보건정책이 가지고 있는 변동지향적 또는 변화대응적 성격을 반영한 것이다.

4) 미래지향성

정책은 소망하는 미래상을 실현시키는 의지의 표현이다. 정책이 지향하는 행동이 일어나는 시점은 현재이지만, 정책이 의도하는 변화가 일어나는 시점은 항상 미래이다. 따라서 정책은 미래를 설계하고 구축하는 미래지향성을 지닌다.

5) 공익지향성

정책은 많은 사람들에게 이익과 손해를 주는 것이기 때문에 비록 정도의 차이는 있으나 모든 정책은 여러 사람의 이익을 실현시키려는 성향을 보인다. 정책을 국민들이 권위있는 것으로 생각하고 규범성과 당위성, 정당성, 강제성, 구속성을 지니게 된 것은 정책이 가지고 있는 공익지향성 때문이다.

6) 정치관련성

정책은 정치적 관련성 안에서 형성·집행·평가된다. 즉, 정책은 항상 협상과 타협 또는 권력적 작용과 연관되어 있다. 특히 공공정책은 가치 또는 이익을 강제적으로 배분하는 성질, 즉 가치배분 강제성을 지니기 때문에 정치적으로 대단히 민감하다. 또한 공공정책은 모든 사람들에게 이익과 손해를 균등하게 배분하는 것이 아니라 항상 편파적으로 불균등하게 배분하는 성질, 즉 부분이익 선택성(policy selectivity)을 지니기 때문에 정치적으로 매우 복잡한 갈등을 일으킨다.

4. 보건정책의 특징

보건정책이라 해서 다른 일반정책과 크게 다를 바 없다. 김창엽교수는 보건의료정책의 특성으로 다음의 몇 가지를 지적하고 있다.

"첫째, 전문가의 역할이다. 보건의료정책의 형성과 집행에는 다른 분야 정책과는 달리 전문가의 역할이 두드러지고 이들의 이해관계가 주로 반영된다. Feingold는 "다른 분야와 달리 특히 의료분야에서는 전문가들이 계획에 일반인들이 참여하기에는 의료문제 자체가 너무 기술적이고 일반인들은 비전문적이라고 주장한다"고 하고, 전문가들은 말로서는 소비자를 대표한다고 하지만 소비자보다는 의료공급자의 이익을 강조하며, 또한 소비자와 공급자 사이에 이해의 갈등이 없다고 주장하여 문제를 호도하는 경향이 있다고 주장하였다.

Klarman은 일반적인 정책담당자들이 보건을 취급하지 않으려는 이유로 ① 의학의 신비성, 보건의료조직의 복잡성, 일반인들의 관여가 불가능한 점, ② 대부분의 일반적 계획담당자들은 공공이 소유하고 운영하는 시설(예 : 학교)을 취급하는 데 익숙해 있으나 의료분야는 그렇지 못한 점을 지적하였다.

둘째, 보건의료정책의 기본이 되는 '가치(value)' 규정이 어렵다는 점이다. 어떤 계획에서 대안의 선택은 가치체계에 기초를 두고 있고, 계획에서 지향하여야 할 가치의 선택이야말로 가장 중요한 정치적 결정이다. 그러나 보건의료분야에서는 이러한 가치에 대한 합의가 없을 뿐더러, 어떤 과정을 거쳐 추구해야 할 가치를 합의하느냐에 대한 합의도 없는 형편이다. 따라서 어떤 정책문제에 대한 대안의 모색이 사회적으로 명확한 동의를 얻기 어렵고, 동시에 가치체계의 차이에 따른 개인과 집단 간의 갈등이 일어날 소지가 많다.

셋째, 의료제공이 복잡하고 개인 소비자가 의료의 질을 판단할 수 없기 때문에 경제나 사회분야의 다른 모형이 잘 적용되지 않는다는 점, 생사와 관련된 의료문제의 의사결정에 대한 심리적 스트레스와 사회의 특별한 기대가 있기 때문에 사회적으로 의료인이나 의료를 '남다른 것'으로 보게 된다는 점 등이 보건의료정책의 중요한 특성이다.

넷째, 대부분의 보건의료정책이 비교적 우호적인 정책환경(favorite political climate) 속에 있다. 대부분의 사람들은 보건의료나 의학의 효용을 믿기 때문에 본인의 조세부담이 늘지 않는 한도 안에서는 보건분야의 자원 투입을 지지하는데 크게 주저하지 않는다."[23]

이처럼 보건정책은 보건분야만이 가지고 있는 독특한 성격으로 인해 보건정책의 수립과 집행과정에서 몇 가지 특징을 지니고 있다.[24]

1) 시장경제원리 적용의 한계

보건분야는 일반정책과는 달리 시장경제의 원리가 항상 적용되는 것은 아니다. 수요와 공급의 법칙에 의해 의료인력이 과다 공급되면 전체 국민의료비가 절감되어야 하나 현실은 그렇지 못하다. 또한 보건의료인력이 과다 공급된다 하더라도 타 분야로의 전용이 불가능하여 국가적인 낭비를 초래하며, 공급부족시에도 단기간에 인력을 공급할 수 없는 태생적 한계를 가지고 있다.

2) 국가 경제력과의 밀접한 관련성

국가정책에서 보건정책의 우선순위는 대체로 국가경제력과 비례한다. 경제개발단계에서 보건정책은 우선순위가 그다지 높지 않다. 보건정책은 경제정책의 부산물 정도로 간주하는 경향이 있다. 따라서 보건정책은 경제발전 후의 과제로 미루어진다. 인간의 삶의 질 향상이 경제발전의 궁극적 목표이고, 양질의 노동력이 경제발전의 근간이라는 사실에도 불구하고 경제자체의 발전이 국가목표로 인식되었다. 경제발전의 상당기간동안 보건정책에 대한 관심은 뒤로 밀려나 있다.

3) 정책파급효과의 광범위

보건의료서비스는 외부효과를 가지고 있기 때문에 보건정책은 국민 모두에게 지대한 영향을 준다. 보건정책의 대상은 국민 모두를 포함하고 있다고 해도 과언은 아니다. 이처럼 보건정책은 효과의 범위가 광범위할 뿐만 아니라 그 파급기간도 장기에 걸치기 때문에 국가의 적극적인 개입과 간섭이 정당화되고 있다.

4) 형평성 강조

일반정책과는 달리 보건정책은 효율성에 제한을 받는다. 즉 보건정책은 인간생명을 다루어야 하는 위험의 절박성 때문에 효율성보다는 형평성이 강조된다. 보건정책의 수립시에는 특유의 형평성 문제로 인해 정책수단의 활용에 제한을 받는다.

---

23) http://www.cykim.pe.kr/policymaking.hwp(김창엽, 보건의료정책의 결정과정, 2007년 7월 3일 검색)

24) 이동모, 보건정책의 결정과정, 대한의학협회 제27차 종합학술대회, 1993, pp.6~7.

5) 욕구폭발현상

소득과 의식수준의 향상으로 인해 보건의료서비스에 대한 국민들의 요구가 급속히 증가하고 있다. 또한 이러한 증가에 발 맞추어 서비스 수준에 대한 요구도 급속히 변화하고 있다. 국민들의 다양한 의료요구에 대한 정책 대처능력이 절실히 필요하고 있다.

6) 구조적 다양성

보건의료 부문은 구조적 연결고리가 다양하다. 보건의료 부문은 학교교육, 건강보험, 참여주체의 다양성이나 정책・재원관계 등을 총체적으로 고려해 보면 우리나라 정책 또는 사회경제부문 중에서 구조적으로 가장 복잡하고 해결하기가 힘들게 서로 얽혀져 있다. 이러한 복잡성과 다양성으로 인해 가치정의가 어렵다. 따라서 보건의료 부문에서 다른 논리를 일방적으로 제압할 수 있는 그런 정확한 논리가 개발되지 못하고 있다.[25)]

제3절 정책유형

정책유형에 따라 참여자, 환경의 영향, 과정이 달라진다. 정책유형을 파악하는 것이 정책결정자에게는 필요한 전략의 기초가 된다.

1. 기능별 분류

기능별 분류(전통적 분류)란, 정책의 유형을 목적과 기능에 따라 분류하는 가장 전통적인 분류방법이다. 예컨대, 안보정책, 외교정책, 노동정책, 교통정책, 교육정책, 복지정책, 보건정책, 상공정책 등의 분류가 여기에 해당된다. 기능별 분류는 상식적인 분류방법이어서 국민들이 이해하기 쉽고 접근하기 쉬우며 통제하기도 쉽다. 그러나 분류의 이론적인 실익은 거의 없다. 정책은 여러 부처가 관련되는 경우가 많다.

2. 학자들의 분류

정부정책의 수는 다양하고 방대하여 일정한 기준에 의해 정확히 분류하는 것은 사실상 불가

---

25) 조재국, 의료정책의 형상과정과 의료개혁의 전망, 패널토론, 한림대학교 사회의학연구소 편, 건강보장연구, 통권 5호, 2001, pp.76~77.

능하다. 그러나 많은 학자들은 정책을 유사한 기능이나 성격에 따라 분류를 시도하고 있다.

1) G. A. Almond와 B. G. Powell Jr.

Almond와 Powell은 정책과정의 특징을 기준으로 정책을 ① 추출정책, ② 규제정책, ③ 분배정책, ④ 상징정책으로 분류하였다.

2) T. J. Lowi의 분류

Lowi는 정책을 둘러싼 사람들 사이의 관계와 정책의 영향을 기준으로 공공정책의 유형을 ① 분배정책, ② 규제정책, ③ 재분배정책, ④ 구성정책 등으로 분류하였다. Lowi의 분류는 가장 많이 인용되고 있다.

3) R. H. Salisbury의 분류

Salisbury는 고객의 요구패턴과 결정체계의 분산성 및 통합성을 기준으로 공공정책을 ① 분배정책, ② 규제정책, ③ 재분배정책, ④ 자율규제정책으로 분류하였다.

4) R. B. Ripley와 G. A. Franklin의 분류

Ripley와 Franklin은 정책집행을 염두에 두고 Lowi의 규제정책을 다시 세분하여 ① 분배정책, ② 경쟁적 규제정책, ③ 보호적 규제정책, ④ 재분배정책 등으로 분류하였다.

3. 정책분류

1) 분배정책(Distributive Policy)

분배정책은 특정한 개인, 집단, 지역주민 등과 국민의 일부분에 이익과 서비스를 배분하여 주는 정책이다. 따라서 분배정책은 사회적 가치의 배분과 관련된다. 분배정책의 수혜집단은 특정대상인 반면 비용부담집단은 불특정 일반국민이다.

분배정책은 정부예산과 공공자원으로 충당하기 때문에 정책으로부터 이익을 받지 못하는 사람들도 직접적인 손해 또는 상실감을 갖지 않는다. 배분정책의 수혜자는 분명히 존재하지만 상실자는 특별히 존재하지 않고, 또한 분배정책의 수혜집단은 다른 집단이 얼마 만큼의 수혜를 받고 있는지에 대체로 무관심하기 때문에 상호간의 경쟁이 치열하지 않다. 따라서 분배정책의 경우 “나눠먹기식 다툼(구유통전치, Pork-barrel Politics)”이 발생할 가능성이 크다.

이처럼 정면대결 가능성이 적고 갈라먹기식일 수도 있기 때문에 분배정책은 정치적 안정성이 높다. 의회, 관료, 이익단체간의 안정적인 철의 삼각관계(iron triangle)가 형성되어 분배정책은 급격한 변화가 힘들며 점진적인 변화가 대부분이다. 분배정책의 안정성과 철의 삼각관계로 인하여 분배원칙이 공정하고 합리적이지 못한 자의적 기준으로 인하여 많은 문제가 생길 수 있다. 분배정책에서는 정경유착이 심하게 나타날 가능성이 있다.

보건진료원제도, 무의촌에 대한 보건진료, 의료취약지역의 의료기관에 대한 정부보조, 수출특혜금융, 농어업장려금, 지방자치단체에 대한 국가보조금 지급, 주택자금의 대출, 택지분양 등과 같이 특정한 개인, 기업체, 조직, 지역사회에 공공서비스와 편익을 배분하는 것은 분배정책의 예이다.

2) 규제정책(Regulatory Policy)

환경오염, 독과점, 공공요금, 기업활동 등에 대한 규제와 같이 특정한 개인이나 집단의 재산권 행사나 행동의 자유를 구속, 억제하여 반사적으로 다른 사람들을 보호하려는 정책을 규제정책이라 한다. 규제장치의 종류에는 ① 활동기준 설정, ② 인가・허가, ③ 재정통제, ④ 검열・감사, ⑤ 가격・생산량 통제, ⑥ 지시・명령, ⑦ 조직・인사에 관여 등이 있다.

규제정책은 개인과 집단의 자유와 재량을 제약 또는 침해하기 때문에 대상인 또는 집단은 명백한 상실자이다. 그러나 규제정책으로부터 반사적 이익을 받는 수혜자나 집단도 명백히 존재한다. 수혜집단은 규제정책을 적극적으로 주장 찬성하고, 상실집단은 적극적으로 거부 반대한다. 그러므로 규제정책에 있어서는 상실집단과 수혜집단 사이의 갈등이 분명하고 치열하게 된다.[26]

규제정책에서의 비용부담은 특정개인이나 집단이지만 수혜집단은 국민전체이다. 비용부담 집단의 적극적인 활동으로 정책의 안정성이 낮다. 따라서 성공적인 규제정책을 위해서는 공권력이 필요하며, 법적 근거가 요구되는 경우가 많다. 규제정책은 사적 부문의 활동에 정부가 제한을 가하는 정책이므로 규제의 범위와 분야, 방법, 효과 등이 고려되어야 한다. 규제정책에는 보호적 규제정책, 경쟁적 규제정책, 자율적 규제정책 등이 있다.

(1) 보호적 규제정책

보호적 규제정책(protective regulatory policy)을 실시하는 의도는 정부가 관련된 일

---

26) 그러나 규제정책의 경우 비교적 작은 규모의 잘 조직된 집단이 집중적인 편익을 받게 되기 때문에 이들은 조직을 결성하여 로비활동을 하려는 강력한 동기가 부여되게 되는 것이다. 반면, 이로 인한 비용의 부담은 많은 대중에게 널리 분산되기 때문에 대중의 입장에서는 반대를 위한 강한 동기를 가지고 있지 못하며, 심지어 많은 경우는 이러한 정책의 존재를 모르고 넘어가는 경우도 허다하게 된다. 따라서 규제정책에 대한 밀접한 감시를 행하는 공익단체의 필요성이 등장하게 된다.

부의 사람들을 규제함으로써 반사적으로 다수의 일반 국민을 보호하는 데 있다. 기업들의 독과점을 규제함으로써 다수의 일반 소비자들을 보호하는 정책은 이에 속한다. 보호적 규제정책으로는 보험수가에 의한 의료비 규제, 최저임금제, 항공・철도요금 등의 책정, 독과점 규제를 위한 공정거래법, 직업 및 작업장의 안전규제, 식품 및 의약품 안전규제, 소비자보호 정책, 환경규제정책 등을 들 수 있다. 보호적 규제정책의 결정은 높은 가시성을 가지는 것이 특징이다. 왜냐하면, 규제로 인한 비용의 부담자와 수혜자가 뚜렷이 구분되어 이들간의 이해관계가 첨예하게 대립될 수 있기 때문이다. 규제정책의 대부분은 보호적 규제정책이다.

(2) 경쟁적 규제정책

경쟁적 규제정책(competitive regulatory policy)은 분배정책과 보호적 규제정책의 혼합형이라 할 수 있다. 많은 이권이 걸려 있는 재화나 서비스를 특정한 개인이나 기업체, 단체에게 부여하면서 이들에게 특별한 규제장치를 부여하는 정책을 말한다. 이권을 부여받게 되는 당사자는 독과점적인 이익을 얻게 되기 때문에 관련인들은 서로 이 이권을 차지하기 위하여 경쟁한다. 이권을 부여하는 대신 정부는 이들 당사자들에게 적정 요금수준, 운항회수, 서비스의 질에 대한 기준의 설정 등에 의무를 부여하여 적절히 통제하게 된다. 항공기 산업, 텔레비전 주파수, 버스나 선박의 운항노선 할당, 이동통신 사업자 선정, 중화학 및 자동차 사업자 선정 등이 이에 속한다.

(3) 자율적 규제정책

자율적 규제정책(self-regulated policy)은 규제대상이 되는 당사자에게 그 소속의 활동에 대해 스스로 규제 기준을 설정하고 그 집행까지도 위임하는 경우를 말한다. 의사와 변호사 등과 같은 전문직업의 면허제도 등이 자율적 규제정책의 좋은 예이다. 이 유형의 정책은 명백한 상실집단이 존재하지 않으며 정책을 둘러싼 갈등도 심각하지 않다. 의료부문에서 시장진입을 특정 전문직에게만 허용하고 이들에게 광범위한 자율성을 제도적으로 보장하는 경우 의료서비스 시장이 의료인과 의료기관에게 유리하게 되는 방향으로 나아갈 가능성을 배제할 수 없다.[27]

3) 재분배정책(Redistributive Policy)

재분배정책은 소득, 재산, 권력, 그리고 권리 등을 국민의 모든 계층에 가급적 널리, 평등하게 재배분하기 위한 정책이다. 따라서 '가진 자'는 상실집단이 되고, '못 가진 자'는 수혜집

---

27) 한달선, 의료부문의 규제와 경쟁조성, 한림대학교 사회의학연구소 편, 건강보장연구, 통권 4호, 2000, p.3.

단이 된다. 그러므로 재분배정책은 가진 자와 못 가진 자 사이의 대립과 갈등을 배경으로 한다. 재분배정책은 대립과 갈등을 해소 또는 조정하기 위하여 정부가 국민의 경제생활에 적극적으로 개입함으로써 형성되는 것이다.

재분배정책에 대하여 가진 자의 계층은 정치적, 조직적으로 강한 저항을 보이기 마련이다. 재분배정책은 특정 대상이 비용을 부담하고, 특정 대상이 수혜자이기 때문에 이념적인 문제와 관련이 깊다. 따라서 재분배정책은 국가별로 안정도에 차이가 있다. 계층간의 경제적 이해관계가 첨예하게 대립될 수 있는 재분배정책의 성공을 위해서는 강력한 리더쉽이나 사회전체의 공감대 형성이 요구된다.

재분배정책은 소득의 불평등을 시정하는 것을 목적으로 하기 때문에 ① 사회적 형평성을 보장하기 위한 정책이라는 점, ② 기득권층, 또는 '가진 자'(the haves)의 반발이 크다는 점, ③ '가진 자'의 사전 반발을 차단하기 위해 대통령이나 측근에 의하여 결정이 이루어지는 소수 중심의 정책결정 가능성이 높다는 점, ④ 정책의 내용이 불완전한 경우 사회적 혼란을 야기시킬 가능성이 높다는 점, ⑤ 일반적으로 대부분의 국민들은 이 분야의 정책에 대해서 비교적 호의적인 태도를 보인다는 점, ⑥ 정권 담당자는 이 정책을 체제 유지를 위한 정치적 지지의 확보 수단으로 사용한다는 점 등의 정치적 특성을 띠고 있다.

참된 의미의 재분배정책의 집행이 지극히 어렵다는 것은 논란의 여지가 없다. 재분배정책으로는 소득·재산수준별 건강보험료 차등 부과, 누진 소득세, 영세민 취로사업이나 임대주택의 건설, 세액공제나 감면 등이 있다.

표 2-2 정책유형 비교

비교기준 / 정책의 유형	안정적인 루틴의 확립을 통한 원만한 집행의 가능성	주요 관련자들의 동일성과 그들간 관계의 안정성	집행에 대한 논쟁과 갈등의 정도	관료의 집행 결정에 대한 반발의 정도	집행을 둘러싼 논쟁에 있어 이데올로기의 논쟁정도	정부활동의 감소를 위한 압력의 정도2)	성공적인 집행의 상대적 어려움
분배정책	높다	높다	낮다	낮다	낮다	낮다	낮다
경쟁적 규제정책	보통이다	낮다	보통이다	보통이다	어느정도 높다	어느정도 높다	보통이다
보호적 규제정책	낮다	낮다	높다	높다	높다	높다	보통이다
재분배정책	낮다	높다1)	높다	높다	매우높다	높다2)	높다

주 1) 당해 정책으로 인하여 발생하는 손익관계는 분배정책과 재분배정책 모두 명확하므로 정책집행 관련자들의 관여와 이들간 관계는 분배정책 뿐 아니라 재분배정책의 경우에도 안정적임.
2) 감축관리의 우선순위가 재분배정책이 가장 높다.
자료 : 김중규, 선행정학(서울 : 에드민, 2011), p.232.

표 2-3 분배정책과 재분배정책의 비교

구분	분배정책	재분배정책
개념	정부가 개인이나 집단에게 재화나 서비스 등의 가치를 배분하는 정책	정부가 재산이나 권력을 보다 많이 소유하고 있는 집단으로부터 그렇지못한 집단으로 이전시키는 정책
비용부담자와 수혜자	• 비용부담자 : 불특정 다수(공공재원) • 수혜자 : 불특정 다수	• 비용부담자 : 고소득층 • 수혜자 : 저소득층
게임의 상황	승자와 패자 간에 정면대결이 불필요한 비영합게임(Non Zero-Sum Game)	승자와 패자 간의 치열한 대립이 발생하는 영합게임(Zero-Sum Game)
참여자의 행태	갈등이나 타협보다는 상호불간섭이나 상호수용	이데올로기 상의 심각한 갈등
정책의 순응도와 자율성	높음(저항도가 낮음, 표준운영절차 확립 용이)	낮음(저항도가 높음, 표준운영절차 확립의 어려움)
주요 행위자	관료 또는 하위정부(정책의 내용이 하위단위로 세분되고 다른 단위와 독립적으로 처리될 수 있음. 세부사업의 집합이 하나의 정책을 구성)	대통령(강력한 리더십이 필요하다는 점에서 엘리트주의적 시각)
사상	자유주의	이전주의, 계급주의
추구 이념	능률성, 효과성, 효율성	형평성
특이사항	• 구유통정치(포크배럴 : Pork Barrel) • 통나무굴리기식(나눠먹기식)의사결정(로그롤링 : log-rolling, 표의 교환행위 : vote trading)	계급대립적 성격
예	군수품의 구매, 연구개발사업, 국유지불하정책, 항만・건설・도로・저수지 등 사회간접자본(SOC) 확충, 노동조합・기업・농민・지방자치단체에 대한 지원정책, 정부에 의한 수출정보의 제공, 농작물 작황 예보, 무의촌에 대한 보건진료, 정부제공 보조금 등	빈민층에 대한 교육취로사업과 식품구입제도, 극빈자를 위한 무료법률서비스, 노인복지정책, 생활보호법에 의한 극빈자 보호, 누진세제도, 통합의료보험정책, 주택임대사업 등

주 : 구유통정치(Pork Barrel)와 통나무굴리기식 의사결정(log-rolling, vote trading)
양자 모두 정부예산이 불필요하게 낭비되는 병리적 정치현실을 지적하는 모형이다. 그러나 포크배럴이 의회의원들이 출신지역의 환심을 사기 위해 서로 자신의 지역에 이권 또는 정책 보조금을 받기 위한 쟁탈전이라 한다면, 로그롤링 또는 보트트래딩이란 이권이 결부된 법안을 관련위원들이 서로 담합하여 통과시키는 행태를 의미한다. 따라서 포크배럴은 서로 간에 보조금을 받기 위한 경쟁이 발생하고, 로그롤링은 서로의 법안의 통과를 위한 협력이 발생한다. 다만 포크배럴은 동시에 발생하는 경우가 다반사이다. 이는 선거구민을 위한 선심성 예산배분이 이루어짐을 의미한다.

자료 : Hi pass 행정학의 핵, pp.5~6(file.exam.co.kr/exam_팽/mylect/print/10/…/제3편_정책학.pdf. 2013. 2. 12. 검색, 전문인용).

4) 추출정책(Extractive Policy)

추출정책이란 공중보건의 제도, 강제저축, 방위성금, 조세정책, 징병제도, 물자수용, 강제적 토지수용, 노력동원 등과 같이 환경으로부터 인적·물적 자원을 거두어들이는 정책을 말한다. 추출정책에서는 거두어들이는 양과 방법, 누가 부담할 것인가가 중요한 문제이다.

5) 상징정책(Symbolic Policy)

상징정책이란 체제의 통합과 안정 등을 위해 상징을 조작하고 유출시키는 정책을 말한다. 경복궁 복원, 군대열병, 88 올림픽 경기, 여수엑스포, 2002년 월드컵 등과 같이 국민 전체의 자긍심을 높이고 민족공동체에 대한 국민들의 충성심을 유발하기 위한 각종의 의식이나 이념의 개발 등은 상징정책의 일부분이다. 상징정책을 통해 국민들 사이에 정치체제 및 정부의 정통성에 대한 인식을 좋게 하거나 정부정책에 대한 순응을 확보할 수 있다.[28] 상징정책의 성과는 국민들의 태도변화나 반응의 행태에 달려 있기 때문에 정책의 효과성을 측정하기란 매우 어렵다.[29]

6) 구성정책(Constitutional Policy)

구성정책이란 정부기관의 신설이나 변경, 선거구 조정 등과 관련된 정책을 말한다. 구성정책은 정책위의 정책(meta-policy)으로 국가별로 안정도에 차이가 있다. 서구 선진국처럼 안정된 국가에서는 구성정책이 관심을 끌지 못한다. 그러나 우리나라처럼 정부의 기본구조에 대한 기본틀이 완전히 정착되지 못한 국가에서는 구성정책의 범위가 중요하고, 현상을 유지하려는 세력과 변경을 원하는 세력간의 갈등이 심하게 나타나고 있다.[30] 정당이 구성정책의 결정에 주요한 영향을 미친다.

제4절 보건정책과정

1. 정책과정의 의의

우리 사회에는 해결해야 할 무수한 문제가 존재한다. 해결해야 할 다양한 문제들을 사회문

28) 노시평 등, 정책학(서울 : 학현사, 1999), p.12.
29) 채경석 등, 정책학원론(서울 : 대왕사, 2001), p.86.
30) 남궁근, 정책의 유형분류, 고시계, 1997(3), p.150.

제라 한다. 그러나 모든 사회문제가 정부가 해결해야 할 정책대상으로 선택되지는 않는다. 정책과정은 정책환경 속에서 유발된 문제의식으로부터 정책의 형성, 집행, 평가, 그리고 종결에 이르는 일련의 결정과 행동의 과정을 말한다.

사회문제 중 일부만이 정부가 정책적 해결을 위하여 신중한 검토를 하게 되는데, 검토하기로 결정한 사회문제를 정책문제라 한다. 이렇게 일부를 정책문제로 선정하고 일부를 방치하기로 결정하는 과정을 정책의제 설정과정이라 한다.

어떤 사회문제가 정책문제로 거론되게 되면 이를 해결하여 달성해야 할 정책목표를 설정하고 이 목표를 달성하기 위한 여러 대안들을 고안하여 검토하게 되는데, 이러한 일련의 과정을 정책결정과정이라 한다. 이 중에서도 각 대안들을 비교・분석・검토하는 것을 정책분석이라 한다. 즉, 보다 바람직한 정책대안의 선택을 위한 지적 작업이 정책분석이다.

결정된 정책은 보다 구체화되어 현실적으로 집행되어야 하는데, 이 정책의 실현활동을 정책집행이라 하며, 정책집행상의 여러 문제들을 파악하고 집행된 결과가 원래 정책의 목표를 어느 정도나 달성했는가를 평가하는 것을 정책평가라 한다. 정책평가는 정책의 종결이나 수정을 위한 지식을 제공하여 새로운 정책결정에 기여하게 된다.

정책과정에 대한 단계구분은 어디까지나 분석적 필요와 설명의 편의를 위한 것일 뿐이다. 경험적 연구들은 실제의 정책과정에서 어떤 단계가 생략되거나 각 단계가 분리할 수 없을 만큼 유기적으로 관련되어 있음을 밝혀 주고 있다. C. E. Lindblom은 정책과정이 반드시 순차적으로 진행되는 것은 아니며, 분절적(disjointed), 점증적(incremental), 비정형적으로 진행된다고 주장하였다. 정책과정의 각 단계는 상호 유기적인 연계관계에 있다. 정책형성이 집행에 영향을 미치는가 하면 정책집행이 역으로 형성에 영향을 미치기도 한다. 이렇게 볼 때 정책평가는 정책의 종결을 의미하는 것이 아니라 새로운 정책의 시작으로 볼 수도 있다. 이러한 특성을 Robert T. Nakamura와 Frank Smallwood는 정책과정의 순환원칙(principle of circularity)이라고 불렀다.

정책과정은 ① 다양성, ② 복잡성, ③ 동태성을 본질로 한다. 정책과정의 각 단계는 혼합적으로 진행된다. 정책과정에서는 단계의 반복과 생략, 순환현상이 나타나기도 한다. 정책과정은 어떤 이유로 인해 진행과정에서 바뀔 수도 있다. 정책과정은 본질적으로 사회과정의 일부이기 때문에 고도의 정치성을 띤다. 또 사회문제의 완전한 해결이 불가능한 것처럼 정책문제도 완전해결은 불가능한 것이다. 따라서 정책과정은 끊임없이 반복되는 영속성을 특징으로 한다.

2. 정책과정의 특징

정책과정의 단계는 시계열적인 논리적 배열에 지나지 않는다. 실제에 있어서 정책과정은 반드시 이 배열에 따라서 전개되는 것이 아니다. 정책과정은 매우 복잡하고 동태적인 특징을 내포하고 있다.

1) 혼재성

정책과정은 그 단계가 명백히 구분되지 않는 것이 보통이다. 정책과정은 서로 혼재된 상태로 진행된다. 즉 정책과정의 모든 단계는 동태적인 활동이다. 정책과정은 개방체계이기 때문에 계속적인 환류과정을 거치다 보면 과정자체가 불분명해지는 경향이 있다.

2) 반복성 · 생략성 · 순환성

정책과정이 혼재된 상태로 진행된다는 것은 반드시 시간적으로 1회적인 순서로만 진행되지는 않는다. 어떤 단계는 동일한 단계가 반복되고, 어떤 단계는 아예 생략되며, 또 어떤 단계에서는 그 이전 단계로 다시 돌아가 진행되기도 한다. 모든 정책과정은 환류과정을 통해서 정책변동을 이끌어내는 순환적 과정이다.

3) 가변성

한 번 채택된 정책은 그것이 종결될 때까지 고정되어 있는 것이 아니다. 오히려 거의 모든 정책은 정책과정의 여러 단계를 거치면서 여러 가지 이유로 불가피하게 변화를 겪고 수정과정을 거친다. 정책이 변화를 겪게 되는 이유로는 정책기관의 방침변경, 정책상황의 변화, 국민요구의 변화, 정책도구의 변화 등을 지적할 수 있다.

정책과정이 지나치게 경직되어서도 안되겠지만 너무 자주 변하다보면 본래의 정책의도와는 다른 결과를 초래할 수도 있다.

4) 정치성

정책과정은 오직 이성과 증거를 통하여 분석적으로만 진행되는 것은 아니다. 정책과정이 분석적 측면을 포함하지만 다른 한편으로 정치적 측면, 즉 협상과 타협, 그리고 권력적 작용을 포함한다.

정치성은 정책과정을 공개하고 그 투명성을 높여야 하는 것을 전제로 한다. 폐쇄적인 정책과정은 필연적으로 관청편의적, 특정 집단이익 위주의 한정성을 지니고 결국 사회로부터 유리되고 국민의 기대와 요구에 소극적인 반응행태를 보인다. 공개적 · 민주적 정책과정이 대단히 중요하며, 이를 위한 행정절차를 제도화시키고, 정보를 공개하며, 국민과 정부의 상호접촉을 효율적으로 기획하고 관리하여야 한다.

건강보험통합이나 의약분업 등의 보건정책과정을 살펴보면 정치적 결정이 행정부서내의 관료적 결정보다 오히려 우선하는 경향이 있다.

5) 사회과정성

정책과정은 개인 또는 담당기관이 독자적으로 운영할 수 있는 단순한 의사결정과정이 아니다. 정책과정은 다수의 활동주체들이 복합적으로 개입하는 동태적인 참여과정이다. 따라서 정책과정은 항상 사회 속에 놓여 있으면서 그 관련자와 관련집단이 매우 다양하고 그 관련성이 대단히 넓은 상황에서 전개되는 사회과정성을 특징으로 한다. 건강보험 통합과정을 살펴보면 다양한 사회집단들이 연대하여 통합과 분리를 각기 주장하였다.

6) 영속성

정책문제의 완전한 해결은 불가능하다. 하나의 정책문제 해결은 다른 정책문제를 발생시키고 해결과제를 남겨 놓는다. 이런 관점에서 본다면 정책문제의 해결은 정책문제의 대체에 불과하다. 정책과정은 영원히 끝나지 않는 과정이다. 정책종결은 영원히 끝나지 않는 정책과정을 어느 시점에서 인위적으로 종결짓는다는 뜻에 불과하다.

3. 정책과정의 단계

정책과정은 정부 또는 공공기관이 필요한 정책의제를 채택하고 합법적인 절차와 심의과정을 거쳐 최선의 대안을 선택하는 행위이다. 이러한 정책과정은 1차적으로 정책의제의 채택과정을 거쳐 이루어지게 되는데, 다양한 사회문제 가운데 특정의 정책의제가 채택되면 이를 해결하기 위해 다양한 대안들을 비교하고 평가함으로써 최선의 대안을 선택하게 된다. 이때 최선의 대안이란 합리성과 효율성, 실현가능성(feasibility), 긴급성 등의 요인이 반영된 대안을 뜻하며, 정당성과 합법적 권위가 부여되어야 한다.

정책과정이란 하나의 문제가 확인되고 이것이 정책을 통해 해결에 이르기까지의 전 과정을 말한다. 정책과정이 일반적으로 거치게 되는 단계에 대해서 학자들은 다양한 구분과 견해를 내놓고 있다. 여기에서는 먼저 학자들의 단계구분론을 소개해 본다.

1) H. D. Lasswell[31]

① 정보수집 및 획득과정(intelligence process), ② 지지획득 과정(promotion process), ③ 정책입안과정(prescription process), ④ 정책의 수정 및 보완과정(invocation process), ⑤ 정책의 적용 및 집행과정(application process), ⑥ 종결과정(termination process), ⑦ 평가과정(appraisal process)

31) H. D. Lasswell, "Research in Policy Analysis : The Intelligence and Appraisal Functions" (Massachusetts : Addison-Wesley Publishing Co., 1975), pp.1~17.

2) James E. Anderson[32)]

① 정책의제(policy agenda) 설정, ② 정책형성, ③ 정책채택, ④ 정책집행, ⑤ 정책평가

3) Randall B. Ripley & Grace A. Franklin[33)]

① 형성 · 합법화, ② 집행, ③ 평가, ④ 정책변동

4) Thomas R. Dye[34)]

① 문제의 인지(identifying problems), ② 정책대안의 결정(formulating policy proposals), ③ 정책의 합법화(legitimating policies), ④ 정책의 집행(implementing policies), ⑤ 정책의 평가(evaluating policies)

5) Brian W. Hogwood & B. Guy Peters[35)]

① 의제설정(agenda-setting), ② 정책결정(policy formulation), ③ 합법화(legiti-mation), ④ 조직화(organization), ⑤ 집행(implementation), ⑥ 평가(evaluation), ⑦ 종결(termination)

6) Y. Dror

정책과정을 크게 3단계로 나누고 이것을 다시 18개의 세부단계로 나누었다. 3단계는 ① 기본방침 결정단계(meta-policy making stage) ② 정책결정단계(policy-making stage), ③ 정책결정 이후단계(post-policy making stage)

학자들의 구분을 종합해 볼 때 정책과정은 대체로 다음과 같은 단계를 갖는 것으로 생각해 볼 수 있으며 이를 중심으로 본서를 전개하고자 한다. 정책과정의 일반적인 과정을 그려보면 〈그림 2-1〉과 같다.[36)]

---

32) James E. Anderson, Public Policy-Making, 2nd ed.(New York : Holt, Rinehart and Winston, 1979), pp.10~13.

33) Randall B. Ripley & Grace A. Franklin, Bureaucracy and Policy Implementatiom, 2nd ed.(Chicago : Dorsey, 1986), pp.5~9.

34) Thomas R. Dye, Understanding Public Policy, 5th ed.(Englewood Cliffs, N.J. : Prentice-Hall, 1984), pp.23~26.

35) Brian W. Hogwood and B. Guy Peters, Policy Dynamics(New York : St. Martin's Press, 1982), pp.7~9.

36) 황윤원, 우리나라 공공정책 결정과정의 현황과 과제, 한림대학교 사회의학연구소 편, 건강보장연구, 통권 5호, 2001, p.5.

| 그림 2-1 | 정책과정

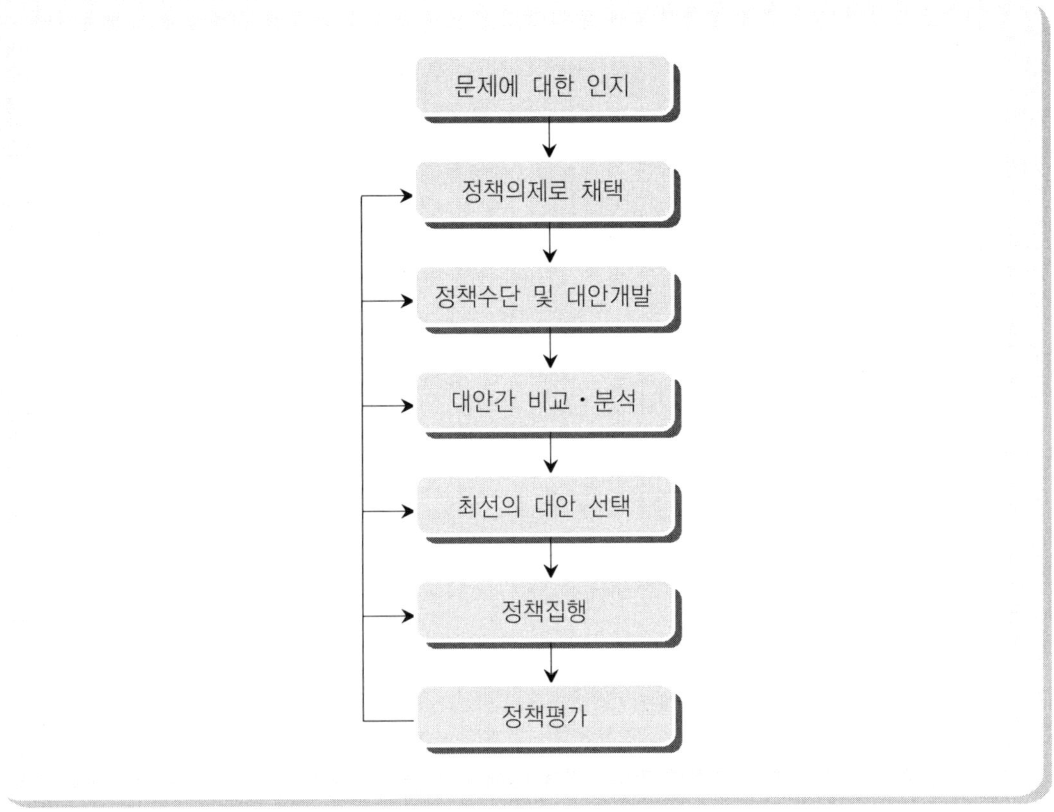

① **정책의제 형성단계** : 환경으로부터 발생한 사회문제가 공적으로 인식되고 하나의 정책의제로 떠오르는 과정을 말한다.

② **정책결정단계** : 의제로 설정된 문제의 해결대안을 찾고 이것을 정책으로 전환시켜 나가는 과정이다. 이 과정에서 정책분석이 활용된다.

③ **정책집행단계** : 정책을 실세계에서 구체화시키는 단계를 말한다. 고전적 행정학의 주된 관심대상은 이 부분이었다.

④ **정책평가단계** : 정책의 내용과 산출 및 집행과정, 결과 등이 정책 목적을 얼마나 실현시켰는지를 판단하는 과정을 말한다.

⑤ **정책종결단계** : 정책을 의식적으로 끝내거나 중지하는 것을 말한다.

4. 정책과정의 합리적 관리

정책과정에서 가장 중요한 목표는 어떻게 하면 가장 좋은 정책을 만들고 이를 가장 잘 구현하는가에 있다. 가장 좋은 보건정책은 우선 인간다운 삶을 위한 정책이다. 인간다운 삶을 위한 정책은 그 내용과 과정에서 인간의 생명, 인격, 주체성, 자율성, 평등성, 기본적 인권 등 인간의 존엄성을 존중하고 구현하여 인간다운 삶을 보장하는 사회를 창조하는 정책이다. 이러한 정책의 궁극적 목적을 달성하기 위해서는 정책과정이 다음과 같이 합리적으로 관리되어야 한다.

첫째, 전반적으로 조화와 최적성이 유지되어야 한다. 보건정책은 어느 한 개인이나 집단, 기관만이 관련이 있는 것이 아니고 정책과정의 여러 단계에서 수많은 관련자들이 있다. 관련자들의 협조 여부에 따라 보건정책의 성공여부가 결정된다. 따라서 정책과정은 전반적인 조화를 통해 정책목표를 추구해야 한다. 보건정책이 성공을 거두기 위해서는 관련자 모두가 공동운명체 의식을 가지고 정책과정에 참여해야만 한다.

둘째, 전체적 사전 기획과 관리가 수반되어야 한다. 정책과정은 가변성을 지니고 있기 때문에 고정되거나 논리적 배열에 따라서만 진행되지는 않는다. 보건정책과정을 합리적으로 운용하기 위해서는 각 단계마다 가능한 한 철저한 사전 준비를 갖춰 계획적이고 체계적으로 일관성이 있어야 한다. 의약분업과 건강보험통합 과정에서 많은 논란이 제기되었던 것은 전체적인 사전기획과 관리가 미비하기 때문이다. 정책은 결코 시계열적으로 예정된 변화과정을 거치지 않는다.

셋째, 실질적・절차적 민주성이 보장되어야 한다. 보건정책은 다른 정책에 비해 의료제공자라는 강력한 상대방이 존재한다. 따라서 보건정책과정은 실질적인 민주성을 구현하고 절차적 민주성, 즉 참여 민주주의(participatory democracy)를 전제로 하지 않으면 바람직한 결과를 기대할 수가 없다.

전개되는 모든 정책과정에서 참여자들이 왜곡되지 않은 정보교류와 의사전달을 통하여 실질적・절차적 민주성이 확보되어야 한다. 의약분업에 대한 정보왜곡으로 인해 대통령이 나서서 정책의 잘못을 시인한 결과를 초래하게 된 것도 민주성이 확보되지 않았기 때문이다. 조직화된 이익집단이나 기득권 세력이 정책과정에 강력한 영향력을 행사함으로써 상대적으로 비조직화되고 소외된 계층의 이익이 무시될 가능성도 배제할 수 없다.

넷째, 정책간의 연계적 조정이 고려되어야 한다. 모든 사회문제는 상호 관련성을 지니고 있어서 독립적이거나 고립되어 있는 문제는 없다. 특히 보건정책은 복지정책과 밀접한 연계가 있다. 보건과 복지정책이 조화롭게 연계될 때 더 나은 문제해결방법이 있다. 보건의료비와 조세정책을 연계하여 합리적으로 운용한다면 과다한 가계지출의 문제는 어느 정도 해소될 수 있을 것이다.

결국 정책과정의 합리적 관리는 정부의 정책능력에 좌우된다고 본다. 정부의 정책능력은 민주적인 규칙에 따라 국민이 바라는 바를 정책의 산출물로 전화시키는 능력을 말한다. 정부

의 정책능력을 가늠할 수 있는 지표로는 다음과 같은 것들을 지적할 수 있다.[37]

① 정책의 우선순위를 결정하고 유지할 수 있는 능력
② 가장 효과적인 곳에 초점을 맞추어 자원을 동원할 수 있는 능력
③ 기존의 정책이 실패했을 때 혁신할 수 있는 능력
④ 전체적인 응집력을 가질 수 있도록 서로 갈등하는 목표들을 조정할 수 있는 능력
⑤ 힘 있는 사회집단이나 개인들에게 손실을 부과할 수 있는 능력
⑥ 조직화가 잘된 조직의 집중된 이익을 대변할 뿐만 아니라 분산되고 비조직화된 이익을 대변할 수 있는 능력
⑦ 일단 정부정책으로 결정되고 나면 그 정책에 대한 효과적인 집행을 확보할 수 있는 능력
⑧ 정책의 안정성을 유지함으로써 정책이 효과를 낼 수 있는 시간을 확보할 수 있는 능력
⑨ 국가의 장기적인 복지를 확보할 수 있도록 무역과 국방부문에 있어서 국제적인 언약을 하고 이를 유지할 수 있는 능력
⑩ 사회내의 분쟁이 급격한 사회혼란으로 확대되지 않도록 정치적인 분쟁을 관리할 수 있는 능력

5. 우리나라 정책과정의 특성

정책과정의 민주화를 통해 국민의 신뢰와 협조를 확보하는 것이 정책의 성공을 위한 첩경이다. 그러나 우리나라 행정체계가 발전행정론적 관점에서 사회통제적 역할을 강조해 왔기 때문에 정책과정은 비민주적인 상황이 상당기간 동안 지속되었다. 행정이 모든 사회세력보다 우월한 지위에 있는 우리나라 정책과정의 특성을 살펴보면 다음과 같다.[38]

첫째, 정책형성과정은 외부주도형보다는 내부접근형 또는 동원형이 많았다. 이는 정책과정에서의 비공식적 참여자보다 공식적 참여자의 역할이 상대적으로 비대함을 의미한다. 이러한 특성으로 인해 정책이 정치지도자나 관료의 경솔한 판단에 의해 돌발적으로 의제화되고 집행됨으로써 많은 정책실패를 초래하게 되었다.

둘째, 민의보다는 관료중심의 기술합리성에 의존하는 경우가 많다. 이익집단의 자생력 미비로 시민의 이익을 대변할 조직이 1980년대 말까지는 활성화되지 못하였고 정당들도 현실적인 정책대안의 제시를 통한 정책결정보다는 정치적 논쟁에 휩싸여 제대로 민의가 반영되지를 못하였다.

---

37) R. K. Weaver and B. A. Rockman, Do Institutions Matters? : Government Capabilities in the United States and Abroad(Washington, D.C. : The Brookings Institution, 1993), pp.1~7 : 노화준, 정책학 원론(서울 : 박영사, 1998), pp.94~95에서 재인용.
38) 안해균, 앞의 책, pp.157~159.

셋째, 국회가 정책과정에 실질적으로 관여하지를 못하였다. 강력한 대통령제로 인해 대부분의 정책결정이 행정부 상층에 집중되어 있고 정책과정 전반에 대한 국회의 기능이 형식화되어 있어서 국회가 큰 영향력을 행사하지 못하였다. 그동안 국회의원들은 문제해결에 필요한 정보나 전문적 지식・식견・경험 등이 전문관료들에 비해 상대적으로 부족하였고, 전체 국민의 이익을 대변하기보다는 소속정당이나 지역구 또는 특정 이익집단의 이익을 추구하는 성향이 있었다.

넷째, 정책과정이 비공개적으로 이루어지는 경우가 많다. 행정의 투명성이 확립되어 있지 못해 비밀주의가 정책과정 전반에 만연되어 있다.

많은 사람들이 주장하고 있는 우리나라 정책과정의 특징을 요약해서 지적해 보면,

① 정책과정에서 공식적 권한을 부여받은 참여자의 역할이 지나치게 크다.

② 정책과정에서 의회의 기능이 제대로 발휘되지 못하고 있다.

③ 관료중심의 기술적 합리성에만 의존하는 결정들이 많다.

④ 사회적으로 중요한 문제에 대한 결정이 비공개로 이루어진다.

⑤ 정책과정에 있어 국민의 참여기회가 극도로 제한되어 있다.

제5절 보건정책과 가치

1. 정책과 가치의 의의

정책의 최종적인 목적은 윤리적으로 타당하고 정당한 정책을 결정하는 데 있다. 따라서 정책의 타당성과 정당성의 근원도 정책가치의 윤리성에 달려 있다. 그러나 가치와 사실의 이원론을 주장한 실증주의의 영향 때문에 지금까지 가치와 철학의 문제는 크게 관심을 끌지 못하였다.

이론과 실제의 괴리현상은 사회과학의 공통적이고 숙명적인 연구과제이다. 최근에는 계량적 정책이론의 현실적인 효용에 한계가 있다는 것이 증명되는 많은 사건과 사고와 사례가 대두하자 정책학에서의 철학론이 크게 강조되고 있다.

가치는 방향, 내용, 과정 등 정책의 모든 측면을 규정하는 하나의 기본적인 인식의 틀 역할을 함으로써 정책에 대한 한 근원적인 유전자라고 할 수 있다.

가치란 바람직한 것에 대한 사람들의 관념으로서 사람들의 행동에 영향을 미치는 힘을 지니고 있다. 가치에 의해 '해야 하는 것', '해서는 안 되는 것' 또는 '있어야 하는 것', '있어서

는 안 되는 것'이 결정된다. 보건정책은 가치문제로 둘러싸여 있어서 모든 보건정책은 가치의 인도를 받는다. 오늘날 보건정책이 추구하고 있는 가치들이 경쟁하고 갈등을 야기하는 경우가 자주 발생하여 가치 조정의 문제가 특별한 현안으로 대두되기도 한다. 보건정책결정뿐만 아니라 정책집행에서도 다가치적 선택문제는 존재한다.[39)]

정책에 관여하는 사람들의 인식과 생각, 그리고 판단 여하에 따라 정책은 달라진다. 그런데 사람들은 인식하고 생각하며 판단할 때 여러 가지 지식, 경험, 가치규범, 이념, 또는 이론 등을 바탕으로 일정한 인식의 틀(appreciative system)을 형성하여 인식하고 판단하고 의견을 갖기 마련이다. 사람이 모든 주변 외부 환경과 사물을 인식할 때 있는 그대로 보고 인식하는 것 같지만 사실은 인식자의 일정한 인식의 틀, 관점, 또는 입장을 바탕으로 주변환경과 사물을 인식하고 있다.

2. 보건정책과 가치

보건정책의 기본이념은 보건의료를 통하여 모든 국민이 인간으로서의 존엄과 가치를 가지며 행복을 추구할 수 있도록 하고 국민 개개인이 건강한 삶을 영위할 수 있도록 제도와 여건을 조성하며, 보건의료의 형평과 효율의 조화를 기할 수 있도록 함으로써 국민의 삶의 질을 향상시키는 것이다.[40)]

보건정책 수립과 결정시 일반적으로 세 가지 선택의 문제에 직면하게 된다.[41)] 첫째, 보건의료서비스에 투입되는 양과 서비스의 구성을 결정해야 한다. 이는 보건의료서비스에 대한 투입 비용과 산출물을 결정하는 것을 의미한다. 둘째, 보건의료서비스 생산의 최적 방법을 선택해야 한다. 셋째, 보건의료서비스 분배 방법을 선택해야 한다. 이러한 선택문제는 결국 경제적 능률성(economic efficiency)과 형평성(equity)의 문제로 귀속된다. Gil은 한 사회의 신념, 가치, 이데올로기와 이로부터 나오는 관습, 전통 등이 의료보장 등과 같은 사회보장정책 결정에 중요한 영향력을 끼친다고 하였다.[42)]

Furniss와 Tilton은 복지국가가 추구하고 실현해야 할 가치로서 ① 평등(equality), ② 자유(freedom), ③ 민주주의(democracy), ④ 사회적 연대감(solidarity), ⑤ 안정(security), ⑥ 능률(efficiency) 등 여섯 가지를 제시하고 있다.[43)]

---

39) 오석홍, "행정과 가치," 서울대학교 행정대학원, 행정논총, 33(2), 1995. 12, pp.21~38.
40) 보건의료기본법 제2조.
41) P. J. Feldstein, Health Care Economics(John Wiley & Sons, 1988), pp.4~10.
42) D. G. Gil, Unravelling Social Policy(Cam. : Sehenman Publishing Co., 1973), p.28.
43) N. Furniss & T. Tilton, The Case for the Welfare State, 김한주 등 역, 현대 복지국가론(서울 : 고려원, 1993), p.16.

행정 과정에서 가치는 몇 가지 기능을 가지고 있다.

첫째, 가치는 상징적 의미를 지니고 있으므로 보건의료조직이나 구성원의 존재 이유를 제시해 준다. 국민의 건강을 증진시키고 질병으로부터 해방시키기 위하여 보건의료조직이 존재한다.

둘째, 가치는 조직의 효율성과 구성원의 응집력, 동질감, 일체감을 제고시키는 기능을 한다. 따라서 가치는 조직과 구성원에게 목표지향적인 활동을 제시해 준다.

셋째, 가치는 조직의 방향과 조직인의 행동에 대한 적법 타당성을 제시한다. 가치는 감사와 통제 과정에서 가장 보편적인 평가 기준이다. 정책결정에 내포된 가치판단에 의해 정책목표와 수단 속에 내재된 가치들 중에서 어느 것이 얼마만큼 더 중요한지를 판단하는 것이며 그 가치들을 향유하는 개인이나 집단들 중 누구에게 얼마만큼 더 혜택이나 피해를 주는지를 결정하게 된다.[44]

본서에서는 형평성(equity), 자유(freedom), 생산성(productivity)이라는 가치를 제시하고 설명하고자 한다.

3. 형평성[45]

1) 형평성의 대두

효율적인 자원배분이 이루어지더라도 사회적인 편익이 사회 구성원에게 골고루 분배된다는 보장이 없으므로 형평의 문제가 제기된다. 형평은 가치 중립적인 효율과는 달리 가치 판단이 요구되므로 논란의 여지가 있다. 형평성에 내포된 두 가지 개념은,

① 완전한 형평으로 모든 사람에게 동일한 소비수준을 보장하는 것이다. ② 누구에게든지 최소한의 소비수준이 보장되는 형태의 소비수준이다.

보건정책의 경제적인 분석인 능률성과 효과성은 측정의 정확성과 객관성이 있음에도 불구하고 실제로 보건정책의 수혜자인 국민에게는 별다른 의미를 가져다주지 못하고 있다. 왜냐하면 능률성과 효과성은 거시적인 측면에의 문제일 뿐이고 국민들이 피부로 느끼는 미시적 차원의 문제는 형평성을 위시한 대응성, 만족도 등이기 때문이다.

어떠한 공공정책도 형평성의 문제를 안고 있다. 왜냐하면 실질적으로 모든 공공정책은 국민간에 다소 불공평하게 분포되어 있는 편익과 비용의 문제를 가지고 있기 때문이다. 또한

44) 정정길, 앞의 책, p.39.
45) 형평성에 대한 내용은 "문재우, 우리나라 의료보장정책의 형평성 평가에 관한 연구, 서울대학교 박사학위논문, 1995,"을 전문인용.

편익과 비용의 공평한 분배는 어떠한 것이 되어야 하는가에 대한 합의가 존재하지 않기 때문이다.

따라서 형평성의 문제는 정부의 역사만큼 그 뿌리가 깊지만 공공정책에 있어서 형평성의 중요성이 강조하게 된 것은 신행정학의 대두와 그 궤도를 같이 하고 있다. 즉, 1968년 9월 미국의 Syracuse대학 Minnowbrook 회의장에서 소장 학자들이 사회적 형평성(social equity)을 주장하게 됨으로써 형평성에 대한 관심이 활발하게 전개되기 시작하였다.[46] 그 후 형평성이란 용어는 거의 대부분의 공공정책에서 논의되고 있는 실정이다. 오늘날 사회적 형평의 문제는 공공행정에 있어서 그 어떠한 행정이념보다 가장 중요한 가치의 하나로 대두되고 있다.[47]

D. Waldo에 의하면 현대 행정의 이해의 핵심은 형평[48]이라고 표현할 만큼 형평성이 현대 행정에서 차지하고 있는 비중은 지대하다. 또한 형평성은 오늘날 과거의 능률성, 효과성과 같은 위치를 점하고 있다.

H. G. Frederickson은 형평성의 중요한 내용으로 ① 정부 서비스 내에서 평등의 강조, ② 정책결정과 집행절차에 있어서 정부의 서비스 관련자의 책임성 강조, ③ 행정에 있어 변화의 강조, ④ 행정조직의 필요보다는 국민의 필요에 의한 대응성의 강조, ⑤ 행정문제 해결에 학문간의 상호 관련성 등을 지적하고 있다.[49]

2) 형평성의 의의

(1) 개 념

정의, 평등, 형평 등은 사용자에 따라 용어의 선택이 다를 뿐 그 개념은 같은 맥락을 가지고 있다. 형평성의 개념에 대해서는 워낙 다양한 견해가 존재하고 있기 때문에 정교한 고찰 자체가 무의미할는지도 모른다.

형평성 개념의 뿌리가 매우 깊음에도 불구하고 형평성을 정의하거나 분석하는 것이 어렵기 때문에 형평성에 대한 개념 정의나 측정 기준, 측정 방법에 대해 아직 보편적인 합의를 이루지 못하고 있다. 따라서 형평성의 개념을 공공정책의 평가 기준으로 적용시키기에는 많은 어

46) 미국에 있어서 사회적 형평성에 대한 현대적 관심은 1960년대 초에 등장하였다. 미국 흑인의 인권을 보장하기 위한 노력이 여성뿐만 아니라 소수인종 집단에까지 확대되기에 이르렀다. L. R. Wise, Social Equity in Civil Service System, PAR, 50(Sep./Oct. 1990), p.569.

47) 백완기, 행정학(서울 : 박영사, 1984), pp.392~399.

48) D. Waldo, Developments in Public Administration, The Annals of the American Academy of Political and Social Science, 404(Nov. 1972), p.224.

49) H. G. Frederickson, New Public Administration(Alabama : The Univ. Alabama Press, 1980), p.6.

려움이 뒤따르고 있다.

형평성의 개념은 철학에서는 사회적 정의(social justice)로, 정치학에서는 평등(equality)의 개념으로, 경제학에서는 배분적 정의(distributive justice)[50]로, 사회학에서는 기회균등이나 공평성(fairness)의 개념으로 복합적으로 사용되고 있다. 이처럼 다양한 분야에서 각기 다른 용어로 형평성이 사용되고 있지만 그 내면의 공통적인 개념은 정의의 개념이 아닐까 싶다.[51] 따라서 정의의 개념과 마찬가지로 형평성은 인간사회의 보편적인 가치이며 형평성의 실현은 인류역사의 공통적인 염원이 되어오고 있다. 또한, 형평은 자유와 평등의 가치관을 종합한 개념으로[52] 동등한 자유(equal right)와 합당한 평등(just equality)을 의미한다.[53]

법학자인 H. C. Black은 그의 법사전에 가장 포괄적이고 일반적인 의미로 형평을 정의하고 있는데 그 내용은 다음과 같다.[54]

> "형평은 사람들간의 교제를 조정하는 공평(fairness), 정당(justness), 올바른 대우(right dealing)의 정신과 관습을 의미한다.[55] 즉, 서로간에 바라는 대로 행하는 규칙 또는 Jus-

---

50) 형평성이란 근본적으로 배분적 정의의 문제이며 무엇이 공평한 것인가에 대한 것이다. W. H. Lucy, D. Gilbert & G. S. Birkhead, Equity in Local Service Distribution, PAR, 37(Nov./Dec. 1977), p.688.
배분적 정의에 관한 논의는 그대로 형평성에 대한 논의로 이어지고 있으나 이러한 배분적 정의에 관한 논의는 그 긴 역사에도 불구하고 아직 의견의 일치가 없는 실정이다. N. Rescher, Distributive Justice(N.Y. : Bobbs-Merrill Co., 1966), pp.5~7.
보건학에 있어서 배분적 정의에 관한 체계적인 연구는 배상수, 보건의료서비스의 배분적 정의에 대한 이론적 연구, 서울대학교 박사학위논문, 1990.
배분적 정의가 주로 정책의 결과를 중심으로 이해하는 데 반해, 절차적 정의는 정책이나 행정의 과정이나 절차적 측면에서의 형평성을 중요시하고 있다. 절차적 정의를 주장하고 있는 대부분의 학자들은 절차적 정의인 과정(절차)의 형평성 보장을 통해 그 결과인 배분적 정의가 달성된다고 주장하고 있다. 그러나 지금까지의 많은 연구들은 주로 배분적 정의에 한정하고 있는 실정이다. 절차적 정의에 관한 것은 안성호, 행정과 절차적 정의, 한국행정학보, 제25권 제1호, 1991, pp.139~155.
51) D. Macrae와 J. A. Wilde는 형평성을 공평성 또는 정의와의 동의어로 보고 있으며, D. Macrae & J. A. Wilde, Policy Analysis for Public Decisions(North Scituate : Duxbury Press, 1979), p.71. 공평성, 평등성과 같은 의미로 사용하고 있는 견해도 있다. 정정길, 정책학 원론(서울 : 대명출판사, 1990), p.340 ; 노화준, 정책분석론(서울 : 박영사, 1989), p.112.
52) 남궁근, 신행정학의 가치지향, 한국행정학보, 18(1), 1984, p.241.
53) 차하순, 형평의 연구(서울 : 일조각, 1983), p.1.
54) H. C. Black, Black's Law Dictionary, 4th ed.(St. Paul, Minn. : West Press, 1956), p.634.
55) 안해균 교수도 같은 견해를 취하고 있다. 즉, 형평성 또는 사회적 형평성은 형식적 자유와 평등의 이념을 넘어서 실질적 평등을 강조한 것으로서, 가장 일반적인 넓은 의미로는 인간 사이의 상호관계를 규율하는 문제에 관하여 공명정대(fairness and justness)한 입장을 취하는 정신 및 관습이다. 안해균, 현대 행정학(서울 : 다산출판사, 1987), pp.133~134.

tinian이 말하는 것처럼 '정직하게 살며, 어느 누구에게도 해를 주지 않으며, 모든 사람에게 평등하게 의무를 부과하는 것'을 나타낸다.

형평은, 말하자면 자연적인 권리 또는 정의와 유사한 말이다. 그러나 이러한 의미에서 형평이 필수적으로 따라야 할 것은 법적이라기 보다는 윤리적인 것이며, 형평에 관한 논의는 도덕적인 영역에 속한다. 형평은 양심의 지각대상에 속하며 결코 어떠한 법률의 제재에 속하는 것은 아니다."

위의 형평에 관한 정의에 따르면 형평이란 인간에게 주어진 천부적 자연권에 속하며 인간의 본질적인 면과 깊은 관련을 가지고 있다. 그러나 형평의 논의 영역을 도덕과 양심 등 너무 추상적인 것에 한정하고 있는 한계를 가지고 있다. 현대에 있어서의 형평성 논의는 제도적인 것에 중점을 두고 있는 경향이 있다.

오늘날 모든 사람들에게 보건정책을 통한 형평성을 보장할 수는 없다. 법률적, 제도적으로 충실히 보장된 형평성이라 할지라도 보건정책의 수혜자의 입장에서 항상 형평하다고 생각하지는 않을 것이다. 보건정책의 수혜자들은 자신들의 독특한 상황과 처지 및 개인적인 속성 등에 따라서 보건의료서비스에 대한 형평을 지각하기도 하고 비형평을 인식하기도 한다.[56)]

S. R. Chitwood는 공공 서비스의 배분과 관련하여 형평성을 세 가지로 구분하여 다음과 같은 방법 중에서의 선택을 강조하고 있다.[57)]

첫째, 모두에게 동등한 서비스 제공(equal services to all)

둘째, 모두에게 비례적으로 동등한 서비스 제공(proportionally equal services to all)

셋째, 적절한 차이에 대응하여 각자에게 차등의 서비스 제공(unequal services to individuals corresponding to relevant differences)

경제학자들이 말하는 순수 공공재(pure public goods)의 경우에는 모든 사람에게 동등한 서비스를 제공해야 한다.[58)] 보건의료서비스는 순수 공공재가 아니라 공공재적 성격을 띤 준공공재(quasi-public goods)이다.[59)]

---

56) 정책대상자들이 지각하는 공공정책의 형평성에 관한 연구는 임헌만, 공공정책의 형평성과 정책대상자 연구, 서울대학교 석사학위논문, 1986, 참조.

57) S. R. Chitwood, Social Equity and Social Service Productivity, PAR, 34(Jan./Feb. 1974), pp.31~32.

58) 모든 이에게 동등한 서비스를 제공해야 하는 정부 서비스에 대해서는 C. L. Schultze, The Politics and Economics of Public Spending(Washington, D.C. : The Brookings Institution, 1968). p.83 참조.

59) 순수 공공재는 비경합성(nonrivalry)과 비배제성(nonexcludability)을 가지고 있다. 비경합성이란 한 사람의 소비가 다른 사람의 소비를 제약하거나 감소시키지 않는 성질을 말하며, 비배제성이란 공공재의 이용에 대한 정당한 대가를 지불하지 않았다는 이유로 특정한 사람을 소비로부터 배제할 수는 없다는 성질을 일컫는다. 또한 공급의 측면에서 보면 일반적으로 공공재의 추가적 소비자에게 제공하는 한계비용은 영(zero)이므로 사회적 최적배분을 달성하기 위해서는 가격도 영이 되어

보건정책을 통해서 모든 이에게 동등한 보건의료서비스를 제공하는 것은 적용상의 한계를 가지고 있다. 보건의료서비스는 설사 제도적으로 동등한 서비스가 보장된다 할지라도 모든 국민에 의해서 동등하게 이용되어질 수는 없을 것이다. 또한 현실적으로 한정된 자원의 제약으로 모든 사람에게 동등한 보건의료서비스를 제공할 수는 없다.

두 번째, 비례적으로 동등한 서비스를 제공하는 것은 실용적으로나 인간적으로 흥미를 끌고 있는 것은 사실이다. 실용주의의 입장(pragmatic ground)에서 보면 그것은 국민간의 서비스 할당에 대한 구체적이고 객관적인 기반을 제공해 주고 있다. 비례적 평등은 욕구와 밀접한 관계가 있다. 의료요구가 큰 지역과 집단에 예산과 인력 등의 자원을 더 많이 배치해야 한다. 즉, 인도주의적 측면(humanistic side)에서 보면 인지된(perceived) 서비스 요구가 증가할수록 보다 많은 서비스가 제공되어야 한다.

그러나 비례적 평등의 개념을 보건의료서비스에 그대로 적용시키기에는 상당한 무리가 따른다고 본다. 즉, 무엇을 기준으로 해서 비례적으로 동등한 서비스를 제공할 것인가의 문제뿐만 아니라 그 서비스의 양을 어떻게 동등하게 제공할 것인가의 어려움이 있다. 또한 첫번째 방법과 마찬가지로 부족한 자원의 한계, 잠재적 보건의료서비스 소비자에 대한 평가도 극복해야 할 과제가 아닐 수 없다. 특히 자유방임주의적 보건의료체계를 기초로 하고 있는 우리나라의 경우 국가가 비례적 평등의 개념을 도입하는 데는 한계가 있다.

세 번째, 차등의 공공 서비스 제공의 경우에는 몇 가지의 대조적인 기준이 존재한다. 예컨대, 보건의료서비스에 대한 지불 능력이나 의사에 따라 차등의 서비스가 제공되거나 욕구에 기초하여 서비스를 제공하는 것이다. 우리나라의 경우는 세번째의 방법을 지향하는 데에 형평의 원리를 적용하고 있는 것 같다.

W. H. Lucy 등은 형평성을 실질적이고 구체적으로 적용하기 위해서는 동등한 대우의 규범으로부터의 일탈은 반드시 구체적인 정당성(specific justification)을 갖추어야 한다고 주장하고 있다. 또한 어떠한 경우든지 각각의 서비스에 대한 최소수준이 존재하여야 하며, 전달된 서비스의 양과 질은 그 최소수준 이하가 되어서는 안 된다.[60]

따라서 보건의료서비스의 경우 인력과 예산이 1인당 또는 가구당 동등하게 분배되어진다 할지라도 그것이 보건의료서비스의 요구에 따라 공평하게 분배되어진 것이라고 결코 말할 수

야 한다. 이러한 이유로 순수 공공재의 공급에 필요한 비용은 강제적 수단에 의한 재원조달을 하고 있다. 박홍립, 경제학 원론(서울 : 박영사, 1992), p.909.

60) W. H. Lucy, et al., op. cit., p.688.
M. Deutsch는 형평성 기준의 하나로 누구도 일정한 최저수준의 이하로 떨어지지 않도록 취급하는 것을 제시하고 있다.
M. Deutsch, Equity, Equality and Need : What Determines Which Value will be Said as the Basis of Distributive Justice? Journal of Social Issues, 31(2), 1974, pp.137~150.

는 없다.

(2) 개념 정의

형평성에 대한 개념을 "단순한 평등이 아니라 평등하면서도 동시에 정당한 것"으로 정의내리고자 한다. 형평의 기본 이념(목표)은 평등이며, 평등은 각자의 역할과 필요를 고려하여 정당한, 즉 상대적 평등이어야 한다.

이러한 형평의 개념은 매우 포괄적이고 기준이 모호하기 때문에 각각의 분석 분야에 따라 알맞은 조작적 정의를 내려 분석해야 한다. 왜냐하면, 형평성의 원리나 기준이 추상적인 정책이념의 영역에서 벗어나지 못하여 구체적으로 조작화될 수 없다면 정책평가의 실제적 기준으로 적용되지 못할 가능성이 크기 때문이다.

예컨대 '필요에 따른 보건의료서비스의 이용'을 형평이라고 정의한 것과 같은 것이다. 세계보건기구(WHO)는 보건정책에 있어서의 형평성을 두 가지로 분류하여 정의내리고 있다. 즉, 첫째, 전국에 1인당 보건의료서비스 예산(비용)이 똑같이 제공되는 것이다. 둘째, 전국적으로 동등한 수준의 서비스를 제공하는 것이다. 첫번째의 형평성 정의는 농촌과 도시 등의 지역차, 계층차를 무시하고 인구 비례로 예산을 배분하는 것으로 의료의 불평등을 더욱 조장시킬 수 있으며, 현재의 상황을 더욱 고착화할 가능성이 크다. 단순히 인구 비례로 예산을 배분한다고 하는 것은 너무 획일적이고 행정 편의주의적 사고가 아닐까 싶다.

두 번째의 형평성 정의는 매우 바람직스럽고 앞으로 추구해야 할 정의라고 생각된다. 이 정의에 따르면 도시지역보다 농촌지역에 많은 예산의 배정이 요구된다. 형평성의 가장 바람직스럽고 지향해야 할 정의는 다른 사회적, 소득계층간에 전국 어느 곳에서나 동등한 보건의료서비스 수준을 유지하는 것이다.[61] 이러한 형평성을 추구하기 위해서는 국가는 계속적으로 '전국적 건강조사'(National Health Research)를 통한 기초 자료가 필수적이라 하겠다. 세계보건기구는 보건의료체계평가에서 형평성을 가장 중요한 평가지표로 채택하고 있다. 건강의 형평성은 어떤 사회적 집단 내 혹은 집단 간에 계통적(systematic)으로 존재하는 건강의 격차(disparity)를 의미한다. 따라서 형평성은 모든 종류의 건강 격차를 말하기 보다는 특정집단에게 일관되게 불리하게 작용하는 특정한 '사회적' 특성과 연관된 건강불평등이 핵심 요소이다.[62]

보건의료서비스 이용의 기회와 혜택이라는 가치가 공평하게 분배되지 못하고, 보건정책에 필요한 제반 비용의 조달이 부담 능력이 부족한 국민들에게 공평하지 못한다면 형평성이 보

---

61) WHO, Poverty, Development and Health Policy, 1978, pp.19~20.
62) 김창엽, 형평성 문제를 어떻게 볼 것인가(http://www.cykim.pe.kr/equity_WS.pdf, 2013. 1.15. 검색).

장된 것이라고 할 수 없다.

결론적으로 보건의료서비스에 있어서의 형평성은 단순한 의료의 보장에 있어서의 타당한 평등뿐만 아니라 기회의 균등, 시간과 순서의 균등, 배분에의 참여 등에 있어서도 각 계층간, 지역간의 동등한 자유를 의미한다고 볼 수 있다. 또한 우리의 경우 의료는 개별적인 문제이면서도 사회체제 내에서 의미를 갖기 때문에 반드시 사회제도적인 관점에서 고찰되어야 한다. 형평의 문제는 흔히 궁극적으로는 사회제도적 측면의 형평의 문제로 귀착되게 된다.[63] 극단적으로 표현하자면, 보건의료서비스의 형평성에 포함된 많은 문제는 결국 최고 정치지도자의 수준에서 결정해야 할 정치적 문제이다.

R. Nozick[64]은 사회구조나 제도에 의한 형평의 달성을 부정하면서 오직 개인주의와 자유주의에 근거한 정의를 주장한다. 즉, 배분적 의미의 형평은 개인의 문제이며 따라서 개인이 내려야 할 개인적인 결정이지 국가나 제도 등의 인위적인 결정과 배분이어서는 안 된다는 것이다. 그는 사회적 가치의 획득은 시장에서의 교환을 통해서 달성되어져야 하고, 분배라고 하는 인위적 기전을 통하는 것을 반대하고 있다. 수요와 공급의 원칙과 자유방임주의가 Nozick의 형평성 기준이라고 볼 수 있다.

자유방임주의에 대한 확고한 기반을 제공한 사람은 Nozick이라 할 수 있다. 그는 자유시장 매카니즘이 개인의 자유를 최대한 보장할 수 있기 때문에 거의 절대적 권리에 해당하는 개인의 자유를 보장하기 위해서는 정부가 분배 과정에 개입하는 것은 결코 바람직스럽지 못하다고 주장하고 있다.

그는 사회적 약자를 보호하기 위해서 타인에게 조세를 부과하는 것은 정당한 것이 못된다고 주장한다. 즉, 근로소득에 과세를 하는 것은 강제노동을 부과하는 것과 같다는 것이다.[65] 그러나 Nozick의 정의론은 상당한 비판을 받고 있다. 현재 지구상에는 완전한 자유방임주의에 입각한 국가체계는 존재하지 않으며 앞으로도 출현할 가능성은 없어 보인다. 의료보장에 대한 차별적 대우와 국가의 보조금지급 등은 Nozick의 정의론으로는 설명이 되지 않는다.

그러나 형평은 사회적 현상으로 보아야 하며 또한 어떤 정형화된 공정한 절차로부터 나오므로 이 절차를 규정하고 개선하는 사회 또는 국가라고 하는 제도의 역할을 결코 무시할 수는 없다. 절대적 정의와 형평은 현대 사회에서 존재하지 않는다. 즉, 정의와 형평은 비교되고 있는 사회와 제도 내 집단의 존재를 전제하고 있다.

---

63) 조 순, 한국에 있어서의 형평의 제 문제, 경제학연구, 제27집 제1호, 1989, p.133.
64) R. Nozick의 형평관은 R. Nozick, Anarchy, State, and Utopia(N.Y. : Basic Books, 1974) 참조.
65) Ibid., pp.155~156.

3) 형평성의 분류

앞에서도 언급했듯이 형평성의 개념은 매우 모호하고 한 마디로 정의내릴 수 있는 성질의 것이 아니기 때문에 형평성을 분석하기 위해서는 개념을 보다 구체화시키고 조작화시킬 필요가 있다. 즉, 형평성의 개념을 구체적인 정책에 적용시킬 경우 누가 동등한가를 결정하거나 무엇이 공평한 대우인가를 결정하는 문제는 해결되지 않은 채 그대로 남아 있기 때문에 이러한 문제를 해결하기 위해서는 형평성의 개념을 분류해 볼 필요성이 있다.[66] 따라서 형평성의 개념 자체가 모호하기 때문에 개념 구체화의 전제로 형평성의 분류 작업이 필요하다.

(1) 수평적 · 수직적 형평성

동일한 것은 동일하게 취급하는 것(equal treatment for equals)이 수평적 형평성(horizontal equity)이고, 서로 다른 상황에 있는 사람들은 서로 다르게 취급하는 것(unequal treatment for unequals)이 수직적 형평성(vertical equity)이다.

수평적 형평성에 따르면 보건의료서비스 분배를 결정짓는 특징을 똑같이 소유한 모든 사람은 동등한 양의 서비스를 제공받아야 한다. 즉, 빈부, 연령, 인종, 성 등에 관계없이 보건의료에 대한 동등한 욕구를 가지고 있는 사람은 동등한 대우를 받아야 한다.[67]

그러나 보건의료서비스의 경우, 특히 서비스 이용의 경우 수평적 형평성으로 형평성을 측정 · 분석하는 것은 매우 어렵다. 왜냐하면, 보건의료서비스의 이용은 개인의 선택의 문제가 내포되어 있기 때문이다. 따라서 형평성의 평가 기준은 동등한 이용보다 접근의 형평성에 있다.[68] 동등한 욕구에 대한 동등한 접근이란 요구된 보건의료서비스 이용에 대한 기회를 동등하게 보장하는 것이다.

수직적 형평성이란 성, 연령, 지리적 위치, 건강 상태, 부 등이 다른 이질적 집단간의 서비스 배분을 위한 이론적인 근거를 마련하기 위해 고안된 것이다. 수직적 형평성의 경우 국가는 이질적 수혜집단의 자연적인 특성과 사회적 특성간의 차이를 고려하여 최소 수혜자에게 이익이 되도록 하여야 한다.

수직적 형평성의 이론적 근거가 널리 용인되고 있다면 일단 수직적 형평성은 달성된 것으로 본다. 일반적으로 정책의 평가 기준으로서의 형평성은 수직적 형평성을 말하는 경우가 많다.[69] 배분적 정의는 일반적으로 형평성 중에서도 수직적 형평성을 의미한다.

---

66) 김 인, 공공서비스 배분의 결정요인과 형평성에 관한 연구, 서울대학교 박사학위논문, 1986, p.79.
67) A. Wagstaff, On the Measurement of Horizontal Inequity in the Delivery of Health Care, Journal of Health Economics, Vol.10, 1991, pp.169~170.
68) Mooney 등은 보건의료이용(utilisation)의 관점에서 형평성을 측정해야 한다고 주장하고 있다. G. Mooney et al., Utilisation as a Measure of Equity, Journal of Health Economics, Vol.10, 1991, p.476.

(2) 절대적 · 상대적 형평성

절대적 형평성(absolute equity)이란 모든 대상에 대해 획일적으로 똑같이 취급하는 것을 말하고, 상대적 형평성(relative equity)이란 대상의 여러 가지를 고려하여 차등적으로 취급하는 것을 의미한다. 절대적 형평성은 위의 수평적 형평성에 가까운 수적(numerical) 평등을, 상대적 형평성은 수직적 형평성에 가까운 비례적(proportional) 평등을 의미한다.

절대적 형평성은 의료의 욕구가 사회 · 경제적 구조에서 발생하는 원인과 배경을 무시하고 있다. 절대적 형평성은 대체로 형식적인 평등이 되기 쉽다. 이렇게 될 경우 실제로 필요도 없는 사람에게 급여가 이루어지고 반면에 진정으로 필요로 한 사람에게는 급여가 주어지지 않게 된다. 절대적인 형평의 추구와 보장의 노력은 또 다른 비형평을 초래한다.

(3) 사전적 · 사후적 형평성

전망착안(prospect-regarding)의 형평성이라고도 하는 사전적(ex ante) 형평성이란 대상에 대하여 취급될 확률이 똑같이 제공되는 것을 의미한다. 즉, 복권의 경우 사전에 누구든지 당첨될 확률이 동등하다고 볼 수 있는데, 이처럼 기회나 위험이 똑같이 제공될 경우 사전적 형평성은 보장된다고 본다. 즉, 사전적 형평성은 법 앞의 평등과 같은 것으로 모든 사람들의 상황이나 처지가 같다는 것을 전제로 한다.

수단착안(means-regarding)의 형평성이라고도 할 수 있는 사후적(ex post) 형평성이란 대상에게 사실상의 몫이나 자원을 공평하게 배분하는 것(equal shares and equal procedures)으로 진실한 의미의 형평성이라고 할 수 있다.[70)]

형평성을 사전적, 사후적으로 분류하는 것은 평등의 자체 보장보다는 기회의 평등보장이라는 현실적인 면을 강조하고 있다. 즉, 평등 자체는 현실적으로 볼 때 실현 불가능할 가능성으로 사문화될 수 있는 반면, 기회의 평등은 현실적으로 가능한 사실상의 평등인 것이다.[71)]

평등한 수단을 보장해 주는 목적과 효과는 성공의 동등한 전망에 있는 것이 아니라 성공의 합법적인 불평등한 전망에 있다. 평등이란 동등하게 다루어진 것(to be treated equally)이라는 Aristoteles의 사상은 기회의 수단착안 평등(menas-based equality)을 의미한다. Federickson은 기회의 평등을 수단평등 기회와 전망(기대)평등 기회로 나누어 설명하고 있다.[72)]

---

69) 송명우, 주택금융정책의 형평성 및 저해요인분석, 서울대학교 석사학위논문, 1991, p.11.
70) D. Rae, Equalities(Cambridge, Mass. : Harvard University Press, 1981), p.92.
71) 김태수, 형평성의 개념과 측정에 관한 연구, 서울대학교 석사학위논문, 1987, p.27.
72) H. G. Federickson, Public Administrations and Social Equity, PAR, 50(Mar./Apr. 1990), p.231.

(4) 투입 · 산출 형평성

예산배분과 같이 사전에 이루어진 것이 투입 형평성의 개념이며, 사후 사업의 결과에 나타난 형평성이 산출 형평성이다. 즉, 투입 형평성은 자원배분의 균등을 지칭한 반면 산출 형평성은 인지된 필요나 소비자의 사회적 가치와 관련하여 그러한 자원을 배분하는 체제의 대응성을 의미하는 것이다.[73)]

산출(결과)의 형평이 진정한 의미의 형평이라 하겠고 가장 달성하기 어렵다. 한 국가의 보건의료체제가 국민의 건강증진을 유일한 목표로 하고 있다면 형평성은 투입 형평성이라기보다는 산출 형평성을 의미한다. 즉, 보건의료서비스의 배분보다는 건강의 배분에 중점이 있다.

산출의 측정이 매우 복잡하고 아직은 기술적 발달의 초기 단계에 있으며, 산출이 반드시 특정한 투입의 결과에 의한 것이라고 할 수는 없고, 투입에 대한 최종 산출물을 무엇으로 하느냐에 대한 합리적인 기준이 없는 상황에서 산출 형평성을 논하는 것은 무리가 있다. 그러나 많은 학자들이 산출 형평성에 지대한 관심을 가지고 있다. 이들은 공공사업이 사회에서 요구되는 바람직하고 생산적인 산출을 생산해야 할 뿐만 아니라 사회 전체의 이익에도 기여해야 한다고 생각하고 있기 때문이다.[74)]

(5) 개인적 · 집단적 형평성

개인간의 형평성과 집단간의 형평성으로 이분하여 분류하는 방법이다. 이러한 분류는 또한 동일 집단 내에서의 개인간의 형평성, 2개 이상의 상이한 집단에 속해 있는 개인들간의 형평성, 2개 이상의 집단간에 발생하는 집단간의 형평성으로 나누어 분석할 수 있다. 물론 보건정책의 목적은 건강의 보장이며, 단지 보건의료서비스의 제공은 결코 아니다. 따라서 집단의 건강보다는 개개인의 건강증진이 우선이다. 그러나 개개인의 건강에 대한 형평성을 측정하기는 거의 불가능하다.

4) 형평성의 평가 기준

(1) 형평성의 제 평가 기준

국가가 공공정책을 통해 제공하고 있는 여러 서비스의 형평성을 평가할 때는 항상 어떤 준

---

73) R. W. Rycroft, Bureaucratic Performance in Energy Policy Making : An Evaluation of Output Efficiency and Equity in the Federal Energy Administration, Public Policy, 26(4)(Fall 1978), p.601.

74) G. P. Whitaker, Who Puts the Value in Evaluation? Social Science Quarterly, Vol.54(March 1974), p.759.

거 기준이 있기 마련이다. 이러한 준거 기준은 학자에 따라 여러 가지로 구분되고 있다. H. G. Frederickson은 평등성, 책임성, 공정성, 대응성, 시민참여를, N. Rescher는 평등, 필요, 능력과 성취(실적 · 업적 · 공적), 노력, 생산성, 사회적 유용성(사회효용), 수요와 공급[75] 등을 형평성의 평가 기준으로 제시하고 있다.

근래 가장 많이 응용되고 있는 것은 J. L. Hochschild의 형평규범의 연속(continuum of equity norm)으로 그는 평등, 필요, 노력, 지불한 돈, 결과,[76] 귀속,[77] 절차[78] 등을 공공정책의 형평성 평가를 위한 기준으로 선택하고 있다. 또한 형평의 제일 끝에 평등을, 차별의 제일 끝에 귀속을 두는 연속선상에서 형평의 기준을 분석하였다.[79]

Levy 등은 형평성을 세 가지의 기준으로 정의내리고 있다. 즉, 편익제공에 드는 비용에의 기여도에 비례하여 정부기관이 편익의 몫을 공평하게 배분하는 시장형평(market equity), 평등한 기회, 평등한 결과[80]를 들고 있다.[81]

또한, D. Miller는 권리, 실적, 필요를,[82] W. Lucy는 평등, 필요, 수요, 선호, 지불용의[83] 등을 제시하고 있다.

C. Perelman[84]는 형평성의 평가 기준으로 평등, 공과, 결과, 계급, 법의 규정을, S. Gordon[85]은 재산, 공정한 교환, 공적, 평등, 기회의 평등, 필요 등을 제시하고 있다. 또한 Frohock는 중요한 평가 개념으로 평등, 능률, 파레토 최적, 공익의 기준을 제시하고 있다.[86]

---

75) N. Rescher, op. cit., pp.73~81.
76) 수혜자가 생산했거나 생산할 산출물의 질에 비례하여 편익을 배분.
77) 성, 인종, 사회 · 경제적 계급, 연령 등과 같이 유전적(선천적), 사회적(후천적)으로 정의된 특징에 근거하여 편익을 배분.
78) 먼저 온 사람이 먼저 서비스를 받거나(first-come, first-served), 무작위 복권과 같이 특별히 정의된 어떤 절차에 근거하여 편익을 배분.
79) J. L. Hochschild, What's Fair : American Beliefs about Distributive Justice (Cambridge, MA. : Harvard University Press, 1981), pp.50~51.
80) 평등한 기회는 자원의 할당(allocation of resources)에, 평등한 결과는 산출의 배분(distribution of outcomes)에 중점을 두고 있다. 또한 전자는 공평한 운영(fair play)을, 후자는 공평한 몫(fair shares)을 의미한다. W. Ryan, Equality(N.Y. : Pantheon Books, 1981), W. Blanchard, Evaluating Social Equity : What Does Fairness Mean and Can We Measure It, Policy Studies Journal, 15(1)(Sep. 1986), p.35에서 재인용.
81) W. Blanchard, op. cit., pp.34~35.
82) D. Miller, Social Justice(London : Oxford University Press, 1976), p.27. 권리와 실적, 권리와 필요는 양립할 수 있다. 그러나 실적과 필요간에는 갈등이 발생할 소지가 충분하다.
83) W. Lucy, Equity and Planning for Local Services, Journal of the American Planning Association(Oct. 1981), p.448.
84) C. Perelman, 심헌섭 · 강경선 · 장민영 역, 법과 정의의 철학(서울 : 종로서적, 1986), pp.9~10.
85) S. Gordon, Welfare, Justice and Freedom(N.Y. : Columbia Univ. Press, 1980), pp.83~114.
86) 조선일 역, 앞의 책, pp.310~321.

G. Outka는 동등한 접근을 목표로 하는 형평성의 기준으로 실적, 사회적 공헌, 공급과 수요, 필요, 유사한 경우에 대한 유사한 대우 등 다섯 가지를 제시하고 있다.[87)]

우리나라에 있어서 정[88)]은 평등, 실적, 욕구를, 배[89)]는 평등, 공적, 필요, 공익 등을 들고 있다. 본서에서는 형평성의 평가 기준으로 평등, 실적, 필요를 들어 설명하고자 한다. 이 세 가지는 거의 모든 논자들이 합의를 보고 있는 기준이라 할 수 있다.

(2) 형평성 평가 기준

① **평등(equality)**

보편주의 원칙(universality)에 의한 평등을 의미한다. 평등주의자(egalitarians)들의 주장으로 무차별 평등이라는 규범적 성격을 띠고 있다. 개인적 자질이나 업적의 차이 등의 사회·경제적 조건과 관계없는 무조건의 평등을 의미한다. 이러한 절대적 평등은 절대적 비형평성을 내포하고 있다. 정의로운 불평등(just inequality)의 존재에 대해서는 이론의 제기가 거의 없으므로 절대적 평등은 현실성이 없다고 본다. 따라서 절대적인 평등은 Kant의 목적론적 인간관에 근거한 것으로 한 사회가 추구해야 할 목표이므로 가공적이고 이론적인 구성물이라고 할 수 있다. 절대적 평등이라는 목표가 단순히 구성원간의 단순한 물리적 동일을 의미한다면 그것은 오히려 평등주의의 본질에 어긋난다. 절대적 평등의 추구가 또다른 불평등을 야기시킬 수 있음을 간과해서는 안 된다.

절대적 평등, 무조건적 평등의 철저한 적용은 인간 존엄성의 고양이라는 목표를 스스로 부정하는 자기 모순에 빠지게 된다. 절대적 평등의 주장은 개인의 우수성이나 특수한 자질에 대해 정당한 보상을 하지 않음으로써 본래의 의도는 아닐지언정 구성원들의 범용성과 균질성을 강요할 위험부담을 갖게 된다. 따라서 무조건적 평등의 적용은 비현실적이지 않을 수 없다.[90)]

우리나라 헌법은 전문에서 "정치·경제·사회·문화의 모든 영역에 있어서 각인의 기회를 균등히"한다고 선언하고 있으며, 헌법 제11조는 "모든 국민은 법 앞에 평등하다. 누구든지 성별·종교 또는 사회적 신분에 의하여 정치적·경제적·사회적·문화적 생활의 모든 영역에서 차별을 받지 아니한다"고 규정하고 있다. 이는 절대적인 평등의 보장이라기보다는 합리

---

87) G. Outka, Social Justice and Equal Access to Health Care, Perspec Biol Med, 18 : 185, 1975 : L. A. Aday & R. M. Andersen, Equity of Access to Medical Care : A Conceptual and Empirical Overview, Medical Care, XIX(12, Supplement), December, 1981, pp.7~9에서 재인용.

88) 정용덕, 한국에서의 배분적 정의와 공공정책, 한국정치학회보, 16, 1982, pp.289~309.

89) 배상수, 앞의 논문, pp.17~39.

90) 위의 논문, p.18.

적인 차별의 용인을 의미하며, 평등의 개념은 기회의 평등으로 해석할 수 있다.

Tawney는 단순한 기회의 평등보다는 평등한 기회의 보장이 중요하다고 주장하고 있다. 즉, 그는 "기회의 평등이란 무능력의 해소와 능력의 창출에 달려 있으며 … 어떤 자는 환경의 이점을 크게 받는 반면에 어떤 자는 환경에 자신의 능력을 삭감받기 때문에 기회의 평등이란 고상하지만 실현이 희박한 허구에 지나지 않는다"고 논박하고 있다.[91] 보건의료서비스에 있어서의 기회의 평등이란 각 개인이 모두 동등한 양과 질의 서비스를 제공받아야 한다는 것을 의미하지는 않는다. 보건의료 분야에서 기회의 균등을 보장하기 위해서는 의료자원의 보편화, 의료전달체계의 확립, 의료비의 합리화, 서비스의 질적 향상, 의료관리의 과학화 등의 제수단적 장치가 선결되어야 한다.

기회균등 자체가 결과의 평등을 보장하지는 못한다. 그러므로 진정한 평등이란 존재하지 않으며 얼마나 평등에 가까이 접근하느냐가 중요한 판단 근거가 된다고 생각한다.

② 실적(merit)

Arisoteles도 각 개인의 실적(공적)에 따른(to each according to his deserts) 평등, 즉 비례적 평등을 개념화하였다. 실적은 개인의 활동과 능력에 의존한다. 개인의 자유와 경쟁적 시장경제체제를 최고의 가치로 삼고 있는 자유주의자들의 주장은 바로 이 실적에 의한 가치의 배분인 것이다. 실적은 자본주의 사회에서의 가장 중요한 경제적 보상 기준이다.

우리나라 헌법 전문에도 "능력을 최고도로 발휘하게 하며…"라고 선언하고 있는데, 이는 실적을 중시하고 있는 것으로 보인다.

실적의 기준이 정당화되고 있는 이유는 그것이 능률과 생산을 자극하여 공공의 이익을 가져다준다는 공리주의적 영향에서이다.[92] 실적이 형평성의 평가 기준으로 타당성과 보편성을 인정받기 위해서는 모든 사람들이 같은 출발선에 있어야 한다는 대전제가 갖추어져 있어야 한다. 즉, 동등한 기회가 보장되어야 하며 사회 전반에 걸친 정의가 확립되어야 하며, 또한 합리적인 완전경쟁이 가능해야 한다.[93] J. Adams[94]에 의하면 다른 사람들의 보상과 자신

---

91) R. H. Tawney, 임종철 역, 평등(서울 : 한길사, 1982), pp.103~104.

92) 김 인, 앞의 논문, p.77.

93) 기회의 평등이란 하나의 허울에 불과하며, 평등주의를 위장하여 차별적 배분을 정당화하려는 술수에 불과하다는 비판이 강력하게 제기되고 있다.
W. Nelson, Equal Opportunity, Social Theory and Practice, Vol.10(1984), pp.157~184. : P. Westen, The Concept of Equal Opportunity, Ethics(July 1985), pp.837~849. : D. Florig, The Concept of Equal Opportunity in the Analysis of Social Welfare Policy, Polity, Vol.18(1986), pp.392~407 참조.

94) J. Adams, "Inequity in Social Exchange" in H. Tosi and W. Hamner eds., Organizational Behavior and Management : A Contingency Approach(Chicago : St. Clair Press, 1974), p.293.

의 것을 비교할 때 많은 사람들이 자신의 보상이 작다고 인식하게 될지라도 그러한 것이 불공평하다고 느끼지는 않고 있다. 왜냐하면, 보다 높은 보상을 받게 된 사람들은 그러한 보상을 얻을 만한 것으로 인지하고 있기 때문이다.

결국 사람들은 보상에 대한 자신의 노력 비율이 비교 대상이 되는 다른 사람들의 보상에 대한 노력 비율과 다를 때 불평등을 인지하게 된다.

③ 필요(need)

㉠ 형평성 기준으로서의 필요

형평성의 기준으로 필요는 인간의 가장 본질적인 면을 내포하고 있다. 특히 보건의료의 경우 그 특성상 최소한의 필요에 의해 형평성이 평가된 다음에서야 앞의 평등이나 실적에 의한 형평성 평가가 의미가 있는 것이다. 즉, 능력이나 실적에 관계없이 최소한의 수준을 보장해야만 인간이 인간으로서의 자격을 갖추게 된다.[95]

그러나 필요는 매우 주관적이고 심리적인 면이 강하기 때문에 객관적인 평가 기준이나 측정지표를 만든다는 것이 매우 어렵다. 또한 실질적 필요와 인지된 필요와의 구별이 어려울 뿐만 아니라 어느 정도의 수준이 최소한 인지를 결정하는 것도 어렵다.

마르크스주의자들은 자유보다 평등에 더 가치를 두며, 능력에 따라 일하고 필요에 따라 분배를 받는 결과의 평등을 강조하고 있다. 즉, 개인의 필요는 실적(능력)과 관계없이 충족되어야 한다는 것이다.

E. M. Burns는 필요의 결정 기준으로 ① 피보험자가 개별적으로 제시한 실질적 필요, ② 필요의 평균 추정치, ③ 피보험자가 부담한 비용(보험료)의 부담치, ④ 수혜자의 과거수입 또는 생활수준을 제시하고 이 가운데 어느 한 가지에 의해 필요가 결정되는 것으로 보았다.[96] Burns의 기준은 현물급여가 주가 되고 있는 건강보험이나 의료급여제도의 급여 기준으로 하기에는 무리가 있다.

형평성 기준으로서 필요는 평등주의와 실적주의의 실현을 위한 하나의 중재적 기준이라 할 수 있다. 진정한 완전평등, 즉 절대적 평등이란 획일적인 개념으로서의 동일한 취급(identical treatment)을 하는 것이 아니라 개개인들 사이의 서로 다른 필요(different individual needs)에 따라 차등의 대우(different treatment)를 하는 것을 의미한다.[97]

---

95) 생활이나 소득의 측면에서는 '최저' 또는 '기본'이라는 선(기준)을 설정할 수 있으나 보건의료서비스에 있어서는 그 특성상 성립하지 않는다. '적정' 또는 '최적'의 의미로 사용되어야 한다.

96) E. M. Burns, Social Security and Public Policy(N.Y. : McGraw-Hill Book Company Inc., 1956), p.19. 신수식, 사회보장론(서울 : 박영사, 1992), p.38, 155에서 재인용.

97) 정용덕, 앞의 논문, p.305.

자신이 필요하다고 느낀 것보다 덜 받게 되거나 비교 대상이 되는 사람에게 필요 이상으로 보건의료서비스가 제공될 때 사람들은 불평등을 인지하게 된다.

ⓛ 필요의 분류

인간은 많은 욕구를 가지고 살아간다. 이러한 인간의 욕구는 개인과 사회발전의 원동력이자 활력소의 역할을 한다. 인간은 자신의 욕구가 성취되고 충족되었을 때 즐거움을 느끼고 좌절되거나 미충족될 때 불만을 가지게 된다.

욕구의 분류에 대한 이론은 대부분이 동기부여의 이론과 함께 발전되었다.[98] 의료의 필요를 분류하는 작업은 의료필요에 대한 정의와 측정을 어느 정도 가능하게 하기 위해서이다. 의료필요의 해결에 앞서 필요의 정의와 측정이 선행되어야 한다.

의료필요의 정의와 측정을 위한 분류 방법으로 사회정책학자인 J. Bradshaw[99]의 분류를 이용하는 것이 가장 체계적이고 정밀한 것이라고 생각된다.[100] 그는 필요를 규범적 필요(normative need), 인지된 필요(felt need), 표출된 필요(expressed need), 비교필요(comparative need)의 네 가지 형태로 분류하였다.

규범적 필요란 보건의료 전문가(의사 등 전문직종에 종사한 사람뿐만 아니라 행정관료 포함)들이 인정하는 필요를 말한다. 배는 규범적 필요가 가치의 진공 상태에서 내려진 것이 아니라 전문가 자신의 가치 경향에 따라 달라질 수 있다고 주장하고 있으나[101] 보건의료 분야에 이를 그대로 적용시키기에는 무리가 따른다고 본다. 왜냐하면, 보건의료 분야에 있어서 전문가가 소비자의 필요를 인정하는 과정을 살펴보면 자신의 전문적인 지식과 의료기기에 근거하여 비교적 가치중립적으로 필요를 판단하고 있기 때문이다. 보건의료서비스의 필요가 객관적이고 과학적으로 판단되도록 전문가는 스스로 노력하고 있다.

인지된 필요란 개인이 절실히 느끼는 주관적인 필요를 의미한다. 보건의료서비스 이용의 출발점은 인지된 필요에서이다. 인지된 필요는 주관적이기 때문에 그 측정이 매우 어렵다. 또한 인지된 필요는 소비자의 사회·경제적 수준과 주변환경에 따라 달라질 수 있다. 인지된 필요가 규범적 필요로 되어가는 과정이 바로 질병의 치료 과정이다.

인지된 필요란 외부에 의한 것이 아닌 내부에서 생겨난 '지각된 필요'이다. 오늘날 보건정책이 아래로부터 위로 접근하는 상향적 흐름을 강조하고 있기 때문에 인지된 필요는 더욱 중

98) Maslow의 욕구단계설(Need Hierarchy Theory), Alderfer의 ERG이론(Existence, Relatedness and Growth Theroy), Herzberg의 2요인 이론(Two-Factor Theory), McClelland의 성취동기이론(Achievement Motivation Theory) 등이 있다.
99) J. Bradshaw, "The Concept of Social Need," N. Gilbert and H. Specht(eds.), Planning for Social Welfare(Englewood Cliffs, N. J. : Prentice-Hall, 1977), pp.290~296.
100) Bradshaw의 욕구분류에 대한 것은 배상수, 앞의 논문, pp.27~29 참조.
101) 배상수, 앞의 논문, p.27.

요시되고 있다.[102]

표출된 필요란 인지된 필요가 실제의 해결을 위한 수단에 대한 요구로 나타난 필요를 의미한다. 인지된 모든 필요가 보건의료서비스 이용으로 바로 연결되지는 않는다. 왜냐하면, 인지된 필요가 실제로 표출되는데는 많은 제약점이 있기 때문이다. 이러한 제약점을 어느 정도 해결해 주는 것이 의료보장정책이다. 표출된 필요는 측정의 용이성으로 인해 보건의료서비스의 수요와 공급에 대한 기준으로 가장 널리 이용되고 있는 필요이다.

의료 소비자가 언어상의 문제나 지식 부족으로 표현할 능력이 없거나 표현하고 싶지 않을 경우 필요의 일부는 표현되지 않는다. 따라서 표출된 필요는 인지된 필요 중 표현되지 않은 필요가 제외되기 때문에 수요(demand)의 지표로 받아들이기는 곤란할 경우가 많다. 서비스나 치료가 덜 이용된다고 해서 덜 필요한 것은 결코 아니다.[103]

비교필요란 유사한 조건을 가지고 있는 개인이나 집단이 비교가 되고 있는 개인이나 집단에 비해 동일한 서비스를 제공받지 못할 경우에 소외층에서 가지게 되는 필요를 말한다. 인간은 사회적 동물이며 비교하기를 또는 비교되기를 좋아한다. 전국민건강보험의 실시로 모든 국민은 당연히 동질의 보건의료서비스를 제공받아야 한다고 생각하고 있으며, 그렇지 못할 경우 심한 저항과 좌절을 느끼게 된다. 비교필요란 모든 소비자는 동등의 혜택을 받아야 하며 그러기 위해서는 국가의 모든 자원이 평등하게 분배되어야 한다는 것을 전제로 하고 있다.

㉢ 보건의료서비스에 있어서의 필요의 개념

의료필요를 좁은 의미에서 사용하면 경제적·시간적·장소적 제약 없이 개인이 스스로 인식하고 판단하여(felt need, perceived need, recognized need) 의사에게 진찰을 받고 싶은 마음을 의미한다.[104] 넓은 의미의 필요에는 여기에다 의료인의 과학적인 진단결과 치료가 필요하다고 판단(professionally judged need)하는 것을 포함한다.[105]

A. Donabedian은 보건의료서비스에 있어서의 필요(need)를 "건강과 안녕 상태에 어떤 장애(some disturbance in health and well-being)가 있어서 의료가 필요한 현상"으

102) J. Naidoo, 지역보건연구회 역, 건강증진(서울 : 계축문화사, 2001), p.348.
103) 위의 책, p.493
104) 이를 want로 볼 수도 있을 것이다.
105) 이런 경우 need를 필요로 번역하기도 한다. 즉, 처음 자신의 신체에 이상을 느끼고 의료기관을 방문하여 의사에게 진찰을 받고 싶다고 느끼는 것을 욕구(want)라 하고, 경제적·시간적·장소적 고려를 한 후 실제로 의료기관을 방문하는 것을 수요(demand)라고 할 때, 필요는 의사의 진단결과 전문적인 치료와 처방이 필요하다고 인정되는 경우에 한해서 수요는 필요(need)로 전환하게 되는 것이다. 따라서 want → demand → need의 순에 따라 환자는 질병을 치료하게 된다.
욕구와 필요, 필요와 수요는 점차 접근하는 경향이 있다. 소비자의 의료에 대한 지식과 정보가 향상되고 공급자가 소비자의 요구를 수용할수록 욕구와 필요는 일치하게 되며, 또한 건강보험의 도입으로 필요와 수요가 일치되는 방향으로 나아가게 된다.

로 간략하게 정의내리고 있다.[106] 이 견해는 의료필요를 너무 광범위하게 해석하고 있으며 제한된 의료자원을 고려하지 않은 인도주의적인 견해라 할 수 있다.

소비자와 공급자의 관점이 각각 다르므로 필요의 개념은 복잡할 수밖에 없다. 즉, 소비자의 필요에 대한 관점은 공급자의 그것과 상당한 차이가 있다. 첫째, 소비자는 질병의 원인, 진행, 치료 등에 대한 과학적인 사고를 덜 가지고 있다. 둘째, 충분한 과학적인 지식을 가지고 있다 할지라도 특정 질병에 대한 불완전한 정보를 가지고 있다. 여기에는 정보의 비대칭이 한몫을 하고 있다. 셋째, 소비자는 최종적인 결과보다는 현재의 눈에 보이는 확실한 치료에 중점을 두고 있으므로 시간을 보는 지평이 매우 좁을 수밖에 없다. 넷째, 소비자는 육체적 불편이나 성공적인 생활과 장애의 관점에서 질병의 영향에 대해 더 많은 관심을 갖는다.[107]

각자는 자기 스스로 의료의 필요를 결정한다. 보건의료서비스가 시작되는 출발점은 소비자와 공급자간의 평가가 일치한 시점이라고 본다. 개인적 필요의 복잡성으로 인해 국가의 보건정책 수립시 필요에 대한 정확한 판단은 매우 어려울 수밖에 없다. A. Williams는 필요에 대한 고려 사항으로 기술적인 판단(technical judgement)과 사회적 가치판단(social valuation judgement)의 두 가지를 지적하고 있다.[108] 즉, 치료를 통해서 개인의 건강을 증진시킬 수 있는 범위와 건강증진의 바람직한 정도를 고려해야 한다는 것이다.

인지된 의료필요가 모두 치료 과정에 흡수되지는 않으며 또한 모두가 필수적인 의료는 아니다. 보건의료의 측면에서 형평성을 논할 때 두 가지 관점에서 생각할 수가 있다.

첫째, 의료이용과 탐색 과정에서 결정적인 역할을 하는 것은 소비자의 보건의료서비스 구매력(소득과 재산수준)이다. 이러한 구매력을 신장시켜 의료이용의 경제적 장벽을 제거하는 것이 의료보장정책의 제1의 목표인 것이다. 따라서 이러한 구매력에 대한 형평성의 평가가 매우 중요하다. 둘째, 보건의료서비스에 대한 구매력이 있다고 해서 반드시 의료이용으로 나타나는 것은 아니다. 구매력과 의료공급이 만나야 한다. 즉, 의료자원의 형평성도 의료 구매력의 형평성 못지않게 중요하다.

보건의료서비스의 이용결정 요인들은 매우 다양하며, 어느 한 요인에 의해 이용이 결정되는 것이 아니라 여러 요인에 의해 복합적으로 결정된다.[109]

---

106) A. Donabedian, Aspect of Medical Care Administration(Cambridge, Mass. : Harvard University Press, 1973), pp.61~62.

107) Ibid., p.63.

108) A. Williams, Needs as a Demand Concept, in A. J. Culyer, ed., Economic Policies and Social Goals(London : Martin Robertson, 1974), pp.71~72. A. Wagstaff, QALYs and the Equity-Efficiency Trade-Off, Journal of Health Economics, Vol.10, 1991, p.31에서 재인용.

109) D. Phillips, Health and Care in Third World(N.Y. : Longman Scientific & Technical, 1990), p.195 참조.

즉, ① 가격(직접비 : 서비스 가격, 본인부담금 ; 간접비 : 교통비, 기대시간, 상실소득), ② 기타 가격(대체재, 보완재의 여부 및 가격), ③ 소득수준(소득, 소득원, 자산소득, 미래소득), ④ 의료이용의 시간 할당[110](직업 종류, 직업), ⑤ 보건의료의 필요(생물학적 필요, 인지된 필요), ⑥ 인구학적 특성(성, 연령, 가족 구성원수, 가족구조), ⑦ 도시화의 정도(도시·농촌, 소·중·대도시), ⑧ 보건의료에 대한 지식과 정보(문화수준, 교육수준), ⑨ 의료제도적 요인(의료자원의 분포, 의료전달체계) 등의 여러 요인에 의해 보건의료서비스의 이용이 결정된다.

보건정책은 인간의 기본적인 필요의 충족을 기본 목적으로 한다. 즉, 인간의 생명과 관련된 기초적인 필요는 모든 사람에게 공통된 것이므로 국가는 최소한 이를 보장해야 할 의무를 가지고 있다. 의료에 있어서는 필요에 따른 분배라는 의미에서의 평등화의 원칙이 요구된다.

5) 보건의료서비스에 있어서의 형평성

의·식·주·보건의료라는 생활필수품 중에서 보건의료만큼 정부가 적극적으로 개입하고 있는 것을 찾아보기 힘들다. 이것은 보건의료를 제외한 다른 것은 소득보장을 통하여 해결이 가능한 것이지만 보건의료는 정부의 개입 없이는 문제 해결이 불가능하다는 것을 의미한다. 빈부 격차에 따른 의식주의 차이는 자본주의 경제체제하에서는 용인되고 있는 반면, 보건의료의 차별은 국민들이 받아들이기에는 상당한 저항이 뒤따르고 있다. 이것은 다른 어떤 분야보다도 보건의료 분야는 형평성의 원칙이 강조되어야 한다는 무언의 합치라고 생각된다.

문[111]은 건강권을 ① 건강할 권리(right to health), ② 건강돌봄을 받을 권리(right to health care), ③ 건강돌봄 과정에서의 권리(right in health care)의 세 가지 차원에서,[112] 보건의료의 형평성을, ① 건강에 대한 사회구조적 차별위협, ② 보건의료 접근상의 불평등, ③ 보건의료체계 내의 차별진료 등의 세 가지 차원으로 분류하여 설명하고 있다.

또한 A. Wagstaff는 형평성의 개념을 동일한 욕구에 대한 동일한 대우(equal treatment for equal need), 접근의 평등(equality of access), 건강의 평등(equality of health), 선택에 있어서의 형평(equity and choice) 등 네 가지의 관점에서 분석하고 있다.[113]

---

110) 의료이용의 시간적 제약은 소비자의 직업적 특성에 많은 영향을 받는다. 봉급생활자들은 질병발생시 직무상의 이유로 의료이용에 제약을 받는 경우는 극히 드물다. 그러나 자영업자, 특히 저소득층일수록 의료이용에 대한 시간적 기회비용은 비교적 크기 때문에 시간적 제약을 받을 가능성은 훨씬 크다.

111) 문창진, 보건의료사회학(서울 : 신광출판사, 1990), pp.223~239.

112) Aday 등은 보건의료서비스에의 접근을 고려할 때 가장 근본적이고 규범적인 출발점은 건강돌봄을 받을 권리라고 하고 있다. L. A. Aday and R. M. Andersen, op. cit., p.5.

113) A. Wagstaff, op. cit., pp.29~43.

본서에서는 다음과 같은 세 가지의 관점에서 형평성을 분류해 보고자 한다. 보건의료에서의 비형평성은 계층간, 지역간, 제도간에 앞에서 언급한 3종류의 건강권이 보장되지 않을 때 나타난다.

(1) 계층간의 비형평성

계층은 단적으로 제도화된 인간의 불평등의 체계이며, 보상의 불평등한 분배체계이다. 따라서 희소한 가치를 분배하는 과정에서 상위계층은 하위계층에 비해 유리한 위치에 서게 된다. 소득, 교육수준, 직업 등의 사회・경제적 지위의 차에 따라 구조적인 차이가 발생하는 것은 결코 바람직스럽지 못하다.

빈곤계층일수록 다른 계층에 비해 상병률이 높게 나타난 반면 의료이용률이 낮다면 계층간의 비형평성은 크다. 보험료가 부담이 되거나 본인 부담금 때문에 의료이용에 제약을 받게 된다면 형평성에 문제가 있는 것이다.

(2) 지역간의 비형평성

같은 보험료를 내면서도 거주 지역에 따라 보건의료에의 접근도가 차이가 있어서는 안된다. 자유민주주의 국가에서는 의료인력과 시설의 물리적인 균등배치가 결코 쉬운 일은 아니겠지만 제도적인 보완을 하지 않으면 안 된다. 자본주의 국가에서도 보건의료가 점차 사회화[114]되고 공공재화되어 가고 있다. 따라서 보건의료에 대한 구매력이 있는 지역에만 의료공급이 제공된다면 사회정의의 측면에서도 올바른 것이 못된다.

(3) 제도간의 비형평성

한 나라의 보건정책이 다양한 제도로 구성될 경우 제도간의 혜택이나 접근도, 비용부담 등이 공평해야 한다는 것에는 논란의 여지가 있을 수 없다. 다양한 제도는 국민의 건강보장이라는 목적을 달성하기 위한 하나의 수단에 불과하다. 따라서 국민의 건강에 대한 형평성을 보장하기 위한 제도가 또 다른 비형평성을 야기한다면 새로운 사회문제가 발생하게 되는 것이다.

우리나라의 경우 건강보험제도간의 혜택과 접근도에 있어서는 어느 정도 형평성이 달성되고 있지만 비용부담의 측면에 있어서는 형평성이 달성되었다고는 볼 수 없을 것 같다. 1990년 이후 건강보험수가와 의료급여(보호)수가의 통합으로 차별 진료가 상당히 개선되었다.

---

114) 의료 사회화란 의료기회의 균등을 의미한다. 자본주의에 있어서 의료 사회화는 ① 의료자원의 보편화, ② 의료조직 기능의 계열화, ③ 의료비의 합리화, ④ 서비스 경영의 합리화, ⑤ 의료관리의 과학화와 같은 목표가 달성되어야 한다.

6) 형평성과 효율성

효율성(efficiency)과 형평성은 모든 사회가 추구하는 목표이다. 전자는 어떤 재화를 어떻게 생산할 것인가의 문제이며, 형평성은 생산된 재화를 사회의 구성원에게 어떻게 나누어 줄 것인가의 문제이다. 문제는 형평과 효율을 정책학적으로 입증하는 것이 쉽지 않다는 것이다. 건강보험의 통합논의, 의약분업과정 등에서 주장된 여러 대안들 중 어느 것이 더욱 형평적이고 효율적이라는 것을 입증한다는 것은 사실 비현실적이다.

생산의 증가에 따라 사회전체의 총편익과 총비용은 다같이 증가한다. 그러나 생산이 늘어남에 따라 1단위에 드는 사회적 한계비용(Marginal Social Cost : MSC)은 점점 증가하는 반면 소비자들이 느끼는 사회적 한계편익(Marginal Social Benefit : MSB)은 점점 하락한다. 효율적인 생산량은 사회적인 총편익과 사회적인 총비용의 차이인 순사회편익이 가장 큰 수준이다. 이 생산량은 사회적 추가비용이 추가 편익과 같은 수준이다. 즉 MSC와 MSB가 같은 수준을 말한다.

사회의 모든 재화의 생산이 이 상태에 이르게 되면, 사회전체의 자원을 효율적으로 배분하게 되고 더 이상 사회전체의 순편익을 증가시킬 수 없는데 이를 파레토 최적(Pareto Optimum)이라 한다.

소비자들의 선호체계, 자원부존량 및 생산기술이 주어졌을 때 파레토 최적은 다음의 조건을 만족시킨다.

첫째, 생산의 효율(production efficiency)로서 주어진 부존요소와 생산기술을 이용하여 여러 가지의 재화를 생산할 때 한 재화의 생산을 줄이지 않고는 다른 재화의 생산을 늘릴 수 없는 상태이며, 이는 각 재화의 생산에 있어서 생산요소들 사이에 기술적 한계대체율(Marginal Rate of Technical Substitution : MRTS)이 같다.

파레토 최적의 두 번째 조건은, 교환의 효율(exchange efficiency)로서 생산된 재화의 양이 고정되어 있을 때 한 소비자의 효용을 감소시키지 않고 다른 소비자의 효용을 증가시킬 수 없어야 한다. 교환의 효율을 달성하기 위해서는 각 소비자의 재화간의 한계대체율(Marginal Rate of Substitution : MRS)이 같아야 한다.

세 번째 필요조건은, 생산과 교환의 효율을 결합한 것으로 두 재화의 생산에 소요되는 자원의 상대적 비용이 소비자들이 두 재화에 느끼는 상대적 만족도에 부응해야 한다. 이를 위해서는 두 재화의 한계변환율(Marginal Rate of Transformation : MRT)이 두 재화에 대한 소비의 한계대체율과 같아야 한다.

시장체제는 가격기구를 통해 각 경제주체들이 그들의 능력에 따라 의사결정을 하고 그 과정을 통해 자원을 적재 적소에 배분하게 된다. 그러나 이는 형평을 보장하기는 어렵다.

합리적인 소비자는 재화의 가격은 주어진 것으로 받아들이고 그 재화 1단위를 더 소비할 때 누리는 편익, 즉 사적 한계편익(private marginal benefit)이 가격과 같도록 소비량을 결정한다. 따라서 사적 한계편익곡선은 개별 소비자의 수요곡선이 되며 수요곡선의 높이는 소비자가 재화 1단위에 대해 지불하고자 하는 최대 금액을 나타낸다. 생산자는 이윤을 극대화하므로 가격이 주어졌을 때 재화 1단위 생산하는 데 소요되는 사적 한계비용(private marginal cost)은 한계수입, 즉 가격과 같도록 생산량을 결정한다.

4. 자 유

자유와 평등은 인류가 지금까지 추구해 온 최고의 가치이다. R. Dahl은 인간이 추구하는 궁극적인 가치는 자유에 귀착된다고 주장하였다.[115] 특히 18세기 이후 가장 중요한 가치는 자유라는 데 이의를 제기하는 사람은 많지 않다. 혁명을 통하여 전제군주를 타도하고 자유민주국가가 건설되자 국가의 횡포로부터 시민계급의 생명, 신체, 재산의 자유를 확보하는 것이 가장 중요한 가치가 되었다. 국가의 정책이 자유를 억압하지 못하였다. 자유권의 보장은 국가의 횡포에 대한 불안감이 사라지게 하였으며, 국가와 국민의 근본적 목표가 동일하게 되자 필요한 경우에 자유를 제한하는 정책도 널리 용납되고 있다.

B. Russell은 자유를 개인의 욕구를 달성하려는 과정에서 장애가 없는 상태라고 정의한 바 있다.[116] 자유에는 고전적 의미의 소극적인 자유와 현대적 의미의 적극적인 자유가 있다. 소극적인 자유는 구속이나 속박으로부터의 해방이다. 즉, 개인이 어떤 간섭도 받지 않고 행동할 권리이다. 그러나 한 사람의 자유를 보장하는 것은 다른 사람의 자유를 제한하는 경우가 발생하기 쉽다. 그러므로 자유는 타인의 권리를 침해하지 않는 상태에서 허용되어야 한다. 따라서 보편적 자유를 보장하기 위해서는 모든 사람들에게 적용되는 보편적인 제한이 필요하다.

보편적인 제한의 수단으로서 법과 규칙은 타인의 부당한 공격이나 경제력으로부터 개인을 보호해 주며, 보편적인 제한이 있기 때문에 비로소 모든 이의 자유가 보장된다. 건강보험과 같은 사회보험(보장) 행정의 기초가 되는 위험에 대한 집단적 대처 그리고 강제가입 등은 바로 이러한 의미의 자유를 반영하고 있다.

적극적 · 능동적 자유는 인간다운 삶을 전제로 한다. 인간다운 삶을 누릴 권리가 보장되지 않은 상태는 자유의 제한이라고 본다. 적극적인 자유는 무지 · 질병 · 빈곤으로부터 자유로운 것을 의미한다.[117]

---

115) R. A. Dahl and C.E. Lindblom, Politics, Economics and Welfare(New York : Harper & Row Publishers, Inc., 1953), pp.28~54.

116) B. Russell, "Freedom and Government" in Ruth Nanda Anshen(eds.), Freedom, Its Meaning(New York : Harcourt, Brace & Co., 1940), p.251.

5. 생산성

1) 생산성의 개념

요즈음 조직에서 가장 많이 사용되고 있는 용어 중의 하나가 생산성이 아닐까 싶다. 공공행정과 경영에서 생산성의 중요성이 강조되고 국가적, 사회적 관심이 고조되기 시작한 것은 1970년대 이후이다. 생산성(productivity)의 개념에 대해서는 다양한 견해들이 존재한다. 생산성을 투입에 대한 산출의 비율인 능률성(efficiency)과 동일시하는 입장, 능률성과 효과성(effectiveness)의 결합으로 보는 관점, 성과(performance)와 동일한 의미로 정의하는 시각, 능률성과 효과성에 서비스의 질 등 다른 요소들도 함께 포함시키는 접근 등이 그것이다.

생산성이란 투입에 대한 산출의 비율을 높이는 동시에 목표의 최종 달성도를 극대화시키는 것을 의미한다. 이는 능률성과 효과성을 결합한 효율성의 개념과 유사하다.

경제학이나 경영학에서 생산성의 개념이란 원래 "투입량에 대한 산출량의 비율 혹은 단위원가에 대한 이익 비율"의 개념으로 널리 사용되었다.[118] 그러나 현대에 와서 행정 기능이 확대되고 강화됨에 따라 행정에 있어서도 능률성과 효과성의 개념이 강조되고 도입됨에 따라 이 두 가지를 모두 포함하는 포괄적인 개념으로서 생산성의 개념을 도입하게 되었다.[119] 즉, 생산성은 능률성과 효과성의 비율을 균형화시켜 최적화시키는 것이다. 따라서 생산성은 포괄적, 다의적 개념으로 능률성・효과성과 서비스의 질을 내포하고 있어서 생산성의 향상 능력은 총체적 질관리와 밀접한 관련이 있다. 생산성의 개념도 단순히 '투입에 대한 산출의 비율'로 보는 관점에서 탈피하여 서비스의 효과성과 질(quality), 형평성, 주민만족 등을 포함하는 방향으로 확대되고 있다.

보건의료조직에서 생산성 향상을 위해 노력을 경주하는 이유는 ① 비용을 일정하게 유지하면서 보건의료서비스의 수준을 향상시키고, ② 현재의 서비스 수준을 유지하는데 소요되는 비용을 절감하고, ③ 더욱 비용을 줄이면서 동시에 서비스 수준과 성과를 향상시키는 데 있다.[120]

생산성은 일반 경영조직에서와 마찬가지로 보건의료조직에서도 가장 중요한 문제로 등장하고 있으나 임상적 측면에서 보면 한계가 있다. 첫째, 생산성에 대해 우선적 관심을 가지고 있는 의사들이 많지 않다. 최고의 가치인 생명을 다루고 있는 의사가 자원의 사용을 걱정하거나 신경을 써야 하는가에 대한 명확한 근거가 존재하지 않는다. 의사들로 하여금 생산성

117) 김수신・정홍익, 사회복지행정론(서울 : 한국방송대학교 출판부, 1996), pp.70~71.
118) J. A. Mark, "Meanings and Measures of Productivity," Public Administration Review (Nov./Dec. 1972), p.748.
119) 김영종 등, 행정학(서울 : 법문사, 1998), p.71.
120) 김규정, 행정학원론(서울 : 법문사, 1997), pp.134~135.

등을 개선하려는 데 대한 자극이 현실적으로 강하지 못하다.

둘째, 임상의료는 주로 효과에 집중되어 있고 자원의 사용은 평가자료에 포함되지 않고 있다.

셋째, 감사를 통해 의료서비스를 개선하려는 움직임의 대부분이 효과성에 치중되어 있는 경향이 있다.

생산성의 가장 단순한 정의는 '근로 시간에 대한 산출'이라 할 수 있다. 그러나 보건의료 부문처럼 복잡한 조직에서는 구체적인 생산성 측정은 매우 어렵다. 보건의료조직의 산출물은 환자진료, 교육, 연구의 합이며, 투입물은 총운영비의 합으로 계산되기도 한다.

보건의료조직의 투입은 산출보다 규명하기가 쉽다. 보건의료의 투입은 인력, 재정, 시설, 기술 등을 포함한다. 생산성을 향상시키기 위한 비용절감의 가장 커다란 요소는 이러한 투입 자원들의 효율적인 관리이다.

보건의료 부문에서 20세기 초반은 의료의 질향상에 관심이 집중되었으며, 20세기 중반은 의료에의 접근도 제고가 가장 중요한 사회적 문제였다. 또한 20세기 말에는 의료비 절감으로 관심이 옮아가고 있다.[121] 이러한 사회적 관심의 전환에 따라 생산성의 중요성이 대두되었다.

2) 생산성 분석의 의의

조직의 생산성 추구는 자원관리와 관리운영의 효율화 측면에서 매우 유익하다.

(1) 보건의료서비스의 양과 질의 개선

주어진 자원을 가지고 최대의 보건의료서비스를 제공할 수 있으며 또한 서비스의 질적 향상에 기여한다. 생산성의 분석은 투입과 산출에 대한 양적 고찰뿐만 아니라 질적 고찰도 병행하기 때문에 의료서비스의 양과 질의 개선에 중요한 역할을 수행한다.

(2) 예산의 절약과 통제

생산성 향상을 위해 예산절감의 노력을 경주하고 집행 과정에서 관리감독을 철저히 수행하여 내부를 통제하는 기능을 한다. 따라서 생산성은 원활한 조정과 효과적인 통제수단을 마련한다.

(3) 동기부여의 개선과 조직 활력의 강화

생산성은 동기부여와 대인 관계의 개선, 조직 활력의 강화에 기여한다. 즉, 생산성 분석을

121) H. S. Ruchlin, "The Quest for Greater Hospital Productivity : Problems and Issues," S. Levey, op. cit., p.551.

통해 조직원들의 일체감, 창의력, 만족감을 추구하며, 인간관계를 개선하면 조직은 자연히 활력 있는 조직으로 변모하게 될 것이다.

(4) 계획과 합리화

인력수급과 고용 예측의 합리화를 통해 경제변동과 사회변화에 신축적으로 대처한다. 또한 사업계획의 기준이 명료하고 자원배분 기준이 명확하게 되어 자원배분 과정에서 합리성이 제고된다.

3) 생산성 측정

다양한 모델과 프로그램이 생산성 측정을 위해 제안되고 있다.

조직은 가장 효율적으로 운영되기도 하지만 동시에 전혀 다른 방향으로 나아가기도 한다. K. Cameron은 '조직화된 무질서'(organized anarchies)의 개념을 일곱 가지 특징으로 설명하였다.[122] 즉,

① 목표가 일반적으로 잘못 정의되어 있다.
② 수단과 목적 관계가 불명확하다.
③ 전략과 모든 것이 동일한 결과만 산출한다.
④ 환류 과정이 거의 없다.
⑤ 기본 단위(subunit)가 철저히 연결되어 있지 못하다.
⑥ 성공에 대한 다른 기준이 각 조직별로 존재한다.
⑦ 조직 구조와 활동간의 관계가 불명확하다.

보건의료조직 역시 위에서 설명한 특징 중 몇 가지는 가지고 있다고 본다. 일반적으로 생산성을 측정할 때 고려해야 할 다섯 가지 차원은 다음과 같다.[123]

① 기술적 능률성(technical efficiency)
② 최적 투입물의 조합(optimal input combination)
③ 규모의 경제(economies of scale)
④ 최적 산출물(optimal quantities of output)
⑤ 투입물의 최소 비용(minimum prices paid for inputs)

---

122) K. Cameron, Critical Questions in Assessing Organizational Effectiveness, Organization Dynamics, 9(2), 1980, pp.70~71.
123) W. O. Cleverley, "Evaluation of Alternative Payment Strategies for Hospitals : A Conceptual Approach," S. Levey, op. cit., pp.596~598.

보건의료 부문은 경제적 측정 기준에 의해 모든 것이 측정되는 것이 아니기 때문에 생산성을 측정하는 데 적용되는 기준은 복잡하고 그다지 정확하지 못한 것이 사실이다. 따라서 보건의료 부문의 생산성 측정에는 적지 않은 어려움이 수반된다.

Klinger[124]는 생산성의 측정 기준으로 비용 능률(cost efficiency), 비용 효과성(cost effectiveness), 사업의 가치(program worthiness) 등 세 가지를 제시하고 있다. 의료의 질에 대한 생산성을 측정하는 방법으로는 ① 치료의 결과(end-result), ② 전문가의 판단(expert judgement), ③ 동료들의 판단(peer review), ④ 환자의 만족(patient satisfaction), ⑤ 질적 지표(quality indicator) 등이 있다.

4) 생산성 제고 방법

일반적으로 생산성을 높이기 위해서는 업무처리 절차의 개선, 기술의 개선, 의사결정 능력의 향상, 조직운영 방법의 개선, 인사배치의 합리화, 업무량의 적정화, 동기부여 등을 통한 직원 능력의 향상 등이 있다. D. C. Kull은 생산성 제고 요소로 인적 요소(people factors), 과정 요소(process factors), 생산 요소(product factors) 등의 세 가지를 제시하였다.

인적 요소란 직원들의 업무처리 능력을 향상시키는 것을 의미한다. 교육훈련과 능력 발전을 통해 동기를 자극하면 생산성은 향상되기 마련이다. 과정 요소란 보건의료서비스를 제공하는 과정에 새로운 기술과 장비를 도입하여 생산성을 향상시키는 것이다. 생산 요소란 인적·물적 요소를 종합적으로 결합하여 조직을 최적화하는 것을 의미한다.

N. Hayward[125]는 생산성을 향상시키기 위한 방안으로 ① 인력·시설·자본의 최적이용, ② 충분한 전문적 지식과 투철한 목표 의식을 구비한 직원의 채용, ③ 고급 품질의 자원의 확보 및 활용, ④ 기술혁신, ⑤ 실효성 없는 법률·규칙 및 기준의 폐지, ⑥ 사회적 요망과 그 수혜자의 정확한 파악, ⑦ 소비자의 요망에 적합한 서비스의 주도면밀한 계획 등 일곱 가지를 지적하고 있다.

보건의료 조직과 같은 서비스 조직에서는 생산성 향상을 달성하기가 쉽지 않다. 특히 보건의료 조직은 환자를 다루는 윤리적 문제를 포함하고 있기 때문에 더욱 어렵다.

작은 몸집으로 보건의료서비스를 제공하기 위해서는 보건의료 조직 체계의 생산성이 높아야 한다. J. L. Mercer가 제시한 생산성 제고를 위한 관리전략방법을 살펴보면,

첫째, 관리체제의 규모를 축소하여야 한다. 관리 기구와 인력이 비대하여 행정농도가 높아

---

124) D. E. Klinger, Public Administration : A Management Approach, 1983, pp.296~298. 신두범, 행정학개론(서울 : 박영사, 1987), pp.49~50에서 재인용.

125) N. Hayward, "The Productivity Challenge," in Public Administration Review, Vol.36 (Sep./Oct. 1976), p.544.

지면 집권화가 조장・촉진되고 창의적인 업무수행이 곤란하게 된다. 이러한 과정에서 낭비가 수반되는 것은 물론이다. 관리층의 규모와 간섭을 줄이고 관리단위를 하향 조정해 나가는 것이 생산성 제고에 크게 기여한다.

둘째, 자동화・정보화・인적 전문화를 통해 노동집약적 행정을 기술집약적 행정으로 개편하여야 한다. 관리과정에서 투입과 에너지 손실을 최소화하고 부가가치가 높은 산출을 생산해낼 수 있도록 조직을 변화시켜야 한다.

셋째, 내외적 조직참여를 적극 추진하여야 한다. 조직은 이제 내외적 고객을 만족시키지 않으면 안 된다. 따라서 의사결정과정에 조직내의 관련자뿐만 아니라 고객 등 외부 관련자들의 참여를 보장하여야 한다. 의사결정비용(decision cost)이 증가하기 때문에 집권주의적・권위주의적 조직에서는 참여가 낭비로 규정된다. 그러나 분권주의적・능동주의적・참여주의적 행정원리에서는 참여와 협동이 총체적 비용을 절감하는 방안으로 간주되고 있다.

넷째, 관리・감독의 행태를 변화시켜야 한다. 관리체계의 축소, 분권화, 전문화, 참여보장 등과 같은 변화에 적합하도록 관리・감독 행태도 개선되어야 한다. 권위주의적이고 일방적인 명령과 통제를 중심으로 하던 행태는 조정적・지원적・협동적 행태로 전환되어야 한다.

다섯째, 정책과정이 개선되어야 한다. 정책과오・정책혼선・정책실패는 막대한 비용을 수반한다. 정책과정의 과학성과 상황 적응성을 제고하여 정책의 석실성, 정책의 대내외적 일관성을 확보하여야 한다.

여섯째, 생산성 향상을 위한 교육훈련을 강화해야 한다. 직무교육, 태도변화 훈련 등을 통해 업무수행 능력이 향상되면 이는 바로 생산성 향상으로 이어진다.

일곱째, 조직단위와 인력의 기동성 향상을 통해 조직팽창을 방지하여야 한다. 노폐화된 조직과 인력을 그대로 유지한 상태에서 행정수요를 충족시키려면 조직팽창은 당연히 수반된다. 노폐기구와 인력을 기민하게 폐지하고 전용함으로써 조직팽창을 억제하여야 한다.[126]

위에서 설명한 내용들을 중심으로 생산성 제고방법을 몇 가지로 요약해 보면 다음과 같다.

(1) 기술진보(technical advance)

보건의료 부문에는 최첨단의 과학기술이 응용되고 있다. 인간의 고귀한 생명과 직결되기 때문에 의료기술은 비용절감의 압박을 비교적 적게 받고 있다고 하지만 그래도 보건의료 부문에서도 기술의 진보로 급격한 생산성의 향상을 초래하고 있다. 의료기술 역시 보건의료의 산출에 직접적인 영향을 미친다. 기술진보는 의료비의 상승을 수반하기 때문에 진정한 생산

126) J. L. Mercer, Public Management in Lean Years : Operating in Cutback Management Environment(Quorum Books, 1992), pp.17~32, 오석홍, 작은 정부 구현의 탐색전략, 서울대학교 행정대학원, 행정논총, 36(2), 1998. 12, pp.34~35에서 재인용.

성의 향상을 초래하지 않는다는 비판적 시각도 존재한다.

(2) 업무위임(delegation of task)

조직이 비대해짐에 따라 경영자나 관리자가 모든 것을 결정할 수 없는 환경에 직면하게 되었다. 따라서 자신의 업무 일부를 하급자나 동료에게 맡기는 위임이 필요하다. 업무위임은 권한과 책임이 함께 주어지기 때문에 생산성 향상에 기여한다. 주어진 책임에 상응하는 충분한 권한이 주어지면 자기에게 위임된 일의 결과에 대한 책임감을 스스로 갖게 된다.

(3) 업무 및 기능분석(task and functional analysis)

인적 자원의 생산성 향상은 업무 및 기능 분석에 대한 정확한 평가의 기초 위에서만 이루어질 수 있다. 업무와 기능분석을 통해 필요인력의 능력이나 자격요건이 결정되어야 한다. 인력이 적재적소에 배치될 때 생산성은 제고된다. 또한 업무의 재조정을 통해 업무과정과 활동을 단순화할 필요가 있다.

(4) 조직 혁신(organizational innovation)

생산성 제고를 위해서 조직을 현재 상태보다 나은 상태로 변화시키는 조직 혁신이 필요하다. 조직 혁신은 단순한 변화(change)가 아니라 바람직한 방향으로 의도적・계획적으로 추진하는 것을 의미한다. 조직 혁신의 대상은 업무, 인간, 기술, 구조 등 네 가지 요소이다. 비교적 안정된 환경 속에서 성장한 보건의료조직도 이제는 격동의 장에 깊숙이 들어 왔기 때문에 환경변화에 발맞추어 탈바꿈을 하여야 생산성이 향상되고 생존할 수 있다.

(5) 인력관리(personnel management)

인력관리는 조직의 목표달성을 위해 적정한 양과 질의 인력을 효율적으로 활용하는 데 그 목적이 있다. 인력관리는 조직구성원들을 적재적소에 배치하고, 적절한 근무조건과 욕구를 충족시킬 수 있는 기회를 제공하고, 경력발전의 동기부여를 함으로써, 그들이 조직을 위해 자신의 잠재 능력을 최대한 발휘하도록 만드는 제 활동으로 구성된다.

보건의료 부문의 생산성에 가장 큰 영향을 주고 있는 것은 인건비이다. 인건비는 전체 비용의 약 30~50%를 차지하고 있다. 인력의 생산성 관리가 가장 중요한 이유가 여기에 있다. 비용절감을 위해서 직원들의 동기부여와 업무수행이 개선되어야 하며, 직무기술과 직무분석과 같은 여러 기술들이 활용되어야 한다.

인력의 생산성 증가를 위해서는 ① 긍정적이고 적극적인 강화 전략, ② 욕구충족, ③ 효과적인 벌과 교육훈련, ④ 직무설계 및 재설계, ⑤ 실적에 근거한 보상체계, ⑥ 직무와 관련된 목표설정, ⑦ 공정한 대우 등이 필요하다.

(6) 보건의료서비스의 접근도 향상 및 집중 (approximateness and concentration of services)

보건의료서비스는 조직 내적 생산성만 강조할 수 없다. 조직 외적 측면에서 환자의 접근도 향상이 조직 생산성 향상의 기본 전제가 되어야 한다. 보건의료조직의 주체와 객체는 모두 환자라는 생각 아래 조직의 발전 방향이 결정되어야 한다. 즉, 생산성 향상의 출발점과 종착점은 환자이어야 한다.

5) 생산성 향상을 위한 계획 추진의 전제조건

보건의료서비스는 양보다는 질적인 측면이 더 중요하기 때문에 생산성 측정 자체에 회의를 가질 수가 있다. 특히 계량적 측면을 강조하다 보면 보건의료서비스의 질은 당연히 떨어질 수밖에 없다. 생산성을 향상시키기 위한 계획을 수립할 때에는 다음과 같은 몇 가지 사항들이 고려되어야 한다.[127)]

첫째, 생산성을 향상시키려는 노력이 매우 적절한 분야를 먼저 찾아야 한다. 조직 전체의 생산성을 향상시키기보다는 초기에는 소규모로 추진하여 효과를 거둘 수 있는 분야를 선택하는 것이 더욱 현실적이다.

둘째, 생산성 향상을 위해 다른 유관조직이나 부서의 선례를 분석 연구한다. 다른 조직이나 부서의 과거 경험이나 현재의 진행상황을 검토하는 것은 매우 유익하다.

셋째, 생산성 향상 계획을 입안하거나 집행을 담당하는 자의 역할이 중요하다. 전문적 지식이나 추진력을 갖춘 인재가 적정 배치되어야 한다.

넷째, 현실적으로 실현 가능한 목표를 설정하여야 한다. 이미 주어진 조직이나 부서의 조건을 충분히 고려하여 지나치게 높은 목표를 설정하는 것은 지양해야 한다.

다섯째, 생산성 제고에 적합한 프로그램을 선택한다. 생산성을 높이기 위해 조직의 관리운영 방식을 변화시킬 것인가, 아니면 기술혁신 방안을 도입할 것인가 등 문제해결에 적합한 대안을 모색한다.

여섯째, 생산성 제고 계획을 도입했을 때 발생하게 될 예견된 문제를 미리 고려하여야 한다. 관련자의 입장을 충분히 고려하여 조직의 혼란을 극소화시켜야 조직 동요가 발생하지 않는다.

일곱째, 생산성 제고 계획을 집행하고 평가한다. 지속적이고 신중한 계획의 집행이 추진되

---

127) M. Holzer, E. D. Rosen, and C. Zalk, "Steps in Productivity Improvement," in J. Matzer, Jr(ed.), Productivity Improvement Technique(Washington, D. C. : International City Management Association, 1986), pp.9~15. 김규정, 행정학원론(서울 : 법문사, 1997), p.137에서 재인용.

어야 하며 생산성의 향상을 측정할 수 있는 객관적인 시스템이 개발되어야 한다. 특히 보건의료서비스의 경우 양보다는 질적 측면이 강조되기 때문에 질적 평가가 더욱 중요시 되어야 한다.

조직의 생산성 추구는 조직에 창의성과 신속성, 활력을 불어넣을 뿐만 아니라 혁신과 비용절감을 위해 끊임없이 모색하는 것을 의미한다. 보건의료 분야에서 생산성의 추구는 전문직 자율성이라는 관점에서 보면 문제가 될 수 있다. 즉, 의료인으로 하여금 진단과 치료의 결정을 내릴 때 임상적 판단만이 아닌 다른 요인도 고려하도록 하기 때문이다.

'투자한 만큼의 가치'라는 개념을 보건의료 분야에 그대로 적용하기에는 서비스의 특성상 많은 문제점을 내포하고 있다. 그러나 이제는 미시적, 거시적으로 보건의료 분야에도 생산성의 개념이 강력히 대두되고, 보건의료서비스에 대한 전향적 제한이 공감대를 형성하고 있다.

자원배분의 합리화를 위해 근래에 제기된 '삶의 질에 따라 조정된 생존 연수'(QALY : Quality Adjusted Life Years)라는 개념은 많은 것을 시사해 주고 있다. QALY는 의료비 지출의 객관적인 판단 기준과 특정 진료의 비용-효과 등을 산출하여 우선순위를 정하고 자원배분에 따른 합리화를 추구하기 위해 도입된 경제학적 개념이다.[128] QALY는 수명과 삶의 질이 모두 중요하다는 전제를 기본으로 하고 있다. 완벽한 삶의 질로 1년을 사는 것을 한 단위(1 QALY)로 설정하고 이것을 유지하기 위해 소요되는 의료비용을 역으로 산출하는 것이다.

이러한 방법에 의해 각각의 진료에 따라 상대적인 비용의 우선순위가 결정된다. 어떤 진료를 받은 후 예상되는 평균 생존연수에 예상되는 삶의 질 지수를 곱해서 QALY 지표를 산출한 다음, 이 진료에 소요된 경비를 QALY 지표로 나누면 1 QALY를 얻기 위한 비용을 계산할 수 있다. 계산 과정에서 가장 문제가 되고 논란의 대상이 될 수 있는 것이 삶의 질에 대한 객관적인 지수를 계산하는 과정이다.

Williams[129]는 기능 장애의 정도와 고통의 정도 두 가지를 기준으로 삶의 질을 표현하자고 제안하였다. 즉, 정상적인 기능과 고통이 없는 상태를 1로 하고, 사망을 0으로 하여 이 중간에 여러 단계를 두고 지수화하는 것이다. 예컨대, 어떤 환자가 1,000만원의 경비가 든 수술을 받은 후, 예상 생존연수가 10년, 예상 삶의 질 지수가 0.5라면, QALY 지표는 10×0.5=5, 1 QALY를 얻는데 사용되는 비용은 1,000만원÷5=200만원이다.

---

128) Sarah Nettleton, 조효제 옮김, 건강과 질병의 사회학(서울 : 한울, 1997), pp.274~275.
129) A. Williams, "Economics of Coronary Artery Bypass Grafting," British Medical Journal, 1985(291), pp.326~329. Sarah Nettleton, 앞의 책, pp.275에서 재인용.

제6절 보건정책환경

1. 정책환경의 정의와 의의

정책은 진공상태에서 형성되는 것이 아니라 끊임없는 환경과의 상호교환 속에서 이루어진다. D. Easton과 T. R. Dye 같은 정치학자들은 정책에 영향을 미치는 환경에 대해 일찍부터 관심을 가졌다.

정책체계를 둘러싸고 있으며 밀접하게 영향을 주고받는 일체의 외부요소를 총칭하여 정책환경(policy environment)이라 한다. 정책환경은 유형의 환경과 무형의 환경으로 구별해 볼 수 있다. 유형의 환경은 정책과정에 영향을 미치는 제반 참여자들을 말하는 것으로 정당, 이익집단, 대중매체 등을 말한다. 무형의 환경은 정치 · 행정문화, 공익, 사회경제적 여건 등 정치 · 행정체계에 영향을 미치는 무형의 힘들을 말한다.

정책은 정책환경의 직접 · 간접의 영향을 받고 있다. 끊임없이 변화하고 있는 정책환경은 기존의 정책을 수정하게 하기도 하고, 또 새로운 정책을 요구하는 정책수요를 창출하기도 한다. 또한 정책환경의 특정 조건과 변수는 그와 관련된 정책의 내용과 과정에 일정한 제약과 한계를 설정하기도 하는가 하면, 특정한 정책을 발안하고 그것을 수용하게 하는 일정한 조건과 가능성의 여건을 조성하기도 한다.

2. 주요 환경적 요소

정책환경은 정책의 종류와 내용에 따라 달라진다. 일반적으로 정책과 상호작용할 수 있는 주요 정책환경의 요소를 살펴보기로 한다.

1) 자연적 조건

일반적으로 정책은 국토의 면적, 지형, 기후, 토질, 부존자원 등과 같이 자연적 여건의 영향을 받기 마련이고, 또 그에 영향을 주게 된다. 농촌과 어촌, 도시 지역에 따라 보건 문제는 각기 다르다. 따라서 정책대상 인구의 자연적 조건은 보건정책 수립시 우선적으로 고려해야 할 사항이다. 그러나 오늘날에는 과학기술의 발달에 따라 자연적 조건의 영향이 점차 감소하고 있다.

2) 인구학적 특징

보건정책은 인구의 규모, 분포, 구성비의 변화와 인종적·신체적 특징, 식습관, 체질 등 여러 가지 인구학적 특징과 상호영향을 받는다. 주민의 인구학적 특징이 다르기 때문에 대도시를 대상으로 하는 보건정책과 농촌지역을 대상으로 하는 보건정책은 다를 수밖에 없다. 미래의 보건정책은 인구의 노령화에 초점이 두어질 것이다. 핵가족화, 인구의 노령화, 여성의 경제활동참가, 부양의식 변화 등으로 노인들에 대한 장기요양(long-term care) 수요가 급증할 것으로 예상된다.

우리나라의 노령화 속도가 주요 경제협력개발기구(OECD) 국가 중 가장 빨라 오는 2022년이면 유엔이 규정한 '노령사회'로 진입할 것으로 전망됐다. 재정경제부가 2001년 12월 27일 출간한 『OECD 한국경제보고서』에 따르면 우리나라는 지난해 노인층 비율(총인구 대비 65세 이상 인구)이 7%로, 유엔이 규정한 '노령화 사회'에 진입한 데 이어 2022년에는 노인층 비율 14% 이상인 '노령사회'에 들어설 것으로 예상되었다. 이에 따라 노령화 사회에서 노령사회로 이행하는 데 걸리는 기간은 22년으로 주요 OECD 국가들 중 가장 짧은 것으로 나타났다.

프랑스의 경우 노인층 비율이 7%에서 14% 증가한 기간은 지난 1864년에서 1979년까지로 무려 115년에 달했고, 스웨덴은 1887년에서 1972년으로 85년, 이탈리아는 1927년에서 1988년까지 61년이 걸렸다. 미국은 1942년에서 2013년까지 71년, 캐나다는 1945년에서 2010년으로 65년이 걸릴 것으로 예상되었다. 이밖에 스위스가 52년, 영국·폴란드가 47년, 포르투갈·그리스 41년, 독일 40년, 핀란드 36년, 일본 24년의 순이었다.

OECD는 "현재까지 한국은 OECD 회원국 중 멕시코와 터키를 제외하고는 노령화가 가장 덜 진행된 국가이지만 향후 50년 동안 급격한 인구변화를 겪게 될 것"이라고 내다보았다. OECD는 "1950년대에 5.4를 기록했던 출산율이 1990년대 상반기에 들어 OECD 평균인 1.7보다 낮은 1.5로 하락하는 등 급격한 산업화에 따른 사회변화와 적극적인 인구정책, 사망률의 급격한 감소가 노령화 가속화의 원인"이라고 분석했다.[130)]

3) 정치체제

정책은 선거제도와 그 운영, 정당의 구조와 활동, 이익집단의 구성과 활동, 정치과정의 성격 등 정치체제의 영향을 받고 또 그에 영향을 준다. 선거기간 중에 김대중 후보는 건강보험 통합을 강력히 주장하였고 이러한 공약을 실천하기 위해 건강보험 통합을 실시하였다. 엽관제도가 발달되면 정당인이 제한된 범위 안에서 합법적으로 행정체계에 진입하게 되고, 이들은 선거과정에서 공약한 많은 쟁점들을 정책의제로 채택하게 된다. 각 정당이 추구하는 이념

130) 2001년 12월 27일자 연합뉴스.

이 확연히 구별되거나 강력한 정치지도자가 존재하는 경우 정치체제가 보건정책에 미치는 환경적 영향은 지대하다.

4) 정부구조

정책은 입법부 · 행정부 · 사법부 사이의 권력구조, 지방자치제도의 실시범위, 중앙정부와 지방정부 사이의 권력구조 및 권한 배분 등 정부구조와 그 운영에 따라 상호 영향을 받는다. 우리나라의 경우 대부분의 보건정책이 중앙집권적으로 결정되고 있기 때문에 정부구조에 의한 영향은 그리 크지 않다. 그러나 지방자치 제도가 정착되고 중앙정부의 업무가 지방정부로 대폭 위임되면 보건정책 분야도 상당한 영향을 받을 것으로 예상된다.

5) 행정체제

현대 행정국가시대에는 정책의 내용이 질적 · 양적으로 급격히 변화됨에 따라 행정부의 자유재량권이 커지고 있다. 따라서 정책은 그것이 주로 형성, 집행되는 행정체제와 상호영향을 받는다. 행정기관의 기구와 구조, 관리 방식, 공무원들의 행태, 시민들의 요구에 대한 대응 방식과 태도 등은 정책의 성격과 내용을 결정하는 가장 큰 변수의 하나이다. 보건정책은 정책결정과정도 중요하지만 국민과 실제적으로 접촉하는 일선 행정기관에 의한 집행과정이 더욱 중요하다. 동일한 보건정책일지라도 행정체제의 성격에 따라 그 집행내용은 크게 달라질 수 있다.

6) 법체계

어느 조직이든지 정책을 형성하고 집행을 하는 과정에서 법체계로부터 자유롭지 못하다. 모든 정책과정은 법률이 정하는 테두리 내에서 이루어져야 한다. 현대행정은 법치행정의 원리에 의하여 지배되기 때문에 헌법과 각종 법률, 시행령 그리고 각종 행정규칙과 규정의 내용과 성격은 정책의 성격과 내용을 결정하는 중요한 환경적 변수가 된다.

7) 경제체제

경제체제의 본질에 따라 정책의 내용은 완전히 달라진다. 자본주의적 경제체제와 사회주의적 경제체제의 환경적 요소는 경제정책은 물론이고 그외의 여러 가지 정책에 심대한 영향을 미친다. 우리나라의 경우 1977년 건강보험이 도입되기 이전까지는 보건의료부문은 전형적인 자유방임적 경제체제하에서 성장하였다. 지속적인 성장가능성과 절대적 부의 증가가 사회전반에 골고루 영향을 줄 것이라는 누적효과(trickle down)에 대한 신뢰는 1970년대 후반에 들어와 점차 상실되어가고 있었다. 기존의 경제체제에 대한 비판과 반성은 보건정책에 영향을 준다.

8) 사회구조

사회구성원의 행동유형과 그 제재방식, 사회생활 관계를 규율하는 여러 가지 제도와 관습, 집단의 구성과 활동양식 등 사회구조는 정책에 직접 또는 간접의 영향을 주고 영향을 받는다. 예컨대, 보건사업의 최소단위인 가족과 지역사회의 사회구조에 따라 보건정책은 영향을 받는다.

미국이 아직까지 전국민건강보험을 실시하지 못하고 있고, 독일이 조합주의 보험정책을 실시하고 있는 것은 문화적 전통의 영향이 강하게 작용하기 때문이다. 오랜 세월을 거쳐 사회구성원들이 꾸준히 축적해 온 정신적 유산이 작용하고 있어서 급격한 보건정책이 채택될 수 있는 상황에서도 역사적인 관점에서 온건한 정책이 형성되는 경우가 많다.

9) 문화체제

교육, 예술, 문학, 스포츠, 여가활동 등 문화적 요소는 특히 고도 산업사회로 갈수록 그 중요성이 증대되고 있다. 보건정책의 목표가 삶의 질 향상을 통한 인간 존엄성의 유지이기 때문에 문화적 요소를 고려한 보건정책이 수립되어 한다.

10) 과학기술 진보

현대의학의 발달은 보건정책의 획기적인 진보를 가져다주었다. 예방접종과 전염성질환 등에 대한 보건정책이 성공할 수 있었던 것은 의학기술의 진보에 힘입은 바 크다. 과학기술의 변화는 보건정책 자체의 변화를 요구한다. 뿐만 아니라 보건정책은 의과학기술 자체의 진흥을 목표로 한다. 제3의 산업혁명을 일으키고 있는 컴퓨터와 인터넷의 발달은 보건정책 분야에도 변화의 바람을 불러일으키고 있다.

11) 국제적 여건

지구촌, 세계화, 국제화란 말이 상징적으로 나타내 주듯이 세계는 이제 지역적 한계를 넘어 하나가 되고 있다. 따라서 국제적 여건의 변화는 국내정책의 변화에 직접적인 영향을 주고 있다. 국내에서 발견하지 못한 새로운 질환들을 대비한 보건정책의 수립이 요구된다. 최근에 문제가 되고 있는 광우병이나 탄저균 등은 이제 세계가 하나라는 것을 극명하게 말해주고 있다.

WTO 도하개발 아젠다(DDA)와 관련한 보건의료 분야의 주요 핵심 이슈는 보건복지부 발표에 의하면 크게 두 가지로 요약할 수 있다. 첫째, 서비스 교역(trade in services) 부문에서 보건의료서비스의 개방 문제이며, 둘째, 공산품에 해당하는 식품・의약품・화장품 및 의료용구 등에 대한 시장접근을 확대하기 위한 관세의 인하와 비관세 장벽을 완화 또는 제거하는 문제이다. 특히, 보건의료서비스와 관련해서는 ① 최근의 정보통신의 발달에 따른 원격진료(tele-medicine) 서비스, ② 의료시설에 대한 외국인 투자, ③ 의료인력의 이동(자국 의료인력의 해외 진출 및 외국 인력의 국내 진입) 문제 등이 핵심 쟁점 사안이 될 것이다. 도하개발 아젠다의 협상 결과는 과거 UR 당시 농업협상과 같이 국내 의료계 및 보건의료계에 큰 충격을 가져다 줄 것으로 예상된다.

한미자유무역협정(FTA)의 체결로 의료서비스 시장개방은 시간의 문제일 뿐이고 이는 국내의료제도와 국민의료에 미칠 영향은 매우 클 것으로 예상된다.

세계화는 사회구조와 생활양식에도 커다란 변화를 초래한다. 전통적인 가치관이나 제도의 기능이 급속히 약화되어 새로운 보건문제들을 발생시킨다. 따라서 이러한 문제에 적극적이고 능동적인 대처를 위한 보건정책의 수립이 요구된다.

12) 이데올로기적 환경

이데올로기는 한 국가의 기본정책과 각종 사업을 형성하고 집행하는 데 지침이 된다. 보건정책도 예외는 아니다. 이데올로기는 국가사회와 그 구성원의 총체적인 삶의 내용과 형태를 바꾸게 할 정도로 정책에 영향을 주고 있다. 정치체제나 경제체제, 그리고 정부구조 등이 모두 이데올로기와 불가분의 관계를 맺고 있기 때문이다. 정치지도자 특히 행정수반의 이데올로기는 행정체계의 실천이념에 지대한 영향을 주기 때문에 정책과 밀접한 관련을 갖는다.

정부의 보건정책은 이데올로기적 위치에 따른 신념이나 가치체계에 좌우된다. 따라서 정치적 성향에 따라 특정한 형태의 보건정책이 수립되고 집행된다. 이데올로기적 위치라는 것은 정부개입이 최소화된 자유시장 경제체제로부터 국가개입이 극대화된 계획경제 체제까지를 양극으로 하는 스펙트럼상의 어느 한 지점에 있다. 이데올로기, 가치, 신념은 사회문제나 건강문제의 대응에 있어 서로 다른 이해나 대안을 제시하는 데 직접적인 영향을 준다. 보건정책 이데올로기의 유형을 살펴보면 〈표 2-4〉와 같다.[131]

---

131) J. Naidoo, 지역보건연구회 역, 앞의 책, pp.146~147.

표 2-4 보건정책 이데올로기의 유형

(정치적 좌파) ←———————————→ (정치적 우파)

정치적 이데올로기 / 구 분	공산주의	점진적 사회주의	보수주의	자유주의
국가의 역할	집단주의	집단주의	온건집단주의	반집단주의
경제적 관점	계획경제	혼합경제	혼합경제	자유시장경제
사회적 관점	• 계급갈등에 의한 현 계급사회는 능력보다는 필요에 따른 분배로 특징되는 사회주의에 의해 소멸된다.	• 기회의 평등, 경제적·사회적 자유는 국가에 의해 보장되어야 한다. • 국가는 재분배를 통하여 개인의 성취와 사회정의를 보장해야 한다.	• 불평등은 불가피하나, 평등한 기회는 보장되어야 한다. • 국가의 역할은 취약계층이나 필요로 한 사람에게 맞춰져야 하나, 자유를 침해해서는 안 된다.	• 복지국가에서 불평등은 불가피하다. • 시장은 사람들의 욕구에 따라 만족을 줄 수 있는 방향으로 움직여야 한다.
보건의료적 관점	• 범자유주의 국가	• 범자유주의 국가는 개인뿐만 아니라 사회적 응집력과 재분배에 기여	• 온정적 국가는 개인의 책임과 더불어 보건의료의 안전망을 제공	• 개인적 책임과 선택의 자유 • 필요는 자유시장을 통하여 가장 잘 조달된다. • 소비자주의
중심가치	• 평등 • 집단적 책임 • 물질욕구로부터의 자유	• 평등 • 집단적 책임 • 인도주의 • 사회조화 • 사회정의	• 개인주의 • 자유 • 책임 • 권위	• 개인주의 • 자유 • 선택 • 경쟁

건강보험 통합과정과 의약분업 실시과정을 살펴보면 종합적인 판단과 경험적 검증을 근거로 민주적이고 과학적인 설계를 하기보다는 단일 복지이념 중심의 이상적인 정책설계를 추진하는 경향이 있다. 우리나라는 1960년대 이후 경제적 가치가 복지적 가치보다 국가정책 우선순위에서 항상 우위를 차지해왔고 복지적 가치는 경제적 가치를 저해하지 않은 범위내에서 추구해 온 것이 국정기조였다. 김대중 정부에서도 이를 반영하여 '생산적 복지'라는 개념을 사용하고 있다.

그러나 우리나라의 경우 정부가 국민의 건강과 보건의료서비스에 관해 어떠한 이데올로기적 입장을 가지고 있는지 명확하지가 않다. 보건의료에 대한 이데올로기의 부재는 현재의 보건의료 관련 문제를 해결하기 위해 어떠한 관점에서 접근을 해야 하는지를 명확히 제시하지 못하고 있다. 이러한 이데올로기적 환경으로 인해 우리나라의 보건정책은 일관성이 결여되어 있으며 문제가 발생했을 때 문제의 원인 제거나 근본적인 치유보다는 임기응변식 처방으로 일관하고 있다.[132)]

한 보건의료체계가 하나의 중심적 이데올로기에 의해 구성되어 있을 때 문제의 해결책 제시가 비교적 명쾌할 수 있다. 우리나라의 경우 효율성이나 평등 또는 효과성 등 어느 이데올로기도 없는 일종의 아노미 상태에 있기 때문에 문제 해결책의 제시가 어렵다. 이처럼 우리나라 보건분야에 이데올로기가 부재하는 데는 1차적으로 정부의 정책 우선순위에서 보건정책이 중시되지 않으며, 그에 따라 정책적 지원이나 재정지원이 취약한데서 그 원인을 찾을 수가 있다.[133)]

3. 정책과 정책환경의 상호작용

정책내용과 정책과정은 여러 가지 환경적 요소와 상호작용을 하고 있다. 정책이 환경에 영향을 미치는 정책의 환경변화적 측면과, 정책이 환경으로부터 영향을 받는 정책의 환경의존적 측면으로 구분할 수가 있다.

1) 정책의 환경변화적 측면

정책은 환경 자체를 적극적으로 변화시키고자 하는 본질적 속성을 지니고 있다. 정책의 환경변화적 효과를 일반적으로 정책효과(policy effects)라고 부른다. 정책이 정책환경에 본래 의도한대로의 변화를 줄 때 이를 정책의 본원적 효과라고 하며, 본래 의도한 효과가 아닌 다른 효과를 초래할 때 이를 정책의 부수적 효과라 한다. 또한 정책은 먼저 제1차적 환경을 변화시키고, 다음으로 제2차적 환경을 변화시키는 방식으로 환경에 파급적 영향을 미친다. 제1차적 환경변화 효과는 정책이 환경적 요소에 미치는 영향이 단기적이고 직접적이며 단순할 뿐만 아니라 유형적인 가시성을 띠고 정책환경을 변화시키는 효과를 말한다. 이에 비하여 제2차적 환경변화 효과는 정책의 영향이 장기적이고 간접적이며 복잡할 뿐만 아니라 무형적인 비가시성을 띠고 정책환경을 변화시키는 최종 효과를 말한다.

보건정책은 건강보장이라는 1차적 환경변화를 가져오지만 장기적으로 보면 국민의 건강한 생활을 보장하고 삶의 질을 향상시키고 생산성을 증가시키는 효과를 초래하기 때문에 제2차적 환경변화를 초래하게 된다.

정책은 정책환경을 변화시키기 때문에 정책담당자나 정책참여자, 그리고 일반 국민은 어떤 정

132) 김정화・이경원, 의료개혁의 현안과 정책과제, 한국행정학보, 31(4), 1997, pp.183~204.
133) 조병희, 의료문제의 사회학(대구 : 태일사, 2000), p.80.

책을 형성하거나 집행할 때 또는 평가할 때 정책의 환경변화적 효과를 고려하고 검토해야 한다.

2) 정책의 환경의존적 측면

정책은 환경적 요소의 영향을 받고 환경의 제약을 받는다. 제1차적 환경조건은 단기적이고, 직접적이며, 단순할 뿐만 아니라 유형적인 가시성을 띠고 정책에 영향을 미치는 환경적 요소를 말하며, 제2차적 환경조건은 장기적이고, 간접적이며, 복잡할 뿐만 아니라 무형적인 비가시성을 띠고 정책에 영향을 미치는 환경적 요소를 말한다.

보건정책의 경우 제1차적 환경조건은 의료수요와 공급의 불균형, 만성질환의 증가, 전염병 만연, 의료자원의 불균형 등과 같이 직접적・가시적인 요인들이다. 제2차적 환경조건은 급격한 산업화 현상, 인구이동, 핵가족화, 소득수준・교육수준의 향상 등과 같은 경제적・사회적・문화적 조건으로서 이러한 조건들은 장기적・비가시적으로 나타나고 있다.

우리나라 건강보험정책은 정치적・경제적 조건이 주요한 변수로 작용하였다. 1963년에 의료보험법이 제정되었음에도 불구하고 상당기간동안 실시되지 못하였고 또한 강제가입이 뒤늦게 도입된 것도 경제력의 부족 때문이었다. 또한 1963년 의료보험법의 제정, 1977년 건강보험의 실시, 1989년 전국민건강보험의 실시, 건강보험통합에 의한 국민건강보험의 시작 등은 이를 추진하지 않을 수 없는 정치적 조건이 보건정책의 변화에 중요한 변수로 영향을 주었다.

3) 정책과 정책환경의 복잡한 동태적 상호작용 관계

여러 가지 환경적 요소(변수)가 급격하고 심각하게 변화하는 사회일수록, 또 그러한 시기일수록 새로운 정책수요와 기존 정책에 대한 수정 압력은 그만큼 증대된다. 환경과 정책간에는 끝없이 반복되는 복잡하고 중첩적이며 무질서하게 혼재된 상호 순환적 작용 관계를 갖는다. 따라서 좋은 정책을 확보하기 위해서는 복잡하게 전개되는 정책과 정책환경과의 동태적 상호작용 관계를 이해하여야 한다. 1977년에 도입된 건강보험제도는 경제성장과의 조화를 통해 발전하면서 전국민건강보험을 성공적으로 달성하게 되어 세계적으로 관심을 받게 되었다. 건강보험을 도입하면서 경제발전을 저해하지 않고 국민들의 보험료에 대한 저항감도 고려하였던 것이다. 보험료를 낮게 책정하여 기업의 국제경쟁력도 보호하면서 국민들의 의료보장 욕구도 정책에 반영하였다.[134) 135)]

---

134) S. Folland et al., The Economics of Health and Health Care, Maxwell Macmillan International, 1993, 이규식, 의료보장정책의 형성과 문제점, 보건행정학회지, 2000, 10(1), pp.58에서 재인용.

135) 제6절 보건정책환경 부분은 "문재우 등, 보건행정학(서울 : 계축문화사, 2012), pp.107~114" 전문 인용.

제7절 보건정책과정의 참여자

1. 정책과정 참여의 의의

정책과정은 국민들을 향해 비용과 편익을 배분하는 과정이라고 할 수 있다. 따라서 사회 내의 다양한 개인과 집단들은 자신들에게 유리한 정책을 위해 정책과정에 참여하거나 영향을 미치려고 한다. 정책과정에 관련된 많은 사람들과 기관들은 정책과정이 전개되는 여러 단계에서 서로 복잡한 교호작용을 하게 된다. 정책과정에 다양한 이해관계자들이 적극적으로 참여함으로써 반응적인 정책결정이 가능하며 또한 참여자들로부터 정책집행과정에서의 순응을 용이하게 확보할 수 있을 뿐만 아니라 환류과정을 통해 정책을 개선할 수도 있다.[136)]

민주주의에 있어서 정책에 참여하는 참여자는 매우 다양할 수밖에 없다. 일반적으로 정책과정의 참여자는 공식적 참여자와 비공식적 참여자들로 나누어 설명되고 있다. 공식적 참여자에는 ① 대통령, ② 의회, ③ 고급공무원, ④ 사법부 등이 포함된다. 비공식적 참여자로는 ① 정당, ② 이익집단, ③ 전문가와 학자, ④ 언론기관, ⑤ 일반국민 등을 열거할 수 있다. 1976년의 개정 의료보험법에는 보사부, 평가교수단, 경제 관료, 의학협회, 약사협회, 기업인 집단 등, 1980~1983년의 건강보험 통합일원화 정책에는 청와대, 전경련, 노총, 언론, 보사부 관료, 국회의원 등이, 그리고 1988~1989년의 농어민 지역의료보험 정책의 정부의 제 논의 과정에는 전국의료보험연합회, 전국의료보험대책위원회(의료보험 시정 운동을 펼쳤던 농어민단체와 진보적 보건인 모임들이 결성한 단체), 의사협회, 국회의원, 정당, 전국노조협의회 등이 참여하였다.

우리나라 정책과정 참여의 현실을 살펴보면 첫째, 공식적인 참여자와 비공식적인 참여자간의 권한배분이 매우 불균형적으로 분포되어 주로 공식 참여자에게만 권한이 집중되어 있다. 근본적으로는 이익집단이 조직화 내지 활성화되지 못했고 정당의 정책산출기능이 미흡하고, 언론과 전문가 집단 역시 합리적인 비판자의 역할을 다하지 못하였기 때문이다.

둘째, 공식적인 참여자간에도 권한배분이 불균형적이었다. 대통령과 행정부에 비해 국회와 사법부의 권한은 상대적으로 미약하였다. 안보우선주의, 행정부처의 정보독점, 정부주도의 경제개발, 권위주의적이고 비밀주의적인 정치행정문화에 그 원인이 있다.

셋째, 비공식적인 참여자간에도 조직화된 집단과 그렇지 못한 집단의 영향력이 매우 불균형적이었다. 또한 조직화된 집단간에도 자원의 보유량 등에 따라서 영향력의 정도에 큰 차이

---

136) 김순양, 의료보험정책과정에서의 참여자의 특성변화에 관한 연구, 한국행정학보, 29(2), 1995, pp.415~416.

를 보여주었다.137)

Franklin과 Ripley는 정책참여자들의 영향력을 정책의 종류에 따라 〈표 2-5〉와 같이 분석한 바 있다.138)

표 2-5 정책참여자들의 영향력 비교

정책의 종류		대통령	관료조직	의회(본회의)	의회(위원회)	민간부문 (이익집단 등)
분배정책		+++++	+++++	+	+++++	+++++
규제정책		++++	+++	++++	+++	++++
재분배정책		+++++	++	+++++	+	+++++
외교·국방정책	구조적 정책	+	+++++	+	+++++	+++++
	전략적 정책	+++++	+	+++++	+	+++
	위기관리정책	+++++	+	+	+	+

주 : 강(+++++), 약간 강(++++), 중간(+++), 약간 약(++), 약(+)

2. 공식적 참여자

1) 대통령

선진국에서는 다원적인 사회세력에 의해 대통령이나 수상의 권한행사가 많은 견제를 받는다. 그러나 후진국에서는 대통령중심제이건 내각책임제이건 대통령이나 수상의 1인 장기 독재체제로 변질되는 경우가 많다. 이런 경우의 정책과정은 완전히 대통령이나 수상 1인에 의하여 지배되는 파행적·전횡적인 과정이 되고 만다. 특히 제왕적 대통령(imperial president)의 경우 각종 국내외 정책수립에 무소불위의 힘을 휘두르고 있다.

우리나라의 대통령은 입법, 사법, 행정을 불문하고 가장 큰 영향력을 행사하고 있다. 대통령은 법률안 제출건과 거부권을 행사할 수 있기 때문에 정책의제 설정단계에서부터 주도권을 행사할 수 있다. 이명박 대통령이 2013년 1월에 택시법 거부권을 행사한 것은 좋은 예이다. 대통령은 많은 지지를 받는 정책대안의 창도나 공식적 결정에 있어서 핵심적인 영향력을 행사한다. 반면에 정보의 수집과 분석·배포에 있어서는 약간의 영향력만 행사할 뿐이다.139)

137) 위의 논문, p.419.

138) A. Franklin and R. Ripley, Congress, the Bureaucracy and Public Policy (Homewood III, Dorsey Press, 1980), p.23. 정정길, 앞의 책, p.157에서 재인용.

139) R. B. Ripley, Congress : Process and Policy, 3rd edtion(New York : Norton, 1983), pp.386~388.

우리나라에서는 강력한 전문가 집단인 청와대 비서실이 대통령을 보좌하고 있고, 정책과정이 선진국에 비해 상대적으로 단순하기 때문에 정책과정에 대한 대통령의 지배력은 더욱 커지고 있다. 대통령의 성향, 신념, 가치관 등은 정책과정에 중요한 영향을 미친다. 그러나 대통령의 전반적인 권한행사는 정책이 대통령의 개인적 능력과 행태에 의해 심하게 영향을 받을 가능성이 있기 때문에 바람직한 것은 아니다.

권위주의적 정치체제 하에서는 대통령이 정책의제 성립을 거의 독점하였다고 볼 수 있다. 사회보장심의위원회나 보건복지부장관 등이 정부의제의 제기에 일정한 역할을 할 수는 있으나 대통령에 비해 아주 미약하다.

1988~89년의 농어촌지역 의료보험 및 전국민의료보험화정책의 경우 여소야대 국회 속에서 통합주의를 근간으로 하는 국민의료보험법안이 국회에서 통과되자 이에 반대하는 입장에 있었던 노태우 대통령은 거부권을 행사하였다. 1999년에 법이 제정되어 시행 중에 있는 국민기초생활보장법의 경우 대통령의 결단이 법제정에 결정적인 계기를 마련하였다.

2) 입법부

입법부는 민주주의 원리에 입각하여 국가의 중요한 정책을 의결하는 가장 강력한 권한을 행사하는 국가의 중추기관이 되었다. 입법부는 국민의 대표기관으로서 정부의 중요 정책을 결정짓는 최종적인 권한을 가지고 있음에도 불구하고 행정국가가 일반화되면서 입법부의 실질적 권한은 약화되고 있는 추세에 있다. 의회는 법안발의와 심의를 통해 정책결정과정에 직접적으로 관여하긴 하지만 대통령의 영향력과 견주어 볼 때 정책결정에 관한 영향력은 매우 약하다고 할 수 있다. 그 이유는 권위주의적 정치체제 아래에서 대통령이 의회나 정당에 미치는 영향력이 막강하였기 때문이다.

정책과정에서 입법부는 ① 정책의제 형성에 대한 민의 반영 기능, ② 법률 혹은 예산의 형태로 정책을 결정하는 기능, ③ 정책집행에 대한 통제와 감시기능, ④ 결산을 통한 정책평가 기능 등을 수행한다.

1988~1989년의 여소야대 국회 속에서 통합주의를 근간으로 하는 국민의료보험법안이 국회에서 통과되었음에도 불구하고 이에 반대하는 입장에 있었던 노태우 대통령은 거부권을 행사하여 국회에 환부시켰다. 이 법안은 이후 농어민 단체와 진보적인 보건인 단체, 전국노동조합협의회 및 평민, 민주, 공화당의 비난을 받았으며 야 3당에 의해 회기 내 처리를 합의하였지만 결국 3당 합당에 의하여 유야무야되고 만다.

3) 행정기관과 관료

우리나라의 정책결정은 주로 기술관료들의 손에 의해 독점되었다. 관료는 원래 정책결정의 주된 참여자는 아니었으나 행정활동이 전문화, 복잡화되면서 중요한 위치로 떠오르게 되었다.

어떤 사회문제가 쟁점(issue)이 되었을 때 이것을 의제(agenda)로 편성할 것인가를 검토하는 데 있어서 주도적인 역할을 하는 참여자가 행정관료들이다. 또 문제를 정의하고 목표를 설정하며 목표를 달성하기 위한 실현가능한 대안을 검토하는 일은 결정적으로 전문관료조직에 의존하지 않을 수 없다. 이익집단·정당·언론 등 비공식적 참여자의 자율성이 미약한 후진국의 정책과정에 있어서 행정기관과 행정관료의 역할은 상대적으로 증대되고 있다. 그러나 엘리트 위주의 폐쇄적 정책결정구조는 변화되어야 한다. 정책을 결정하기 전에 관료는 가능하면 이해당사자와 시민단체 등 다양한 사회세력들의 의견을 청취하여야 한다.[140]

관료집단이 정책과정에 미치는 영향력의 요인에 대해 F. E. Rourke는 관료의 전문지식과 외부집단으로부터의 정치적 지지를 들고 있다.[141] 그는 관료들이 전문지식을 갖출 수밖에 없는 이유로 ① 업무분담을 통한 개인능력의 개발, ② 특정 문제에의 집중적인 관심, ③ 정보에의 광범위한 접근가능성, ④ 고도로 교육받은 엘리트들의 유입을 들고 있다.[142]

국가 및 지방자치단체와 같은 행정기관은 보건의료분야에 대한 기본적인 책임을 지고 있다. 이러한 책임을 살펴보면 ① 국민건강의 보호·증진을 위하여 법적 제도적 장치를 마련하고 이에 대한 재원을 확보할 책임, ② 모든 국민의 기본적인 보건의료수요를 형평성 있게 충족시켜야 하는 책임, ③ 식품·의약품·의료기기 및 화장품 등 건강관련 물품이나 건강관련 활동으로부터 발생할 수 있는 위해를 방지하고 각종 국민건강 위해요인으로부터 국민의 건강을 보호하고 시책을 강구할 책임, ④ 민간이 행하는 보건의료에 대하여 보건의료시책상 필요하다고 인정된 경우에 행정적·재정적 지원을 해야 하는 책임 등이다.[143]

2012년 12월 현재 우리나라 보건복지부의 직제는 〈그림 2-2〉와 같다.

4) 사법부

행정권이 지나치게 강대한 후진국에서는 사법부가 정책과정에서 거의 제외되어 있는 실정이지만, 일반적으로 사법부는 법률심사권, 법령해석권 등을 통해 정책에 참여할 수 있다. 사법부 판례는 정책과정에 지대한 영향을 준다. 전국교원노조 조직화에 대한 판결, 노령수당의 수혜자 연령에 관한 판결, 동성동본에 관한 판결, 퇴직금 우선변제에 관한 판결 등은 좋은 예이다.

현대사회가 복잡미묘한 정치·경제·사회·문화의 모든 분야에서 발생하고 있는 갈등을

140) 김영평, 우리나라 정책결정 체계의 개혁, 한국정책학회보, 1993. 2, p.43.
141) F. E. Rourke, Bureaucracy, Politics, and Public Policy, 3ed.(Boston : Little, Brown and Company, 1984), pp.15~90.
142) Ibid., pp.16~20.
143) 보건의료기본법 제4조

| 그림 2-2 | 보건복지부 직제

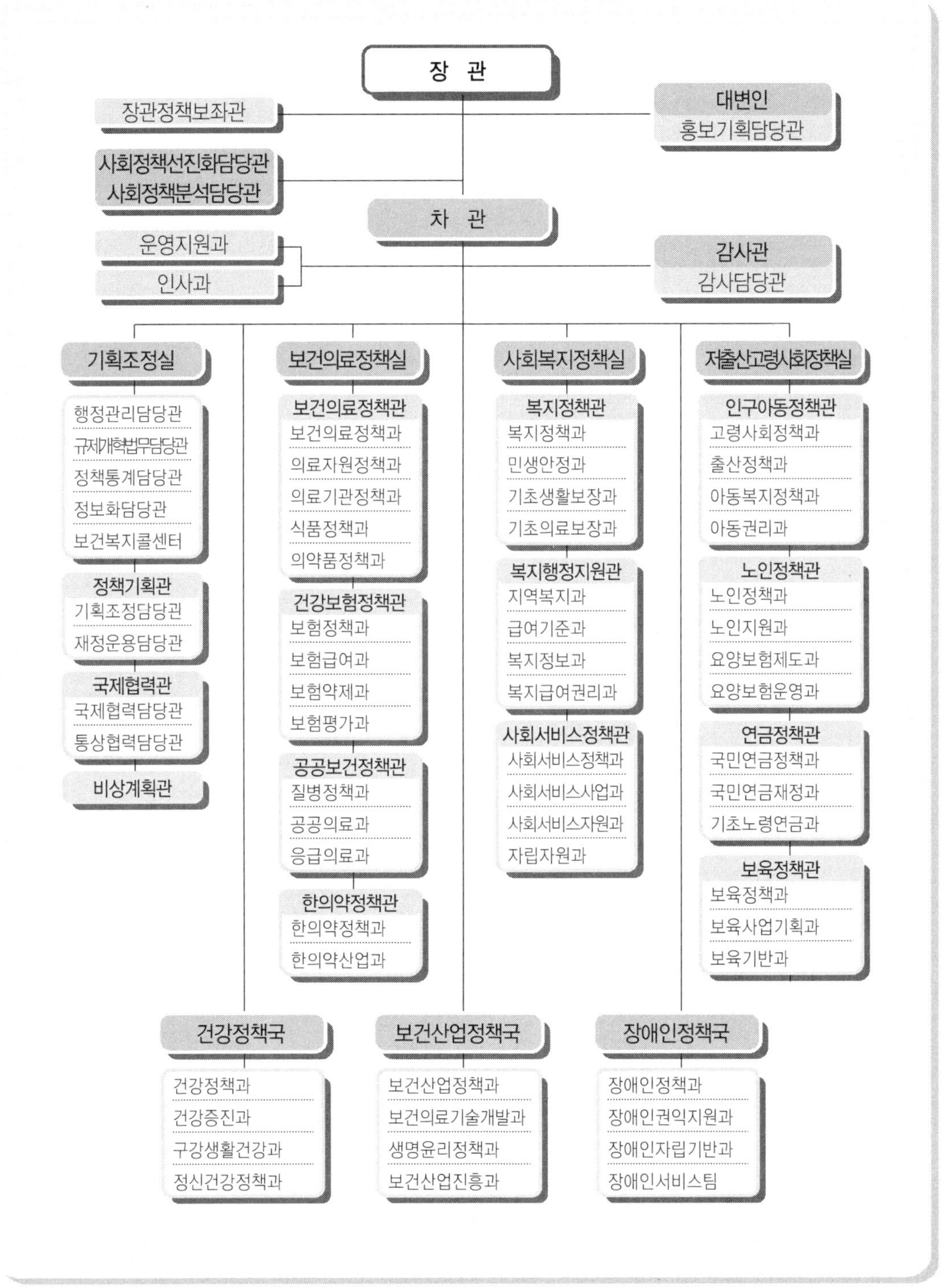

해결하는 수단으로서 편의적으로 사법적 판단에 맡기고자 하는 경향이 있는데 이를 사법적 적극주의(judicial activism)라 한다. 이런 경우 정책과정에서 사법부의 비중을 과소평가할 수는 없다.

3. 비공식적 참여자

정책과정에의 참여 특히 비공식 참여는 정치체제의 특성에 상당히 의존적이다. 정치체제가 개방적일수록 정책과정의 참여자 수는 많아지며 다양한 외부의 이해관계인들이 개입할 가능성이 높다.

우리나라 보건정책에 비공식 참여자가 적극적으로 참여하게 된 시점은 6공화국 이후이다. 특히 국민의료보험법의 제정과정은 야당, 농민단체 및 빈민단체 등의 사회운동단체, 전문가단체 등 외부의 비공식적인 참여자에 의해 주도가 되었고, 대통령 및 정부부처는 소극적인 입장을 취하였다. 당시 야당과 사회운동단체는 통합일원화에 관심을 가진 반면 의사단체와 약사단체는 보험수가, 의약분업 등의 문제에 주된 관심을 표명하였다.[144]

1) 이익집단(Interest Group)

(1) 이익집단의 참여

보건정책과 관련되어 있는 이익집단의 수는 매우 많다. 이들을 크게 나누면 보건관련집단과 사회복지관련집단으로 나눌 수 있다.[145] 우리나라 보건정책에 있어서의 이익집단의 활동은 1970년대 후반 의료보험법의 제정과 건강보험의 도입과정에서 싹이 트기 시작하였다. 그 전까지는 정부정책과 근본적인 갈등을 일으키는 사안들이 많지 않았다.

예컨대, 1961년 이후 1980년까지 20년간 의사협회에서 정부정책에 반대를 표명하고 갈등을 일으키는 것은 무의면 해소를 위한 의사동원, 의료 유사업자의 양성화, 비의사 보건소장의 임용,[146] 면허세의 이중과세 등 중요하지 않은 사안들이 대부분이었다.[147] 1947년 전

144) 김순양, 앞의 논문, pp.427~431.

145) 약사법을 비롯한 보건의료관련법에 의하면 의료인 등은 해당영역에서 중앙단체를 의무적으로 구성하도록 하고 있다. 많은 보건의료 관련단체 중에서 구성원이 숫적 규모, 보건의료정책과정의 기능적 중요도, 구성원의 전문성 수준, 조직규모면 등에서 보면 의사협회와 약사협회가 가장 비중이 있는 전문이익집단이라 하겠다.

146) 1965년 박정희 정부는 보건소 조직을 확립하기 위하여 보건소장을 비의사 의료요원으로 충원하려 하였고 접골사, 안마사, 침술사 등의 자격을 법제화하여 인정하려 하였다. 의사단체는 2,000명의 회원 서명을 받아 국회에 진정서를 보냈고 국회 앞에서 규탄데모를 하기도 하였다. 그러나 이러한 내부적 결속과 동원은 조직의 취약성으로 인해 일과성 사건으로 끝났다.

국적으로 조직된 대한의학협회는 지도부만 있고 하부조직과의 연계가 없어 1962년의 경우 불과 5%만이 회비를 납부하였다. 박정희 정부가 모든 의사는 매년 회비를 납부하고 대한의학협회에 등록하도록 강제조치를 시행하였다. 즉, 국가의 권력에 의존하지 않고는 회비징수라는 기본적 과업도 수행하지 못했다.[148]

노동조합·경제단체·의사회·농민조합 등 이익집단은 구성원의 이익을 위하여 그들의 요구를 유리하게 정책과정에 반영하기 위하여 정책담당자나 결정자, 그리고 다른 참여자들에게 여러 가지 압력과 홍보를 전개하기 때문에 현대 민주국가에서 이익집단은 그 어느 때보다 정책과정에서 중요한 역할을 담당한다. 이익집단은 여론이나 로비(lobby) 활동, 전문성, 정보, 재력 등 다양한 수단을 통해 자신들의 이해를 정책에 반영시키려고 활동한다.

이익집단은 특정 사회 집단들로 구성되며, 정부를 상대로 이익을 표명하거나 압력을 가하여 이익공동체 또는 사회성원 전체의 복리와 이익증진을 도모하는 비영리적 결사단체이다. 이익집단의 기능은, 첫째, 지역을 초월한 직능적 이익의 대표기능, 즉 의회의 지역대표제를 보완하는 현대적 정치기능을 수행한다. 둘째, 정당이 흡수하기 어려운 분야를 정치에 반영시키는 보완기능을 수행한다. 셋째, 압력단체의 성격과 요구·주장을 알리기 위하여 각종 방법으로 전문지식과 정보제공기능을 한다. 넷째, 정당이 미처 다루지 못하는 이익 또는 정당간의 쟁점을 설명하는 정치교육적 기능이다.

(2) 이익집단의 정치적 기능

이익집단이 정부기관에 대해 주장을 할 때 정치적 이익집단이라 한다. 이익집단은 시민과 정책결정자와 매개자로서 일반시민에게는 정책결정과정에 대한 정보를 제공하고, 정책결정자에게는 정책대안과 정치적 지지를 제공한다. 이익집단 정치야말로 다원주의 사회의 특징이라 할 수 있다. 정책결정과정에서 참여를 보장하는 민주적 가치를 실현하고, 그 결과 체제의 안정과 효율성을 담보할 수 있는 제도적 장치를 구비하는 것이 중요하다.

D. Truman은 이익집단 활동이야말로 정당한 정치적 요구를 정부에 전달하는 가장 민주적인 방법이라고 하였다.[149] 이익집단의 영향력을 좌우하는 요인으로는 내적 요소와 외적 요소가 있다. 내적 요소로는 ① 조직의 규모, ② 조직의 응집력, ③ 정치적 기술, ④ 재정적 능력, ⑤ 사회적 평판, ⑥ 전문성과 적절성, ⑦ 리더십 등이 있다. 외적 요소에는 ① 정부구조,[150] ② 정당의 발달 정도,[151] ③ 민주주의 규범의 발달 등이 있다.

---

147) 김창엽, 보건의료 정책과정에서의 의사들의 참여, 대한의학협회 제27차 종합학술대회, 1993, p.9.
148) http://www.richis.org/educa/health3/j6/a3.html(2001년 11월 2일 검색).
149) D. Truman, The Government Process(New York : Alfred A. Knopf, 1971), pp.33~34.
150) 분권화된 체제일수록 이익집단에게 다양한 접근통로를 제공한다.
151) 정당이 발달되지 못한 경우 이익집단의 영향이 크다.

수혜집단은 정책성공을 강조한 반면, 피해집단은 정책실패를 강조하는 등 평가과정에서 이익집단은 자신들에게 유리한 정보를 제공함으로써 환류를 통한 보다 유리한 정책결정을 유도하기도 한다.

(3) 이익집단 참여의 효과

① 순기능

공익의 과정설에 의하면 공익은 사익과 동떨어져 존재하는 것이 아니라, 다양한 이해관계를 조절하는 과정에서 확보되는 것이다. 따라서 이익집단의 참여는 참여 민주주의를 실현함으로써 국민의 권익신장, 행정의 공정성과 효율성 확보를 달성할 수 있다. 또한 투입기능의 활성화를 통해 변화하는 행정수요에 대한 대응성이 제고되기도 한다. 상호 정보교환 및 정책능력 고양을 통해 부족한 행정능력을 보완할 수도 있다.

② 역기능

지나친 집단 이기주의가 노출된다. 그간 정치과정에서 소외된 결과 피해의식이 강한 이익집단들이 타협하고 협조하는 정치문화가 발전하지 않은 상태에서 비타협적 배타적인 행태를 보임으로서 극단적 집단 이기주의를 노출한다. 특수이익의 주장이 강조되어 침묵하는 다수의 권익보호 문제가 야기된다.

집단간 권력의 차이가 있을 수 있으며, 민주적 행정문화가 발전하지 못해 정책결정권을 가진 관료들이 특정 가치에 편향적일 때 이익집단의 이익에 포획될 소지가 있다. 이익집단의 정부화 현상은 지양되어야 한다. 또한 이익집단에 대한 조합주의적 통제는 민주적 정치과정의 수립을 위한 전제로서만 행해져야 할 것이다. 그리고 이익표출에 있어 갈등해소의 기능을 충실히 수행하려면 자문형보다는 협상형으로 발전시켜야 할 것이다.

(4) 우리나라 이익집단의 정책과정에서의 역할

우리나라 이익집단의 특징은 국가의 조합주의적 통제가 아주 강하게 나타난다고 할 수 있다. 우리나라 이익집단에 대한 국가의 이중 구조적 통제현상을 보면 다음과 같다.

첫째, 이익집단의 성장 배경에서 국가의 권유, 강요, 또는 법률적인 재가에 의한 제도화로 정부화가 되었다고 할 수 있다. 따라서 우리나라 이익집단은 일반적으로 자주성, 재정력, 응집력이 약하다.

둘째, 이익집단에 대한 법적 통제로 인가주의 또는 허가주의를 채택하고 있어서 정부의 통제를 받고 있다. 특히 법적용에 있어서의 불균형성이 우리나라 이익집단의 특징이다.

셋째, 국가의 조합주의적 통제는 이익집단의 조직화, 재정관계, 리더십, 정치활동 등의 차원에서 행사되고 있다.

넷째, 우리나라의 이익집단은 이익표출에 있어서 협상(bargain or negotiation)에 의존하기보다는 자문(consultation)에 주로 의존한다. 우리나라 건강보험의 도입과정에서 이익집단의 활동을 살펴보더라도 적극적인 참여를 하지 못하고 협력집단으로서의 활동범위를 크게 벗어나지 못하였다.

다섯째, 이익집단간 참여의 불균형이 문제이다. 대한상공회의소, 전국경제인연합회, 대한무역협회 등과 같은 경제인 단체는 기업규모와 경제력의 증대로 정책과정에 상당한 영향력을 행사하고 있으며, 대한의사협회, 대한변호사협회 등과 같은 직능단체도 그 영향력이 상대적으로 큰 편이다. 이처럼 영향력이 큰 이익단체가 있는가 하면 많은 계층이 그들의 이익을 대변할 이익단체를 지니지 못하고 있으며, 설사 이익단체가 조직되어 있다 할지라도 그 영향력은 극히 미약한 실정이다. 따라서 정부는 미약한 이익단체들도 정책과정에서 균형있게 이익표출기능을 수행할 수 있도록 지원과 배려를 해야 하며 이익집단을 지니지 못한 계층의 주장도 경청해야 한다.[152)]

정책과정에 있어서 재정력이 뒷받침되고, 사회적으로 영향력 있는 집단의 이익만이 투입되는 경향이 있다. 정책의제설정에 있어서 정부주도의 동원형에 가깝기 때문에 정부의 이익집단에 대한 통제에 중점이 있다. 따라서 대기업의 이익과 관련된 환경오염문제, 독과점규제문제 등에 대하여 의제화가 억제(무의사결정)되었던 과거를 가지고 있다. 정책결정과정에서 참여의 제한으로 영향력이 미약하며, 정책집행과정에서는 주로 규제대상집단의 불응와 불공정성이 문제되고 있다.[153)]

(5) 의약분업의 예

1980년대 후반 이후 우리나라 사회는 권위주의체제가 쇠퇴하고 민주화가 진행됨에 따라 그 동안 잠복하고 있었던 수많은 이익집단들의 이익표출이 표면화되고 있다.

집단의 이익이 공익을 위한 것이라면 큰 문제는 없지만, 집단 이기주의 또는 직역 이기주의에 의해 집단 성원들의 사익을 위한 이익표출은 자칫 국가 정책을 왜곡시킬 수 있다. 민주주의 정신에 따라 이익집단 존재의 독립성과 활동의 자율성이 보장되어야 하겠지만 이익집단의 정치적 힘이 국가의 정책과정에 지나치게 작용하여 국가 정책의 우선순위가 바뀌게 된다면 문제가 아닐 수 없다.

---

152) 유 훈, 바람직한 정책결정 및 행정통제방안, 서울대학교 행정대학원, 행정논총, 제27권 제1호(1989), pp.279~281.

153) http://myhome.netsgo.com/(2001년 2월 3일 검색).

다시 말해, 이익집단이 국가의 정책과정에 참여하는 것은 민주주의 정신에 비추어 문제될 게 없으나 그 정도가 지나칠 경우에는 집단의 사익이 국민 전체의 공익을 우선하는 집단 이기주의로 변질될 가능성이 높다. 이렇게 된다면 국가의 정책 입안과 집행이 어려움을 겪게되어 사회 전체에 불안감과 불이익을 주게 된다.

그간 보수적인 활동방식을 고수해 왔던 이익집단들이 근래 들어 언론 등을 활용한 대국민 상대의 간접적 전략을 통해 행정기관에 정치적 압력을 가하는가 하면 비합법적 방식마저 동원하고 있다. 1993년과 1996년 두 차례의 한약조제권 분쟁사례에 있어서 대한약사회와 대한한의사협회가 각기 휴업, 면허증 반납, 진료거부 등의 비합법적 이익표출방식을 동원하였던 것이 좋은 예이다.[154)]

또 다른 대표적인 예가 바로 의약분업 도입과정에서 두 차례나 폐업을 하여 의료대란을 일으켰던 의약분업파동이다. 이 파동으로 사회기능은 마비되고 일반시민의 생활에 커다란 불편을 초래하였다. 사실 의약분업사태는 근래 들어 갑작스럽게 터진 일이 아니라 지난 1963년 의료보험법 제정시 개정 약사법에 분업 원칙을 규정하였으나 여건미비를 이유로 무기한 유보된 때부터 시작된 일이다. 약 30년 동안 의약업계의 엄청난 갈등과 반발로 인해 정책시행이 보류된 장기 숙제인 것이다. 최근에 와서는 지난 1994년 한약분쟁 이후 1997년 7월에서 1999년 7월 사이에 의약분업을 실시하기로 약사법을 개정하였다. 그러다 1998년 정부와 의약계가 의약분업 시행시기를 1999년 7월 1일로 확정하였다. 그러나 1999년 3월 다시 약사법을 개정하여 2000년 7월 1일로 연기한 것이다.

의약분업 시행을 목전에 앞둔 시점인 2000년 6월 20일부터 의료계가 폐업을 선언하여 7일 동안 의료대란을 일으켰다. 다행히 6월 26일 정상화가 되었으나 또 다시 8월 11일 의료계가 2차 폐업을 감행하여 10월에야 의사들이 파업을 철회하고 업무에 복귀하였으나 아직도 분쟁 재연의 불씨는 여전히 남아 있다.

의사나 약사와 같은 강력한 전문 이익집단의 영향력으로 정부의 의약분업 정책 시행이 수십년 동안 보류되었을 뿐만 아니라 정책의 내용이 여러 번 수정되기까지 하였다. 보건정책 분야는 국민의 생명과 직결된다는 점에서 매우 중요하다. 의사와 약사집단간의 갈등과 정부의 미숙한 조정 역할로 인해 결국 국민만 커다란 피해를 입게 된다는 점에서 큰 문제가 아닐 수 없다.[155)]

1993년의 한약분쟁, 2000년의 의약분업사태 등은 결국 정부와 이익단체간에 상호 커뮤니케이션이 원활하게 이루어지지 않았고, 또한 상호존중의 기반이 되는 신뢰감 부족에 기인

---

154) 한약분쟁 조정사례에 대한 연구는 박상필, 이익집단 갈등과 사회자본, 한국행정학보, 34(2), 2000, pp.121~138 참조.

155) http://www.reportworld.co.kr/(2001년 10월 29일 검색 : 권혁남의 "사회 갈등 조정자로서의 언론의 역할").

하였다. 더욱이 공동이익을 지향하는 협력의 규범이나 경쟁규칙(rules of game)도 제대로 구비되지 못한데도 큰 원인이 있다. 강력한 이해집단 사이에서 정부가 정책기조를 상실하고 표류하는 경우에는 아무리 좋은 정책일지라도 그 정책이 원만하게 집행되기 어렵다는 본보기를 의약분업의 사례에서 찾아볼 수 있다. 이익집단은 특수이익을 우선적으로 추구하고 집단간의 정치적 영향력이 불균등하기 때문에 이익집단의 거부권 행사는 정책과정에서 중대한 장애가 될 수 있다.[156)]

보건의료관련 이익단체는 보건정책과정의 많은 의사결정점(decision points)에서 실질적인 거부권을 행사하여 보건정책을 무력화시킬 수 있다.

2) 정 당

정당은 정권의 획득을 목적으로 모인 정치조직이다. 정당은 사회적 이해관계의 결집과 정책에 대한 지지의 확보, 정치인의 충원과 같은 중요한 역할을 한다. 정당이 선거시 정책의 기조, 그리고 목표와 대안을 제시하고 국민의 지지를 받아 집권한 때에는 그들의 기조・목표・대안이 현실의 정책으로 구체화되거나 수정되어 나타난다는 의미에서 실질적으로 정책과정에서 정당의 역할은 매우 핵심적이다. 그런가 하면 집권하지 못한 야당은 집권당의 정책을 비판하고 대안을 제시하는 역할 속에서 다음 집권을 목표로 하고 정책과정에 중요한 영향을 미치게 된다.

보건복지분야의 경우 양당간의 균형이 이루어지거나 정당간의 경쟁이 증대되면 지출이 증가한다. 즉 의료취약계층의 지지를 얻기 위해 각 정당은 노력을 하게 되며, 계속적인 정당간의 경쟁은 집권 여당으로 하여금 공약사업을 경시하지 못하게 한다.[157)]

그러나 우리나라와 같이 정당이 잘 제도화되지 못한 곳에서는 정당이 정책과정에서 정상적인 역할을 하지 못한다. 그 이유를 지적해 보면,[158)]

첫째, 대통령의 정당, 국회에 대한 이해가 적어 행정기능이 지나치게 비대해졌다.

둘째, 유권자의 정치의식 및 참여수준이 높지 못하였다.

셋째, 당의 지도부가 막강한 공천권과 자금을 장악하고 있어서 국회의원이 당의 지도부에 지나치게 예속적인 관계에 설 수밖에 없다.

넷째, 정당의 운영비 등 활동의 기본이 되는 자원의 획득과 조달이 행정부에 의존하고 있다.

---

156) 하태권, "Charles E. Lindblom의 정책결정이론," 오석홍・김영평, 정책학의 주요이론(서울 : 법문사, 2000). p.7.

157) R. I. Hofferbert, The Study of Public Policy(Indianapolis : The Bobbs-Merril Company, 1974), p.145.

158) 박동서, 정책결정의 참여자와 행정인의 역할, 서울대학교 행정대학원, 행정논총, 제27권 제1호(1989), pp.395~396.

다섯째, 정치불안으로 정당인이 많은 수난을 당하였으며, 의원의 교체율이 선거 때마다 높았다.

여섯째, 정당이 사회세력과 의사를 정치활동으로 연결, 국민의 여론을 정부에 전달하는 통로역할을 충분히 하지 못했다. 정당의 대중적 기반이 취약하여 사회 특수층의 이익이나 여론만을 반영하는 구실을 하였을 뿐이다.

후진사회 대부분의 경우처럼 우리나라 정당의 기능은 대표성(Representativeness)도 부족하고, 반응성(responsiveness)과 책임성(responsiblity)의 수준에 있어서도 매우 낮은 수준으로 평가된다. 우리나라 기성 정당의 체질상 문제점은 첫째, 이념과 비전 부재의 인물 정당이라는 점이다. 둘째, 금권지배의 정당이라는 것이다. 셋째, 이름뿐인 평당원과 일상적인 정치활동이 부재한 지구당의 존재이다. 넷째, 당내 민주주의가 부실하다는 것이다. 다섯째, 가장 중요한 문제로 지역정당의 한계를 벗어나야 할 것이다. 우리나라 정당은 역사적으로 볼 때 정책정당과는 거리가 멀었으며, 특히 정당의 자율성이라는 측면에서 결함을 지니고 있다. 우리나라 정당체제를 결정하는 것은 이념이나 정책의 차이가 아니라 전적으로 흔히 대권주자로 불리는 정당지도자들의 개인적인 판단에 의해서이다.[159)]

여기에 더해 한국 정당은 정책결정 과정에 실질적으로 참여하지 못하고 있다. 이의 원인으로 한국은 대통령중심 제도로서 대통령의 권한을 초월할 수 있는 어떠한 정당의 활동도 용인되지 못했으며, 정책결정에 참여할 지식과 능력을 가진 정치적인 인재가 부족했다는 점이 있을 것이다.[160)] 군사정부와 같은 오랜 권위주의 치하에서 국회와 정당은 정책결정의 주변으로 밀려났지만 민주화의 진전과 더불어 국회와 정당은 이제 점차 정책결정의 중심으로 다가오고 있다.[161)]

3) 전문가 집단

비공식적 참여자로서의 전문가 집단은 정부기관에 소속되지 않은 사람들만을 의미하는 것으로 보아야 할 것이다. 외부 전문가는 정책에 대해 참신하고 객관적인 아이디어를 제시할 수 있으며, 정부의 비대화를 방지할 수 있는 등 이점이 있다. 또한 전문가는 관료이익이나 기득권에 사로잡히지 않고 객관적으로 생각할 수 있다.

그러나 정책자료에의 접근이 어렵고 정책집행의 문제를 잘 고려하지 못하여 현실 적합성보다 합리성만을 추구하는 등의 문제점도 있다. 또한, 전문가는 행정인이 아니어서 결정에 대한 책임의 위치에 있지 않기 때문에 결정의 과정에 대한 신중한 배려가 적을 가능성이 많

---

159) 김영민, 정부와 정당관계에 관한 시론적 연구, 한국사회와 행정연구, 11(2), 2000. 12, p.33.
160) http://my.dreamwiz.com/arysu/work/mojuk.htm(2001년 10월 20일 검색)
161) 안병영, 국민기초생활보장법의 제정과정에 관한 연구, 서울대학교 행정대학원, 행정논총, 38(1), 2000, p.19.

다.[162] 더욱 큰 문제는 전문가 집단이 정부의 정책결정에 합리성을 부여하기 위해 정치적 지원역할을 하는 경우이다. 전문가의 참여가 정책과정에 있어서 실제적인 전문지식과 기술을 제공하기보다는 형식적인 합리성을 확보하기 위한 수단으로 활용되는 경우가 많다.

보건정책은 다른 어떤 정책보다 전문적인 지식과 경험이 요구되는 일종의 특수정책이라 할 수 있다. 정책을 형성하고 제약하는 데 대한 전문가의 역할은 다른 분야와는 비교되지 않을 만큼 크다.[163] 우리나라의 경우 보건사회연구원, 보건산업진흥원, 한국개발원, 보건의료관련 학자집단 또는 각종 위원회 등이 보건정책과정에 영향력을 행사하는 전문가 집단에 해당된다. 보건정책과정에 전문가 집단이 제도적으로 참여하게 된 것은 아마도 1962년 3월 사회보장제도 심의위원회 설치 이후부터이다. 사회보장제도 심의위원회 전문위원들은 이익집단이나 정당 등 외부의 비공식적인 참여자의 활동이 거의 없는 상태에서 1963년 의료보험법 입안과정의 실무적인 작업을 담당하였다.

4) 정책 공동체

정책 공동체(policy community)란 정책문제, 정책대안, 정책의 결과 등에 대해 관심을 갖고 있는 사람들로 구성된 일종의 공동체를 말한다. 정책 공동체는 관료집단에 대한 통제의 필요성과 의회의 낮은 전문성 및 정책문제의 복잡성과 불확실성이 증가함에 따라 정책문제의 해결에 지식 및 전문가 개입의 필요성이 증대됨으로써 나타나게 된다. 미국이나 일본의 경우 국민들의 암묵적인 합의를 도출하기 위해서나, 반대집단의 저항이나 불복종을 최소화시키면서 여론변화에 따라 정책이 표류하는 현상을 극소화시키는 데 정책 공동체가 커다란 기여를 하고 있다.[164]

R. R. Blum과 D. McGills은 관료집단이 정책 공동체를 구성하는 외부 전문가를 필요로 하는 이유로 ① 전문지식의 필요, ② 객관성의 확보, ③ 공무원 채용상의 한계, ④ 파킨슨 법칙의 회피 등 네 가지를 들고 있다.[165] 즉 전문가나 지식인은 지식 제공자(think-tank)로서의 역할을 행하는 한편, 정책결정집단에 의해 선택된 정책대안의 객관성을 입증하고 그 타당성을 확보하는 데 활용되기도 한다. 또한 예산이나 정원 등의 제약에 의해 행정기관에서 필요로 하는 전문가를 공무원으로 채용할 수 없을 경우라든가 일시적으로 전문가를 필요로 하는

---

162) 박동서, 앞의 논문, pp.389~391.
163) E. Feingold, The Politics of Health Planning—The Changing Political Character of Health Planning, American Journal of Public Health, 59(5), 1969, pp.803~808, 김창엽, 앞의 논문, p.2에서 재인용.
164) 정정길, 앞의 책, p.207.
165) Robert Rosen Blum and Daniel McGills, "Observation on the Role of Consultants in the Public Sector," PAR, May/June 1979, pp.220~223.

경우에는 외부에서 그러한 인적 자원을 동원하는 것이 더 효율적일 수도 있기 때문이다.[166)]

정책 공동체의 구성원들은 ① 관심사항을 공유하고, ② 정기적으로 상호 접촉하며, ③ 일련의 공통된 이해와 공동체적 감정을 가진다. 우리나라의 경우 지금까지는 정책 공동체가 토론문화의 결여, 관료집단의 기피현상 등에 의하여 활성화되고 있지 못하였다.

정책 공동체의 산물로 정부자문위원회를 지적할 수 있다. 우리나라의 경우 2012년 6월 현재 505개의 정부위원회가 설치되어 있는데, 이 중 대부분은 자문위원회의 형태(469개)로 설립되어 있다. 보건복지부는 다른 부서에 비해 상당히 많은 44개의 위원회를 운영하고 있다.

위원회는 정부자문의 역할을 할 뿐만 아니라 해당부처와의 밀접한 협조관계를 유지하면서 정책결정과정에까지도 실질적으로 중요한 역할을 수행할 수 있도록 해야 한다.[167)] 정부위원회가 가지고 있는 장점을 살펴보면,

첫째, 위원회를 통해 정부활동을 감시・감독할 뿐만 아니라 정책결정과정에 국민들의 적극인 참여를 유도할 수가 있다.

둘째, 국민들의 참여를 통해 형성된 책임감은 시민사회발전에 긍정적인 영향을 미칠 수 있다.

셋째, 정부의 정책결정과정에 전문적・기술적 지식을 지원할 수 있다.

그러나 이러한 장점에도 불구하고 정부위원회는 몇 가지 문제점을 가지고 있다.

첫째, 상당수의 의사결정이 공익에 대한 고려가 부족하고 절차의 적절성이 부족한 정부위원회를 통해 이루어질 수 있다. 위원간 또는 위원과 정부부처간의 목적함수가 상이하여 공익과 상충하는 특정이익 또는 너무 협소한 집합적 이익에 집착하는 경우가 존재한다.

둘째, 위원회의 존재는 책임소재를 불분명하게 한다. 공무원들이 책임회피의 수단으로 위원회를 이용할 수가 있다.

셋째, 정부의 각부처에 설치된 위원회는 그 부처의 이익을 보호하고 대변하는 것을 우선으로 하기 때문에 부처간 갈등의 원인을 제공하기도 한다. 위원회를 잘못 운영하면 독립적인 의견을 제시하기보다는 개별 부처의 이익을 대변하는 관변기구로 전락할 소지도 충분하다.

넷째, 행정부처는 위원회의 설립을 통해 영향력을 증대시키거나 조직 및 인력의 확대를 추진할 수 있다. 우리나라의 경우 단순히 자문역할만 해야 하는 위원회들이 별도의 사무국과 파견 공무원들을 거느리고 변칙적으로 행정기관화되는 것이 문제이다.

최근 정책실패의 사례로 자주 언급되고 있는 동강댐개발사업, 새만금간척사업, 의약분업,

---

166) 김종철, 정책대안선택의 영향요인에 관한 연구, 서울대 박사학위논문, 1996, p.64.

167) 입법조사처의 분석 결과, 505개 위원회 중 위원이 구성되지 못한 위원회는 21개(4.16%), 예산이 배정되지 못한 자문위원회는 무려 234개(46.34%)였다. 2011년 한해동안 본회의, 분과회의가 전혀 개최되지 않은 위원회는 104개(20.59%), 위원회 운영과 관련해 별도의 사무국 또는 소관부처의 담당부서가 정해지지 않은 위원회는 10개(1.98%)였다. 아시아경제 2013년 1월 17일자(정부위원회 200개 이상 정리한다).

공적 자금 투입 및 관리사업, 건강보험통합, 부실기업정리 등의 정책결정과정에 정부위원회가 깊숙이 관여하고 있다는 사실은 많은 것을 시사해 준다.[168] 위원회의 설치가 옥상옥이 될 가능성이 있고, 어느 조직이든 위원회의 기능이 지나치게 강화되는 것은 바람직스럽지 못하다.

5) 일반국민

일반국민은 투표, 공청회, 주민자문회의, 이익집단, 정당 등에의 참여를 통해 정책과정에 영향을 미친다. 그러나 활용도나 참여도가 낮으면 이러한 참여방법은 한낱 형식에 지나지 않는다. 이밖에도 국민들은 소비자보호운동, 환경보전운동, 인권운동 등과 같은 각종의 시민운동을 통해 정책에 영향을 미칠 수 있다.

국민(시민)참여는 몇 가지 측면에서 의미를 지닌다. 첫째, 시민참여는 투표 행위로 파악할 수 없는 국민들의 다양한 선호의 강도는 물론 변모의 양상까지 이해하게 하므로 정책 수립의 단계에서 고려하는 여러 정책 대안을 풍부하게 하여 궁극적으로 정교한 정책 수립에 기여한다. 둘째, 시민참여는 정책 실행 과정의 민주성, 책무성, 반응성을 높여서 거버넌스의 질 향상에 기여한다. 셋째, 시민참여는 과정 그 자체를 통해 정책에 관한 사회적 관심을 불러일으킬 수 있어 정책의 정당성 확보에 기여한다. 넷째, 시민참여는 참여한 시민들의 지적・윤리적 역량을 향상시키는 것은 물론 연대와 소통, 학습 등의 의미 있는 경험을 제공한다.[169]

시민단체가 보건정책과정에 적극적으로 개입하는 선례의 출발점은 한약분쟁의 초기단계에 경제정의실천연합(경실련)이 양집단을 중재하는데서부터이다. 그 후 국민의 정부 출범과 함께 시민단체들의 영향력이 부쩍 커졌다. 소위 'NGO'(Non Government Organization・비정부단체)라는 말이 이제는 그리 낯설지가 않다. 정책결정과정에 미치는 시민단체들의 영향력이 점차 커지고 있다. 국민연금제 실시의 전제조건으로 도시자영업자 소득파악위원회를 만들자는 9개 시민단체들의 요구를 보건복지부가 수용했고, 참여연대는 약값 폭리 실태를 파헤쳐 보건복지부의 즉각적인 약값인하 조치를 끌어내기도 했다.

또 보건복지부는 정부와 의보공단, 시민단체들이 함께 참여하는 가칭 의료보험수가조정위원회 구성안을 받아들여, 약값에 대한 시민단체들의 감시가 본격화할 전망이다. 건강연대의 통합주의 건강보험제도 운동, 경실련의 금융실명제운동, 참여연대의 소액주주운동 등 우리 사회에서 1980년대 후반부터 일기 시작한 시민운동단체들은 체제의 부분개량을 지향하면서 이슈중심적, 합법적, 전문적, 일상생활적 개혁과제들을 쟁점화하고 공론화하는 데 기여하였다. 이는 기존의 민중운동이 체제변혁적, 계급운동적 성격을 지닌 것과 비교하면 축적된 시

---

168) 김준기, 한국에서의 '제3자적 정부'에 대한 논의, 서울대학교 행정대학원, 행정논총, 39(2), 2001(10), pp.32~35.

169) 권순만・오주환・유명순, 건강보험급여결정을 위한 국민참여의 의의와 과제, 건강보장정책, 2012, 11(2), p.20.

민역량의 발로라 하겠다.

이제 국가의 주요 정책의제 설정에서부터 결정・집행・평가에 이르기까지 시민단체를 빼고는 그 어떤 과정도 얘기할 수 없게 되었다. Ripley와 Franklin은 정책유형에 따라 정책대상집단의 특성을 다음과 같이 구분하고 있다.[170)]

첫째, 분배정책의 경우 결정과정에서 관련집단들 사이에는 별다른 갈등이 발생하지 않는다. 분배정책에 있어서는 사회적 가치의 배분대상에 따라 정책대상집단이 소수인 경우와 다수인 경우로 나누어지는데, 수출지원금융제도와 같이 일정한 행위의 대가로서 재화나 용역이 제공될 때에는 소수의 수혜집단이나 개인이 정책대상집단이 된다. 그러나 항만・도로・지하철・공항・철도 등과 같은 사회간접자본시설의 확충과 같이 불특정 다수를 위해 공공재가 제공될 때에는 일반국민이 정책대상집단이 된다.

둘째, 경쟁적 규제정책의 경우는 규제집단과 대상집단간의 심각한 갈등이 야기되는데, 경쟁에서 승리한 집단은 물론이고 패배한 집단 역시 정책대상집단이 된다. 왜냐하면, 경쟁적 규제정책은 이권이 개입되는 경우가 많기 때문에 경쟁에서 패배한 집단은 정책결정의 부당성・졸속성 등의 명분을 내세워 정책수행을 방해할 뿐만 아니라 영향력 있는 단체나 비중 있는 정치인 등을 동원하여 대안의 변경 내지 폐지를 시도하려고 하기 때문이다. 반면에, 경쟁에서 승리한 집단은 일정한 재화와 용역의 공급권한을 부여받은 수혜집단이면서도 공공복리를 도모한다는 차원에서 공급의 일정한 부문은 정부의 규제를 받아야 한다.

셋째, 보호적 규제정책은 일반대중을 보호하기 위하여 다양한 사적 활동에 조건을 가하는 정책을 말한다. 이러한 정책은 결정과정에서부터 논란이 많을 뿐만 아니라 피규제 대상집단의 반발이나 저항이 초래될 소지가 많기 때문에 매우 역동적이며 정치적 영향력과 관련되는 경우가 많다. 따라서 보호적 규제정책에 있어서의 대상집단은 피규제집단임과 동시에 정책비용부담자가 된다.

넷째, 재분배정책에 있어서는 정책의 시행으로 일정한 혜택을 받는 집단뿐만 아니라 기존의 소득・권리 또는 가치의 이전을 강요받는 비용부담집단도 모두 정책대상집단이 된다. 이러한 재분배정책은 계층 혹은 계급간의 소득이나 부의 분배가 시장이 아니라 정부에 의해 의도적으로 조정되기 때문에 갈등이 유발되기 쉽다. 따라서 이익을 희생당하는 집단의 경우, 자신들의 이익을 고수하려고 반발하기 마련이므로 이들 집단의 태도는 정책결정의 성패에 매우 중요한 요인이 된다.

정책과정이 단선적이고 지시적이거나 독단적이 되면 정책은 그만큼 보편타당성과 가치 지향성을 갖지 못하게 된다. 일반국민들의 참여는 정책집행 과정에서 나타날 수 있는 문제점과

---

170) Randal B. Ripley and Grace A. Franklin, Policy Implementation and Bureaucracy, 2nd ed.(Chicago : Dorsey, 1986), pp.72~79.

부작용을 미리 방지하고, 이를 정책에 반영한다는 의미 외에도 정책결정에 모두가 공감과 지지를 보내게 되어 집행에 효율성과 당위성을 갖게 한다는 의미가 있다.

특히 보건의료정책의 수립 시 우선순위 선정에서 시민참여가 의미 있는 이유는 "첫째, 우리나라의 경우 건강보험은 시민들이 지불한 보험료(세금)로 운영되므로 시민들은 가장 중요한 이해당사자(stakeholder)가 되며, 그들의 정당한 요구는 우선순위 선정의 의제로서 작동할 가치가 있다. 둘째, 정책의 의사결정에서 시민참여가 강조되는 것은 민주주의 원칙과 공존한다. 셋째, 사람들을 고취시켜(empowering) 지지를 받고, 나아가 그들의 삶에 영향을 미치는 의사결정을 하게 된다면 보건의료시스템에 대한 시민들의 신뢰와 믿음을 얻을 수 있다. 넷째, 시민참여를 통해 그 사회가 공통적으로 지닌 중요한 가치나 관점을 반영할 수 있고, 이것은 더 높은 질의 우선순위 선정에 도움이 되거나, 최소한 더 높은 수준의 동의를 얻을 수 있게 한다."는 데 있다.[171)]

우리나라 보건의료기본법(제8조)에는 보건정책에 대한 국민의 참여를 보장하고 있다. 즉 국가 및 지방자치단체는 국민의 권리・의무 등 국민생활에 중대한 영향을 미치는 보건의료정책을 수립・시행하는 때에는 이해관계인 등 국민의 의견을 수렴하여야 한다. 의약분업 과정에서 일부 시민단체들이 적극적으로 나서서 의약단체들을 설득하고 합의안을 만드는데 노력하였던 것은 과거에 볼 수 없었던 일이다.

6) 대중매체(mass media)

현대 민주국가의 경우에 있어서 신문・방송・통신 등 언론 대중매체는 정책과정에서 매우 중요한 위치를 차지하고 있고 그 중요성은 점점 더 증대되고 있다. 대중매체는 뉴스보도를 통해 특정 이슈에 대한 관심을 불러일으킴으로써 정책과정에 작용한다. 대중매체는 정책의제 설정과 정책평가에 주로 참여하는 것으로 보인다. 체제론적 시각에서 정책과정을 보면 여론은 주로 수요(demand)와 지지(support)라는 형태로 투입된다. 무엇을 해달라는 것이나, 찬성한다는 의견을 제시함으로서 정책결정자들의 행위에 영향을 미치는 것이다. 또한 정책의 성공, 홍보의 효과로 인해 국민의 지지도를 획득하기도 한다.

언론의 자유가 활성화되어 있느냐 없느냐는 정책과정의 합리성・민주성을 판별하게 해 주는 중요한 지표가 된다. 그러나 정책결정자는 여론에 대해 많은 문제에 직면하게 된다.[172)]

첫째, 모든 국민이 동시에 같은 비중으로 여론형성에 참여하는 것은 아니다.

둘째, 일반적으로 여론은 공익과 일치하지만 때에 따라서는 공익과 반드시 일치하지 않은 경우가 생긴다. 따라서 공익의 이름아래 여론과 다른 정책결정을 할 수가 있다.

---

171) 권순만・오주환・유명순, 앞의 논문, pp.21~22.
172) 박동서, 앞의 논문, pp.397~398.

셋째, 선거가 제도화되어 있는 국가에서 여론이 설사 진정한 공익에 위반이 된다고 해서 여론에 어긋나는 결정을 해야 할 때 정치생명을 걸어야 할 용기를 가질 수가 있겠는가?[173)]

언론매체는 국민의 의사를 수렴하는 한편 스스로 여론을 창출하기도 한다. 의약분업 이후 많은 언론매체가 여론조사를 통해 의약분업은 김대중 정부의 최대의 실정이라고 주장한 바 있다. 실제로 많은 국민들이 의약분업에 대해 불만이 있는 것 같다. 그러나 많은 조사들이 소비자에게 의약분업으로 인한 불편함 등 단점만을 강조하여 조사한다면 그 여론조사 결과는 객관적으로 타당하지 않다.[174)]

---

173) http://www.dongeui.ac.kr/~depa/sub4.htm : http://www.dongeui.ac.kr/~depa/sub7.htm http://myhome.netsgo.com/:http://naeri.cc2.cau.ac.kr/~thmoon/lecture/LRP1.htm (2001년 10월 25일 검색)

174) 제2장 보건정책의 기초이론은 "문재우 등, 보건행정학(서울 : 계축문화사, 2012), pp.85~106"의 내용을 전문인용하여 수정보완하였다.

제 3 장

보건정책 의제설정

제1절 정책의제의 의의와 유형

제2절 정책의제 설정이론

제3절 정책의제 설정과정의 특성과 제 이론

제4절 정책의제 설정과정

제5절 정책의제 설정의 영향요인

제6절 정책의제 설정의 관리

제7절 정책의제 형성의 억제

제3장

보건정책 의제설정

제1절 정책의제의 의의와 유형

1. 정책의제의 의의

사회내의 문제들 중에는 사사로운 개인적인 문제에서부터 사회적으로 큰 영향을 미치는 중요한 문제에 이르기까지 무수히 많은 문제가 있다. 그런데 이러한 문제들 중에서 정부가 개입하여 그 해결을 시도하는 문제는 극히 일부분에 불과하다. 1960년대 초반 흑인폭동은 미국 정치계와 정치학계에 커다란 충격을 주었다. 다원주의적 민주정치가 실현되고 있다고 믿고 있던 미국인에게 정상적인 요구투입이 아닌 폭력이라는 극단적 방식의 사용에 대하여 왜 그러한 형식에 의존하지 않으면 안 되었는가에 관심을 가지기 시작하였고 이들의 흑인차별 문제해결에 대한 요구가 정부의제로서 검토되지 않았음을 알게 된다.

정책의제(policy agenda)란 "수많은 사회문제들 중에서 정부가 그것에 대한 정책적 해결을 의도하여 공식적으로 채택한 문제"를 말한다. R. Cobb과 C. Elder는 정책의제를 "어떤 제도적 의사결정체계에 의하여 적극적이고도 진지하게 고려될 일련의 구체적이고 특수한 항목"으로 정의하였다.

많은 문제들이 끊임없이 발생하고 있지만 이들 문제가 모두 공적인 해결의 대상이 되는 것은 아니다. 사회문제들 중에서도 공적인 의제로 채택된 것만이 정책적 조명을 받게 된다. 무수한 사회문제 중에서도 왜 어떤 문제는 정책적 해결이 시도되며, 어떤 문제는 그렇지 않은 지, 정책의제설정은 어떤 과정을 거치며, 이 과정이 정책에 어떤 영향을 미치는지 등의 문제에 주목할 필요가 있다.

일반적으로 보건의료 문제에 대한 정보가 부족하기 때문에 문제가 중요하지 않은 것으로 인식되는 경우가 많다. 보건의료부문은 다른 부문에 비해 사회적 관심이 크지 않고 문제인식에 있어서 전문적 지식을 필요로 하기 때문에 정책의제 설정과정에서 전문가의 역할이 상대적으로 중요하다.[1] 일반적으로 정책의제설정단계는 정치적 갈등이 가장 많이 발생하는 단계이며 정책목표나 대안의 실질적인 제한과 범위의 한정이 이루어지기 때문에 매우 중요하다.

정책의제설정과 관련된 주요 개념으로는 사회문제, 사회적 쟁점, 공중의제, 정책문제, 정책의제 등이 있다. 사회문제는 많은 사람들이 느끼는 결함이나 기대에 미치지 못하는 상황 또는 불만족스러운 상태를 야기시키는 개인적 사건이 불특정 다수인에게 장시간에 걸쳐 일어날 경우에 발생한다. 사회적 쟁점이란 문제의 성격이나 해결방법에 대해 집단들간의 견해차이가 있어 논쟁의 대상이 되어 있는 문제를 말한다.

공중의제(public agenda)란 일반대중의 주목을 받을 가치가 있고, 정부가 문제해결을 하는 것이 정당하다고 인정되는 사회문제를 말한다. 즉 사회적 쟁점이 공중의제가 되려면, 첫째, 많은 사람이 관심을 가지고 있거나 알고 있고, 둘째, 어떤 방식이던 정부의 조치가 필요하다고 상당수 사람들이 의식하고 있고, 셋째, 문제가 정부의 적절한 고려의 대상이 될 뿐만 아니라 문제해결이 정부의 권한에 속한다고 많은 사람이 믿어야 한다. 공중의제는 문제와 직접적으로 관련이 없는 사람에게도 영향을 미치는 광범위한 효과를 지니는 문제이다.[2] 3분 진료를 받기 위해 몇 시간을 대기하는 현상은 잠재적 소비자들에게도 문제로 인식된다. 이러한 문제는 충분히 공중의제가 될 수 있는 요건을 갖추고 있다.

정책문제란 정부가 해결의 필요성을 인식하고 정책적 대처를 심각히 고려하기로 공식적으로 결정한 사회문제를 일컫는다. 정책의제(policy agenda)란 정부가 여러 가지 사회문제 중에서 정책적 해결을 의도하여 공식적으로 채택한 문제이다.

2. 정책의제의 유형

1) 주체를 기준으로 한 분류

정책의제화 과정의 주체가 누구냐를 기준으로 한 분류이다. 즉 정책의제가 환경에 의해 제

---

1) 이상일, 근거중심 보건정책의 개념 및 발전방향, 한림대학교 사회의학연구소 편, 건강보장연구, 통권 5호, 2001, p.98.
2) J. Dewey, The Public and Its Problems(Denver : Swallow, 1927), pp.12~16.

기되었느냐 아니면 정부의 결정체제에 의해 제기되었느냐에 따른 분류이다.[3] R. Cobb과 C. Elder의 분류,[4] R. Eyestone의 분류,[5] J. Anderson의 분류,[6] 안해균 교수의 분류[7] 등이 여기에 속한다.

안해균	Cobb and Elder	Eyestone	Anderson
환경의제	체제의제	공중의제	토의의제
정부의제	제도의제	공식의제	행동의제

자료 : 유 훈, 앞의 책, p.237를 참조하여 재구성.

2) 재량권의 정도를 기준으로 한 분류

분류기준은 의제설정에 있어 정책결정자의 재량권 여부이다. A. Hirshman은 강요된 의제(pressing agenda)와 선택의제(chosen agenda)를 구별하였다.[8] 강요된 의제는 결정권자가 재량의 여지가 없이 의무적으로 고려하도록 규정된 의제(예 : 정기선거나 정기예산결산심의)이며, 선택의제는 의제설정 여부가 정책결정자의 재량권에 맡겨진 의제(예 : 사회정책이나 조세정책)이다.

3) 발생빈도와 반복성을 기준으로 한 분류

의제발생의 빈도 혹은 반복성을 기준으로 구의제와 신의제를 구분할 수 있다.

(1) 구의제

구의제는 매번 반복 제기되거나 산발적으로 재발되는 의제를 말한다. 구의제의 처리는 유형화된 표준절차에 의해 이루어진다. 구의제(old items)로서 건강보험수가결정, 예산배정, 공무원 봉급인상문제, 쌀 수매가격결정, 정부기구 등과 같이 규칙적으로 정부의 정책의제가 되는 관습적인 것과(habitual items), 정부개혁, 조세개혁, 교육개혁, 통상정책 등과 같이

---

3) 유 훈 교수는 이를 채택여부에 의한 의제의 유형으로 분류하였다. 유 훈, 정책학원론(서울 : 법문사, 1999), p.237.
4) R. W. Cobb and C. D. Elder, Participation in American Politics : The Dynamics of Agenda-Building, 2nd ed.(Baltimore : Johns Hopkins University Press, 1972), pp.85~86.
5) R. Eyestone, From Social Issues to Public Policy(New York : John Wiley and Sons, 1978), pp.78~88.
6) J. E. Anderson, Public Policy-Making, 3rd ed.(New York : Holt, 1984), p.48.
7) 안해균, 정책학원론(서울 : 다산출판사, 2000), p.178.
8) A. D. Hirshman, "Policy Making and Policy Analysis in Latin America : A Return Joumey," Policy Science, 1975, pp.388~391.

주기적으로 발생하는 것은 아니지만 상당히 빈번하게 발생되는 정부정책안(recurrent items) 등은 대체로 쉽게 정부 정책안으로 채택되어지는 것이다.

(2) 신의제

신의제(new items)인 경우에는 어렵고 복잡한 과정과 절차를 통과해야 한다. 이 경우를 두고서 정책의제를 주로 설명하고 그 이론이 적용되는 것이다. 공식적인 정부 의제가 되려고 많은 이해관계자나 전문가 등이 수없이 자기들의 주장과 여론과 주의를 대중동원이나 여론조작, 언론이나 전문가 동원, 직접적인 방문이나 시위, 대시민홍보 등의 채널을 이용하기도 한다. 이것을 채널의제(channeled items)라고 한다. 또한 외교분쟁, 북한의 핵무기 개발사건, UR 협정, 경제협약 등과 같이 사건이나 문제가 너무나도 중대하고 그 영향이 광범위하여 자동적으로 정부의제(automatic/spontaneous items)가 되는 것도 있다. 신의제는 전국적인 노동자 파업, 의료분쟁 등과 같이 전례가 없거나 예기치 못한 의제이다.[9] 정책결정자는 시간압박과 부담 때문에 친숙한 구의제를 선호하지만 신의제들도 시간이 지남에 따라 구의제가 되는 과정을 밟는다.

4) 기능적 활동을 기준으로 한 분류

C. O. Jones는 정책결정의 기능적 활동을 중심으로 하여 정책의제를 ① 문제정의 의제(활발하고 진지한 조사와 문제정의의 대상이 되는 의제), ② 제안의제(해결책 모색의 대상이 되는 의제), ③ 협상의제(지지가 활발하고 진지하게 개발되어 협상의 대상이 되는 의제), ⑤ 지속의제(정기적으로 제기되는 의제) 등으로 분류하였다.[10]

5) 기타의 분류

정책의제의 종류에는 가장의제와 운영의제 등이 있다.

① **가장의제**(pseudo agenda) : 정책결정자가 관계집단의 좌절을 완화시키고 회유하기 위한 수단으로 겉으로만 제기하는 거짓의제를 말한다. 즉 정책결정자가 이익집단의 요구를 무마시키거나 정치권력을 유지하기 위해 겉으로만 관심을 표명하거나 문제의 내용과 성격이 왜곡 조작된 의제이다.

② **운영의제**(operational agenda) : 의제처리의 방법이나 절차에 관한 의제로 의제에 관한 의제라 할 수 있다. 운영의제는 국회 원내총무회담이 대표적인 예이다.[11]

---

9) R. W. Cobb and C. D. Elder, op. cit., p.89.
10) C. O. Johns, An Introduction to the Study of Public Policy, 2nd ed.(North Scituate : Duxbury Press, 1977), pp.40~41.

제2절 정책의제 설정이론

정책의제 설정이란 사회문제가 정책문제로 전환되어가는 과정을 의미한다. 즉 정책의제 설정이란 개인이나 집단의 요구들이 정부의 진지한 관심대상으로 전환되어가는 과정으로서 사회문제를 정책적으로 해결하기 위해서 심각하게 검토하기로 하는 행위 또는 과정을 의미한다.[12)]

정책의제 설정에 대한 관심은 1960년대 초반 미국에서 일어난 흑인폭동에서 대두되었다. 흑인들이 평화적이고 합리적인 방식이 아닌 폭동이라는 가장 극렬한 방식으로 자신들의 요구를 표출시키게 되자 흑인들이 정상적인 경로를 통하여 요구 투입을 하지 못하고 그러한 비민주적인 방식으로 문제해결을 요구했는가에 대한 연구가 본격적으로 시작되었다.

수많은 사회문제들 중에서 왜 어떤 문제는 정부에 의해서 취급되는 반면 어떤 문제는 정부의 관심대상에서 제외되어 방치되는가? 왜 어떤 과정을 거쳐서 사회문제가 정책의제의 지위를 획득하는가? 정책의제 설정과정에서 주도적으로 영향력을 행사하는 계층이 누구인가? 이러한 의문에 대한 해답을 얻고자 하는 것이 정책의제 설정이론이다.

1. 선별적 정책의제 설정이론

여러 사회문제들 중에서 일부의 문제들만이 정책의제로 형성된다. 정부가 사회내의 모든 문제들을 취급하지 못하고 일부의 문제만을 정책의제로 형성하게 되는 이유는 크게 ① 인간과 조직의 문제인식 능력의 한계, ② 인간과 조직(정치체제)의 문제처리 능력의 한계, ③ 인간과 조직(정치체제)의 선호와 판단, ④ 강력한 집단의 반대 등에서 찾아볼 수 있다.

1) 인간과 조직의 문제인식 능력의 한계

문제해결은 문제인식에서부터 출발한다. 문제인식 능력이 부족하면 당연히 문제해결 능력도 부족하다. 인간과 조직은 사물을 인식하는 능력에 한계(cognitive limits)가 있다. 따라서 한꺼번에 많은 문제에 대해서 주의를 기울이고 이를 인식할 수가 없어서 몇 가지 문제만을 먼저 고려하게 된다. 먼저 인식된 문제부터 의제화된다.

2) 인간과 조직의 문제처리 능력의 한계

문제해결을 위한 인적, 물적 자원을 충분히 가지고 있지 못하면 문제를 인식한다 하더라도

11) 안해균, 앞의 책, p.182.
12) 유 훈, 앞의 책, p.136. : 정정길, 정책학원론(서울 : 대명출판사, 1997), p.247.

체제가 그러한 문제를 모두 받아들여 취급할 수는 없다. 한정된 체제능력하에서 부담을 줄이기 위해서는 정치체제가 취급하게 될 문제 수, 요구의 양을 제한할 수밖에 없다. 경제발전과 정치발전은 문제처리 능력을 증가시키는 요인이다. 1963년에 제정된 의료보험법이 1977년에 와서야 비로소 실시되었던 것은 체제의 문제처리 능력에 한계가 있었기 때문이다.

3) 인간과 조직의 문제에 대한 선호와 판단

문제를 보는 관점은 각기 다르다. 문제를 인식하는 관련자와 조직의 선호와 판단에 따라 정책의제의 운명이 결정되기도 한다. 여러 사회문제들 중에서 일부만을 체제내로 수용하고 나머지는 제외시켜 버릴 수 있는 지위에 있는 사람·집단·기관들을 흔히 문지기(gate-keeper)라고 한다.

문지기는 정치체제에 투입되는 요구의 양을 조절하기 때문에 정책의제 형성과정에 있어서 이들의 선호와 판단에 의해 특정 문제나 요구가 정치체제 내로 투입되게 된다. 문지기는 단순히 체제능력을 고려하여 과중한 체제부담을 줄이기 위해서만 문제를 선별적으로 수용하지는 않는다. 비록 중요한 문제, 정치체제의 능력에 비추어 볼 때 충분히 해결할 수 있는 문제라 할지라도 그들에게 관심이 없는 문제, 자기들과 관계가 적은 문제, 그 가치를 헤아릴 수 없는 문제, 파악하기 어려운 문제, 잘 이해되지 않는 문제, 자신들에게 불리한 결과를 가져올지 모르는 문제 등은 체제내 투입을 거부할 가능성이 크다.[13] 또한 문지기는 정책기조, 쟁점의 특성, 피해집단의 크기 등 여러 요인을 고려한다.

4) 강력한 반대집단의 활동

보건정책의 경우 정부가 일방적으로 서비스를 제공하는 경우도 있지만 대부분 의료관련집단을 통해 정책이 집행된다. 의사와 약사단체와 같은 강력한 반대집단이 있는 경우 문제가 방치될 가능성이 높다. 즉, 정부가 특정의 문제시되는 상황에 대한 문제의식과 문제를 해결할 능력, 그리고 그 문제를 해결할 의도를 모두 지니고 있으면서도 그 문제를 정책의제로 형성하지 못하는 경우가 있다. 노동정책, 주 5일제 근무 등의 정책을 수립하고 집행하는 데 전경련의 입장을 전혀 무시할 수는 없다.

2. Simon의 의사결정론(Decision Making Theory)

Simon은 의사결정을 세 개의 국면, 즉 ① 주의집중활동(attention directing), ② 설

13) D. Braybrook and C. Lindblom, A Strategy of Decision(New York : Free Press, 1963), p.90.

계활동(design), ③ 선택(choice) 등으로 나누어 설명하고 있다. 의제설정과 관련된 것이 주의집중이다. Simon에 의하면 의사결정자로서 인간이나 조직은 주의집중 능력이나 정보처리능력에 한계가 있다. 때문에 의제설정은 복잡한 문제를 단순화시켜서 보는 방법이라든지, 해결의 수단이 있는 문제를 먼저 의제로 선택하는 것, 가까운 곳에서 쉽게 발견할 수 있는 문제를 선택하는 등의 방법을 취한다.

Simon은 다수의 문제 중 소수만이 주목을 받을 수밖에 없다고 주장은 하지만, 그 소수의 문제가 어떤 이유로 다른 문제를 물리치고 검토되는지를 명확히 설명하고 있지는 못하다.

3. 체제이론(System Theory)

체제이론에 의하면 의제설정이란 해결을 요하는 문제들이 체제 내로 투입되어 들어가는 과정을 의미한다. D. Easton에 의하면 환경으로부터의 투입은 국민들의 요구와 지지의 형태를 취하는데, 여기에서 요구가 바로 해결을 요하는 문제, 즉 정책의제라고 할 수 있다.[14] 정책의제로 채택이 되어 정책집행을 하게 되면 자원이 동원되기 마련이다. 자원의 동원은 체제가 부담해야 하는 비용이기 때문에 정책의제를 되도록이면 줄여야 한다. 이러한 과정에서 정책의제를 최초로 심사하는 사람이 문지기(gatekeeper)이다.

체제이론에서는 환경으로부터 투입을 받아들이는 체제의 경계(boundary)가 일종의 문지기 역할을 한다. 대통령, 장관, 국회의원, 고위관료, 지방자치단체장 등 정책결정자가 이러한 역할을 담당한다. 문지기가 사회문제를 정치체제내로 들여보내면 정책문제로 설정이 되지만 들여보내지 않으면 정책문제로 설정되지 못한다.

4. 엘리트 이론

인류역사를 도전(challenge)과 응전(response)의 과정이라고 주장한 A. Toynbee는 인류문명이 흥망성쇄를 거듭하는 동안 창조적 엘리트(creative elite)들의 존재로 인해 문명이 유지・발전될 수 있다고 하였다. 엘리트 이론가들의 주장을 요약해 보면,[15]

첫째, 모든 사람들이 부와 기술을 균등하게 보유할 수 없는 것과 같이 정치권력 역시 모든 사람이 균등하게 소유할 수 없다.

둘째, 모든 사회는 두개의 집단 즉 상당한 권력을 소유한 엘리트 집단과 그렇지 못한 비엘

14) D. Easton, "An Approach to the Analysis of Political System," World Politics, Vol.9, 1957(April), p.385.
15) 유 훈, 앞의 책, pp.82~82.

리트 집단으로 나누어진다. 사회는 권력을 가진 소수와 그렇지 못한 다수로 구성되며 사회의 제반 가치는 소수의 손에 의해 배분될 뿐 대중은 공공정책의 결정에 영향력을 갖고 있지 못하다.

셋째, 엘리트는 동질적이며 단결력이 강해 매우 높은 집단의식을 가지고 있다. 엘리트는 3C, 즉 집단의식(group consciousness), 단결력(coherence), 공모(conspiracy)의 특징을 내포하고 있는 집단이다.[16)]

넷째, 엘리트는 충원과정에서 매우 폐쇄적이다.

다섯째, 엘리트는 자율성을 가지고 있다. 엘리트는 본질적으로 자율적이며 누구에게도 결정에 대해 책임을 지지 않으며 자신들의 이해관계와 의도에 따라 모든 중요한 정책이 결정된다. 따라서 공공정책은 대중의 요구를 반영하는 것이 아니고 엘리트 집단의 이해나 가치관을 반영한다.

이러한 엘리트 이론은 지배 엘리트들의 의식과 가치관, 이해관계, 선호 등이 정책의제설정에 결정적인 영향을 미친다고 보는 이론이다. 엘리트 이론에 의하면 엘리트들이 허용하는 문제만이 정책의제로 설정될 수 있다. 그리고 그 후의 정책결정과정도 엘리트의 이해나 가치관에 따라 진행된다. 뿐만 아니라, 엘리트들은 자신들의 이익을 해치는 문제는 정치체제에 침투하지 못하도록 막는다. 따라서 정책의 변동은 점진적이어서 대폭적인 개혁을 기대하는 것이 불가능하다.

엘리트 이론의 전제는 엘리트들은 일반적으로 대중보다 지혜, 지식, 정보를 많이 가지고 있으며 판단력도 우수하며, 사회의 기본가치에 대해 소수의 엘리트들은 어느 정도 합일점을 지니고 있다는 것이다.

엘리트론자들은 정책의제 설정에 대해서 다원론자들과는 반대되는 생각을 가지고 있다. 이들은 어떠한 사회문제든지 정치체제로 침투할 수 있고 무수한 사회문제 중에서 무작위(random)로 정책의제가 설정된다는 다원론자들의 주장을 비판하면서 소수의 지배엘리트들이 정책과정의 전 국면을 장악할 뿐만 아니라 특히 정책의제의 설정과정에서 막강한 영향력을 행사한다고 주장한다.

세습적이고 보수적인 엘리트 집단의 대폭적인 교체와 엘리트 구성의 대변화는 혁명이나 선거에 의한 정치적 변혁을 통해 나타날 수 있다. 1932년의 미국 대통령선거에서 Roosevelt 대통령의 당선, 1945년 영국 하원선거에 의한 노동당 정권의 등장,[17)] 우리나라 5·16군사혁명, 김대중 대통령에 의한 여야의 정권교체 등과 같은 정치적 변화에 의해 엘리트들이 대

16) J. H. Meisel, The Myth of Ruling Class(Ann Arbor : University of Michigan Press, 1962), p.4.

17) 영국 국민보건서비스(NHS)의 도입과 확립에 결정적인 기여를 하였다.

폭적으로 교체되고 이어 정책쇄신이 수반된다.

5. 다원주의(Pluralism)

다원주의란 사회는 여러 독립적인 이익집단이나 결사체로 이루어져 있으므로 권력 엘리트에 의하여 지배되기보다는 그 집단의 경쟁・갈등・협력 등에 의하여 민주주의적으로 운영된다고 보는 견해를 말한다. 공공정책은 경쟁하는 집단들이 내린 타협과 협상의 결과로 나타나는 것이며, 대중은 선거와 조직적인 참여를 통하여 엘리트에 대해 상당한 영향을 미칠 수 있다고 본다. 다원주의의 특징을 요약해 보면,

첫째, 정치적 영향력이나 권력, 자원은 다양하고 사회 각 계층에 비교적 널리 분산되어 있다. 권력과 자원을 동시에 모두 가지고 있는 사람은 매우 드물고, 개인이나 집단간에 불균등하게 배분되어 있다. 따라서 정책과정에 영향을 미칠 수 있는 어떤 자원이 부족한 집단은 그러한 자원을 대신하거나 압도할 수 있는 다른 자원을 가지고 있기 때문에 전체적으로 보면 서로 비슷한 정치적 영향력을 나누어 갖고 있다.

둘째, 엘리트간에도 경쟁이 존재한다. 엘리트간에도 견해와 의견대립이 존재하며 이러한 경쟁집단간의 협상과 타협에 의해 정책이 결정되는 경우가 많다. 엘리트 집단도 합의와 응집이 항상 이루지는 것이 아니라 각자 다양한 정책을 추구하는 과정에서 경쟁관계에 놓이게 된다. 정부의 역할은 최소화되어서 각 집단의 경쟁결과를 반영, 정책을 수립할 뿐이며 각각의 단위에게 독점권이 인정되지 않는다.

셋째, 다원주의에서 상정되는 사회의 모습은 시민 또는 공중으로 구성되어 있는 다양한 결사체와 이익단체들의 수평적, 대등적 관계로 나타난다. 따라서 엘리트 집단도 자신들의 정치적 지위와 영향력을 계속 유지하기 위해서는 국민들의 요구에 민감할 수 밖에 없다. 엘리트들이 서로 경쟁을 벌이고 있기 때문에 선거 등을 통해 일반 국민은 자신들의 이익을 정책과정에 반영시킬 수 있다. 다원적 사회에서는 민의가 정책에 비교적 잘 반영된다.

6. 무의사결정론(Non-decision Making Theory)

우리나라에서 근로자의 인권, 환경오염, 보안법 폐지, SOFA 개정 등이 의제로 등장하게 된 시기는 그리 길지 않다. 엘리트 이론에 의하면, 소수의 지배 엘리트 집단은 모든 정책과정을 압도하고 있어서 자신들에게 불리한 결과를 가져오는 문제가 체제내로 진입하지 못하도록 권력을 행사한다. 이러한 무의사결정론은 신엘리트주의자인 E. Schattschneider에 의해 기본개념이 제시되고, P. Bachrach와 M. Baratz에 의해 이론적으로 체계화되었다.

Bachrach와 Baratz[18]는 '의사결정자의 가치나 이해에 대한 명시적 또는 잠재적 도전을 억압하거나 좌절시키기 위한 결정', F. W. Frey[19]는 '정치체제 내의 특정 행위자가 다른 행위자로 하여금 영향력의 행사를 시도조차 하지 못하도록 효과적으로 권력을 사용하는 과정'을 '무의사결정'이라고 하였다.

무의사결정을 위해 결정권자가 사용하는 수단으로는 ① 폭력의 행사, ② 가치박탈·위협·회유 등의 권력행사, ③ 규범이나 절차 등을 내세우는 편견의 동원 즉 새로운 주장을 비애국적, 비논리적, 절차나 규칙에 위배되는 것으로 낙인찍는 방법 ④ 편견을 수정·강화하는 등의 간접적·우회적 전략, ⑤ 지연전략 등이 있다.

대표적인 형태로는 ① 의제설정 자체를 억압·질식시키는 경우, ② 결정과정에서 정책대안의 범위나 내용을 한정시킴으로써 내용이 없는 정책을 산출하는 경우, ③ 정책집행과 평가에서 예산·인력 등의 자원을 공급하지 않거나, 집행자를 매수하여 방해하는 등의 형태가 있다.

정책과정에서 무의사결정이 나타나는 원인은, ① 어떤 정책에 대한 편견이 정치체제내에 구조화되어 있는 경우, ② 지배적 가치에 대한 도전을 억압하려고 하는 경우, ③ 체제내의 과잉동조와 과잉충성이 어떤 정책에 대한 억압으로 나타나는 경우 등을 생각해 볼 수 있다. 무의사결정은 정책의 전과정에서 나타날 수 있다.

제3절 정책의제 설정과정의 특성과 제 이론

1. 정책의제 설정과정의 특성

다원화된 산업사회에서는 표출된 쟁점들이 충분히 토론되어 의제설정과정에 반영되면 정책의 효과성이 클 것으로 예상되기 때문에 정책의제 설정과정이 매우 중요하다.[20]

1) 민주정치의 핵심단계

민주정치는 절차가 중요하다. 정책의제 설정과정은 국민들의 문제해결 요구를 체제에 투입하는 과정이기 때문에 민주정치의 핵심단계이다. 따라서 당해 문제에 의해 영향을 받는 사람

---

18) P. Bachrach and M. Baratz, Power and Poverty : Theory and Practice(New York : Oxford University Press, 1970), p.44.
19) F. W. Frey, "Comment : On Issues and Nonissues in the Study of Power," American Political Science Review, December 1971, p.1092.
20) 김형렬, 정책학(서울 : 법문사, 2000), p.126.

들의 문제의식은 정책의제 설정과정에서 균등한 비중으로 취급되어야만 절차의 민주성이 확보될 수 있다.

2) 정치적 과정의 출발점

정책의제가 설정되지 못하면 정부에 의한 문제해결은 어렵다. 정책의제 설정과정은 특정집단의 단일 문제라기보다는 더 복잡하고 다양한 집단이 연계되는 경우가 훨씬 많다. 정책과정은 정책의제 설정과정에서부터 출발하며, 정책의제 설정과정은 복잡한 정치적 투쟁과정을 거친다.

3) 정책대안의 제안과 범위 한정

정책의제 설정단계에서 정책대안들에 대한 논의가 시작된다. 실현 가능하거나 타협적인 정책대안들이 실질적으로는 정책의제 설정단계에서 이루어지는 게 보통이다. 따라서 정책대안의 정치적 실현 가능성이라는 측면에서 보면 정책의제 설정단계는 정책결정 단계에서 검토하게 될 정책대안의 범위를 실질적으로 제한한다. 정책의제 설정과정에서 검토되지 않는 정책대안이 정책결정단계에서 채택되는 경우는 많지 않다.

4) 정책과정의 방향, 내용 및 성격의 규정

정책의제 설정과정에 따라 그후의 정책과정이 커다란 영향을 받는다. 즉, 정책의제 설정과정은 이후의 모든 과정을 지배한다. 정책과정의 방향, 내용 및 성격 등은 이미 정책의제 설정과정에서 규정되고 결정된다.

2. 정책의제 설정과정의 제 이론

1) Jones의 모형

Charles O. Jones는 정책의제가 형성되는 과정을 문제가 정부에 귀속되는 과정(problem to government)으로 보고 이 과정에 대한 기능별 분류를 제시하였다.[21)]

(1) 사건인지 및 문제정의

어떤 사건의 존재를 확인(perception)하고 그것의 문제성 여부를 판단하며, 만약 그것이

21) Charles O. Jones, op. cit., pp.27~32.

문제로 확인된다면 그 문제의 인과관계를 명확히 분석하여 밝히는 단계이다. 문제에 대한 정확한 정의(definition)는 그 문제에 대한 명확한 해결책을 모색하는데 결정적인 영향을 미친다.

(2) 결집과 조직화

여러 사람의 문제로 인식될 때 정부는 관심을 기울이게 된다. 이 단계는 문제가 확인되면 이것이 다수의 사람들에게 확산되고, 그 문제에 대해 공통의 이해관계를 가진 사람들이 문제를 정부에 효과적으로 귀속시키기 위해 모이고(aggregation) 조직화되는 단계를 말한다.

(3) 대 표

해결해야 할 문제를 지닌 사람들이 그 문제를 정부활동에 연결시키기 위한 통로가 대표(representation)이다. 이 단계에서는 각종의 대표장치를 통해 이 통로가 열리게 된다. 통로로는 국회의원, 의회, 언론 등이 있으며 이들이 다른 사람들의 문제를 대표하는 이유는 자신들에게 무언가 이로운 것이 있기 때문이다.[22)]

(4) 의제채택

문제가 정부에 귀속하여 의제의 목록에 오르는 단계이다. 문제는 그것이 의제에 오르더라도 반드시 정책으로 수립되는 것은 아니다. 의제는 그것의 문제성이 계속되어야 하고, 의제의 지위를 박탈당하지 않도록 관련집단의 지속적인 노력이 따라야 한다.

2) Kendrick의 모형

F. Kendrick은 정책의제 설정과정을 정치참여과정의 한 면으로 보고 세 가지 과정으로 분류하였다.[23)]

(1) 문제진술

특정 문제의 해결을 원하는 개인이나 집단이 당면한 문제를 명확하게 규정하고 진술하는 과정이다. 문제의 명확한 진술은 그 문제의 중요성과 심각성을 다른 사람에게 효과적으로 전달하여 다수의 관심을 끌고, 그 문제를 쟁점화하며, 반대자에 대한 효과적 설득에 유용하다.

---

22) 안해균, 앞의 책, p.227.
23) F. Kendrick et al., Strategies for Participation, 2nd ed.(MA : Winthrop Publishers, Inc., 1974), pp.116~145.

(2) 의사전달

문제의 중요성과 심각성, 해결 필요성 등을 각종 매체를 통해 공중에게 전파시켜 정책결정자에 영향력을 행사하는 단계이다. 의사전달과정을 통해 더 많은 지지자를 확보할 수 있으며 조직화된 집단을 유인하여 연합(coalition)을 형성할 수도 있다.

(3) 조직화

문제를 대변해 줄 조직을 확보하는 단계이다. 조직화된 집단들이 주장한 문제가 더 정책결정자의 관심을 끌 수 있다. 따라서 자신들의 문제를 대신해 줄 수 있는 조직을 찾거나 새로운 조직을 만들어야 한다.

3) Cobb과 Ross의 모형

R. Cobb 등은 정책의제의 설정단계를 ① 논제 혹은 정책제안의 제기단계(initiation), ② 구체화단계(specification), ③ 확산단계(expansion), ④ 진입단계(entrance)로 구분하였다. 이들은 정책의제가 설정되는 과정은 여러 가지 경우에 서로 다른 특징을 나타낸다고 보아, 외부주도모형, 동원모형, 내부접근모형 등 세 가지 유형별로 나누어 설명하였다.[24]

(1) 외부주도모형(outside initiative model)

정부 외부에서 문제가 제기되어 많은 사람들에게 확산되고 공공의제의 단계를 거쳐 정책의제로 설정되는 과정을 설명하는 모형이다(사회문제 → 공공의제 → 정책의제). 공식적 정책결정기구의 밖에서 민간집단의 주도에 의해 정책문제가 제기, 확산되어 먼저 공중의제가 되고 최종적으로 공식의제로 채택되는 형태를 말한다. 이것은 다원적 민주주의 사회에서 지배적으로 나타난다.

외부주도형의 특징을 살펴보면 ① 정책과정 전반에서 외부집단이 주도한다. ② 외부주도집단이 반대집단을 누를 수 있는 정치적 영향력을 갖느냐의 문제가 제기된다. ③ 정책이 대립되는 이해관계인들의 타협, 조정의 산물이므로 정책내용이 상호충돌・모순적・단기적・단편적이다. 특히 배분정책에서 이러한 특징이 두드러진다. 회원은 많으나 재정력이 빈약한 집단이나 사회적 지위가 낮은 집단의 경우 외부주도형을 활용하면 전략적으로 성공할 가능성이 높다.[25]

사회가 다원화되어 감에 따라 정책결정은 과거 최고지도자의 의사로만 의제가 설정되고 집행된

---

24) R. Cobb, J. Ross, and M. Ross, Agenda Building as a Comparative Political Process, American Political Science Review, 70(1), 1976, pp.126~138.

25) 유 훈, 앞의 책, p.245.

것과는 달리 다양한 이익집단들이나 비정부조직(NGO : Non-Government Organization)의 의사가 정책결정에 지대한 영향을 미치게 되는 외부주도형 정책으로 변화되고 있으나, 이러한 현상은 정책과정의 민주성 구현이라는 긍정적인 면도 있지만, 자칫 정책과정의 교착화는 물론 국민 전체의 이익을 저해할 수도 있다.[26)]

우리나라의 개방형임용제, 소비자보호정책, 금융실명제 등은 외부주도형 사례이다.

(2) 동원모형(mobilization model)

동원모형은 정부내부에서 문제가 제기되어 자동적으로 정부의 정책의제로 성립되고 정책수행의 성공을 위해서 공공의제로 확산시키는 과정을 설명하는 모형이다(사회문제 → 정책의제 → 공공의제). 정책문제가 정부내에서 제기되어 거의 자동적으로 공식의제가 되고, 이것이 정책으로 전환될 경우 성공적인 집행을 위하여 의제에 대한 국민의 지지를 동원하는 형태를 말한다. 이것은 권위적, 계층적 구조를 가진 사회에서 빈번히 나타난다.

정부내의 정책결정자들에 의해 주도되는 경우인 동원모형은 정부의 힘이 강한 후진국이나 또는 선진국의 경우 정치지도자가 특정 사회문제 해결을 주도하는 경우에 발생한다. 특징으로는 ① 전문가의 영향력이 압도적으로 크다. ② 정책결정과정이 보다 분석적이다. ③ 정책내용이 종합적, 체계적, 분석적, 장기적이다. ④ 후진국의 경우 이 과정에서 복지・노동・환경 문제 등에서 의제화가 억제되는 경향이 있다. 동원모형은 규제정책에서 두드러진다.

1960년대 우리나라의 경제개발정책, 가족계획사업, 새마을 운동, 사회정화운동, 건강보험제도, 의약분업정책, 중국의 인구정책, 1960년대 존슨 대통령의 빈곤퇴치정책(War On Poverty) 등은 동원모형에 해당한다.

(3) 내부접근모형(inside access model)

관료집단이나 정책결정자에게 쉽게 접근할 수 있는 특정한 외부집단에 의해 주도되어 사회문제가 정책의제로 채택될 수 있도록 정책결정자들에게 압력을 가하는 경우이다(사회문제 → 정책의제). 주도집단은 보통 문제를 구체화하고 지지세력의 확대를 위해 노력하지만 정책환경으로의 확산과정을 거치지 않아 공중의제가 형성되지 않는다. 일종의 음모형이라 할 수 있다.

내부접근모형 또는 정부주도모형은 정부 내부에서 문제가 제기되어 자동적으로 정책의제로 성립되기는 하나 정부 외부로 확산되지 않아서 공공의제의 단계를 거치지 않는 경우를 설명하는 모형이다.

정책문제가 정부내에서 제기되어 공식의제로 채택되는 경우를 설명하는 모형이다. 이 경우

26) 김정헌・송건섭, 행정이론과 해설(서울 : 형설출판사, 2000), p.127 : 김영래, 이익집단 정치와 이익갈등(서울 : 한올출판사, 1997), p.329.

에는 의제를 대중에게 확산시키기를 원치 않는다. 이 모형하의 제기단계와 구체화단계는 동원모형과 마찬가지로 정책엘리트에 의해서 이루어지나, 일반공중으로의 확산을 의도하지 않

표 3-1 정책의제 설정 모형의 비교

구분	외부주도모형	동원모형	내부접근모형 (음모형, 내부주도형)
과정	사회문제 → 사회쟁점화 → 공중의제 → 정부의제	사회문제 → 정부의제 → 공중의제	사회문제 → 정부의제(정부 내의 관료집단이나 또는 정책결정자에게 쉽게 접근할 수 있는 외부집단에 의하여 주도됨)
전개방향	외부 → 내부 (환경 → 정책결정자)	내부 → 외부 (환경 ← 정책결정자)	내부 → 내부(또는 외부 → 내부) : 명확한 상관관계 없음
Hirshman	강요된 의제	채택된 의제	
제기(주도) 과정	특정집단이 고충을 표명하는 단계	정책주도자가 새로운 정책을 공표하는 단계	정책결정자나 측근자가 정책안을 제시하는 단계
구체화 과정	고충이 구체적인 요구로 전환되는 단계	발표된 정책에 대한 공중의 반응을 통해 구체적인 세목을 탐색하고 결정하는 단계	구체적인 대안을 제시하는 단계
확산과정	타집단에게 논제를 확산시키고 정책결정자에게 압력을 행사하는 단계	공중에게 정책의 중요성을 인식시키는 단계	없음
진입과정	체제의제의 정부의제화 단계	정부의제의 체제의제화 단계	공식의제로 성립되는 단계
특징	• 진흙탕 싸움 • 점증주의적 의사결정 • 정책결정비용 증가, 정책집행비용 감소	• 행정PR이 중시됨 • 합리적 · 분석적 의사결정(전문가의 영향력이 큼) • 정책결정비용 감소, 정책집행비용 증가	• 동원형에 비해 비교적 지위가 낮은 관료에 의해 주도됨 • 주로 외교 · 국방정책에 나타남 • 국민이 알면 곤란한 경우 또는 시간이 급박할 때 활용됨
공개성과 참여도	높음	중간	낮음
사회	민주화되고 다원화된 선진국(평등사회)	개발도상국에서 주로 나타나지만 선진국에서도 나타남(계층사회)	개발도상국에서 주로 나타나지만 선진국에서도 나타남(불평등사회)

자료 : Hi Pass 행정학의 핵, pp.14~15(file.exam.co.kr/exam_vod/mylect/print/10/…/제3편_정책학.pdf, 2013. 2. 12. 검색)

는다는 점에서 동원모형과 차이가 있다. 정책안의 주장자들은 그 정책의 결정이나 집행에 중요한 역할을 하는 집단들을 상대로 자신들의 목적을 관철시키기 위해 은밀하게 움직인다. 이 모형은 부와 사회적 지위가 고도로 편중된 사회에서 흔히 발견된다.

Cobb 등은 사회가 평등할수록 정책의제 설정은 외부주도형에 의존할 가능성이 높으나, 사회구조가 복잡해지고 경제수준이 향상됨에 따라 위 세 가지 모형 중 어느 하나가 지배할 가능성은 극히 희박하다고 주장하였다.

제4절 정책의제 설정과정

1. 문제의식의 형성과 쟁점 생성

문제를 의식할지라도 사람은 상황에 대해 상이한 인식과 판단을 하고, 그것을 상이한 규범적 기준에 입각하여 판단하기 때문에 문제의식의 내용은 크게 다르게 나타난다.[27] 정책의제 설정과정은 문제의식의 형성에서부터 시작된다.

그러나 문제의식이 생겨났다고 해서 이것이 곧 명시적으로 표출되거나 주위의 관심을 끌게 되는 것은 아니다. 어떤 개인이나 집단, 즉 문제 제기자(initiator)가 어떤 촉발계기(trigger device)를 이용하여 정부가 당해 문제에 대해 적극적이고도 진지한 고려를 해야 된다는 의사를 표명함으로써 표출된다. 기폭장치로,

① 내부적인 기폭장치(internal triggering mechanism)로서 자연재해, 예상하지 못한 사건이나 사고, 기술과 과학의 발달과 혁신, 이해관계의 배분과 이의 선택에 대한 편견이나 불공평의 발로, 인구나 기상환경 등의 생태학적인 변화, 사회진화 등이 있고,
② 외부적인 기폭장치(external triggering mechanism)로서 전쟁 등의 군사분쟁, 국제분쟁, 테러, 경제, 무역, 환경 등에 따른 국제질서의 변화 등이 있다.

문제 중에는 그 성격이나 내용, 해결 방법 등에 대해 관련자들 사이에 의견이 일치되는 것도 있고, 의견이 대립되어 논쟁의 대상이 되는 것도 있는데, 후자에 속한 문제를 쟁점이라고 한다. 정책의제로 형성되기 이전에 먼저 문제나 사건 또는 이해관계는 이슈화되어야 한다.

이슈(쟁점)를 제기하고 그것을 여론화 또는 문제화시킬 수 있는 방법이나 전략 또는 그 계기는 다음과 같이 다양하다.[28]

27) R. Eyestone, op. cit., p.42.

① 이용자(exploiters)로서 자신의 이해관계를 달성하기 위해서 이슈를 의도적으로 만드는 개인이나 집단을 말한다. 정치인이 건강보험 등과 같은 보건정책에 많은 문제가 있다고 주장하고 이를 이슈화하여 자신의 출마와 당선을 계기로 삼고자 하는 경우가 좋은 예이다.

② 상황적 반응(circumstantial reactions)으로 예상하지 못한 사건이나 사고가 이슈제기의 계기가 되는 경우이다. 1962년 미국의 케네디 대통령의 암살사건으로 총기규제가 이슈로 등장하였고, 1970년 중반 우리나라에서 입원보증금이나 치료비 문제로 위중한 환자가 치료를 받지 못하고 사망하는 불상사가 자주 발생하게 되자 의료보장문제가 사회적 쟁점으로 등장하게 되었다.

③ 재조정자(readjusters)의 경우로 기존의 체제, 가치나 제도에 도전적인 입장으로서 자신에게 돌아올 불이익이나 손해나 혹은 편견을 없애기 위해서 서로 이해관계자의 경쟁에서 이슈가 발생하게 된다. 한약분쟁시 한의사와 약사, 의약분쟁시 의사와 약사 간의 경쟁관계에 있는 집단이 불이익을 당한다고 인식하면서 이슈를 제공하는 경우가 이에 속한다.

④ 사회계량가(do-gooders)의 경우로 정책전문가나 기타 선의의 단체 또는 개인들이 사회 정의와 공익을 달성하기 위해서 이슈를 제기하는 경우이다. 경제・사회・환경적 이슈를 제기하고 있는 경제정의실천연합이나 의약분업의 협의과정에 참여한 시민단체 등은 사회계량가의 한 예라 할 수 있다.

문제에 대한 정의와 인식은 시간과 장소에 따라 변한다. 노인문제, 알코올중독, 직업병, 흡연, 공해, 산업보건 등은 20세기에 들어오면서 사회적 문제로 간주되기 시작하였다. 이와 같이 문제에 대한 사회적 태도와 인식이 변하면서 문제에 대한 정의 자체가 수정되고 변화하게 된다.[29)]

또한 문제의 내용, 성격이나 해결방법에 대해 완전한 의견일치를 구한다는 것은 거의 불가능하기 때문에 대부분의 문제는 쟁점화되는 것이 일반적이다. 문제의식의 형성과 문제제기의 단계에서부터 갈등과정은 시작된다.

---

28) R. W. Cobb and C. D. Elder, op. cit., pp.82~84.
29) J. E. Anderson, Public Policy-Making, 2nd ed.(New York : Holt, Rinehart, and Winston, 1979), pp.52~53.

2 공공의제의 형성

문제로 인한 갈등의 범위가 확대되어 관련집단과 공중들로 하여금 문제의 심각성과 중요성을 인식케 하였을 때 쟁점은 공공의제(public agenda)가 된다. 어떤 쟁점이 체제의제(systemic agenda) 또는 토의의제(discussion agenda)라고도 하는 공공의제의 지위에 오르기 위해서는 ① 사회구성원들이 널리 관심을 갖거나(shared concern) 적어도 알고 있을 것, ② 어떠한 조치가 필요하다는 것에 많은 공중이 동의할 것(shared perception), ③ 정부에서 그 문제를 해결하는 것이 마땅하다는 공통된 인식을 가질 것 등의 요건이 충족되어야 한다.[30)]

어떤 쟁점이 공중의 관심을 끌기 위해서는 쟁점지지자들이 대중매체에 대한 접근력이나 혹은 사람들의 마음을 움직이게 하는 데 필요한 자원을 가지고 있어야 한다. 확산에 성공하지 못하여 공공의제의 지위에 오르지 못한 쟁점은 문제가 겉으로 드러나지 못한 채 억압되거나 공공의제의 지위를 거치지 않고 바로 정치체제로 투입된다.

3 정책의제의 형성

기관의제(institutional agenda), 공식의제(official agenda) 또는 행동의제(action agenda)라고도 하는 정책의제는 정부당국의 정책결정자들에 의해 적극적이고도 진지한 고려의 대상이 되는 쟁점을 말한다.

정책의제로 진입되었다고 해서 그것이 곧 문제해결 노력으로 연결되는 것은 아니다. 왜냐하면 정책의제는 정부에 의해서 신중하게 고려하기로 결정한 쟁점에 불과할 뿐 그것이 곧 문제의 해결을 위한 정부의 적극적인 행동을 보장하는 것이 아니기 때문이다. 그러므로 새로운 쟁점이 정책의제로 편성된 후에도 의제의 중요성이 계속 유지되어야 정책결정 단계에까지 도달할 수가 있다.

쟁점이 체제 내부로 받아들여지느냐의 여부는 정책의제 형성에 영향을 미치는 제 요인과 정책결정과정의 핵심적 참여자인 문지기들(gatekeepers)의 선호에 의해 결정된다.

4 정책의제 설정과정의 여러 형태

모든 사회문제가 동일한 경로를 밟아가면서 정책의제로 설정된 것은 아니다. 정책의제 설

30) R. W. Cobb and C. D. Elder, op. cit., pp.85~86.

정과정의 다양한 형태를 살펴보면 다음과 같다.

1) 문제의식의 형성 → 문제의 제기(사회문제) → 사회적 쟁점 → 공공의제 → 정책의제

정책의제 설정과정의 모든 단계를 거쳐서 정책의제로 설정되는 경우이다. 이러한 경우는 문제시되는 상황에 피해를 입고 있는 집단뿐만 아니라 그 외의 어느 누군가에 의해서 문제의식이 형성되어 있다. 일반대중의 관심이 모아져서 정부가 문제해결을 하는 것이 정당하다고 인정되고 있기 때문에 공공의제화의 과정을 밟은 후 정책의제로 형성된다. 이러한 경우는 문제의 표출이 보다 자유롭고 정치과정에 대한 참여가 용이하게 이루어지는 다원적이고 민주적인 정치체제에서 많이 나타난다.

예외적으로 권위주의적 정치체제 아래에서도 문제가 공공의제로 논의된 경우는 1988~1989년의 농어촌지역 의료보험 및 전국민의료보험화 정책에서 찾아볼 수 있다. 이 정책과정을 살펴보면, ① 1987년 12월부터 시행한 조합주의 방식의 농어촌 의료보험에 반대하여 1988년 2월부터 농어민들이 '보험카드 반납 운동' 및 '보험료 납부 거부 운동'을 벌였고, ② 그 결과 이 문제가 크게 이슈화되어 공공의제로 성립하였으며, ③ 1988년 4월 총선 이후, 여소야대 상황 속에서 각 정당들이 지지 기반을 구축하기 위해 통합주의적인 농어촌의료보험법안을 국회에 제출함으로써 정부의제화되었다는 것을 알 수 있다.[31)]

이 사례의 경우 먼저 공공의제로 성립되고 나중에 정부의제로 전환될 수 있었던 까닭은, 첫째, 이 문제가 쟁점화된 시기가 1987년의 6·29 선언 이후 권위주의 정치체제로부터 민주화되어 가는 과도기적 기간이었다는 점, 둘째, 농어촌의료보험 시행 결과 나타난 문제점 때문에 농어민들이 이 이슈를 쟁점화시키는 이슈제기자(issue initiator)로 활동하였으며, 이에 진보적 사회단체 및 의료단체가 가세하였다는 점, 셋째, 1988년 4월의 총선 결과 여소야대 상황이 나타났고 각 정당은 국민의 지지기반 확보를 필요로 했다는 점 등이다.[32)] 공공의제를 거쳐 정부의제로 성립된 경우는 1988~1989년의 농어촌지역 의료보험정책인데, 이 경우 정부의제화에 주도적 역할을 한 정책 참여자는 정당이었다.

2) 문제의식의 형성 → 문제의 제기(사회문제) → 사회적 쟁점 → 정책의제

문제의식이 형성되어 사회문제로 제기된 후에 사회적 쟁점으로 발전하지만 공공의제의 단계

---

31) 김행범, 복지정책의 산출 요인에 관한 연구 : 시계열 및 횡단분석적 접근, 서울대학교 박사학위 논문, 1993, pp.218~241.

32) 송근원, "재분배정책 과정에의 참여자 분석," 한국사회복지학, 통권 제36호(1998. 11), 한국사회복지학회, pp.175~197.

를 거치지 않은 상태에서 정부의 정책담당자들에 의해 직접 정책의제로 형성되는 유형이다.

사회적 쟁점이 공공의제의 지위를 거치지 않고 바로 정책의제로 형성되는 때는 문제제기 집단의 힘이 강력하여 정부에 대한 접근력 및 영향력을 확보하고 있어서 정부로 하여금 정책의제로 설정하지 않을 수 없도록 하는 경우에 많이 발생한다. 공공의제를 거치려면 매스컴이 발달하여야 하는데, 후진국의 경우 이러한 기능이 취약하여 공공의제 단계가 생략되는 경우가 많다.

3) 문제의식의 형성 → 문제의 제기(사회문제) → 공공의제 → 정책의제

사회적 쟁점의 단계를 거치지 않고 정책의제로 형성되는 경우이다. 이러한 경우는 문제가 제기된 후 많은 사람들에게 문제의 심각성이 비교적 빨리 알려져서 정부에 의한 문제해결의 필요성에 대한 공감대가 광범위하게 확산되어 있을 때 발생한다. AIDS와 같은 치명적인 새로운 질병이 등장하게 되면 질병에 대한 정부조치가 필요하다는 의견이 광범위하게 확산되어 정책의제로 바로 성립하게 된다.

4) 문제의식의 형성 → 문제의 제기(사회문제) → 정책의제

사회적 쟁점뿐만 아니라 공공의제화의 단계를 거치지 않고 바로 정책담당자들에 의해 문제가 직접 인지되어 정책의제로 형성된 경우로 후진국에서 흔히 볼 수 있다. 이러한 경우는 정부내의 정책담당자들이 정책의제 설정에 있어서 주도적인 역할을 담당하고 있어서 정치지도자나 정책결정자가 어떤 문제에 대한 논란이 벌어지거나 공감대가 형성되기도 전에 정책의제로 채택된다. 또한 문제제기 집단의 힘이 매우 강력하여 문제 표출과 함께 바로 정부에 의해 정책의제로 설정하게끔 영향력을 행사하는 경우에 흔히 발생한다.

국가발전의 장기적 안목의 측면에서 정부의 지도자가 주도적인 역할을 담당하는 후진국이나 권위적인 정책결정이 이루어지는 정치체제의 경우에 흔히 나타난다. 최고 정책결정자에 의해 인지된 문제해결의 일방적 지시와 같이 극단적인 정부주도의 한 형태이다.

문제의식의 형성과 동시에 정책의제로 설정되는 유형으로써 대통령이나 최고 정책결정자들에게 문제의식이 형성된 경우에 많이 나타난다. 1980~1983년의 의료보험 통합일원화정책은 보건복지부 관료와 사회보장심의위원회의 건의에 따라 보건복지부장관이 통합일원화방침을 대통령에게 보고함으로써 정부의제로 성립되었다.

5) 문제의식의 형성 → 문제의 제기(사회문제) → 정책의제 → 공공의제

정책의제와 공공의제 과정이 서로 뒤바뀐 경우이다. 즉 정책의제로 형성된 후에 정부의 의도적인 노력에 의하여 공공의제화의 과정을 밟는 경우를 말한다. 특정문제를 정책의제로 설정한 것에 대하여 일반대중의 동의를 확보하고 성공적인 정책집행을 달성하기 위해 정부가 정책의 기본방침 및 구체적인 내용에 대한 강력한 홍보전략을 수립하는 경우에 흔히 발생한다.[33)]

제5절 정책의제 설정의 영향요인

정책의제 설정의 영향요인을 Cobb과 Elder는 주도집단과 문제의 성격으로 나누어 설명하였다. 이들에 의하면 의제설정의 주도집단이 누구이며, 어떤 성격을 지녔느냐가 의제설정에 영향을 미친다. 또 문제의 성격은 ① 문제의 구체성(specificity), ② 사회적 유의성(social significance), ③ 시간적 적시성(temporal relevance), ④ 선례의 유무(precedence), ⑤ 기술적 복잡성(complexity) 등을 기준으로 판단해 볼 수 있다.[34)] 문제가 포괄적일수록, 문제가 사회 전체에 주는 충격이 크면 클수록, 장기적으로 고통을 주는 문제일수록, 비슷한 선례가 있는 문제일수록, 단순하고 이해가 쉬운 문제일수록 정책문제화하기 쉽다.

한편, Hogwood와 Gunn은 영향요인으로 ① 위기의 정도, ② 특수성, ③ 감정적 측면, ④ 영향의 범위, ⑤ 유행성, ⑥ 권력과 정통성 문제의 개입여부, ⑦ 의제설정의 주도집단이 지니는 성격을 열거하였다.[35)] 정책의제 설정에 영향을 미치는 요인들을 여러 학자들의 의견을 바탕으로 종합적으로 정리하여 보면 다음과 같다.

1. 정치적 분위기와 이데올로기

정치적 분위기 또는 이데올로기가 정책의제 설정의 중요한 결정요소임에 틀림없다. 1963년 의료보험법의 제정은 군사혁명에 의한 민심수습 차원의 정치적 동기가 중요하였다. 그러나 강제가입이 임의가입으로 쉽게 변경되고 그후의 집행과정이 흐지부지된 것을 보면 실제의 집행의지는 적었다고 볼 수 있다.[36)]

우리나라의 경우 1980년대 이전까지만 하더라도 노동문제, 복지문제, 소득재분배 문제 등은 정치적 분위기와 이데올로기의 영향으로 정부가 별다른 관심을 가지지 않았다.

---

33) 우리나라 사례를 중심으로 정책의제 설정과정을 연구한 논문으로는, 김영민, 정책의제 설정에 관한 서설적 연구, 서울대학교 행정대학원, 석사학위논문, 1984.
34) R. W. Cobb, and C. D. Elder, Participation in American Politics : The Dynamics of Agenda-Building(Boston : Allynand Bacon, Inc., 1972), pp.96~102.
35) B. W. Hogwood and Lewis A. Gunn, Policy Analysis for the Real World(Oxford : Oxford University Press, 1984), pp.67~68.
36) 김순양, 의료보험 정책과정에서의 참여자의 특성변화에 관한 연구, 한국행정학보, 29(2), 1995, p.421.

2. 정부 지도자의 관심과 정책기조

지도자와 정책결정자가 관심을 갖고 있는 문제는 정책의제로 설정될 가능성이 크다. 정책결정권자가 갖고 있는 정책기조 역시 정책의제 설정에 큰 영향을 미친다. 1970년대 우리나라는 경제성장과 안보중심의 정책기조에 어긋난다고 여겨지는 문제는 정책의제로 설정이 되지 못하였다. 그러나 1970년대 중반 이후부터는 효과적인 통치수단으로 작용하여 왔던 안보이데올로기가 냉전체제의 종식으로 상당부분 설득력이 상실되고 정부 역시 정치체제의 안정을 위해서 일반국민들의 사회복지요구를 상당부분 충족시켜 주어야 한다는 현실에 직면하게 되었다.[37] 박정희 대통령은 1976년 1월 연두기자회견에서 "제4차 경제개발계획은 사회개발분야에 중점을 두겠으며, 모든 국민이 저렴한 비용으로 의료혜택을 받는 국민의료제도를 확립하여 내년부터 시행해 나가겠다."는 요지의 발언을 하기에 이르렀다. 이와 같은 대통령의 적극적인 관심표명으로 의료보험법이 개정되고 1977년 7월 1일부터 500인 이상의 사업장 근로자를 대상으로 역사적인 강제보험이 실시되기에 이르렀다.

3. 정권의 성격과 정치체제 내부의 권력구조

정권의 성격과 정치체제 내부의 권력구조는 정책의제의 설정을 좌우하는 중요한 요인이 된다. 행정부·입법부·사법부 상호간의 관계, 입법부와 행정부 내부의 권력구조, 중앙정부와 지방정부의 관계 등 정치체제 내부의 공식적 기관들간의 권력구조가 정책의제 설정에 미치는 영향은 매우 크다. 또한, 정권의 성격에 따라 사회문제에 대한 정부대응의 양태가 달라진다.

4. 갈등에 대한 정책담당자의 태도

사회적 갈등에 대한 정책담당자의 기본적 태도도 문제에 대한 정부의 대응태도에 영향을 미친다. 갈등의 불가피성을 인정하고 이를 조정 해결하는 것을 정부의 당연한 역할이라고 받아들이는 경우와는 달리 갈등을 개념규정상 역기능적인 것으로 인식하여 갈등이 없는 상태가 바람직하다고 여기는 경우 정부의 대응에 차이가 있기 마련이다.

1980년대 후반까지 우리나라의 정책담당자들은 권위주의적 사고방식에 의해 갈등의 역기능적인 측면만을 강조하여 갈등의 표출을 제도적, 물리적으로 차단하였다.

---

37) 김영순, "유신체제의 수립원인에 관한 연구," 한국산업사회연구소 편, 「오늘의 한국자본주의와 국가」(서울 : 한길사, 1988), p.71.

5. 문제제기 집단과 관련집단의 힘

정책의제 설정과정에는 공식적인 참여자 이외에도 정당, 이익집단, 전문가, 학자 등 여러 비공식적 참여자가 관여하게 된다. 어떠한 문제이든 일반국민들과는 달리 그 문제에 대해 직접적인 이해관계를 갖고 있거나 특별한 관심을 기울이는 집단이 있다.

문제와 관련된 집단에 속하는 사람들의 수와 그들의 관심도 등에 따라 집단이 정책의제 설정과정에 미치는 영향력은 달라진다.

1) 동류집단(Identification Group)

집단내의 개인들은 그들의 이해가 집단내의 다른 사람들의 이해관계와 일치한다고 생각한다. 집단 구성원 중의 일부가 피해를 입으면 다른 구성원들은 민감하게 움직인다. 동류집단은 공식적인 정책결정자의 관심을 집중하기 위해 보다 과격해지거나, 정치체제에 위협적인 수단을 활용하기도 한다. 보험수가 문제 등에 대한 의사집단의 반응이 대표적인 예이다.

2) 관심집단(Attentive Group)

동류집단 만큼은 민감하지 못하지만, 자기들의 이해와 관련이 있는 문제에 대해서는 항상 관심을 기울이고 있는 집단이다. 수가문제에 대한 약사나 한의사 집단은 이에 속한다.

3) 관심대중(Attentive Public)

직접적인 이해관계는 없다 하더라도 보통의 국민들 중에서도 일반적으로 어떤 문제에 대해서 비교적 잘 알고 있어서 관심을 보이는 계층의 사람들을 말한다. 학자나 전문가 집단 등과 같은 여론지도자는 이에 속한다.

4) 일반대중(General Public)

비활동적이고 관심도 적고 정보가 부족하여 문제를 잘 알지도 못한 일반국민을 말한다. 일반대중은 논제가 고도로 보편화되고 상징적으로 될 때 더 적극적인 행동을 보인다.

6. 문제의 특성

문제의 성격 자체가 어떠한가에 따라서 정책의제로 설정될 가능성과 그 설정과정이 달라진다. 왜냐하면 정책문제의 내용에 따라 정책결정과정의 유형이 달라지기 때문이다. 일반적으로 중요하고 심각한 문제, 일시적으로 존재하는 것보다는 오랜 시간에 걸쳐 지속적으로 괴로움을 주게 될 문제, 과거에 제기되고 논의된 일이 많은 문제, 단순하고 기술적으로 이해하기 쉬운 문제, 문제의 내용이나 성격이 누구나 이해할 수 있도록 쉽게 정의되어 있는 문제, 인간의 감정적인 측면에 호소할 수 있는 문제, 문제가 추상적이기보다는 구체적이고 내용이 분명한 문제[38], 요구내용의 범위가 제한적인 문제일수록 정책의제로 설정될 가능성이 크다.

7. 체제의 능력

정치체제가 특정문제를 해결할 능력이 없거나 있다하더라도 이를 받아들이기를 거부하는 경우에 정책의제는 형성되지 않는다. 그런데 정부가 국민의 요구에 효율적으로 대응하지 못할 때에 관련집단은 비정상적이고 폭력적인 방법을 동원하여 자신들의 요구를 정부내에 투입하고자 할 가능성이 커진다.

우리나라의 정책의제 설정을 살펴보면 고위관료, 국회의원, 매스미디어의 참여는 활발하지만 기타 참여자는 활동이 부진한 편이다. 그러나 최근에는 점차 대중, 이익집단의 참여가 급속히 증가하는 추세에 있다. 내부접근형이 거의 사라지고, 동원형과 외부주도형이 주로 적용될 수 있다. 정책의제화되는 사회문제가 노동, 주택문제에서 이제는 환경, 교통, 보건의료, 소득재분배 문제 등으로 변하고 있다.

8. 촉발기제

"쇠는 뜨거울 때 쳐야 한다"는 속담이 있다. 문제를 극적으로 부각시키고 문제에 대한 일반 국민들의 진지한 관심을 불러일으키는 사건(event), 위기 또는 재난과 같은 것들은 특정 문제를 정책의제화시키는 촉매 또는 점화장치(triggering device)와 같은 역할을 한다. 문제의식과 행동의식을 함께 가진 주도자가 없을 때에는 특정 문제상황에 대한 문제제기는 좀처럼 이루어지기가 어렵지만, 극적 사건(triggering event) 또는 위기는 문제의 정책의제화에 있어서 결정적 점화장치이다.

촉발기제가 정책의제 설정에 미치는 영향력은 크게 나누어 특정사건에 의해 영향을 받는 사람이나 집단의 수와 일반국민들에 의해서 인식되는 사건의 심각성에 의해서 좌우된다. 2001년 10월경에 발생한 바이러스에 의한 신생아 집단발병과 사망사건은 국민들의 관심을 불러일으킨 사건이었다. 이 사건은 산후조리원에 대한 정책수립을 촉발시켰다. 보건복지부는

38) 그러나 문제를 해결하기 위하여 설정된 정책목표의 내용이 구체적이게 되면, 설정된 목표에 대한 찬성집단과 반대집단이 분명하게 드러나게 되어 오히려 정책의제 설정을 어렵게 할 수도 있다.

법적 사각지대에 놓여 있는 산후조리원의 시설과 인력 등에 대한 관리와 감시를 강화하기 위해 현행 모자보건법을 고치기로 방침을 세우는 등 본격 대책 마련에 나섰다.

9. 대중매체

신문이나 라디오, TV와 같은 대중매체는 문제에 대한 공개적인 논의와 정책의제의 설정에 매우 중요한 역할을 수행한다. 대중매체가 계속적이고 집중적인 관심을 보이는 문제일수록 관련집단에게 성공적으로 확산되어 정책의제로 설정될 가능성이 크다. 우리나라의 경우 동강 살리기 운동 등 환경관련 의제나 소액주주운동 등 일부 경제관련 의제 중심으로 시민단체의 활동이 활발해짐에 따라 외부주도모형에 입각한 의제화 과정이 점차 증대되고 있는 추세라 할 수 있다. 그리고 이를 더욱 가속화하는 데 언론이 중요한 역할을 수행하고 있다.

언론은 이러한 시민단체의 활동을 보도함으로써 성숙한 시민사회로의 발전에 일조할 뿐만 아니라 보다 적극적인 차원에서 직접 정책설정 과정에 주도적으로 참여하고 있다.[39] 정책의제 설정과정에서 소외된 집단이나 보통사람들이 취할 수 있는 가장 효과적인 전략은 대중매체를 통한 이슈확산(issue expansion)의 전략이다.

제6절 정책의제 설정의 관리

1. 의 의

정책의제 설정과정은 정책과정의 출발점이고 전 정책과정에 직접적인 영향을 주기 때문에 관리가 필요하다. 정책의제 설정과정의 관리를 통해 민주성을 확보하고 중요한 사회문제를 적시에 정책의제로 설정하게 되며, 정책의제로 설정된 다음에도 여러 정책의제들 사이의 우선순위를 결정하고 정책발안 시기를 결정하게 된다.

정책의제 설정과정에서의 정부 대응 또는 관리방식은 ① 수동적·방임적 대응관리, ② 후원적·조정적 대응관리, ③ 주도적·적극적 대응관리로 크게 나누어 생각해 볼 수 있다.[40]

39) 김춘석, 정책의제와 미디어 의제 설정 주체들의 상호작용에 관한 연구, 고려대학교 석사학위논문, 1999, p.23.
40) C. O. Jones, op. cit., pp.37~39.

2. 수동적 · 방임적 대응관리

수동적 · 방임적 대응방식은 외부집단에 의해 문제가 제기되어 정부내로 투입된 이후에 정부가 수동적으로 문제에 대응하는 것을 말한다. 문제는 정부가 수동적 · 방임적 태도를 취할 경우 정치적 · 경제적 자원이 불균등하게 배분되어 있는 사회에서는 약자의 이익이나 고충이 정책의제로 채택될 가능성은 거의 없다는 데 있다. 정치적 · 경제적 자원이 풍부한 집단은 정치체제내에 쉽게 접근하여 자신들의 이익과 주장을 강력하게 관철시킬 수 있는 반면, 그렇지 못한 집단은 자신들의 주장을 제기조차 하지 못하는 경우가 허다하다. 따라서 수동적 · 방임적 대응관리는 '가진 자'의 목소리만 관리하는 방식이 되며 '갖지 못한 자'의 목소리는 공허한 메아리로 남을 가능성이 크다.

3. 후원적 · 조장적 대응관리

정부가 정책의제 설정과정에서 어떤 특정 개인이나 집단의 이익만을 일방적으로 고려한다면 정부의 정당성은 상실하게 된다. 따라서 정부는 정책의제 설정과정에 개입하여 개인이나 집단의 문제가 부당하게 억압되거나 과장되지 않게 하여 집단간의 갈등을 조정하는 후원적 · 조장적 대응관리가 요구된다. 각 집단간의 정치적 · 경제적 자원의 배분이 균등하지 못하고, 집단간 갈등의 자율적 해결이 불가능하는 경우도 많기 때문에 오늘날에는 후원적 · 조장적 대응관리의 필요성은 증가하고 있다. 후원적 · 조장적 대응관리의 접근방법으로는 다음과 같은 것들을 제시할 수 있다.

1) 적절한 법적 · 제도적 장치의 마련

사회계층에 관계없이 다양한 목소리를 수용할 수 있는 법적 · 제도적 장치가 마련되어야 한다. 각 집단들이 제기하고 있는 다양한 문제들을 공개적인 논의의 장으로 끌어들이고 이러한 과정 속에서 그들의 요구가 표출되는 기회를 마련해야 한다. 신문고 제도, 옴부즈만 제도, 민원실의 활성화, 반상회 등과 같은 다양한 통로를 개발하여야 한다.

2) 갈등관리기능의 강화

사회적 갈등 현상은 자연스러운 것이다. 잠재된 갈등은 표출된 갈등보다 훨씬 더 사회적으로 해롭다. 따라서 지난 군사정부시절처럼 사회적 갈등현상에 지나치게 민감하게 반응하여 정부의지에 반한 의사표시나 행위를 용납하지 않는 한편 의견통일과 절대적 사회안정만을 고집하여 타협과 협상을 통한 갈등의 해소보다 강제력의 행사를 통한 갈등 억제 정책을 사용해서는 안 된다. 갈등은 자연스러운 사회현상이기 때문에 정부는 인내심과 포용력을 가질 필요가 있다.

3) 관련 집단의 참여 보장

정책의제 설정과정에 관련 집단이 적극적으로 참여하여 이들이 서로 자유롭고 대등한 입장에서 자신들의 주장을 펼 수 있도록 보장하여야 한다. 이러한 과정에서 자신들의 이익만을 추구하는 집단적 이기주의를 배제하고 타당한 문제의식을 스스로 갖도록 해야 한다.

관련 집단의 참여를 보장하기 위해서는 필요한 자료와 정보가 제공되어야 함은 물론이다. 자료와 정보를 정부가 독점하고 있는 상황에서는 관련 집단의 참여는 들러리에 불과하다.

4) 체제능력을 고려한 문제표출의 관리

1980년대 후반 그 동안 잠재해 있었던 많은 사회문제들이 한꺼번에 분출되어 우리 사회는 극심한 혼란에 휩싸인 적이 있었다. 정부의 능력과 사회・경제적 여건을 고려하지 않는 각 집단의 욕구폭발은 자칫하면 사회적 혼란만을 야기시킨다. 따라서 문제의 중요성과 우선순위 등에 따라서 문제의 제기 또는 확산을 통제할 필요가 있다. 그러나 이 경우에 정부의 선택적 의제설정관리가 타당한 것이냐에 대한 비판이 있을 수 있으므로 신중하게 대응해야 함은 물론이다.

의사파업을 해결하기 위해 무리하게 수가를 인상함으로써 결국 건강보험의 뿌리를 흔들게 하는 사태를 초래하게 된 것은 체제능력을 고려하지 않는 결과라 할 수 있다.

4. 주도적・적극적인 대응관리

곪기 전에 상처를 치료해야 하는 것처럼 정부는 적극적으로 나서서 문제를 탐색하고 주도적으로 정책의제를 설정하여야 한다. 호미로 막을 것을 가래로 막는 우를 범해서는 안 된다. 사회 전체적으로 중요한 문제이거나, 아직은 그 징후가 미미하지만 장차 중요하게 여겨질 문제, 또는 일반국민들이 문제시되는 상황에 대해 제대로 알지 못하고 있을 때 정부가 주도적・적극적인 자세로 문제에 대응할 필요가 있다.

정부가 적극적으로 문제를 탐색하고 관리하여야 할 필요성을 인정할 수 있는 경우는 다음과 같다.

1) 적극적 사회변동관리의 필요성

정부는 적극적인 사회변동관리의 주체이다. 현실적 상황에 대한 정확한 이해를 토대로 사회의 바람직한 미래를 설계하고 이를 실현시키기 위한 정책을 설정, 집행하여야 한다. 사회가 급격하게 변화되고 국민의 의식수준 역시 하루가 다르게 변화되어 가고 있을 때 정부가 단지 뒤늦은 정책만으로 역할을 다했다고 말할 수는 없다. 비전을 제시하고 국민들과 함께 사회변동에 참여하고 적극적으로 정책의제를 창도해 나가야 한다.

2) 중요한 문제의 우선적 취급

체제능력의 한계로 모든 사회문제를 정부가 나서서 해결할 수는 없다. 따라서 정부는 능력의 한계를 고려하여 우선순위를 결정하여야 한다. 일반국민들이 문제의 존재를 인식하지 못하고 있거나, 문제의 심각성을 충분히 파악하고 있지 못하거나, 또는 중요한 문제임에도 불구하고 의제설정을 반대하는 집단들의 존재로 인해 표출되지 못하거나 일반대중의 관심을 끌지 못하는 것들에 대해서도 정부는 적극적으로 찾아내어 정책의제로 진입시켜야 할 의무를 진다.

3) 공개적인 논의가 부적합한 문제의 취급

통일문제, 무역협상, 군비축소 등과 같은 국방이나 외교 문제는 일반 국민들이 잘 알지 못할 뿐만 아니라 이를 공개적으로 논의하기가 바람직스럽지 못한 경우가 많다. 이런 유형의 문제는 정부 밖에서 문제가 제기되어 정책의제로 설정되는 경우가 드물기 때문에 정부가 적극적으로 문제를 탐색해야 할 필요가 있다.

4) 문제의 조기포착과 문제해결의 적시성 확보

호미로 막을 것을 가래로 막는다는 말이 있듯이, 사회문제를 조기에 포착하여 적시에 해결해야 한다. 개인의 건강문제도 예방과 정기검진을 통해 해결하는 것이 최선책인 것처럼 사회문제 역시 문제를 초기에 발견하고 시기를 놓치지 말고 해결함으로써 문제로 인한 피해를 최소화하고 문제해결비용을 절감할 수가 있다. 2001년 12월에 확산된 세균성 이질에 대한 정부의 늑장대책으로 수백명의 피해자가 속출하였다.

5) 사회 · 경제적 약자의 문제해결

정책의제 설정은 일반적으로 소수의 집단과 사람에 의해 실질적으로 주도되고 있으며, 이들의 편향된 시각 때문에 사회 · 경제적 약자들의 시급하고 중요한 사회문제들이 우선적으로 정책의제화되지 못하는 경우가 많다.[41] 따라서 사회 · 경제적 약자가 안고 있는 문제를 해결

---

41) 박천오, "Roger W. Cobb과 Charles D. Elder의 정책의제 설정이론," 오석홍 · 김영평, 정책학

하기 위해서 적극적 문제탐색과 정책의제 설정이 필요하다.

사회·경제적 약자들은 자신의 문제를 잘 표출하지 못하는 경우가 많을 뿐만 아니라, 설령 표출했다고 하더라도 많은 사람들의 관심을 얻기 위한 전략을 효과적으로 수행하지 못하는 경우가 흔하다. 그러므로 정부는 정치적 무력감과 사회적 소외감에서 누군가가 자신들의 문제를 이해하고 해결해 주기만을 기다리고 있는 사회경제적 약자들을 위해서 적극적으로 문제를 탐색하고 이를 주도적으로 정책의제화하여야 한다. IMF 이후 급증한 노숙자 문제, 소년소녀가장, 독거노인 등의 문제는 정부가 적극적으로 나서서 정책의제로 설정하지 않으면 해결이 어렵다.

제7절 정책의제 형성의 억제

1. 정책의제 형성 억제의 의의

모든 문제는 양면성이 있다. 어떤 사회문제로 인해 고통을 받는 집단이 있는 반면에 사회문제를 해결하지 않고 그대로 방치해 둠으로써 반사적 이익을 누리게 되는 집단이 있다. 집단 모두가 이익을 보거나 손해만을 보는 사회문제는 거의 없다. 사회적 약자에 대한 정부정책은 다른 계층에 대한 조세부과를 전제로 한다.

권력을 가진 집단은 자신들에게 유리한 방향으로 정책결정이 이루어지도록 노력할 뿐만 아니라 심지어는 그들에게 불이익을 가져다 주거나 바람직하지 않다고 생각되는 특정 쟁점들이 정부 내에서 논의되지 못하도록 봉쇄하는 경우도 흔하다.

이처럼 사회문제 해결로 손해를 입게 되는 집단은 특정 문제가 정책의제의 지위에 오르는 것을 막기 위하여 여러 가지 활동을 벌이게 되며 이러한 활동이 성공을 거두면 정책의제 설정이 억제된다. 정책의제로 설정되지 못하고 방치되는 경우는 무의식적인 경우와 의식적인 경우로 나눌 수 있다.

무의식적인 경우는 자연스럽게 문제가 방치되는 경우이다. 문제의 존재와 그 심각성을 인식하지 못하거나 인식했다 하더라도 문제 제기자(initiator)가 문제의식을 밖으로 표명하여 정부로 하여금 그 문제를 해결하도록 요구하지 않는 경우이다.

의식적으로 문제를 방치하는 경우는 문제를 정부가 해결해 주어야 된다고 주장하는 사람은 있으나 정부 내부 또는 다른 집단의 반대 혹은 다른 사정으로 인해 그 문제에 대한 공식적인

의 주요 이론(서울 : 법문사, 2000), p.406.

논의가 없이 방치되는 경우이다.

2. 정책의제 설정 억제 요인

정책의제로 설정되지 못하고 억제되어 정책의제의 지위로까지 발전되지 못한 이유는 다음과 같다.

(1) 강력한 권력을 지닌 권력 엘리트가 특정문제의 문제해결을 요구하는 대중의 주장을 무시한 경우이다. 비공개적 정치활동, 정치적 자원의 불균등한 분배, 정치권력의 소수집단 집중 등의 토양에서 성장한 권력 엘리트는 일반적으로 대중의 주장을 무시하는 권위주의적 사고방식을 소유하는 경향이 있다.

(2) 문제제기와 해결이 지배 엘리트나 관료의 기득권과 가치관에 배치될 경우이다. 정책의제는 우선 지배 엘리트나 관료들의 기득권과 가치관과 크게 상치되지 않을 때 체제내로 진입하게 된다. 만약 건강보험 통합이 관련 엘리트 집단이나 관료들의 기득권에 침해가 된다면 제대로 뿌리를 내리기란 그리 쉽지 않을 것이다.

(3) 특정 문제의 제기와 해결을 엘리트들이 별로 호감을 갖고 있지 않을 것이라고 사전에 짐작으로 정책담당자들이 예상하는 경우이다. 특히 인사권과 재정권을 가지고 있는 정책 책임자가 반대할 것이라고 추측하는 경우 정책 실무자는 무리하게 정책의제를 채택하지 않는다.

(4) 특정문제에 대한 강력한 반대집단이 존재하는 경우이다. 반사적 손해를 입게 되는 집단이 강력하게 정책의제 설정을 억제하기 위한 집단활동을 벌일 경우 정부는 무리하게 개입하지 않을 가능성이 크다. 특히 정치적으로 취약하거나 선거철이 다가올 경우 강력한 반대집단의 존재는 정부에 부담으로 작용한다.

(5) 정부의 능력 및 의지부족이다. 문제해결에 필요한 자원, 즉 예산, 인력, 기술력 등을 정부가 소유하고 있지 못하면 정책의제 설정은 억제된다. 또한, 문제해결에 대한 정부의 의지가 부족할 때 정책의제 설정 역시 억제된다. 정부능력과 의지는 정책의제 설정의 가장 기본적 요소이다.

(6) 지배적인 가치와 신념이 특정 문제의 취급에 대해 부정적으로 작용할 경우에 정책의제 설정이 억제된다. 안보 이데올로기가 사회전반을 지배하고 있었던 1980년대 후반 이전에 우리나라에서는 노동운동 등과 같은 문제는 정책의제로 설정되기가 거의 불가능하였다.

3. 정책의제 설정 억제의 방법

정책의제 설정과정은 자신들의 이해관계와 밀접하게 관련되어 있기 때문에 특정문제의 정책의제화를 반대하는 집단들은 가능한 모든 방법을 동원하여 정책의제의 설정을 억제하려고 노력한다. 정책의제의 설정을 억제하기 위한 방법은 다음과 같이 다양하다.

1) 사실의 은폐 · 왜곡

정책의제 설정은 문제인식에서부터 출발한다. 사실을 은폐하고 왜곡함으로써 문제의식 발생을 원천적으로 봉쇄하는 방법은 가장 은밀하고 교묘한 전략이다. 그러나 사실의 은폐 · 왜곡은 장기적으로 볼 때 문제의 심각성을 더욱 깊어지게 하기 때문에 일시적인 방편에 불과하다.

2) 가치체계의 왜곡

문제인식은 가치체계가 기초가 된다. 따라서 가치체계를 왜곡하면 문제시되는 상황을 문제로 의식하지 못하게 된다. 보건의료서비스는 개인적인 차원이라는 가치체계가 사회 전반적인 지배적 흐름이라면 보건문제가 정책의제로 설정되는 것이 쉽지 않다.

3) 문제 제기자에 대한 압력행사 또는 매수, 회유영입

당근과 채찍 전략이다. 어떤 조직이든 모든 사람들이 문제를 의식하는 것은 아니다. 문제 제기자나 지도자가 주로 문제를 인식하고 제기한다. 이들을 위협하거나 처벌하는 채찍전략이나, 그들을 매수하거나 조직(established agency)에 흡수하여 어떤 지위를 제공하는 당근 전략을 사용하여 문제제기 자체를 억제하거나 심각한 문제제기를 하지 못하도록 한다. 문제 제기자나 지도자를 체제 내로 흡수하여 같은 편으로 만든다면 문제 해결을 요구하는 목소리는 크지 않는다.

4) 쟁점의 재규정

의약분업의 문제를 국민의 의료관행이나 의사집단의 비협조로 쟁점을 재규정하면 의약분업이 안고 있는 근본적인 문제는 정책의제화되지 않는다. 문제제기 집단이 문제를 정의하는 것과는 전혀 다르게 문제를 정의하여 혼란에 빠지게 하면 정책의제로 설정되지 못한다. 쟁점의 규정에 대한 합의가 전제가 될 때 훨씬 더 수월하게 그 문제는 정책의제로 설정될 가능성이 크다.

5) 문제확산의 억제

문제를 인식하는 집단의 규모가 클수록 정부는 문제해결에 대한 압박을 받을 수밖에 없다. 즉, 특정문제에 대한 관심을 갖는 집단이 많을수록 그 문제는 확산되어 체제에 부담으로 작용하게 된다. 따라서 언론을 통제하고 정보의 흐름을 억제하거나 왜곡하여 문제확산을 차단한다. 확산과정을 거치지 않는 문제는 자연히 소멸될 가능성이 높다.

6) 문제의 부정적 성격 강조

특정 문제를 비윤리적, 반사회적, 반국가적인 것으로 규정하면 관심을 끌지 못하고 문제가 확산되지 않는다. 1980년대 후반 이전 많은 사회문제들이 국가안보라는 틀 속에서 부정적 성격이 강조되어 정책의제로 설정되지 못하였다. 특히 통일문제, 노동문제, SOFA 개정문제, 환경문제 등은 수십년 동안 잠재적 의제 상태로 남아 있을 수밖에 없었다. 상대적으로 수입이 많은 의사집단을 위한 수가상승의 의제는 많은 국민들이 부정적으로 생각하고 있어서 정책의제로서 공중의 관심을 끌지 못하고 있는 것이 현실이다.

7) 지연전략

국회의원의 대정부 질의에 가장 많이 오고가는 말이 "~할 용의는 없는가", "연구・검토한 후에 시행여부를 결정하겠다"는 것일 것이다. 이처럼 많은 사회문제를 연구・검토라는 미명 아래 특정 문제의 정책의제화를 지연시키는 전략이 자주 사용된다. 특히 조직력이 약한 집단의 요구는 대부분 지연전략에 의해 정책의제로 전환되지 못한 경우가 많다.

8) 제도적 장치의 이용과 개편

기득권층에 유리하고 변화추구집단에게 상대적으로 불리하게 되어 있을 가능성이 큰 기존의 제도적 장치를 이용하거나, 현상 유지를 더욱 공고히 하기 위해 제도를 개편하면 특정 문제의 정책의제화를 억제할 수 있다. 정부가 특히 인허가권을 독점하고 있는 경우 제도적 장치의 이용과 개편을 통해 정책의제 설정을 교묘하게 억제할 가능성이 크다.[42]

---

42) 본 장(보건정책 의제 설정)은 인터넷 자료를 상당부분 참조하여 요약 인용하였다. 일일이 인용 site를 적는 것은 생략하였다.

제 4 장

보건정책결정

제4장

보건정책결정

제1절 정책결정의 의의

1. 정책결정의 개념

정책결정(policy making)은 정책문제를 해결하기 위해 대안을 개발, 평가하고 선택하는 것과 관련된 정부의 모든 활동을 말한다. 정책결정은 정부기관이 행정목표를 달성하기 위해 장래의 활동지침을 결정하는 것이라고도 할 수 있다. 정책결정은 매우 복잡한 과정이며 동태적이고 변화무쌍하여 예측이 불가능하다. 따라서 정책결정은 정책환경에 따라 형태가 변한다.

정책결정의 개념에는 다음과 같은 뜻이 내포되어 있다.

① 정책결정의 주체는 정부 또는 공공기관으로서, 민간기관에 의해서 수립되는 사적 정책(private policy)과 구별된다는 점에서 정책이 지니는 특성인 강제력과 정통성(legitimacy)을 가진다.

② 정책목적은 당연히 공익(public interests)의 구현에 두고 있다는 점에서 사익의 추구에 목적을 둔 회사의 정책과 구별된다.

③ 정책의 관계대상은 정부기관이나 일반 또는 특정의 내외국인이다.

④ 정책결정에 이용되는 접근방법은 정책과정에 개입되는 합리성(rationality)의 정도에 따라 규범적·이상적 접근방법과 현실적·경험적 접근방법으로 크게 나누어진다.

⑤ 정책결정은 분리된 단 하나의 의사결정이 아니라 장기적인 행동유형과 관련된 일련의

연속적 결정으로서 여러 이해관계가 뒤섞여진 복잡하고 동태적인 과정이다.

정책결정과 의사결정은 모두 대안의 선택과정이라는 점에서 일치한다. 그러나 양자는 구별되는 과정이다.

① 정책결정의 주체는 정부기관이지만 의사결정은 공·사부문의 결정을 모두 포함한다.

② 의사결정은 어느 계층과 단계에서도 적용될 수 있는 일반적 개념이지만 정책결정은 공적 문제에 한정된다.

③ 의사결정은 원칙상 한 번의 선택을 의미하지만 정책결정은 일련의 선택들과 그것의 수정으로 이루어져 있다.

표 4-1 정책결정과 의사결정의 비교

비교변수	정책결정	의사결정
성 격	공적 성격	공·사적 성격
주 체	정부·공공기관	정부·기업·조직체
근본이념	공익성	공익 또는 사익
결정사항	정부활동지침	모든 대안의 합리적 선정
영향력	광범위한 영향	부분적 영향
계량화	곤란(합리성+정치성)	용이(합리성)
강제성	강함	약함

자료 : Hi pass 행정학의 책, p.24(file.exam.co.kr/exam_vod/mylect/print/10/…/제3편_정책학.pdf, 2013. 2. 12. 검색)

2. 정책결정의 유형

1) 정형적 결정과 비정형적 결정

정형적 결정(programmed decision)은 반복적, 관례적 성격을 지닌 결정을 말한다. 비정형적 결정(non-programmed decision)은 비반복적이고 빈번히 쇄신적인 성격을 띠는 결정이다. 정형적 결정은 선례에 입각한 결정이다. 이러한 결정은 문제의 성격과 해결방법이 과거의 경험에 의해 이미 알려져 있는 경우에 빈번히 사용된다. 정형적 결정은 새로운 조사활동이나 연구를 필요로 하지 않으며, 기계적·반복적 결정이 가능하다. 이러한 결정은 조직의 하위 실무자들에게 맡길 수 있는 것에 해당한다.

비정형적 결정은 선례가 없는 경우에 자주 나타난다. 사회변동이 급격해짐에 따라 새로운 조사와 많은 연구에 의한 비정형적 결정을 요하는 문제들이 증가하고 있다. 결정해야 할 문제가 중요한 것이거나 전혀 새로운 문제인 경우, 문제를 이해하고 대안을 설계하는 과정에 많은 노력과 창의성이 수반되어야 하는 경우에 비정형적 결정이 행해진다. 비정형적 결정은 합리적 사고, 훈련된 고위관리자의 판단력, 육감, 상식적 수준의 정책판단을 의미하며, 이러한 비정형적 결정의 저변에는 계량통계분석도 부분적으로 포함되어 있기는 하지만 복잡한 정책결정의 대상에는 계량화할 수 없는 요인이 지배적이기 때문에 주로 비계량적 의사결정을 한다. 비정형적 결정의 대표적인 예로 아이젠하워 장군에 의해 결정된 노르망디 상륙작전이 있다.[1)]

2) 전략적 결정과 전술적 결정

전략적 결정은 보다 상위의 전반적 지침이나 포괄적 방향에 관한 결정이다. 전략적 결정은 문제해결의 방향을 결정하는 것이며 "무엇을 할 것인가"를 주내용으로 한다. 정책결정은 일반적으로 문제해결의 방향에 대한 결정이므로 전략적 결정의 성격을 띠는 경우가 많다. 전술적 결정은 전략적 결정내용을 실현하기 위한 수단과 기술의 선택을 말한다. 따라서 전술적 결정은 "어떻게 할 것인가"의 결정이다. 오늘날 전략적 결정의 중요성이 크게 부각되고 있다.

3) 개인적 결정과 집단적 결정

개인적 결정은 정책결정권자 개인이 혼자만의 판단이나 분석에 의해 정책대안을 선택하는 것을 말한다. 이러한 결정방식은 집권적 체제에서 흔히 나타나며, 비밀을 요하는 문제에 적용되기도 한다. 그러나 이것은 바람직한 결정방식이라고 할 수는 없다. 집단적 결정이란 관련 당사자와 전문가, 공무원 등이 상호작용하는 과정에서 정책문제에 대한 분석과 검토, 합의 등을 도출해 내는 방식이다. 집단적 결정은 결정비용의 낭비와 비능률을 수반할 수도 있다. 그러나 민주주의적 가치에 비추어 볼 때 집단적 결정은 바람직한 것이다. 집단적 결정은 정책집행에 대한 자발적 지지를 유도할 수 있다는 점에서도 긍정적인 효과를 지니고 있다.

3. 정책결정의 변수와 기준

1) 정책결정의 변수

정책결정변수란 합리적 정책결정에 영향을 미치는 요소들을 뜻한다. F. A. Nigro는 정책결정변수로 정보, 성격, 가치관, 교육훈련, 경력, 외부인 채용, 사회관습을 지적하였다. 또 Ira Sharkansky는 정치, 문화, 시민, 압력단체, 정당, 정부의 3부, 행정부내의 상하종횡관계, 행정관료 성분・기술・가치관, 행정단위의 구조, 절차, 선례 등을 열거하였다. J. A.

1) 이병철, 현대 행정학의 이해, 울산대학교 출판부, 1996, pp.395~396.

Robinson과 R. Majak은 상황, 참여자, 조직, 과정, 결과 등의 변수를 제시하였다. 결정변수의 내용을 가장 일반적인 수준에서 소개해 보면 다음과 같다.

(1) 환 경

정책결정의 환경을 이루고 있는 사회・정치・경제적 상황은 정책을 통한 문제해결 노력에 도움이 될 수도 있고 장애가 될 수도 있다. 환경변수들 중에서도 특히 중요한 것으로 정치문화, 정치체제, 경제구조, 자원, 경제개발계획, 사회구조, 위기상황의 존재여부 등이 있다. 우리나라의 경우도 대내외적 정책결정환경은 급변하고 있다. 내적으로는 다양한 이익집단들의 집단 이기주의적 정책과정 참여가 늘어나고 있으며 시민의 적극적인 정치참여와 비정부단체(NGO)의 역할도 날로 증가하고 있는 추세이다.

의료보험법이 1963년도에 제정되었던 것은 정치적 환경의 영향 때문이었다. 즉, 5・16군사정부는 비합법적 쿠데타로 정권을 수립하였기 때문에 정권의 정통성이 결여되어 있었고, 이러한 정통성 확보를 위한 수단으로서 의료보험과 같은 사회보장제도를 이용하고자 하였다. 이러한 사실은 의료보험정책 형성 당시 민간부문의 요구와 역할은 거의 없었고 오로지 정부주도로 이루어졌다는 사실을 보아서도 확인할 수가 있다.

(2) 정책결정자

결정권자의 개성, 가치관, 사회적 배경 등은 정책결정에 영향을 미치는 변수이다. 결정권자의 개인적 특성은 문제의 인식에서 대안의 선택에 이르기까지 영향을 준다. 정책결정자의 지식, 기술, 정보, 그에게 주어진 시간적・경제적・인적 자원, 그의 개인적 기질 등이 정책결정의 중심변수로 작용하고 있다. 특히 권위주의적 행정구조에서 정책결정자는 정책결정의 가장 핵심적 변수이다.

(3) 정책결정구조

정책결정구조의 특징은 정책결정의 변수이다. 체제내의 조직들이 어떤 구조와 절차, 관례, 규모를 가지고 있으며, 그들 사이의 관계는 어떤 것인지 등이 여기에 속하는 변수이다. 문민정부 이전의 정책결정 구조는 집권적・폐쇄적・과두적이었다. 즉 대통령 및 대통령 비서실, 관계부처의 고위 기술관료간의 일사불란한 협조체제하에 폐쇄적으로 이루어졌다.[2)]

폐쇄적 정책결정체계는 필요시 신축적인 정책전환을 가능하게 하여 긴급상황에서 정책결정의 효율성을 증진하는 긍적적인 측면도 없지는 않으나, 그보다는 정책형성과정에서의 민주

---

2) 황윤원, 우리나라 공공정책 결정과정의 현황과 과제, 한림대학교 사회의학연구소 편, 건강보장연구, 통권 5호, 2001, p.11.

성 결여, 정경유착으로 인한 경제질서의 왜곡, 기술관료의 정치적 책임면제로 권한과 책임의 괴리현상을 초래하는 등 많은 역기능이 발생하였다.[3)]

2) 정책결정의 기준

정책은 다수인에게 영향을 미치는 결정이기 때문에 정책결정자는 결정에 직면하여 여러 가지 기준을 종합적으로 고려하지 않으면 안 된다. 정책결정자가 고려하여야 할 기준을 규범적 기준과 경험적 기준으로 나눌 수 있다.

(1) 규범적 · 당위적 기준

① 공 익

공익을 판단하는 방법에 대해서는 실체설, 과정설, 절충설 등 일치된 이론이 없기 때문에 정책결정의 기준으로서의 공익은 모호한 면도 많다. 그러나 공익은 정책결정자에게 있어 사회일반의 이익을 염두에 둔 정책결정의 자세를 요구하는 하나의 당위적 기준임에 틀림없다. 공익은 그 내용이 무엇이냐 하는 것보다도 국가 · 공공의 봉사자로서 정책결정자의 정신적 자세 내지 그 근본적 바탕을 촉구하는 기초로서의 의미가 더 크다고 할 수 있다.

② 정책철학

정책철학(policy philosophy)은 "정부의 목적이나 그 목적달성에 가장 바람직하다고 생각되는 수단에 대한 제반 가치들의 총체"라고 할 수 있다. 정책철학은 정부의 정책기조에 영향을 주기 때문에 정책결정의 기초를 설정하는 데 있어서 출발점이 되고 있다.

③ 정책이념

정책이 구현하고자 하는 최고가치 내지 지도정신을 정책이념이라고 한다. 행정이념을 곧 정책이념이라고도 할 수 있다. 따라서 정책이념에는 능률성, 효과성, 합법성, 민주성 등의 가치들이 포함된다.

우리나라 보건정책의 근본적인 문제는 기본적인 정책이념이 아직까지 정립되어 있지 못하다는 것이다. 우리의 의료체계를 운영하는 토대를 시장경쟁을 기본가치로 하는 것이 타당한 것인지, 아니면 정부의 철저한 관리구조를 기본가치로 해야 할지에 대한 이념적 방향이 정립되지 못하고 있는 실정이다.[4)]

---

3) 안병영, "한국의 정치인과 정책결정구조," 「정책결정구조의 비교 : 정 · 경 · 관의 역학관계」, 1994년도 한국행정학회 국제학술대회 논문집, p.285.

(2) 현실적 · 경험적 기준

① 가 치

정책결정자에게는 다양한 방면으로부터 공급되는 가치들이 영향을 미친다. 정책결정자는 자신의 정치적 기반이 되는 집단의 가치로부터 영향을 받는다. 또 정책결정자는 자기가 소속한 조직의 가치로부터 결정의 기준을 공급받는다. 이밖에도 정책결정자는 윤리 · 도덕과 같은 사회일반의 가치도 고려해야 한다.

② 유권자 및 이익집단

정책결정자는 유권자나 이익집단의 요구를 현실적 결정기준으로 사용할 수도 있다. 선거직 공무원들은 유권자의 이익을 기준으로 결정하고, 행정관료는 자신과 밀접한 관계를 지닌 고객집단의 이익을 기준으로 결정을 할 수도 있다.

③ 여 론

여론은 정책결정의 현실적 기준으로 사용될 수 있다. 학자들에 따라서는 여론이 정책에 영향을 미치는 것이 아니라 정책이 여론을 형성한다고 주장하는 사람도 있다. 그러나 정책결정자가 여론을 고려하는 것만은 틀림없으며 여론이 결정의 기준으로 쓰일 수도 있다.

④ 결정규칙 및 선례와 관행

정책결정과정에서 따라야 하는 규칙과 절차, 과거의 선례나 관행 등을 결정자는 현실적 기준들 중의 하나로 사용할 수도 있다.

제2절 정책결정과정

1. 정책문제의 파악과 정의

정책문제의 내용을 정확하게 분석하여 파악하는 것은 정책의 바람직한 결정을 위해서 필수적이다.[5] 먼저, 무엇보다도 바람직한 정책목표의 결정을 위해서 정책문제의 정확한 파악은

---

4) 이규식, 국민의료의 효율화를 위한 의료개혁방향, 한림대학교 사회의학연구소 편, 건강보장연구, 통권 4호, 2000, p.32.

5) 그래서 Wildavsky 같은 학자는 문제분석과 문제파악이야말로 정책분석이 기여하는 가장 중요한

반드시 선행되어야 한다.

여기에서 문제의 파악이란 "정책문제의 원인과 결과, 그리고 이들 사이의 인과관계를 알아내는 것"을 의미한다. 이 과정에서는 정책문제의 구성요소 및 규모, 심각성, 피해집단, 원인과 결과, 문제가 야기시킬 결과 등을 알아내는 것이 과제이다.

정책문제의 분석을 통하여 그 내용이 파악되면 정책문제의 정의가 있게 된다. 정책문제의 정의(definition of policy problem)는 정책문제의 내용을 규정하는 행위, 활동 또는 과정을 의미한다. 즉 정책문제의 구성요소(components), 원인(causes), 결과(consequences) 등의 내용을 규정하여 '무엇이 문제인지'를 밝히는 것이다. 문제의 정의 과정은 다양한 이해관계자들의 복잡한 상호작용 속에서 이루어진다. 문제가 불분명하고 엉성하게 정의되고 가치갈등이 심각한 경우에는 올바른 정책설계가 불가능하다.

현대 복지국가의 많은 정책문제들은 복잡하고 불확실한 정책환경으로 말미암아 문제의 실체를 정확히 파악하기 어려우며, 문제 자체를 올바로 정의하기도 어렵다. 또한, 정책문제와 정책수단간의 인과관계 설정은 더더욱 힘들다. 그러나 이러한 상황에서도 정책 결정자들은 특정한 문제를 회피하기 어려울 경우가 자주 발생한다. 따라서 불충분한 인과관계에 근거하여 정책수단을 채택하는 경우도 있고 상징적인 의미만 있는 정책을 채택하기도 한다.[6] 정책문제 분석의 주요 내용을 살펴보면 다음과 같다.

① 문제시되는 상황의 배경
② 기존 관련정책에 대한 분석
③ 정책문제의 다양한 측면 분석
④ 정책문제의 원인분석
⑤ 정책문제의 결과적 측면과 중요성・심각성 파악
⑥ 정책문제 관련집단의 파악
⑦ 정책결정자 및 문제해결 요구집단이 추구하는 가치의 분석
⑧ 정책문제의 변화 가능성과 새로운 문제 발생의 예측

2. 정책목표의 설정

정책목표는 정책을 통해 구현하고자 하는 미래의 바람직한 상태를 의미하며, 정책의 존립근거이다. 정책목표는 정책수단 선정과 집행, 평가의 기준이다. 정책목표의 설정이 성공적이려

분야라고까지 말하고 있다. A. Wildavsky, The Arts and Crafts of Policy Analysis (London : The Macmillan, 1979), pp.1~3.

6) 최종원・백승빈, "한국의 정책집행 실증연구에 관한 고찰," 서울대학교 행정대학원, 행정논총, 39(3), 2001. 11, p.181.

면 문제의 정의가 분명해야 하고, 복수의 목표들 간에 우선순위가 적절하게 결정되어야 한다. B. Hogwood and L. Gunn은 우선순위 결정을 위한 기준으로서 크게 내재적 기준(intrinsic criteria), 수요(demand), 필요(need), 사회경제적 순편익(net social or economic benefit)의 네 가지로 나누고 다시 필요를 파악하는 기준으로 ① 다양한 상황·문제들이 널리 퍼져 있는 정도, ② 각 문제들의 영향의 강도, ③ 영향받는 집단, ④ 그 문제에 대한 정치적 관심도를 들고 있다.[7] 목표설정은 SMART, 즉 구체적(specific), 측정 가능(measurable), 달성 가능(achievable), 현실적(realistic), 시간적 제한(time-limited) 등을 고려하지 않으면 안 된다. 정책목표의 요건으로는 일반적으로 다음과 같은 것들이 지적되고 있다.

① 공식적으로 표방된 목표(stated goal)와 실제목표(real goal) 사이에는 괴리가 없어야 한다.
② 정책목표는 해결해야 할 정책문제나 궁극적인 목표에 비추어 타당성이 있어야 한다.
③ 정책목표들 사이에는 내적 일관성(internal consistency)이 유지되어야 한다.
④ 정책목표는 구체적이고 실제적이어야 한다.
⑤ 정책목표는 인적·물적 자원 등 여러 가지 제약요건을 고려하여 실현 가능성이 있어야 한다.
⑥ 정책목표는 관련집단의 이익을 적절히 집합시킨 것이어야 한다.
⑦ 정책목표는 어느 정도 융통성을 가져야 한다.

문은 2000년대 우리나라 보건정책이 나아가야 할 목표와 수단으로 다음과 같이 제시한 바 있다.[8]

① **형평적 서비스의 제공**
- 지역간 의료이용의 격차 해소
- 소득계층간 의료이용의 격차 해소

② **양질의 포괄적 의료서비스 제공**
- 포괄적 의료서비스 제공체계의 구축
- 의료의 질 관리

③ **보건의료재원의 형평적 조달**
- 보험료 부과대상 소득파악률 제고

---

7) B. Hogwood and L. Gunn, Policy Analysis for the Real World(N. Y. : Oxford University Press, 1984), pp.168~169.
8) 문옥륜, 한국사회와 의료보장정책(서울 : 명경, 1994), pp.36~42.

- 일반 세입재원의 확충
- 합리적인 본인부담액 및 보험료율 적용

④ **보건의료자원의 효율적 · 효과적 관리**

- 진료비 지불제도 개선
- 예방사업확대
- 의료의 공익성 제고
- 의료자원의 생산성 제고
- 보건행정조직의 개편

⑤ **국민참여의 제도적 보장**

- 소비자 보호운동 강화
- 보건정책에 대한 국민참여 및 감시기능 강화

3. 정보수집과 분석

목표가 설정되면 문제해결을 위한 대안을 탐색 · 선택하는 데 필요한 관련 자료와 정보를 수집하여야 한다. 정보는 정책대안의 평가와 선택에 필요한 지식을 제공함으로써 정책결정자가 합리적이고 효과적인 정책을 채택할 수 있게 한다. 정보수집과 분석에는 다음 사항을 고려해야 한다.

① 문제의 성격을 파악할 수 있는 정보 및 자료수집
② 어떤 행정활동을 강요나 견제하는 요소
③ 과거의 경험 · 미래상황 예측에 관한 것
④ 현실적이거나 행동 진로를 진행시키기 위한 정보수집 및 분석

4. 정책대안의 탐색과 개발

정책목표의 달성을 위한 정책수단들의 여러 가지 조합을 개발하고 찾아내는 작업이 정책대안의 탐색과 개발이다. 최선의 대안을 찾기 위해서는 가능한 한 광범위한 대안탐색이 이루어져야 한다. 대안의 작성은 다음과 같은 단계를 거친다. ① 가능한 한 모든 수단들을 창출한다. ② 여러 가지 수단들의 조합을 통해 대안을 구성한다. ③ 쓸만한 대안을 선별하고 세부적으로 설계한다. ④ 주요 대안을 작성한다.

대안의 개발은 기존정책, 새로운 아이디어, 과학 · 기술 · 이론적 지식, 직관적 사고 등에 의존한다.

5. 정책대안의 결과예측

선별된 대안들의 결과를 예측해 보는 것은 정책결정에 있어서 가장 어려운 과정이다. 대안의 결과예측을 위해서 다양한 기법들이 개발되어 있다. 정책예측의 방법은 크게 나누어 분석적 방법과 비분석적 방법들을 생각해 볼 수 있다. 비분석적 방법은 직관과 과거의 경험 등을 이용하는 것이다. 각종 이론 및 정책분석을 이용하는 것이 분석적 방법이다.

분석적 방법에는 외삽법(extrapolation), 이론적 예측(theoretical forecasting), 직관적 예측(intuitive forecasting) 등이 있다. 외삽법에 의한 미래예측은 현재나 과거의 역사적 자료를 근거로 미래의 사회적 변화를 투사(projection)해 보는 것이다. 대표적인 것으로는 시계열분석(time-series analysis), 최소자승법(least square trend estimation) 등이 있다.

이론적 예측이란 이론적 가정과 현재와 역사적 자료에 근거하여 미래의 사회상태를 예측하는 것이다. 대표적인 이론적 예측기법으로는 경로분석(path analysis), 투입산출분석(input-output analysis), 선형계획(linear programming), 회기분석(regression analysis), 상관관계분석(correlation analysis) 등이 있다.

직관적 예측이란 주관적 판단을 산출하고 이를 종합하여 미래를 판단하는 기법으로 전문가 패널(expert panels), 델파이 기법(Delphi techniques), 브레인스토밍(brainstorming) 등이 있다.

6. 정책대안의 비교 · 평가

대안에 대한 결과예측이 끝난 경우에도 어떤 대안이 좋은 것인지는 평가자의 가치관에 의해 좌우될 수 있기 때문에, 대안의 비교 · 평가도 간단한 작업은 아니다. 대안의 평가기준으로는 소망성(desirability)과 실현 가능성(feasibility)이 사용될 수 있다. 소망성은 대안의 바람직함을 의미하는 것으로 효과성, 능률성, 형평성 등을 기준으로 판단된다. 실현 가능성은 대안이 정책으로 채택될 가능성(채택 가능성)과 성공적으로 집행될 가능성(집행 가능성)을 말한다.

즉, 실행 가능성은 대안이 채택되고 내용이 충실히 집행될 가능성을 의미하는데, 이에는 기술적 실행 가능성(technical feasibility), 재정적 · 경제적 실행 가능성(financial or economic feasibility), 행정적 실행 가능성(administrative feasibility), 정치적 실행 가능성(political feasibility), 법적 실행 가능성(legal feasibility) 등이 있다.[9]

---

9) 정정길, 정책결정론(서울 : 대명출판사, 1988), pp.495~500.

정책대안의 비교 · 평가시 고려하는 일반적 요소로 효과성, 비용, 편익, 파급효과(spill-over effect), 실현 가능성 등이 있다.

7. 정책대안의 선택

정책결정의 최종단계는 이미 작성 · 평가된 대안들 중에 최적의 대안을 선택하는 것이다. 결정자는 완전한 대안이 없다는 사실을 인식해야 하며, 최종선택을 하기 전에 다시 한 번 재검토를 해 보는 것도 바람직하다. 결정자는 선택안의 시행에 따른 위험과 시행착오, 이해당사자들간의 갈등 등을 충분히 고려하고 이것을 극복할 준비와 함께 최종안을 선택하여야 한다. J. D. Thompson은 네 가지 대안선택전략을 제시한 바 있다. 첫째, 계산전략으로 합리적 분석을 통한 최적대안의 선택이 가능한 경우이다. 일상적이고 정형적이고 수리화가 가능한 분야에 적용된다. 둘째, 판단전략으로 인과관계가 불확실한 경우에는 다수의 판단에 따라 대안을 선택해야 하며, 오판을 줄이기 위해 다수의 참여가 유도되어야 한다. 셋째, 타협전략이다. 결정단위를 중간정도의 크기로 하는 것이 바람직하며, 이 경우 정책결정자는 결과에 대한 선호를 확실하게 하기 위해 대안의 적극적인 탐색활동이 요구된다. 넷째, 영감적 전략이다. 대안의 비교 · 선택이 부득이한 경우에는 영감이나 직감 등에 의존한다.

제3절 정책결정 이론모형

1. 정책결정 이론모형의 의의

하나의 정책은 여러 단계와 여러 차원에서 발생하는 수많은 의사결정을 통하여 결정되고 집행된다. 즉, 정책의제 형성부터 시작하여 형성, 집행, 평가, 종결에 이르는 정책과정의 각 단계마다 여러 차례 의사결정이 이루어진다.

그러나 일반적으로 사용하는 정책결정이라는 용어는 정책과정상의 많은 의사결정 중에서도 특히 여러 정책대안들 중에서 바람직한 대안을 선택하는 좁은 의미의 의사결정을 의미한다.

정책문제와 의사결정 상황의 복잡성 때문에 하나의 특정한 이론모형만으로 모든 정책선택을 설명하고 이해하기에는 부족하다. 각 이론모형들은 특정 맥락에 있는 정책결정을 설명하는데만 부분적인 장점을 가지고 있기 때문이다.

2. 이론모형

1) 일반모형

일반모형으로는 제도모형, 과정모형, 체제모형 등이 있다.

(1) 제도모형(institutional model)

정책결정은 새로운 제도나 기관을 만들거나 변경시키게 된다. 따라서 제도모형 또는 기관모형에서는 정책을 제도나 기관의 산출로 보고 있다. 정책은 정부기관에 의해 권위적으로 결정, 집행, 강제되는 것으로 정책은 정부기관과 밀접한 관련을 맺는다. 정부기관은 정책에 정당성, 보편성, 강제성을 부여한다. 건강보험정책을 수행하기 위한 국민건강보험공단의 설치, 근로자 복지를 위한 근로복지공단의 설치, 여성정책을 위한 여성정책개발원의 설치 등은 제도모형의 예이다.

전통적 제도론자들은 헌법과 법률의 구조와 기능, 정부기관 임무에 중점을 두고 임무의 중복과 갈등을 사전에 배제하고 조정하는 데 관심을 가졌다. 정부제도의 구조와 정책간의 연계, 즉 제도적 특성이 정책산출에 미치는 영향에는 별다른 관심을 보이지 않았다.

그러나 신제도론자들은 제도를 개인, 집단행위의 구조화된 유형(structured pattern of individual and group behavior)으로 보고, 제도가 주요 정책에 영향을 미친다고 생각하였다. 특정 제도내에서 어떤 정책산출은 촉진되고, 다른 산출은 방해받을 수 있으며, 제도별로 개인이나 집단의 접근도가 달라질 수 있기 때문에 제도와 정책결정과는 밀접한 연관을 가지고 있다. 제도나 기관의 폐지나 축소는 특정정책의 소홀로 해석된다.

(2) 과정모형(process model)

과정모형에서 정책은 정치적 활동의 산물이다. 정책이란 일정한 절차에 따라 과정적 순환을 거쳐 형성된다. 정책이 이루어지는 방법이 정책의 내용에 영향을 준다. 정책이 이루어지는 방법을 설명하기 위해서는 정치활동자들의 행태를 연구하는 것이 중요하다.

과정모형은 정책결정이 어떤 절차를 거쳐서 이루어지는지에 관한 모형이다. 과정모형은 정책의 내용이 정책결정과정의 성격에 의해 영향받는다고 가정하는 경향이 있다. 과정모형은 정책결정과 관련된 여러 활동의 이해에 도움이 된다. 정책과정에 있어 의제설정의 중요성을 인식하기 시작한 것은 과정모형의 공헌이라고 할 수 있다. 그러나 정책결정과정의 변화가 반드시 정책내용의 변화를 가져온다고 볼 수는 없다. 정책결정과정이 개방적이든 폐쇄적이든 혹은 경쟁적이든 비경쟁적이든, 그리고 다원적이든 엘리트주의적이든 정책내용에는 거의 차이가 없을 가능성이 크다는 주장도 있다.

(3) 체제모형(system model)

체제모형에서 정책은 정치체제의 산물이다. 즉 정책은 환경으로부터의 투입요소(요구, 지지)의 영향에 대한 정치체제의 반응이다. 체제모형은 정책결정기구를 하나의 체제로 보고, 정책을 이 체제의 산물로 인식하는 이론이다. 체제이론의 주도적 학자로는 D. Easton을 꼽을 수 있다. Easton은 정치체제의 주된 기능을 '가치의 권위적 배분'이라고 규정하여 정치체제를 곧 정책결정체제로 이해하고 있다. 정책결정체제는 환경에 해당하는 전체체제의 일부이고, 체제의 경계를 통해 환경과 투입 및 산출을 교환한다. 정책결정체제의 산출물은 환류(feedback)를 통해 투입에 영향을 미친다.

체제모형은 정책결정체제가 환경의 요구와 지지(input)를 변환하여(conversion process) 정책을 만들어내며(output), 이것이 사회 속에서 구체화되면 이에 대한 사회의 반응(feedback)은 다음 단계의 투입에 작용하는 과정을 거친다고 본다. 체제론자들은 정책결정체제가 작동하는 이들 각 과정에 깊은 관심을 가지고 있다. 체제모형은 정책결정체제의 특성에 따라 정책이 달라진다고 보아 체제 내의 정책담당자, 분위기, 구조 등을 연구한다.

2) 권력을 기준으로 한 모형

(1) 집단모형(group model)

집단모형에서 정책은 집단간 균형의 산물로 집단간의 상호작용에 의해 힘이 센 집단의 논리에 따라 정책이 형성된다. 따라서 정책을 이해하는 핵심요소는 집단간의 상호작용이다. 대표적인 학자로는 A. Bentley와 D. Truman이 있다.

정책이란 집단간의 투쟁을 통해서 도달한 균형을 의미하며 균형은 이익집단간의 상대적 영향력에 의해 결정된다. 이익집단의 상대적 영향력의 크기의 변화는 정책의 변화를 초래하며 영향력은 구성원의 수, 재력, 조직력, 리더십, 정책결정자에의 접근, 내적 응집력 등에 의해 결정된다.

이 모형에 의하면 정책결정자는 정책을 통해 자신들의 이익을 반영시키려는 집단들의 끊임없는 압력에 직면해 있으며 여기에 대응하여야 한다. 하나의 정책은 집단간의 투쟁과 경쟁, 상호작용의 산물이며 집단간의 균형을 의미한다. 집단들간의 균형은 각 집단이 지니는 상대적 영향력에 따라 조정되고 결정되는 것이다. 집단이론에 의하면 집단간의 영향력의 변화는 공공정책의 변화를 야기하며, 정책은 강한 영향력을 지닌 집단의 요구에 따라 움직인다. 집단모형에서는 정책에 있어 정부의 역할에 대한 두 가지 관점이 제기되고 있다. 하나는 정부가 다만 집단간의 세력균형을 기계적으로 반영할 뿐이라고 보는 견해이고, 다른 하나는 정책결정권자가 집단간의 경쟁을 어떤 식으로든 조정하는 지위에 있다고 보는 관점이다. 후자의 견해는 이익집단간의 경쟁에 정부관료가 하나의 주체로 작용함으로써 영향을 미친다는 입장으로 더 타당성이 있다.

(2) 엘리트 모형(elite model)

엘리트 모형에서 정책은 지배 엘리트의 선호와 가치의 산물로 정책형성은 이들에 의해 독점된다. 정책은 극소수 지배 엘리트의 선호와 가치의 표현이므로 정책이 일반 국민의 요구를 반영한다는 것은 신화에 불과하다. 정책은 엘리트로부터 대중에게 일방적, 하향적으로 요구되는 것이므로 엘리트에 대한 대중의 요구는 없다고 본다. 엘리트 모형의 특징은 다음과 같다.

① 사회는 권력을 가진 소수와 갖지 못한 대중으로 구성되며 가치 배분권은 엘리트가 장악하고 있다.

② 대표가 아닌 소수에 의한 지배가 보편적이며 엘리트들은 사회의 상류에 자리를 잡고 경제적 상류계층으로부터 충원된다. 따라서 엘리트 집단들은 고소득, 고학력, 고신분 등의 특성을 지닌다.

③ 엘리트 집단은 상승억제, 안정성 선호, 격변의 회피 등 보수주의적 성향을 가지고 있다.

④ 엘리트 집단은 사회체제의 기본적인 가치와 체제유지를 위한 일치된 의견을 지니고 있다.

⑤ 엘리트들의 지배적인 가치가 반영된 공공정책은 점진적 변화를 추구한다.

⑥ 활동적인 엘리트들은 대중으로부터 거의 영향을 받지 않는다. 대중에 대한 엘리트들의 영향력 정도는 엘리트에 대한 대중의 영향력 정도보다 더 크다.

1960년대 전후의 우리나라 의료보장정책은 엘리트 모형으로 설명된다. 1959년에 보건사회부 의정국에 의해 '건강보험제도 도입을 위한 연구회'가 발족되었다. 이 연구회를 효시로 보건사회부와 대한의학협회가 중심이 되어 의료보험의 실시에 대한 논의가 활발히 전개되었다. 보건정책결정과 관련된 인적 자원이 절대적으로 부족한 당시에는 몇몇 소수의 의료정책 전문가들의 역할이 지대할 수밖에 없었다.[10)]

---

10) 문옥륜, 우리나라 의료정책 결정과정의 현황과 과제, 한림대학교 사회의학연구소, 건강보장연구, 통권 5호, 2001, p.54.

3. 합리모형(Rational Model)

1) 의 의

정책대안을 탐색하고 결정하는 방법으로서 합리모형은 한 마디로 완벽주의 이론이다. 즉, 정책문제와 목표를 정확히 정의하고 그에 관련된 모든 정보와 자료를 수집 분석하여 사회적·정치적·경제적으로 분석가능한 비용과 효과를 구체적이고 계량적이며 화폐적으로 제시할 수 있다는 이론이다. 앞에서 설명한 정책대안의 탐색과정도 합리모형을 전제로 한 것이다. 즉 일정한 순서와 기준에 따라 단계적으로 모든 사회비용과 가치를 분석하고 이를 비교하여 최선의 행동방안을 선택한다.

바람직한 의사결정의 정형을 제시하는 규범적, 이상적, 총체적 모형으로 사람은 이성과 합리성에 따라 합리적인 최적 대안을 선택한다는 이론모형을 의미한다. 즉, 인간은 이성과 고도의 합리성에 따라 행동한다는 것이다. V. Ostrom의 공공선택이론(public choice theory)이 가장 대표적인 모형이다. 합리모형은 1930년대까지 지배적인 이론이었다.

최근 보건의료분야에서 등장하고 있는 근거중심 보건정책(evidence-based health policy)은 규범적 모형으로 합리모형에 가깝다. 인구의 노령화, 의학적 지식 및 기술의 발전, 국민의 의료에 대한 기대수준의 증가, 전문가 집단의 기대수준 변화 등으로 보건의료수요는 급증하는 반면 이를 충족시킬 수 있는 자원은 상대적으로 제한되어 있기 때문에 합리적 근거에 의한 정책결정의 중요성이 날로 증가하고 있다.

근거중심의 보건정책결정이 요구되는 이유로는 첫째, 합리적인 정책결정에 필요한 정보를 탐색하고 정리하여 정책결정에 반영하기 위한 체계적인 노력이 최근 보건의료분야의 정보가 급속히 증가함에 따라 결실을 맺을 수 있게 되었다. 근거중심의 개념은 그동안 보건정책분야는 합리성과 객관성을 증진시키고자 하는 노력이 부족하였다는 반성에서 출발하였다.

둘째, 보건정책과정의 투명성에 대한 사회적 요구가 급속히 확산되고 있다. 정책과정이 다원화됨에 따라 사회의 다양한 관련 집단들이 의견을 표출할 기회가 증가하고 있다. 다양한 이해관계를 합리적으로 조정하기 위해서는 상대방을 설득할 수 있는 논리가 개발되어야 하며 이러한 조정 또는 협상과정에서 과학적인 근거 제시의 필요성이 증가하고 있다.[11)]

2) 내 용

합리모형은 결정자의 전지전능성의 가정(assumption of omniscience)을 전제로 하고

11) 이상일, 근거중심 보건정책의 개념 및 발전방향, 한림대학교 사회의학연구소 편, 건강보장연구, 통권 5호, 2001, pp.95~97.

있어서 인간은 완전한 예측 능력을 가지고 있다고 본다. 또한 비용편익에 대한 지적 능력의 존재와 합리적 결정체제의 존재를 전제조건으로 한다. 합리모형의 네 가지 기본전제는 다음과 같다.

① 정책결정자는 문제를 완전히 이해하고 있다.
② 문제해결을 위한 모든 대안이 탐색되고 검토된다.
③ 대안의 선택기준이 명확히 제시되어 있다.
④ 자원이 무제한으로 제한이 없고 정책결정자는 합리적 선택을 한다.

목표는 주어진 것으로 간주하여 목표의 고정성과 목표와 수단은 분리되어 있다. 경제적 합리성을 추구하기 위해 모든 대안을 총체적, 체계적으로 검토(Synoptic Approach)해야 하며 이를 위해 SA, EDPS, PERT, CPM, OR, LP, Cybernetics, 게임이론, 비용편익분석, 비용효과분석 등과 같은 계량행정기법을 사용한다.

합리모형에 따르면 정책결정자가 정책문제를 해결하기 위한 가장 바람직한 정책을 결정하려면 다음의 다섯 가지 단계를 의식적으로 밟아야 한다.

첫째, 해결해야 할 문제나 달성하고자 하는 목표를 명확히 정의하고,
둘째, 문제를 해결할 수 있는 또는 목표를 달성할 수 있는 모든 대안들을 탐색하고,
셋째, 대안들이 추진되었을 때 나타날 모든 결과들을 예측하고,
넷째, 대안의 모든 결과들을 평가 • 비교하며,
다섯째, 대안에 대한 평가결과에 근거하여 목표달성을 극대화하는 최선의 대안을 선택한다.

3) 비 판

이상적, 낙관적 차원에서 목표와 가치를 설정하고 있는 합리모형은 동태적 요소를 경시하는 폐쇄이론이다. 일반적인 합의에 의해 도출된 사회 가치와 목표는 없으며 가치는 상황에 따라 매우 유동적인 것이다.

인간은 자기 자신의 이익을 극대화하기 위해 노력하는 존재임을 부정하기 어렵다. 그러나 합리모형은 인간의 심리적 상황, 즉 주관적 가치판단을 배제하는 한계점을 내포하고 있다. 또한 인간은 지적 능력의 한계를 가지고 있기 때문에 완전한 예측이 불가능하며, 완전한 대안의 발견과 선택에는 많은 시간과 비용이 소요되므로 합리모형은 현실적으로 실현이 불가능한 모형이라고 볼 수 있다.

합리모형에서 가장 문제되는 '합리성'을 기준으로 모형의 한계를 살펴보면,

첫째, 정책결정을 하는 정책결정자 개인은 인간으로서 능력에 한계가 있다. 정책결정자가 관련된 모든 정보를 가지고 정확한 대안의 결과를 미리 예측하여 비교 평가한다는 것은 불가

능하며 동시에 시간적인 제약이 뒤따른다. 결과 예측의 불확실성으로 인해 정책결정자들이 과거의 정책에 얽매이게 된다.

둘째, 정책결정자가 해결해야 하는 정책문제는 매우 다양하고 복잡하며 역동적인 성격을 지니고 있기 때문에 명확히 규정하기가 어렵다. 일반적으로 인정된 사회적 편익(social benefit)은 존재하지 않는다. 현실적으로 합리적인 평가기준이 없는 경우가 더 많다.

셋째, 매몰비용(sunk cost)의 문제가 있다. 기존의 정책이나 사업에 이미 상당한 투자가 이루어져 있는 경우 그보다 더 합리적인 대안이 있다 하더라도 이미 투자된 비용 때문에 기존의 정책이 시행될 수밖에 없다.

넷째, 인간의 주관적 합리성에도 한계가 있다. 현실적으로 인간은 주어진 목적달성의 극대화를 위하여 최선의 노력을 하기보다는 여러 가지 제약요건 때문에 만족할 만한 수준에서 머무르고 만다. 정책결정자들은 사회적 가치의 목적 달성보다 자신의 권력, 부, 재당선 등에 제약을 받는다. 또한 사회적 이익의 극대화보다는 진보를 위한 여러 요구의 만족에 그친다.

4. 점증모형(Incremental, Muddling Through Model)

1) 의 의

C. E. Lindblom과 A. Wildavsky가 주장한 점증모형은 다원적 사회에서의 정치적 결정을 설명하는 현실적, 실제적 접근 방법이다. 합리성의 제약 요건이 존재한다는 데 기초를 두고 기존의 대안보다 약간 향상된 대안을 추구하는 모형이다. 즉, 의사결정은 현재의 상태보다 매우 쇄신적이고 창조적인 수준에서 이루어지기보다는 점증적으로 향상되고 달라지는 수준에서 이루어진다는 입장을 취하고 있다. 만족모형이나 점증모형 모두 합리모형의 비현실성을 비판하는 데서 출발하고 있다. 그러나 만족모형이 인간의 인지능력의 제약에 중점을 두고 개인적 의사결정 행태에 관한 이론적 기초를 쌓은 데 반해, 점증모형은 정치적 결정에 관련된 가치판단과 사실판단의 문제, 정책결정 상황의 복잡성, 정책결정의 정치적 의의 등에 관심을 두고 있다.

2) 내 용

점증모형에 의하면 정책의 최종 결과산물이 어떻게 결정되어서 집행될 것인가 하는 것은 실제로 정책과정에 참여하는 자와 결정권자들 사이의 상호 이해관계 · 선호 · 여론 · 전문가적 관점과 입장에 따라서 결정된다. 실제로 정책결정이 정책단계별로 진행되어 감에 따라 참여자와 결정자가 수용(만족)할 수 있는 범위(zone of acceptance) 내에서 서로가 서로의 입장을 이해하고 이것을 이용하게 된다. 따라서 정책단계가 진행되면서 서로의 잘못과 편견과 오해가 정책환경과 현실에 적응해 간다.

점증모형은 현실을 긍정하고 약간 향상된 정책에 만족하여 결정하기 때문에 타협과 의견 수렴을 통한 정치적 합리성을 추구한다. 따라서 정책수립과 결정 과정을 '그럭저럭 헤쳐나가는 과정'(muddling through)으로 파악하고 있다. 점증모형은 현정책에 비해 약간 향상된 정책에만 치중하기 때문에 한정된 수의 정책대안만 검토, 분석하는 경향이 있다.

점증모형은 다음과 같은 사실에 이론적 근거를 두고 있다.

첫째, 정책결정자는 시간, 정보, 비용의 제약조건으로 인해 모든 정책대안을 완전무결하게 다 파악할 수 없으며 각 대안에 대한 정확한 예측능력에도 한계가 있다.

둘째, 정책결정자는 새로운 정책을 지향함으로써 초래하게 되는 불확실성에 대처하기보다는 과거 정책에 의존함으로써 보다 안전한 길을 선택하려 한다.

셋째, 기존 정책에 이미 투자된 상당액의 매몰비용(sunk cost) 때문에 정책결정자는 정책대안을 고려함이 없이 기존의 질서 체제에 거의 무리 없이 받아들여진 대안들을 선택한다.

넷째, 점증주의는 정치적으로 편리한 방도이다. 왜냐하면 새로운 대안이나 정책의 결정에 수반되는 갈등과 혼란을 감소시킴으로써 정치체제 그 자체의 유지에도 유리한 점을 제공해 주기 때문이다. 건강보험통합이나 의약분업의 경우 점진적 진화주의(incremental evolutionism)보다 합리적 구성주의(rational constructivism)[12)]에 근거를 두고 있는 것 같다. 즉, 객관적으로 정부의 통제 불능성과 사회적 갈등이 심각하고 정책수단과 목표간의 인과관계가 불충분함에도 불구하고, 마치 정부가 통세할 수 있고 사회적 합의가 이루어졌으며 정책수단과 목표간의 인과관계가 충분한 상태에서 정책이 결정되고 집행되고 있다고 생각한 듯하다. 정부가 다루어야 할 문제의 특성을 고려하면 합리적 구성주의 보다 점진적 진화론이 논리적으로 더 적합할 수가 있다.[13)]

3) 비 판

점증모형은 몇 가지 점에서 비판을 받고 있다.[14)]

① 점증모형에는 계획성과 분명한 평가기준이 없다.

② 점증모형은 기존의 대안이 없으면 적용하기가 곤란하고 보수주의에 빠지기 쉽다. 점증모형은 기존의 정책을 기초로 하므로 그것이 없을 경우 방향 없는 결정이 된다.

---

12) 정부가 다루어야 할 문제가 분명하게 잘 정의되어 있고 가치 갈등이 없는 경우에 이루어지는 최적 정책설계를 말한다.

13) 최성두, 의보통합정책의 설계논리와 실현 가능성 평가, 한국정책학회보, 9(1), 2000, p.371, 381.

14) 점증모형에 대한 오해에 대한 참모습은, 김종호, 현대 행정학의 이해(서울 : 대영출판사, 1998), pp.142~146 참조.

③ 근본적 변화를 지향하는 정책보다 항상 정치적으로 실현 가능한 임기응변적 정책에만 골몰한다.

④ 점증적 결정은 사회적 약자에게 불리한 정책을 산출할 가능성이 크다. 점증주의는 당파 간의 협상과 상호조절을 강조하는데, 이러한 과정에서 강자는 유리하고 약자는 불리하기 마련이다. 경우에 따라서는 조절이나 협상과정에 참여할 수 없는 계층이나 집단도 있을 수 있다.

⑤ 선진국과 같은 다원적 사회를 전제로 하기 때문에 사회변동이 심하거나 변동대응 능력을 필요로 하는 신생국가나 개발도상국가에 적용하는 데에는 한계가 있다. 즉, 과감한 정책 전환이 요구되고 경제 · 사회발전이 시급한 국가에 적용하는 것은 적절하지 않다.

⑥ 점증주의는 단기적 정책에만 주목하여 장기적, 합리적, 쇄신적 결정을 등한시한다.

요컨대, 점증모형의 최대 문제점은 이 모형에 입각한 정책결정이 현상유지를 옹호하는 강한 보수주의적 성향을 나타내고 있다는 점이다. 점증모형은 수정적 성격을 가지고 있고 미래사회의 목적을 추구하기보다는 현재의 구체적인 사회 결함을 경감시키는데 목적이 있다.

5. 혼합모형(Mixed-Scanning Model)

1) 의 의

A. Etzioni가 주장한 혼합모형은 규범적, 이상적인 합리모형과 현실적, 실증적인 점증모형을 결합한 모형이다. 이 모형은 원칙적으로 의사결정은 합리모형을 추구할 것을 주장하지만 세부적인 측면에서는 점증적인 방법에 따라 수행되어야 한다는 입장이다.

혼합모형은 결정상황을 맥락적인 것(합리모형)과 지엽적인 것(점증모형)으로 구분하여 두 모형의 지속적인 교호작용을 추구한다. 따라서 혼합모형은 합리주의와 점증주의의 결점을 피하고 양자의 장점을 결합시켜 합리적 정책결정과 점증적 정책결정을 조화시키려는 전략적 기획모형(strategic planning model)이라 할 수 있다.

2) 내 용

기본적인 결정(fundamental decision)이나 위기상황시의 결정에는 합리모형이 적용되고, 세부적, 지엽적 결정(bit decision)이나 안정된 상황에서의 결정에는 점증모형이 적용된다. 제3의 접근법이라고 불리우는 혼합모형은 결정상황의 전체를 몇 개의 맥락으로 나누고, 불필요한 맥락을 제거한 후 대안탐색의 범위를 한정시키고 남은 대안의 세밀한 검토를 통해 의사결정을 하기 때문에 상황에 따른 융통성이 부여된다. 혼합모형은 합리모형과 점증모형의 약점을 보완하여 하나의 모형을 만드는 시도를 하였다는 점에서 의의가 있다.

3) 비 판

혼합모형은 합리모형과 점증모형의 장점을 채택하려고 시도하는 모형으로 이론적 독자성이 없는 절충혼합형에 지나지 않는다. 따라서 전혀 새로운 이론모형이 아니며 현실적 적용에도 어려움이 수반된다. 현실적으로 정책결정이 기본적 결정과 부분적 결정간에 신축성 있게 전환되어 가면서 잘 이루어지고 있는지 의심스럽다. 기본적 결정과 부분적 결정을 구분할 수 있는 명확한 기준을 제시하지 못하고 있다.

6. 만족모형(Satisfying Model)

1) 의 의

H. Simon과 J. March에 의해 주장된 만족모형은 사회심리학에 기초를 둔 현실적이고 실증적 모형으로, 정책결정이나 의사결정은 반드시 합리적인 기준에 의해 결정되기보다는 현실적으로 결정자에게 만족을 주는 수준에서 결정된다는 이론이다. 정책결정자는 인간으로서 인지능력의 한계, 시간, 경비의 부족 등으로 모든 가능한 대안을 탐색할 수 없다. 따라서 만족모형에 있어서 대안의 선택은 최적 대안이 아니라 주관적으로 만족스러운 대안을 선택하게 된다.

Simon과 March는 짚더미에서 바늘을 찾는 것에 정책대안을 찾는 것을 비유했다. 즉 항상 많은 노력과 시간과 비용을 들여서 가장 최적하다고, 즉 날이 곧고 뾰족한 것을 찾을 것이 아니라 사용할 천과 시간과 노력을 고려해서 적당하다고 생각되는 바늘을 골라서 사용하면 된다는 것이다. 이것은 만족수준에서 일을 결정하는 것이 다반사이고 이를 합리성보다 제한된 합리성(bounded rationality)[15]의 개념으로 설명하는 것이 타당하다고 했다.

즉, 그 누구도 지쳐 쓰러져 죽을 때까지 문제에 대한 해결방도를 구하려고 하는 것이 아니라 인간적으로 겪어야 하는 여러 갈등과 한계와 상황에 따라서 이것이면 어느 정도 만족할만하다고 생각되는 것을 선택하게 된다는 것이다. 제한된 범위 내에서 또는 특별한 가치기준의 범위 내에서 단지 적절하게 변화를 유도할 수 있는(only mildly innovative) 정책방안을 탐색하고 결정하면 이것이 곧 합리적이고 능률적이라고 하고, 이것을 Simon은 유일의 최고 결정(one-best decision)이라고 불렀다.

---

15) 제한된 합리성, 즉 제약요인으로는 활용 가능성, 비용, 기술, 시간, 정보처리과정, 선호성, 습관적 행동 등이 있다.

2) 내 용

합리모형의 비판에서 출발한 만족모형은 행태론적 의사결정모형으로 인간의 능력에는 한계가 있음을 전제로 한다. 만족수준의 대안을 선택하는 과정에서 제한된 합리성을 추구한다. 즉, 만족모형은 여러 대안을 무작위적(random)이고 순차적(sequential)으로 탐색하여 현실적인 만족수준에 이른 대안을 발견하고 선택하는 모형이다. 따라서 만족모형에서는 목적과 수단 분석을 통해 가능한 한 몇 가지의 대안만 분석 · 평가한다.

Simon은 인간의 의사결정 행태를 제한된 합리성의 논리로 설명하고 또 합리성의 개념을 인간이 사유해서 만들어 내는 것이라고 하는 이론으로 1978년에 Nobel 경제학상을 수상했다. 그의 이론에 의하면, 인간은 개인적으로 보면 지극히 합리적이지만 조직이나 단체 등의 의사결정에 참여할 때는 반드시 합리적이고 고결한 인간으로서 행동하지 않는다는 것이다. 현실적인 환경과 조직분위기, 관습, 권위, 일의 분업, 의사전달, 교육과 세뇌(training and indoctrination) 등에 의해서 인간은 자기가 합리적이라고 생각하는 것과 조직의 합리적인 것과의 갈등을 가장 적게 느끼는 수준에서 의사결정을 하게 되고 이에 만족한다는 것이다.

3) 비 판

만족모형은 현실적이기 때문에 현상유지적인 보수주의에 빠질 가능성이 크다. 즉, 쇄신적, 창조적 대안의 탐색과 발굴을 포기하는 경향이 나타날 수 있다. 또한 인간은 환경 · 경험 · 지식의 영향과 시간적 · 경제적 제약을 받으므로 대안선택시 결정자의 주관이 지배하여 만족화의 기준을 설정하기가 불가능하다. 따라서 만족화의 기준을 결정하는 변수의 통제문제가 발생하게 된다. 만족모형은 조직적 차원보다는 개인적 차원의 정책결정에 치중하는 모형이기 때문에 조직 차원에서의 운용이 어렵다.

그러나 여기에도 문제는 많다. 개인적인 의사결정과 조직수준에서의 결정을 어떻게 항상 구별시킬 수 있을 것인가, 만족한다는 것이 어느 정도의 수준에서 만족한다는 것인가 하는 것 등을 분명하게 정의할 수 없다. 또 너무 현실적이고 보수적인 입장에서 변화와 혁신을 설명할 수 없는 것도 만족모형의 단점이라고 할 수 있다.

7. 쓰레기통 모형(Garbage Can Model)

1) 의 의

March, Cohen, Olsen 등에 의해 제시된 쓰레기통 모형은 컴퓨터 Simulation 기법에 의하여 이론화시킨 의사결정모형으로, 주로 조직화된 무질서(organized anarchy) 상태의 의사결정 행태를 설명하여 준다. 쓰레기통 모형은 조직을 급변하는 환경 속의 불안하고 유동적인 존재로 간주하여, 이러한 조직들은 실제의 정책결정이 일정한 규칙에 따르는 것이 아니라 쓰레기통처럼 뒤죽박죽, 불규칙하게 결정에 도달한다고 본다.

쓰레기통 모형은 종래의 결정이론이 병리적인 현상으로 여긴 조직화된 무질서 상태의 의사결정을 긍정적인 측면에서 분석하고 기존의 이론에서 간과한 결정의 부분을 다루었으며, 이로서 의사결정이론의 통합이론의 길을 넓혀 주었다. 특히 이 모형은 사회나 조직의 혼란 시기에 결정의 행태를 설명하여 주는 데 유용하다.

2) 내 용

쓰레기통 모형에 의하면 조직화된 혼란상태에서는 결정의 합리성을 극도로 제약하는 세 가지 전제조건이 있다.

① **문제성 있는 선호**(problematic preference) : 결정 참여자들의 선호가 서로 다를 뿐만 아니라, 자신이 무엇을 좋아하는지조차 모르기 때문에 참여자들은 선호에 의해서 결정을 하는 것이 아니라 결정을 통해 선호를 알게 된다.

② **불명확한 기술**(unclear technology) : 조직은 목표와 수단 사이의 인과관계를 완전히 알지 못하고 있기 때문에 시행착오나 과거의 경험을 통해서 비로소 이를 파악한다. 항생제 남용을 줄이기 위한 회의과정에 최선의 수단을 모르고 참석하는 경우는 좋은 예이다.

③ **일시적 참여**(part-time participants) : 조직구성원들은 문제에 따라 결정에 참여하기도 하고 않기도 한다. 또 참여하는 경우에도 일시적으로만 참여하는 경우가 많다.

이상과 같은 조건이 혼재하는 불안정하고 유동적인 조직에서는 쓰레기통 모형의 정책결정이 이루어진다. 쓰레기통 속에서의 의사결정은 ① 선택기회(choice opportunity), ② 문제(problem), ③ 해결책(problem solution), ④ 참여자(participants)의 네 가지 요소가 우연히 하나의 통 속으로 모이게 될 때 이루어진다.

쓰레기통 속에서의 의사결정의 속성을 살펴보면,

① 중요한 결정은 날치기나 김빼기에 의하여, 중요하지 않은 것은 해결의 방법(by resolution)에 의하여 결정되게 된다.

② 문제해결을 위하여 필요한 에너지와 사용할 수 있는 에너지와의 차이인 순에너지가 증가할수록 위와 같은 결정이 증가한다.

③ 문제를 둘러싼 갈등이 심하고 문제가 표면에 나타나지 않고 잠재하는 기간이 길다

④ 중요한 문제가 중요하지 않은 문제보다 해결 가능성이 높고 또한 먼저 나타난 문제가 해결 가능성이 높다

3) 비 판

쓰레기통 모형은 동태적인 현대사회에 적합한 의사결정모형이다. 그러나 이 이론이 제시하는 결정상황은 일반적인 것은 아니며, 현실적 의사결정 행태의 일부를 설명한 것에 지나지 않는다는 비판이 있다. 비일상적인 의사결정만을 다루어 분업, 표준화된 결정과정 등의 일상적인 의사결정을 충분히 설명하여 주지 못한다.[16)]

S. Winter에 의하면, 정책결정과정이 쓰레기통 모형에 의하여 이루어질 경우 정책집행은 실패하기가 쉽다. 정책결정이 상징적 행위(symbolic action)의 차원에서 이루어지거나, 정책결정자의 관심이 부족한 상태에서 정책이 결정되면 집행단계에서 지연과 왜곡이 일어날 가능성은 커진다. 특정 정책에 주어졌던 관심이 다른 곳으로 옮겨지게 되면 정책결정과정에서의 참여자, 문제, 선택기회들간의 연결은 점점더 우연에 의존하게 되고 정책의 인과관계이론과 정책결과에 대한 분석은 소홀하게 된다. 제한된 관심은 정책목표와 정책집행간의 내적 일관성을 고려하지 않는 결정을 하게 된다.[17)]

8. 최적모형(Optimal Model)

1) 의 의

혼합모형의 한계성을 극복하기 위해 Y. Dror가 주장한 규범적 모형으로, 만족모형과 점증모형의 보수성과 현실성을 탈피하고 최적의 결정에 도달하기 위하여 합리성을 고려할 뿐만 아니라 나아가서는 초합리성(extrarationality)까지를 고려해야 한다는 입장을 견지하고 있다.

최적모형은 Dror가 행정학의 패러다임을 제시하기 위하여 주장한 모형으로 직관, 판단, 창의와 같은 것이 불가피하게 개입됨을 중요시하면서 제시한 거시적 모형이라 할 수 있다. 최적모형의 가장 큰 공헌은 정책결정과정에서 초합리적 요소의 중요성을 강조하는 데 있다.

2) 내 용

최적모형은 계량적이 아닌 질적 모형이지만 계량적 평가를 중시한다. 경제적 합리성과 직관, 판단, 영감, 육감과 같은 초합리성을 동시에 고려한다. 따라서 경제적 이익의 극대화가

---

16) http://publica.chungju.ac.kr/policy4_5.htm(2001년 1월 2일 검색).

17) S. Winter, "How Policy-Making Affects Implementation : The Decentralization of the Danish Disablement Pension Administration," Scandinavian Political Studies, 9(4), 1986. 최종원 • 백승빈, 앞의 논문, p.181에서 재인용.

선택의 중요한 척도가 된다. 그러나 과거의 선례가 없는 문제이거나 매우 중요한 문제의 해결을 위한 비정형적 결정에 있어서는 경제적 합리성 이외에 초합리성을 중시한다. 초정책결정에 중점을 두며 환류작용을 강조한 모형이다.

최적모형의 특징적 내용은 다음과 같다.

① 최적모형은 점증적 결정에 반대하고 매번 정책방향이 새롭게 검토되어야 한다.
② 최적모형은 최적성을 추구하지만 그 방법에는 경제적·계량적 분석뿐만 아니라 질적·초합리적 방법도 포함한다.
③ 최적모형은 정책결정의 방법과 체제에 주목하여 정책결정기구의 계속적 개선을 통해 정책결정 능력이 최적화될 수 있다고 본다.
④ 합리적 대안선택을 위해 정치적 합리성과 경제적 합리성을 중시한다.
⑤ 정책능력의 향상을 위해 정책집행, 평가, 환류 등을 중요시한다.
⑥ 최적모형은 정책과정을 정책지침결정(meta-policy making)단계, 정책결정단계, 후정책결정단계(post-policy making)로 구분한다.

3) 비 판

최적모형은 사회적 과정에 대한 고찰이 충분하지 못하며 유토피아적 접근 모형이다. 그러나 사회변동 상황하에서 혁신적 정책결정이 거시적으로 정당화될 수 있는 이론적 근거를 제시할 수 있다는 점에서는 가치가 있다. 초합리성의 본질에 대한 문제나 합리와 초합리의 관계가 불분명한 한계를 가지고 있다.

9. Allison 모형

1) 의 의

Allison 모형은 규범적인 입장이 아니라 설명적인 관점에서 의사결정을 설명할 수 있는 세 가지 형태의 의사결정모형이다. 1962년 10월 16일부터 28일 사이에 John F. Kennedy 대통령과 그의 정책결정 집단이 취한 일련의 위기관리 정책결정상황과 그 과정을 설명한 사례모형이다. 문제해결의 방법에서 어떤 요소, 즉 합리성과 조직과정, 관료들의 정치라는 세 가지의 모델로서 설명한 사례연구이다.

즉, 구 소련이 Cuba에 미사일 기지의 설치를 결정하고 이를 시행하려고 하자 미국은 외교상의 위기와 국가안보상의 위기대응으로서 단기간에 어떻게 대응전략을 구사했으며, 결국에는 Kennedy 행정부의 승리와 Nikitas S. Khrushchev 구 소련 공산당 서기장의 미사일 기지설치의 중단과 철수로 끝난 'Cuba 미사일 위기'라고 하는 정책사례를 설명한 모형이다.

2) 내 용

구체적인 세 가지의 모형은 다음과 같다.

(1) 합리적 행위자 모형(Rational Actor Model : Model I)

정책은 합리적인 선택이라는 것으로 합리모형과 그 내용이 같다. 정책결정의 주체인 정부조직을 합리적으로 결정을 행하는 단일 유기체로 가정한다. 정부는 국가목표의 극대화를 지향하는 합리적 결정자이며, 일관된 선호체계와 목표, 평가기준을 지니는 것으로 가정된다. 이 모형은 정부조직의 상층부가 마치 유기체의 두뇌와 같은 위치에서 결정을 행하며, 조직구성원의 목표도 집단의 목표와 일치하는 것으로 가정한다. 조직 참여자들은 합리적 정책결정을 위해 노력하는 것으로 간주된다. 요컨대, 이 모형은 정부의 정책결정이 개인의 잘 조정된 의사결정과 본질적으로 같다고 가정하고 있다. 그러나 이와 같은 결정상황과 행태는 실제 좀처럼 존재하기 어렵다. 다만 국방이나 외교정책과 같은 긴박하고 중요한 정책결정이 이러한 모형에 가까워질 가능성은 있다.

(2) 조직과정모형(Organizational Process Model : Model II)

정부정책은 다양한 이해관계, 목표, 인식, 분석단위, 재량권의 역할, 집행, 표준운영절차(SOPs : Standard Operating Procedures)와 조직목표, 조직관행(Routines) 등의 변수에 의해서 결정되어지는 조직활동의 결과물(organizational outputs)이라는 것이다.

이 모형은 정부를 하위조직들의 느슨한 집합체로 보고, 이들 하위조직에 의해 작성된 정책대안을 최고지도층은 거의 수정하지 않고 정책으로 채택한다고 가정한다. 따라서 이 모형은 정부의 하위조직을 실질적 정책결정자로 본다. 대부분의 정책문제는 복잡하기 때문에 각 하위조직이 다룰 수 있을 만큼 분할되어야 하며, 하위조직들은 분할된 문제를 다루기 위한 나름의 지방색(parochialism)을 형성한다. 하위조직들은 저마다 독특한 문제인식 방법과 우선순위의 결정기준을 발달시킨다. 이런 상황에서의 정책결정행태는 다음과 같은 특성을 지닌다.

① 하위조직의 구성원들은 국가목표보다 하위조직의 목표에 더 집착한다. 정책은 대부분 관할권에 의해 특정 정책을 주관하는 하위조직의 주장대로 결정되는 경향이 있다. 그러나 하위조직간의 갈등은 불가피하며 협상과 타협이 이를 완전히 해결하지는 못한다.

② 하위조직의 결정행태는 불확실성의 회피, 학습과 경험, 관행 등을 통하여 습득된 SOP 및 프로그램 목록에의 의존 등으로 특징지어 진다.

③ 하위조직의 결정은 새로운 프로그램을 개발하기보다는 기존의 프로그램 목록들 중에서

적절한 대안을 선택한다. 조직의 의사결정은 SOP에 따라 습관적으로 이루어지는 경향이 있다.

(3) 정치모형(Organizational Politics Model : Model III)

정책은 결정에 참여한 관료들 간의 협상, 타협, 경쟁, 다수결, 권력작용 등 정치적 게임의 산물이다. 이때 가장 중요한 역할을 하는 것은 정책결정자의 능력이며, 이 능력은 그의 권력과 조직에서의 위치에 따라서 결정된다.

이 모형은 정책결정의 주체를 정부 내의 공식적인 직위에 의해 결정에 참여하는 개인들로 이해한다. 정책은 참여자들의 영향력에 따라 그들의 성향과 이해관계, 목표 등을 반영한다. 그리고 참여자의 영향력을 결정하는 것은 그의 개인적인 특징이나 직위, 비중 등이다. 참여자의 입장은 그의 개인적 역할 인지, 이해관계, 가치관 및 그가 속한 조직의 목표, 문제인식, 관행 등에 의해 좌우된다. 이 모형은 정책결정에 있어 참여자들간의 정치적 게임이 헌법, 법률, 판례, 행정명령, 관습, 문화 등에 의해 공급되는 게임규칙을 따라 진행된다고 본다. 게임규칙은 명백하거나 암시적일 수도 있으며, 지속적이거나 변화할 수도 있다.

3) 비 판

이 모형은 외교정책이나 위기관리 정책에서의 관료 역할을 가장 잘 분석했다는 평이다. 또 정

표 4-2 Allison 모형의 비교

구 분	합 리 모 형	조 직 모 형	정 치 모 형
조직관	조정과 통제가 잘된 유기체	느슨하게 연결된 하위조직들의 연합체	독립적·개인적 행위자들의 집합체
권력의 소재	조직의 두뇌와 같은 최고지도자가 보유	반독립적인 하위조직들이 분산소유	개인적 행위자들의 정치적 자원에 의존
행위자의 목표	조직전체목표	조직전체목표+하위조직목표	조직전체목표+하위조직목표+개별적 행위자들의 목표
목표의 공유도	매우 강하다	약하다	매우 약하다
정책결정의 양태	최고지도자가 명령·지시	SOP에 의한 대안 추출	정치적 게임의 규칙에 따라 타협·흥정·지배
정책결정의 일관성	항상 일관성을 유지	자주 바뀐다	거의 일치하지 않는다.

자료 : 정정길, 정책학원론(서울 : 대명출판사, 1997), p.535.

책사례를 이론적으로 연구하고 설명할 수 있는 패러다임을 제공할 수 있다는 장점도 있다. 그러나 이 모형을 외교위기정책 이외의 타 정책영역이나 분야에 적용하기 어렵다는 단점이 지적된다. 또 세 가지 모형의 내부적인 논리전개상의 문제로서 각 모형의 전제조건(assumptions)이 불분명하고 너무 간단하면서도(Model Ⅰ) 또 너무 복잡하다는(Model Ⅲ) 것이며 각각의 모델을 구별해서 설명할 수 있는 기준이(특히 Models Ⅱ와 Ⅲ) 애매모호하다는 등의 비판이 있다.

10. 공공선택모형(Public Choice Model)

1) 의 의

공공선택모형은 정치경제학적 관점에서 정책이 공공재의 생산, 소비와 관련된 과정이라고 보아 이를 위한 결정방식과 조직배열을 연구하는 이론이다. 대표적인 이론가로는 V. Ostrom과 E. Ostrom을 들 수 있다. 이 모형은 파레토 최적(Pareto Optimality)을 가정하는 합리적・규범적 접근법을 취하고 있다. 따라서 공공선택모형은 고도의 처방적 이론이라고 할 수 있으며, 연역적 이론화를 통해 경험적 탐구의 기준을 제시할 수도 있다.

2) 내 용

공공선택(public choice)이란, 경제학에서 주로 다루어지는 시장에서의 교환, 즉 주어진 여건하에 참여자의 목적, 제약에 따라 결정된 사적인 선택(indibidual choice)과 구별되는 개념으로 시장의 제약과 여건을 초월하여 그 거래의 결과가 거래 당사자뿐 아니라 일반대중에게 영향을 미치는 정치적 교환 과정을 의미한다. 따라서 시장 내적인 경제활동이 개인의 사적인 선택을 동반한 것이라면, 시장 외적인 또는 정치적인 활동은 공공의 선택이 수반된 것이라고 할 수 있다. 이러한 시장 외적인 경제활동이나 의사결정의 분석, 또는 정치적 문제에 대한 경제학적인 분석기법의 적용을 통한 분석과 이론의 개발이 바로 공공선택론이 다루는 분야이다. 과거 약 30여년간 꾸준히 지속되어 온 연구는 1986년 James M. Buchanan 교수가 노벨 경제학상을 받으면서 경제학의 한 영역으로 정착되었다.

공공선택 모형의 방법론적 전제(methodological presupposition)는 다음과 같다.

(1) 방법론적 개인주의(methodological individualism)

공공선택론에서는 오직 개인만이 선택하고 행동한다고 가정한다. 집체(collectivity) 그 자체로서는 선택도 하지 못하고 행동도 하지 못하므로 사회적 총합(social aggregate)은 단지 개인들이 행한 선택과 행동의 결과로서만 고려될 수 있다는 것이다. 이런 전제는 신고

전학파의 방법론을 그대로 따른 것으로 볼 수 있으며, 정치학에서 국가나 정부를 공익을 추구하는 이타적인 하나의 유기체(organism)로 가정하는 것과는 큰 차이가 있다. 관찰된 집체적인 결과 중에 개인들의 선택과 행동의 결과로만 설명하기 어려운 것이 있다 해도 어떤 집체가 하나의 유기체처럼 스스로 선택하고 행동한 것으로 받아들이기보다는 개인의 선택과 행동의 집체적 결과를 아직 정확히 분석하지 못한 것이라 여긴다.

(2) 경제인간(homo economicus)

공공선택의 분석에서 경제인간이라는 가정은 중추적인 역할을 한다. 경제인간은 타인과의 경제적 관계에서 자신의 이익이나 자신이 대행하고 있는 제3자의 이익을 극대화하기 위해 행동한다. 이와 같은 경제인간의 모형에서는 경제행위와 비경제행위 사이에 명확한 구분을 짓지 않는다. 따라서 경제활동으로 분류될 수 없는 정치가, 관료, 법관 등의 행위도 자신의 이익을 극대화하는 경제인간의 맥락에서 설명되어질 수 있다. 경제인간의 전제하에서는 개인이 극대화하려는 구체적인 목적함수를 설정할 수 있으며, 그런 목적함수 안에 타인의 이익은 완전히 배제됨을 의미한다. 이러한 가정을 사용하는 것은 경제인간이 인간행위에 대한 가장 정확한 모형이기 때문이 아니라, 제도가 사익의 추구를 공익의 진작으로 전환시키는 데 어떤 역할을 하는지를 검증할 때 가장 적합한 모형이기 때문이다.

(3) 교환으로서의 정치(politics-as-exchange)

경제학의 근본적인 문제를 유한한 자원의 배분에서 발생되는 선택의 문제로 해석한다면, 정치적 문제에 있어서도 이와 같은 선택의 문제를 중요하게 다루게 된다. 민주주의하에서 이런 선택의 문제는 투표에 의해 이루어진다. 시장에서의 의사결정도 역시 암묵적인 투표행위로 해석할 수 있으며, 단지 자본주의하에서 1인 1표가 아닌 개인의 표수가 돈이나 부에 비례한다.[18)]

11. 연합모형(Coalition Model)

1) 의 의

연합모형은 R. Cyert와 J. G. March가 주장하였으며, 회사모형(Firm Model), 조직모형, 조직과정모형 등으로도 불려진다. 회사모형은 개인적 차원에서 개발된 만족모형을 조직적 의사결정의 차원에 맞추어 확대 발전시킨 것이다. 종래의 의사결정이론들은 기업의 의

18) http://user.chollian.net/~yoonecon/pc.html(2002년 1월 2일 검색).

사결정이 완전경쟁시장에서 이윤의 극대화를 추구하는 것과 같은 가장 합리적 방법으로 이루어지는 것으로 믿어왔다. 그러나 March와 Cyert는 실제 조사를 통해 이것이 진실이 아님을 보여주었다. 정치체계와 마찬가지로 사기업 조직의 의사결정에도 협상과 타협, 정략 등이 난무하고 있다는 것이다. 따라서 기업조직을 시장중심의 경제학적 설명에서 벗어나 그 구조와 목표, 기대, 욕구, 선택 등의 측면에서 이해하려는 이론이 회사모형이다.

2) 내 용

이 모형은 조직의 의사결정행태에 대해 다음과 같은 관점을 가지고 있다.

① 조직은 서로 다른 목표를 가진 하위조직의 연합체이다. 하위조직간의 관계는 느슨하며, 갈등이 항상 존재한다. 협상과 타협은 갈등을 부분적으로만 해결할 뿐이다.

② 조직의 환경은 유동적이며, 따라서 대안의 결과도 불확실하다. 조직은 단기전략과 환경과의 타협에 의한 장기전략을 통해 불확실성을 회피하려는 경향을 갖는다.

③ 조직의 탐색활동은 문제가 발생한 경우에만 비로소 시작된다. 조직의 탐색활동은 해당 문제만을 탐색하는 문제중심적 탐색(problem oriented search)과 단순 인과관계로 문제를 해결하려는 단순탐색(simple-minded search), 편견이 개입되는 편향된 탐색(biased search) 등이 있다.

④ 조직은 존재해 오는 동안 경험적으로 얻어진 행동규칙과 표준운영절차(SOP)에 따라 결정하고 행동한다.

3) 비 판

회사모형은 사기업을 대상으로 개발되었기 때문에 공공부문에의 적용에는 한계가 있다. 또 회사모형은 안정적 상황과 민주적 조직을 전제로 하고 있기 때문에 급격한 변동이 이루어지는 상황이나 권위주의적 조직에서는 적용이 곤란하다는 비판이 있다.

제4절 정책분석

1. 정책분석의 의의

정책분석(policy analysis)은 정책목표와 수단, 예상효과 등을 분석하기 위한 전문지식과 기술의 활용이라고 할 수 있다. Stokey와 Zeckhauser에 의하면 정책분석은 "합리적

정책결정자가 목표를 수립하고 목표달성을 위한 최선의 방법을 탐색하는 논리적 과정에 있어서의 분석"을 말한다. MacRae와 Wilde는 "여러 대안들 사이에서 최선의 정책을 선택하기 위한 이유나 근거의 활용"이 정책분석이라고 했다.

정책분석은 정책과정상에 있어 사전적 평가의 역할을 한다. 정책분석은 다양한 사회과학적 지식과 탐구방법을 응용하여 정책문제에 대한 합리적 이해를 도모하는 인지적 과정이다. 그러나 정책분석은 근본적으로 정치과정의 일부로서 기능을 하고 있다. 정책분석은 체제분석(system analysis)과 유사개념이라고 할 수 있다. 그러나 체제분석이 사실적 문제만을 고려대상으로 하여 경제적 합리성(자원배분의 효율성)에 기초한 계량적 분석이라고 한다면, 정책분석은 가치문제와 비합리성까지를 포함한 정치적 합리성을 바탕으로 계량적 분석과 함께 질적 분석을 시도하고 있다. 양자는 합리적 분석기법과 최적화 지향 등에서 유사점을 지니고 있다.

상식적인 의미에서 정책분석이란 정책을 대상으로 하는 분석적 활동을 말한다. 이미 만들어져 있는 정책이든 앞으로 채택될 정책이든 정책을 대상으로 하는 분석적 활동은 모두 정책분석이라 부를 수 있다. 결국 정책분석은 정책판단의 근거를 질적으로 향상시키는데 필요하고도 적합한 정보를 창출 · 조직 · 제공하기 위하여 합리적이고 체계적인 방법을 동원하는 접근방법이라고 할 수 있다.[19]

이론적으로는 국민이면 누구든지 정책분석을 할 수 있다. 정책을 결정할 수 있는 정당한 권한을 가진 사람이나 기관은 직접적으로 정책결정에 필요한 정보를 얻기 위해서, 그밖의 다른 사람이나 조직은 정책결정에 자신들의 주장을 반영시키기 위한 설득력 있는 정보를 얻기 위하여 정책분석을 한다.[20]

정책분석의 개념은 매우 다양하기 때문에 어느 것은 옳고 어느 것은 그르다고 말할 수는 없다. 이 책에서는 정책분석을 정책학의 한 분과로서 보다 바람직한 정책을 결정하는데 필요한 정보를 창출 · 활용하기 위한 분석적 노력이라고 정의하고자 한다.

우리가 흔히 정책결정과 정책집행을 나누지만 실제로 두 과정은 명백히 구분되는 별개의 활동이 아니다. 정책이 결정되면서 바로 집행이 이루어지기도 하고 집행단계에서 집행정책의 형성, 정책의 수정 등 정책결정이라고 볼 수 있는 활동이 수없이 전개되기도 한다. 따라서 집행단계에서 이루어지는 집행정책의 형성과 이후 단계에서의 정책수정을 위해 이루어지는 분석적 활동도 정책분석의 범주에 포함시키는 것이 타당하다. 일반적으로 분석활동의 빈도와 중요성에 비추어 볼 때 정책결정단계에서의 정책분석이 훨씬 더 중요하고, 정책분석도 흔히 이 단계에서의 분석활동에 초점을 맞추고 있다.

---

19) 허 범, 행정학개론(서울 : 대영문화사, 1988), p.91.
20) 강근복, 정책분석론(서울 : 대영문화사, 2000), pp.22~23.

2. 정책분석과 정책평가

분석적인 활동이 정책과정 전반에 걸쳐서 이루어지기 때문에 이 모든 활동을 통틀어 정책분석이라고 하면 정책분석과 정책평가는 상당한 유사점을 지닌다. 왜냐하면, 정책과정의 모든 단계에서 평가라고 볼 수 있는 활동이 이루어지기 때문이다. 예를 들면 정책형성 단계에서는 대안에 대한 평가가, 집행 단계에서는 집행과정에 대한 평가가, 집행이 끝난 후에는 정책결과에 대한 평가가 이루어진다. 정책평가를 광의로 해석하면 정책분석과 정책평가는 다소 중첩된다.

일반적으로 정책평가는 정책이 결정되고 집행된 이후에 집행과정이나 정책결과를 대상으로 사후에 이루어지는 분석 또는 평가(retrospective process)를 말한다. 시간적으로 보면 정책평가는 정책집행 과정과 정책집행이 끝난 후에 이루어진다. 정책집행 과정에서 행해지는 평가를 과정평가 또는 형성평가라고 하고, 정책집행이 끝난 후에 전개되는 평가를 사후평가 또는 총괄평가라고 부른다. 반면에 정책분석은 정책의 집행 이전에 이루어지는 활동(prospective process)이다.[21)]

정책평가는 정책이나 사업계획의 구성요인과 그 목표달성도의 상대적 기여도를 분석하고 목표달성 내지 타당도를 검토・판단함과 동시에 효과성을 검증하고 그에 따른 정책의 개선에 관심을 둔다. 즉 정책평가(policy evaluation)는 정책의 사회적 영향과 그 목표달성도를 체계적・객관적으로 평가하는 것이다.

정책분석과 정책평가는 모두 정책을 대상으로 하여 이루어지는 지적인 활동(intellectual activity)이라는 데 공통점을 지니고 있다. 그러나 이미 만들어진 정책에 대한 분석적인 활동은 오히려 정책평가라고 부르는 것이 더 적절하다.

정책분석에서 정책대안에 대한 평가는 정책대안을 실행했을 때 가져오리라고 예측되는 결과에 대한 평가를 의미하고, 정책평가에서 이루어지는 평가는 정책대안의 실행 후에 이미 나타나 있는 결과에 대한 평가를 의미한다. 그러므로 평가의 논리는 유사하지만 목적과 방법은 다를 수밖에 없다. 정책분석은 직접적으로 질 높은 정책의 형성에 기여한다는 주된 목적을 갖고 있지만, 정책평가는 정책의 형성과 수정에 필요한 정보를 얻는다는 것 외에 정책과정상의 책임성 확보나 가설검증을 통한 이론의 수정・보완과 형성 등의 목적을 지니고 있다.

정책형성의 질을 향상시키기 위한 정보를 창출한다는 것을 가장 중요한 목적으로 삼고 있는 정책분석과, 정책의 형성과 수정에 필요한 환류정보를 얻는 것 이외에 몇 가지 다른 중요한 목적을 함께 가진 정책평가는 구분되어야 한다.[22)]

---

21) 정정길, 정책학원론(서울 : 대명출판사, 1992), pp. 604~605. : 노화준, 정책평가론(서울 : 법문사, 1991), pp.33~34. : 김명수, 공공정책평가론(서울 : 박영사, 1993), p.8.

3. 정책분석의 특징

정책분석이 지니고 있는 본질적인 특성은 다음과 같다.

① 정책분석은 미래의 정책에 대한 사전적인 분석을 말한다.

② 정책분석의 목적은 보다 바람직한 정책을 형성하는데 있다.

③ 정책분석은 관리과학이나 체제분석과는 달리 가치의 문제를 포함하여 정책대안이 가져올 비용효과의 분배적 측면을 분석하고, 정책대안의 채택과 실행을 둘러싼 정치적 역동성을 분석한다. 그리고 정치적 실현 가능성을 포함한 정책대안의 실현 가능성과 정책대안이 가져올 정치・경제・사회적 영향을 총체적으로 분석한다.

④ 정책분석은 보다 바람직한 정책을 결정하거나 결정과정에 참여하는 데 필요한 합리적 판단의 근거를 제공해 주는 정보를 산출한다. 정책분석을 통해 제공되는 정보는 현실상황에 대한 사실정보, 바람직한 것이 무엇인지에 관한 규범적 정보, 문제를 해결하고 바람직한 상태를 실현하기 위해서 우리가 취해야 할 행동노선에 관한 정보, 그리고 성공적인 정책집행에 영향을 미치리라 예상되는 변수들에 대한 관리전략 등에 관한 정보 등이다.

⑤ 정책분석은 문제를 분석하고 바람직한 정책대안을 탐색・개발・비교 선택하기 위하여 여러 학문분야의 전문적인 활동에 의존한다.

⑥ 정책분석은 합리적이고 이성적 접근을 통하여 타당한 정보를 산출・활용하여 바람직한 정책을 형성하는 데 기여하기 위한 지적이고 분석적인 활동이다. 분석은 이성과 증거를 토대로 한 계산을 통해 이루어진다.

⑦ 정책분석은 어느 하나의 전문가 집단에 의해서만 수행되는 것이 아니라 다양한 동기를 가진 여러 사람 또는 집단에 의하여 여러 형태로 이루어질 수 있고, 또 그에 따른 상이한 분석결과들이 제시될 수 있다. 그들은 자신들이 신뢰하거나 마음에 드는 분석결과를 근거로 하여 정책주장을 전개하고 자신들의 주장을 정책결정에 직접 또는 간접적으로 반영시키려고 노력하게 된다.[23] 건강보험통합이나 의약분업에 대한 각 분야 전문가들의 분석내용에 상당한 차이가 있는 것도 정책분석이 가지고 있는 특성 때문이다.

4. 정책분석 절차

정책분석 절차에 대한 전형적인 단계는 존재하지 않는다. 정책분석의 단계가 단선적으로

22) 강근복, 앞의 책, pp.26~27.
23) 위의 책, pp.30~31.

진행되지 않고 연쇄적 과정을 거치기 때문이다. 정책분석과정의 초점은 ① 정책결정자가 달성하려는 목표에 대한 탐구, ② 목표달성을 위한 대안의 추구, ③ 대안의 영향에 대한 충분한 비교, ④ 문제의 모든 중요 측면에 대한 고려, ⑤ 반복적 검토 등이다.[24] 일반적인 정책분석의 단계는 다음과 같다.

1) 정책문제의 분석

정책분석은 정책문제의 분석에서 출발한다. 해결해야 하는 문제가 무엇인지를 명확히 파악해야 한다. 정책문제의 분석에는 문제발생 원인, 문제 미해결시 예상되는 사태, 문제와 관련된 집단 등에 대한 파악이 요구된다. 정책문제의 분석은 공익적인 관점에서 선입관이나 편견이 배제된 상태에서 체계적인 분석과정을 거쳐 이루어져야 한다.

2) 정책목표의 설정

정책문제의 분석을 통해 정책문제의 핵심을 찾아낸 다음에는 정책목표를 설정해야 한다. 정책목표의 설정시 일반적인 고려사항은 ① 정책목표달성이나 정책문제의 해결로서 얻게 되는 효과, ② 정책목표달성이나 정책문제 해결을 위한 비용, ③ 정책효과와 정책비용의 사회적 배분 ④ 정책목표의 달성 가능성이나 정책문제의 해결 가능성 등이다.[25] 특히 보건정책목표를 설정하는 데 몇 가지 고려사항을 살펴보면,[26]

첫째, 보건의료부문내에서 가치(value)를 어떻게 정의내릴 것인가는 무척 어려운 일이지만 보건정책 목표수립시 가치판단이 전제되어야 한다.

둘째, 보건의료적 관점에서 탈피하여 건강의 사회적 모형을 중심으로 보건정책이 수립되어야 한다. 국민의 건강수준향상을 위한 보건정책의 목표가 질병이나 개인의 건강행태 만을 중심으로 설정되는 것은 바람직스럽지 못하다.

셋째, 질병관리시대가 지나고 이제는 건강증진의 시대이다. 따라서 위험요인이 건강에 미치는 부담을 계산하고 이를 기초로 위험요인을 관리하기 위한 정책목표와 전략을 개발할 필요가 있다.

넷째, 근거에 입각한 보건정책목표가 설정되어야 한다. 목표설정과정에서 관련자의 의견이 집약되고 명백하고 합리적인 기준에 근거하는 목표가 설정되어야 한다.

다섯째, 인간의 한계를 인정하고 계획결과의 합리성보다는 절차의 공정성을 확보하는데 관

---

24) E. S. Quade, Analysis for Public Decisions(New York : Elsevier North-Halland Inc., 1975), pp.4~5. 김병진, 정책학원론(서울 : 박영사, 2001), pp.19~20에서 재인용.

25) 정정길, 앞의 책, pp.316~317.

26) 배상수, 보건의료서비스의 우선순위 결정과 보건목표설정, 한림대학교 사회의학연구소 편, 건강보장연구, 통권 5호, 2001, pp.124~126.

심을 기울일 필요가 있다. 보건정책과 관련있는 집단들의 참여를 보장하는 기전이 마련되어야 한다. 절차의 공정성이 보장되기 위해서는 정책과정에 적용될 규칙이 공정하여야 하며, 그 과정에 참여하는 사람들이 사회 전반의 의견을 대변할 수 있어야 한다.

여섯째, 목표가 너무 이상적이어서는 안 된다. 모든 정책목표는 실행수단을 확보할 수 있을 때 실효성이 있다.

이러한 관점에서 살펴보면 충분한 준비과정 없이 실시한 의약분업과 건강보험통합은 정책목표의 설정에 문제가 있다. 정책목표달성이나 문제해결을 위해 지불하는 정책비용의 크기가 클 때 그 정책목표는 충분히 고려해서 결정되어야 한다.

3) 정책대안의 탐색과 개발

일정한 정책목표를 달성하기 위해서 실현 가능한 다양한 정책수단들의 배합 하나 하나가 정책대안이다. 바람직한 정책대안을 선택하기 위해서는 우선 광범위하고 다양한 정책대안들을 탐색하고 개발하여야 한다. 따라서 정책대안의 탐색과 개발은 정책분석과정에서 가장 핵심적인 과정이다. 최적대안의 선택은 바람직한 대안의 개발을 전제로 하기 때문이다.

4) 정책대안의 결과 예측

각 정책대안이 집행될 경우 예상되는 결과를 예측해 보아야 한다. 결과를 가능한 한 정확히 예측해야 가장 바람직한 대안을 선택할 수가 있다. 정책대안의 결과 예측단계는 정책분석단계에서 가장 어려운 단계이며 정책분석이 정책결정자에게 도움을 줄 수 있는 가장 중요한 단계이다. 정책대안의 결과예측을 위해 OR, 체제분석(System Analysis) 등 각종 기법들이 동원되고 있다.

건강보험통합이나 의약분업과정에서 결과에 대한 정확한 예측이 부족하여 많은 문제점들이 나타난 바 있다. 특히 건강보험 재정에 대한 부정확한 예측은 엄청난 파급효과를 초래하였다. 또한 국민들의 의료관습과 의료기관의 관행을 제대로 파악하지 못한 데서 비롯된 의약분업사태는 결국 결과예측의 잘못에 기인한다.

5) 정책대안의 비교・평가

여러 대안 중에서 최선의 대안을 선택하기 위해 정책대안들을 평가해야 한다. 소망성(desirability)과 실현 가능성(feasibility)을 기준으로 정책대안을 평가한다. 소망성이란 어떤 대안이 채택되어 정책이 집행되는 경우 그 결과가 얼마나 바람직스러운 것이냐 하는 바람직스러움의 정도를 의미한다. 또한, 실현 가능성이란 실제 집행의 가능성 정도를 말한다.

6) 최적대안의 선택(정책결정)

대안에 대한 예상결과가 나오고 이를 기준으로 대안들을 비교 • 평가하는 작업이 끝나면 최종적으로 최선의 정책대안을 선정하게 된다.

5. 정책분석과 합리성

정책분석은 본질적으로 인간의 지식과 계산능력을 활용함으로써 정책에 합리성을 부여하고자 하는 목적을 가지고 있다. 그러나 정책분석의 합리성은 인간의 분석능력, 문제의 성격, 정책과정의 성격 등에 의해 엄격한 제약을 받고 있다. 정책분석은 정책에 대해 잘못된 지식과 정보를 산출할 수도 있는데, 이것을 정책분석의 오류라고 한다. 정책분석의 결과가 정책에 많은 영향을 미칠 수 있다고 볼 때 정책분석의 오류는 심각한 문제이다. 이러한 문제와 관련하여 정책이론가들은 분석적 합리성을 실제 정책과정에서 이용하기 위한 몇 가지의 전략을 제시하고 있기도 하다. 여기에서는 먼저 정책분석 오류의 유형에 대해서 살펴본다. 정책분석 오류는 흔히 세 가지 형태로 분류된다.

① **제1종 오류**(Type Ⅰ Error) : 대안이 실제로는 효과가 없거나 다른 대안과 효율성에 하등의 차이가 없는데도 불구하고 효과가 있다거나 더 효율적이라고 판단하는 오류를 말한다.

② **제2종 오류**(Type Ⅱ Error) : 실제로는 효과가 있거나 다른 대안보다 더 효율적인 어떤 대안을 효과가 없다거나 덜 효율적이라고 판단하는 오류를 말한다. 정책분석에 있어서 제1 • 2종 오류는 정책문제해결을 위한 최선의 대안을 식별하는 과정에서 올바르지 못한 결론을 내리는 것과 관련이 있다. 제1 • 2종 오류는 부적절한 평가기준의 선택, 대안탐색의 한계, 적절하지 못한 분석모형, 체계적으로 정리되지 못한 자료 등에 그 원인이 있다.

③ **제3종 오류**(Type Ⅲ Error) : 정책분석가의 노력이 실제로 문제가 되는 상황을 제대로 반영하지 못한 데 따른 오류를 말한다. 이것을 메타오류(근본적인 오류)라고도 한다. 이 오류가 발생하면 정책분석은 엉뚱한 문제 혹은 대안을 모색한다.

정책분석의 제3종 오류의 근원은 정책문제와 관련된 자료와 정보의 부정확과 왜곡, 전문지식의 결여에 있지만 주된 원인은 정책문제를 보는 정책분석가의 잘못된 시각에 있다. 정책분석가가 문제를 보는 시각은 전문가로서 지니고 있는 기본적인 세계관의 가정들(basic world-view assumptions)에 의하여 구성된다. 그리고 정책문제와 관련된 자료들의 해석은 이러한 세계관의 가정들에 의해 이루어지고, 이러한 해석에 의해 정책문제가 구성되게 된다. 따라서 제3종 오류가 극소화되기 위해서는 정책분석가의 기본적인 세계관의 가정들이 재구성되어야 한다. 이를 위해서는 정책과정에 다음과 같은 기본적인 조건들이 구축되어야 한다.

첫째, 정책문제와 관련된 이해당사자들의 여러 의견들이 정책문제의 구성과정에 충분히 개진되어야 한다.

둘째, 정책분석과정에서 관련 조직의 모든 구성원들이 자유롭게 자신의 의견을 이야기 할 수 있는 행정풍토가 조성되어야 한다.

셋째, 정책분석가들 자신이 기본적인 세계관의 가정들을 재구성할 수 있는 통합능력을 지니고 있어야 한다.[27)]

5공화국 시절 전두환 대통령은 취임 직후 보사부장관으로 천명기 장관을 임명하여 건강보험 통합일원화를 추진하였다. 추진과정에서 대통령 및 청와대 경제비서관들의 의지와는 상반되는 정책을 추구하다가 장관이 경질되고 고위직 관료가 축출됨에 따라 일원화에 대한 정책 추진력을 완전히 상실하고 그후로는 보사부 부처내에 오직 조합주의의 주장만이 존재하게 되었다.[28)] 이러한 상황에서는 정책의 제3종 오류가 존재하게 된다. 의약분업 정책과정에서 야기된 갈등과 혼란도 정책문제의 진단과정에서 충분한 관련정보의 수집과 이에 대한 면밀한 검토과정이 수반되었더라면 갈등요인의 상당부분은 정책결정 초기에 해결되어 지금처럼 혼란스럽지는 않았을 것이다. 그러나 우리나라의 정책과정은 행정부의 독점적 영향력 하에서 폐쇄성과 비밀주의가 지배적이기 때문에 정책분석이 제3종 오류를 발생시킬 가능성이 높다.

6. 정책 합리성의 제약요인

정책 합리성의 제약요인은 인간적 요인과 구조적 요인, 환경적 요인, 분석상의 한계 등으로 나눌 수 있다.

1) 인간적 요인

정책 합리성의 인간적 제약요인으로는 다음과 같은 것을 들 수 있다. 즉, ① 정책 참여자의 가치관 및 성취동기의 차이, ② 관료들이 나타내는 병리적 행태, ③ 고정된 사무처리방법 및 과거 경험에의 집착, ④ 미래예측의 곤란성과 인간 능력의 한계, ⑤ 정책 참여자들이 지닌 선입관의 작용, ⑥ 인지능력의 차이 등이 있다. 정책 합리성에 영향을 주는 인간적 요인을 극복하는 방법으로는 교육훈련이 있다.

---

27) 노화준, 정책분석오류와 그의 최소화전략, 서울대학교 행정대학원, 행정논총, 22(1), 1984, pp.101~111.

28) 김행범, 통합 의료보험 정책결정의 좌절과 집행실패, 고시계, 2000(3), pp.103~105.

2) 구조적 요인

정책 합리성을 저해하는 구조적 요인으로는 다음과 같은 것이 있다. 즉, ① 정책과정에 필요한 정보와 자원의 제약, ② 행정선례와 SOP(표준운영절차)의 존중, ③ 의사전달의 장애, ④ 행정기관의 집권화, ⑤ 행정참모기능의 미비, ⑥ 정책결정자들의 집단주의적 사고방식 등이 그것이다. 구조적 요인은 조직 혁신을 통해 극복될 수 있다.

3) 환경적 요인

정책의 합리성을 제약하는 환경적 요인으로는 다음과 같은 것들이 있다. 즉, ① 정책문제의 시간적 긴박성, ② 정책문제의 성격과 목표의 불명확성・다양성・가변성, ③ 외부압력에 대한 정책기관의 취약성, ④ 매몰비용의 문제 등이 그것이다. 환경적 요인은 주로 조직 내적인 문제에 기인하기보다는 외적 문제에 의존하는 경향이 강하기 때문에 이를 극복하기가 쉽지 않다.

4) 분석상의 한계

정책의 합리성은 정책분석 자체의 결함에 의하여서도 제약을 받는다. 이러한 제약의 대표적인 형태로 다음의 두 가지 문제가 있다. ① 정책분석에서는 정책목표와 가치들간의 관계를 정돈해 줄 기준이 없다. ② 확실한 대안을 제시해 줄 만한 분석기술이 없다.

7. 정책분석 한계의 극복

정책분석을 불완전하게 만드는 요소들을 완벽하게 극복하기는 거의 불가능하다. 따라서 정책분석을 수행함에 있어서 분석의 한계성을 충분히 인식하고 이를 가능한 한 부분적으로나마 극복하기 위한 노력을 기울이는 것이 필요하다. 그러한 노력들로는 다음과 같은 것들을 생각해 볼 수 있다.

① 취급하여야 할 정책문제의 내용과 성격에 따라서 그것에 가장 적합한 분석방법을 개발하고 활용하는 것이 필요하다.

② 어떤 분석기법을 사용하기 전에 반드시 그것의 적용 가능성과 한계성을 면밀히 검토하고 그것의 적절한 적용범위와 한계를 설정한다.

③ 실제의 정책결정과정은 항상 분석적 과정과 정치적 과정의 혼합과정으로 이루어진다는 사실을 이해하고 분석활동에서 이를 고려한다.[29]

---

29) http://user.chollian.net/~hoam/(2001년 1월 17일 검색).

제5절 보건기획

1. 개 념

1) 기획의 개념

기획이란 목표를 설정하고 그것의 실행, 성취에 이르기까지 여러 수단과 방법을 행동개시 전에 충분한 연구와 원칙에 입각하여 선택하고 결정하는 과정을 의미한다. 기획은 자원의 최적 사용을 통하여 현대사회의 복잡성을 대비할 뿐만 아니라 조직 목표를 명료화하여 장래를 대비한다. 따라서 기획은 사전 조정과 통제의 수단이 되기도 한다. 특히 20세기를 기획의 시대라 할 정도로 20세기에 있어서의 기획은 정치적, 경제적, 사회적으로 중요한 의의를 지니고 있으며 앞으로도 기획에 대한 관심은 크게 증가할 것으로 예상된다.

기획(planning)은 일이 이루어지는 과정을 의미하고 계획(plan)은 기획의 결과로 얻어지는 최종안을 의미한다. 또한, 보다 하위 개념인 프로그램(program)은 사업계획이라는 의미이고, 프로젝트(project)는 그보다 더 구체적인 세부사업계획을 말한다.

보건의료체계는 복잡하고 동적이며 다양한 정치적, 경제적, 사회적, 기술적 요인과 계속적인 상호작용을 하고 있다. 따라서 보건기획은 사회·경제기획을 세우는 데 있어서 필수불가결한 한 부분이다. 조직은 홀로 운영되지 못한다. 조직은 설계, 재설계, 개선, 관리, 통제되어져야 한다. 이러한 활동이나 과정에서 공식적이든 비공식적이든 기획이 요구된다. 체계적 기획을 가지고 있는 조직은 보다 능률적으로 목표를 달성할 수 있다.

일반적인 의미로 기획이란 어떤 확정된 미래 상태를 초래하기 위하여 어떤 행동을 해야 하는가를 결정하는 것을 의미한다. Lindblom에 의하면 기획을 '그럭저럭 헤쳐나가는' (muddling through) 접근이라고 정의하였는데, 이러한 접근법은 점증주의(incrementalism)로 기획을 "미래 목표에 대한 정확한 규명(설계) 없이 현재 행동에 다소 적응하기 위한 하나의 과정"이라고 특징지워진다.

두번째 형태는 합리적 기획이다. 기계적 기획이라고 불리우는 합리적 기획이란 구체적 목표의 명확화와 이러한 목표를 달성하기 위한 가장 효과적인 행동의 결정을 포함한다. 또한, 합리적인 접근은 최고의 결정을 내리는 데 관련된 모든 자료를 수집하고 분석하는 것을 포함한다. 그러나 이러한 접근법의 가장 큰 단점은 목표를 달성할 때 필요한 최적의 행동을 선택하는 데 필요한 모든 자료를 수집하고 분석하는 것이 불가능하다는 것이다. 청사진 기획(blue-print planning)이 하나의 예이다.

세번째 형태는 체계적 기획이다. 이 접근법에 의하면 기획이란 하나의 단계적 과정(a

step-by-step process)이 아니라 상호 관련된 여러 단계의 과정(a process of inter-related steps)이다. 이 단계에는 목표의 구체화와 목표 달성을 위한 조치를 포함하고 있으므로 합리적인 기획과 때때로 유사하나, 이 과정은 다양한 관점에서의 환류를 제공하고 있다. 이러한 기획의 관점은 등종국성(equifinality)의 개념과 연관성을 가지고 있다. 이는 바람직한 목표를 달성하기 위한 최신의 방법은 오직 하나만 존재한다고 가정하지는 않는다. 체계적 접근법이 일반적인 관점이다. 기획 과정의 핵심은 사전에 설정된 어떤 목표를 달성하는데 있어서 여러 대안들을 분석하는 것이다.

2) 보건기획(Health Planning)

세계보건기구에 의하면, 보건기획이란 현대적 지식과 경험에 의하여 국가자원의 범위 내에서 국민의 보건의료 수요를 충족시키기 위해 보건사업의 정연한 개발과 주의 깊고 지적인 설명을 하는 것을 의미한다(Health planning means the careful, intelligent interpretation and orderly development of these services, in accordance with modern know-ledge and experience, to meet the health needs of a nation within its resources).

보건기획은 다른 분야의 기획에 비해 매우 생소한 느낌이 들기도 한다. 이는 아마도 보건의료 분야가 매우 오랫동안 자유방임적 성격을 가지고 발달해 왔기 때문이다. 그러나 1970년대 이후 의료이용의 증가에 따른 의료자원의 한계를 극복하고 의료비의 급격한 상승을 효율적으로 해결하기 위해 보건의료 분야에 기획의 개념이 도입되기에 이르렀다. 이처럼 보건기획은 의료자원과 의료비의 문제를 해결하기 위해 불가피하게 시작되었지만 현재의 보건기획은 그것이 적용되는 사회의 가치기준에 따라 보건의료서비스 질 향상을 위한 도구로 이용되어야 한다.

보건기획에 있어서 일반적으로 사용되고 있는 체계적 기획(Systematic Planning)이 실용적 기획(Pragmatic Planning)보다 더 우월하다고 단언하기는 어려우며, 어떤 기획을 수행하는데 있어서 정치적 뒷받침을 확보하려면 실용적인 면도 있어야 할 경우가 많다.

보건기획에서 실용적 접근법(Pragmatic Approach)이란 기획가의 경험과 직관적인 기술에 토대를 둔 접근 방법을 의미한다. 실용적 접근법의 특징은 정확한 자료와 체계적인 분석이 부족한 상태에서 불완전한 판단에 의존하고 있다는 것과 정치적 압력에 비교적 취약하다는 것이다. 반면에, 실용적 접근법의 가장 큰 특징은 기존의 정치적, 사회적, 경제적 조건에 신축성 있게 대처할 수 있고 기획을 수행하고 변경하는데 비용이 적게 든다는 것이다.

3) 미국의 보건기획

자유시장 경쟁체제를 지향해 온 미국에서는 2차대전 이후 증가하는 의료수요를 대처하기 위해 병원의 신설과 병상의 증설을 목적으로 1946년 Hill-Burton Act[30]를 제정하였다. 이 법의 제정으로 정부지원하에 병상의 증대가 활발히 진행되었지만 지역적 불균형을 해결하지 못해 적절한 보건의료서비스를 받지 못한 지역과 계층이 존재하였다.

이러한 문제를 해결하기 위해 1964년 포괄적 보건기획 프로그램(Comprehensive Health Planning Program)이 입안되어 보건의료서비스와 인력의 개발 및 보건의료시설의 신축과 중복 시설에 대한 규제를 실시하였다. 즉, 지역사회 보건의료자원에 대한 종합적인 평가작업을 진행하였다. 1965년에는 보건의료 자원개발을 위한 지역의료 프로그램(Regional Medical Program)이 제정되었다.

1974년에는 Hill-Burton Act와 Comprehensive Health Planning Program 및 Regional Medical Program을 통합하여 새로운 법인 '보건기획과 자원개발법(Health Planning and Resources Development Act)'을 제정하였다. 이 법을 통해 보건의료분야에 대한 기획, 통제, 조정을 본격적으로 하기에 이르렀다. 즉, 지역사회 보건의료 시설의 재평가, 의료시설의 현대화, 통원진료시설의 확충, 보건의료자원에 대한 우선순위의 평가 등을 이 법안에 포함하였다.

4) PAHO(Pan American Health Organization) CENDES(Center For Development Studies) 방법

베네주엘라의 Central University에서 국가보건기획을 위해서 PAHO(범미보건기구)와 합동으로 개발한 방법이다. 이 방법은 주로 보건기획에 중요한 역할을 하는 인력의 훈련에 중점을 두고 분석기법은 경제학에서 차용해서 사용하고 있다. 인력에 대한 교육의 주된 태마(theme)를 인용하면 "기획은 방법이라기보다 마음이다"(Planning is a state of mind rather than a method).

이 방법에 의한 보건기획은 효율성에 기초를 두고 있다. 만약 어떤 자원이 사용되어 그것이 다른 데에 사용되었을 때 벌 수 있는 편익보다 더 많은 편익을 얻을 수 있다면 그 자원은 효율적으로 이용되고 있다고 본다.

PAHO-CENDES 방법은 자원을 최소한으로 지출하여 대부분의 목표를 달성하기 위한 기법이며 소비된 단위당 자원에 대해서 최대한 목표를 달성할 수 있는 보건 목표를 찾는다. 이 방법에서는 보건정책의 시행 목표를 15~55세 생산 연령층의 건강 위험(health hazard)을 감소시키는 것에 두고 있다. 생산 능력이 더 있는 특정한 사람들의 가치는 생산 능력이 더

30) 이 법안은 ① 보건행정에 있어서 연방정부와 주정부간의 협력, ② 협조된 시설계획, ③ 시설물 건축기준, ④ 필요(need)를 결정하기 위한 방법, ⑤ 보건의료 시설물의 향상된 운영, ⑥ 보건의료 시설물의 적절한 분포에 역점을 두었다.

적은 사람의 가치보다 높다고 간주한다. 사람을 생산도구로 생각한다.

보건활동의 효과에 대한 측정은 그것에 의해 방지된 사망수로 판단한다. 따라서 이환율이나 불능의 감소로 인한 편익은 고려하지 않는다. 그러므로 보건의료자원은 1명의 사망을 방지하는 데 최소의 비용으로 가능하게 되는 질병 또는 위험에 집중된다.

PAHO-CENDES 방법에서는 어떤 질병의 예방 프로그램이 진행 도중에 다른 질병의 예방 프로그램으로 우선순위가 바뀔 수도 있다. 여러 가지 질병을 동시에 예방하는 데 관심을 두지 않는다. 따라서 기술적, 행정적인 한계가 존재한다. 자원이 어떤 부문에서 사용되고 있다가 다른 부문으로 이동하게 될 때에는 중대한 제약이 수반된다. 특히 보건의료 분야는 자본 설비와 인력이 이미 특별히 훈련되어 투자되어 있기 때문에 이러한 경우 전문적인 보건요원(health worker)의 부족이 초래될 수 있다. PAHO-CENDES 방법의 문제점은 다음과 같다.

① 치료가 가능한 질병(reducible disease)에 걸린 사람을 치료하면 사망이 방지된 것으로 계산되지만 치료가 불가능한 질병(nonreducible disease)의 경우는 그렇게 계산되지 않는다.
② 의사나 병원의 치료를 마친 사람은 모두 완치된 것으로 간주한다.
③ 이환율의 감소나 무능의 감소 등을 무시한다.
④ 사망의 원인은 복잡한 경우가 많은데 이 방법에서는 한 가지 질병이나 위험 때문이라고 할 수밖에 없다.
⑤ 방대한 양의 자료와 정보수집 및 분석 과정이 요구되므로 후진국가에서 적용하기는 곤란하다.

이러한 문제점에도 불구하고 PAHO-CENDES 방법은 체제분석(System Analysis)을 보건기획에 가장 철저하게 적용한 방법의 하나이고, 포괄적이고 가장 효율적인 자원배분과 자원의 이용 방법을 추구하고 있다. 우선순위를 결정하는 데 사용되는 방법인 PAHO-CENDES 방법을 소개하면 다음과 같다.

$$P=\frac{M\times I\times V}{C}, \qquad V=\frac{A-B}{A}$$

여기서,

P : 상대적 우선 순위(relative priority)

M : 사망자수(magnitude of deaths)

I : 연령에 따라 비중을 둔 사망의 중요도

(importance of the death weighted according to age)

V : 취약점(vulnerability)

C : 가장 효과적인 방법으로 한 건의 사망을 예방하는 데 필요한 소요경비
(cost of preventing a death by the most efficient technique)

A : 보건정책이 없을 때 질병에 걸릴 확률

B : 보건정책이 있을 때 질병에 걸릴 확률

2. 기획의 일반적 성격

1) 기획은 의도적(purposeful)이다.

기획은 의도적, 합리적, 목적적 과정이다. 조직 환경을 결정하는 내외적 요인을 분석하는 데 여러 도구와 모델이 이용된다. 따라서 기획은 이미 수립된 목표를 달성하기 위한 보다 구체적인 방법을 제시하는 활동이다. 막연하고 추상적인 정책목표를 근거로 보다 명확하고 구체적인 목표로 다듬어 그 목표를 달성하기 위한 활동이다.

2) 기획은 과정지향적(process oriented)이다.

기획은 단절된 행위가 아니고 하나의 과정으로서 계속적이고 반복적이다. 조직은 기획의 반복과 수정을 통해서 바람직한 상태로 변화한다. 기획은 통합된 관리 과정의 일부분이다. 즉, 기획은 단순한 행동이 아니라 상호작용하고 상호의존하는 여러 단계로 이루어진 과정이다. 또한, 기획은 앞으로 집행할 결정 즉, 계획을 준비하는 과정이다. 따라서 기획은 집행 자체가 아니다.

3) 기획은 계층적(hierarchical)이다.

일반적으로 조직은 계획(plan)의 체계를 발전시킨다. 다양한 계획이 조직 내에서 만들어진다. 기획은 일종의 의사결정 과정이지만 하나의 계층을 형성하는 복합적인 결정을 대상으로 한다는 점에서 단순한 의사결정과 구분된다.

4) 기획은 미래지향적(future directed)이다.

기획은 미래를 대상으로 한다. 따라서 경제변수, 환자의 필요와 수요, 보건의료서비스 이용, 사회환경, 정치적 변수 등에 대한 예측이 필요하다. 왜냐하면 미래 예측과 불확실성의 요

인이 기획 과정의 모든 국면에 영향을 미치기 때문이다.

5) 기획은 다차원적(multi-dimensional)이다.

기획은 하나의 시스템으로서 많은 차원을 가지고 있다. 즉, 시간(time), 조직(organization), 기능(function), 영역(scope) 등의 차원이다. 기획은 다차원적이기 때문에 일관성을 상실하기가 쉽다. 기획의 일관성이 상실되면 설정된 정책목표가 달성되기 어렵다.

3. 보건기획의 목적

전반적인 사회・경제적 기획의 일환으로 중요한 위치에 있는 보건기획은 많은 목적을 가지고 수행된다. 그중 중요한 것을 지적해 보면 다음과 같다.[31)]

① 보건사업을 위한 조직의 개선
② 신규사업의 개발촉진과 기존사업의 강화 및 활용추진
③ 보건사업의 질적 향상
④ 불필요한 사업계획 중지
⑤ 정부와 민간기관간의 사업중복 회피
⑥ 보건사업의 지역간 배분개선
⑦ 신규사업의 우선순위 결정
⑧ 보건인력의 효율적 이용과 훈련시설의 확충
⑨ 보건의료 요구와 이에 관련된 문제파악
⑩ 새로운 보건지식의 신속한 응용
⑪ 보건사업 연구와 훈련의 밀접한 관계조장
⑫ 지역사회 발전을 위한 종합적 계획

4. 기획제도의 발달요인

1) 도시계획의 발전

19세기 말에 인구의 도시집중이 가속화됨에 따라 종합적인 도시계획이 요구되었다. 1909년 미국에서는 도시기획 전국회의(National Conference on City Planning)가 개최되었는데 이것이 최초의 도시계획의 기초였다. 이 회의에서 도시의 모든 환경을 조사하고 이를

31) 권이혁, 최신보건학(서울 : 신광출판사, 1985), p.56.

토대로 계획을 세워 도시건설을 하기로 결의하였다. 역사적으로 보아 급격한 도시화의 문제를 해결하기 위한 대책으로 기획제도가 본격적으로 관심을 끌게 되었다.

2) 1929년의 대공황

자본주의 경제체제의 자동조절 기능의 취약점으로 국가의 적극적인 개입이 불가피하게 되었고 계획경제와 계획적 민주주의의 필요성이 대두하기에 이르렀다. 세계 대공항은 A. Smith의 보이지 않는 손(invisible hands)에 근거한 자유방임주의를 구조적으로 부인하게 하였고, 기획원리의 도입을 요청하게 하였다. 대공황의 원인은 복합적이고 상호연관성을 지니고 있었기 때문에 기획의 필요성은 더욱 강조되었다.

3) 구 소련의 5개년 계획

구 소련의 경제개발계획은 국가기획의 효시이다. 즉, 자유경제체제가 1930년대에 경제공황을 겪고 있을 때에도 1929년 구 소련의 제1차 5개년 계획이 급속한 경제개발에 크게 기여하자 각국에서도 기획제도에 대한 관심이 높아지게 되었다.

4) 제2차대전 중 서구 열강이 얻은 경험

제2차세계대전의 참전국들은 효율적인 인적・물적 자원의 동원을 위한 통제와 기획이 절실히 필요하게 되었다. 전쟁 기간 중에 획득된 경험과 기획이론은 전후 기획수립에 커다란 기여를 하였다. 또한, 제2차대전 이후 대부분의 개발도상국가들은 경제개발을 위하여 각종 발전계획을 수립하였다. 전후의 복구사업을 위해서도 강력한 기획은 효과적인 수단이 되었다.

5) 기획의 선행조건이 되는 사회과학의 발전

Keynes 이론과 후생경제학, 통계학 등의 발전은 기획이론을 발전시키는 기반이 되었다. 사회과학은 인간의 제도・가치・활동을 이해하는 데 크게 공헌하였다. 기획이론의 기반이 되는 사회과학의 발달은 기획 자체에 대한 객관성, 과학성과 신뢰감을 증진시켜 주었다.

5. 기획과 민주주의와의 관계

제2차세계대전을 고비로 사회경제체제에 관계없이 기획의 필요성과 의미에 대한 인식은 보편적 사고였다. 국가기획에 대한 논란은 1944년 자유방임적인 경제학자인 F. A. Hayek의 『노예에의 길』[32]과 1945년 H. Finer의 『반동에의 길』[33]이 발간되면서 불붙기 시작하였다.[34] Hayek는 기획은 의회민주주의를 무력화시키고 개인의 자유와 평등을 규제하기 때문에 기획과 민주주의는 양립이 불가능하다고 주장하였다.

즉, 국가기획의 도입은 통제성을 전제로 하기 때문에 행정권의 확대와 강화가 초래되고 이에 따라 입법권이 약화되어 권위주의체제와 독제가 확립되어 결국 국민은 노예 상태에 놓이게 되므로 국가기획제도에 대해 엄중한 경고를 하였다.

반면에 Finer는 Hayek의 이러한 주장을 강력히 반박하였다. 즉, 국가기획제도를 통해 불경기, 빈곤, 불공평, 부조리 등과 같은 민주주의의 폐단을 수정보완한 복지정책을 실행함으로써 실질적으로 시민의 자유가 향상될 수 있다. 이러한 주장은 '자유사회를 위한 민주적 기획'에 대한 K. Mannheim과 A. N. Holcombe도 같은 주장을 하고 있다.

J. D. Millet는 양자 관계의 논란에 대해 부정적인 입장을 견지하고 기획이 어떤 특정한 정치체계나 경제체계와 동일시되거나 연계가 된다면 이는 기획이란 용어의 타락이라고까지 통렬히 비난하였다.[35] 현재도 기획과 민주주의에 대한 논쟁은 계속되고 있지만 어떻게 하면 민주주의 국가에서 기획제도가 성공을 거두느냐에 관심이 집중되고 있다. 기획제도의 완전한 배제보다는 민주주의 이념에 적합한 기획제도를 확립하여 국가 발전을 이룩하는 것이 중요하며, 국민의 자유와 권리, 창의력을 존중하고 통제가 아니라 유도에 의한 국가목표를 달성하려는 유도적 기획이 필요하다.

현대사회에서 기획은 이제 당연한 것으로 받아들여질 정도로 일반화되었다. 오늘날 Hayek와 같은 기획부정론이 설자리는 더 이상 존재하지 않는 것으로 보인다. 기획과 자유간의 모순적 본질을 유념해 두는 것은 가치 있는 일이다. 이런 의미에서 Mannheim의 '자유를 위한 기획'(planning for freedom)의 이념은 적절한 주장이라고 할 수 있다. Mannheim은 보다 차원 높은 자유의 실현을 위해 신축적이고 다양한 기획을 주장하였다. 그는 민주적 통제에 의한 기획이 자유와 기획의 조화를 가능하게 할 것이라고 보았다.

6. 기획의 유형

기획의 유형은 학자들에 따라 여러 가지로 분류할 수 있지만 주요 유형만을 열거하면 다음과 같다.

---

32) F. A. Hayek, The Road to Serfdom(Chicago : University of Chicago Press, 1944).
33) H. Finer, The Road to Reaction(Boston : Little Brown and Co., 1945).
34) Hayek와 Finer의 논쟁의 전개 과정과 이론은 권영찬・이성복, 기획론(서울 : 법문사, 1995), pp.80~86.
35) J. D. Millet, "Planning" in F. M. Marx(ed.), Elements of Public Administration, 2nd ed.(Englewood Cliffs, N. J. : Prentice-Hall, 1959), pp.113~114.

1) 계층에 의한 유형

(1) 정책기획(policy planning)

행정수반계층에서 이루어지는 기획으로 종합적, 포괄적이며 가치성과 일반성이 있다. 정책기획은 전략적, 규범적 기획으로 장기성과 입법적 성격을 가지고 있기 때문에 조직의 모든 부문에 영향을 미친다. 정책기획은 종합적, 포괄적, 가치적, 장기적, 이상적, 복합적 성격을 띤다.

(2) 운영기획(operational planning)

각 부처의 기본 운영기획으로 각 운영 부처별로 구체적이고 개별적인 행정과 수단 방법을 설정하는 기획이다. 정책기획의 하위기획으로 전술적이고 단기적 성격을 띠고 있으며 실질적 목표를 구체화시키는 세부적 기획이다. 보건의료기본법상의 보건의료 발전계획[36]은 운영기획에 속한다.

2) 기간에 의한 유형

(1) 장기기획(long-term planning)

10~20년으로 국가목표기획이 이에 속한다. 장기기획이 지나치게 길면 미래에 대한 예측성이 낮고 실현가능성이 적어 비현실적이지만, 중·단기 기획의 전제를 제공하고 국민에게 미래의 비전을 제시하는 정치적 효과가 있다.

(2) 중기기획(medium-term planning)

3~5년으로 각 국가에서 사용되고 있는 경제개발계획과 우리나라의 경제개발 5개년 계획이 이에 속한다. 현실적으로 볼 때 중기기획은 정치적 변수나 기획대상의 성격 등과 관련하여 가장 많이 이용되는 기획이다. 가장 많이 사용되는 기획형태로 마샬플랜, 콜롬보계획 등의 예가 있다. 우리나라의 경우 보건복지부장관이 보건의료정책심의위원회의 심의를 거쳐 5

---

36) 보건의료 발전계획에는 ① 보건의료 발전의 기본목표 및 그 추진방향, ② 주요 보건의료 사업계획 및 그 추진방법, ③ 보건의료 자원의 조달 및 관리방안, ④ 보건의료의 제공 및 이용체계 등 보건의료의 효율화에 대한 시책, ⑤ 중앙행정기관간의 보건의료 관련업무의 종합·조정, ⑥ 노인·장애인 등 보건의료 취약계층에 대한 보건의료 사업계획, ⑦ 보건의료통계 및 그 정보의 관리방안, ⑧ 그 밖에 보건의료 발전을 위하여 특히 필요하다고 인정되는 사항 등이 포함되어야 한다(보건의료기본법 제15조).

년마다 수립하는 보건의료발전계획은 중기기획에 속한다.

(3) 단기기획(short-term planning)

1년 이내의 예산, 주요 업무기획으로 세분화된 구체적 기획을 의미한다. 단기기획은 현실과의 괴리가 작기 때문에 실현성은 높으나 사회 변동과 발전, 조직의 기본적 구조를 변동시키기는 어렵다.

3) 대상에 의한 유형

(1) 물적 기획(physical planning)

자연자원, 토지, 시설, 공간 등을 대상으로 하는 기획으로 도시기획이나 국토종합개발기획이 이에 속한다. 물적 기획은 공간 및 자연개발과 공중의 편익 증진을 위해 수립된 기획이다.

(2) 경제기획(economic planning)

발전기획이라고도 하는데 경제개발, 소득분배, 실업해소, 물가안정, 재정안정, 재정투융자 등 경제 전반을 대상으로 하는 기획으로 개발도상국가에서 중시된다. 경제기획은 국민경제의 수준을 일정한 목표에 접근시키려는 종합적·계속적인 정책결정 과정이다. 경제기획의 목적은 성장, 안정, 분배, 복지, 환경, 국제협력 등 시대적 조건에 따라 다양하다.

(3) 사회기획(social planning)

사회보장, 주택, 인구, 의료, 교육, 노동, 범죄 방지 등 사회복지를 위한 기획으로 정책이 지향해야 할 미래상을 나타내는 포괄적 기획이다. 급격한 경제성장과 사회 변화에 의한 부작용과 역기능을 해소하고 국민복지 증진을 위한 기획이 사회기획이다. 1960년대 이후 국가기획의 방향은 경제와 사회의 통합적 균형발전을 지향하는 추세이며, 우리나라의 경제개발계획이 제5차 계획에서부터 경제사회개발 5개년 계획으로 개칭된 것은 이러한 추세를 반영한 것이다.

4) 지역적 수준에 의한 유형

(1) 국제기획(international planning)

국제간의 협력이 증대됨에 따라 국제기획도 여러 면에서 증대되고 있다. 마샬플랜과 같은 유럽부흥계획, 개발도상국가에 대한 기술협력계획인 콜롬보계획 등이 이에 속한다.

(2) 국토기획

국가의 자연적 조건을 고려하여 종합적 관점에서 토지, 천연자원, 수산자원 등을 보호하기 위한 기획이다.

(3) 특정지역계획(regional planning)

국토개발기획의 일부로 TVA가 대표적이다.

(4) 도시기획(urban planning)

교통 · 통신 · 산업 · 경제 · 치안 · 위생 · 교육 등 각 분야에서 시민생활의 복지를 증진시키고 도시의 건전한 발전을 도모하고자 하는 기획을 말한다.

(5) 농촌기획(rural planning)

농촌을 개발하고 농민의 생활수준을 향상시키고자 하는 기획이다.

5) 이용 빈도별 유형

(1) 단용기획(single-use planning)

특정 상황에 적합한 기획으로 목표 달성이 되면 끝나는 기획이다. 1회 사용으로 한정되는 예산 · 경제기획, 운영기획, 주요 업무기획이 이에 속한다. 단용기획은 환경 변화에 적절하게 대처할 수 있고 특정 상황에 유용하며 통합적이고 확실한 목적을 가진 행동을 성취할 수 있다는 장점이 있으나 기획수립에 많은 시간과 비용이 소요된다.

(2) 상용기획(standing planning)

설정된 기획을 상황변동에 대응시켜 계속적, 반복적으로 이용하는 기획으로 규칙, 방침, 기준, 정책 등 표준화된 절차에 의한 기획을 의미한다. 반복적 사용으로 기획수립에 소요되는 시간과 비용은 절약되나, 상황에 신속히 적응하지 못하고 동태적인 기획운영이 곤란하다.

6) 강제성의 정도별 유형

(1) 유도기획(induced planning)

계획수립에 있어서 정부가 강요하는 것이 아니라 국가가 간접적으로 유도하여 목표를 달성하려는 기획으로 1946년 프랑스의 Monnet 기획이 대표적이다. 유도기획은 경제사회발전의 기본방향과 철학, 미래에 대한 신뢰성 있는 예측 등을 국가가 제시함으로써 사적 부문의 자발적 협조와 지지를 유도하는 기획방식이다. 유도기획은 정부에 의한 일방적인 기획이나 집행보다는 민간의 자발적 창의성을 조장할 수 있다.

(2) 강제기획(imperative planning)

공산국가의 기획으로 구 소련의 경제기획이 대표적이다. 국가가 중앙기획기구를 통하여 기획 목표를 설정하고 통제에 의하여 강제적으로 달성하고자 하는 기획을 말한다.

7) 기간의 고정여부별 유형

(1) 고정기획(fixed planning)

기획 기간이 고정된 기획으로 우리나라의 경제개발 5개년 계획의 경우도 고정기획이다. 기간이 고정되어 있기 때문에 고정기획은 현실성이 부족하며 특히 중장기 기획의 진행 과정에서는 목표의 차질이나 여건 변화에 대응하기 곤란하다.

(2) 연동기획(rolling planing)

매년 기획 기간이 중심 연도를 기준으로 변동되어지는 기획을 말한다. 연동기획은 집행의 신축성을 유지할 수 있는 기획으로 불확실한 환경, 미래 예측에 대한 한계 속에서 가능한 한 적절한 적응을 도모하기 위한 점증주의적 방식과 관련된다. 연동기획은 미래상을 제시하는 장기기획의 이점과 실현 가능성이 높은 단기기획의 이점을 살릴 수 있으나, 국민에 대한 호소력이 약하고 기획목표를 뚜렷하게 부각시키기 어려운 문제점이 있다.

7. 기획과정

기획과정이란 이론적 배경을 기초로 하여 사실적으로 기획안을 작성하고, 정책집행의 전략이나 운영의 수단을 찾아내는 작업과정을 의미한다. 기획과정은 기획의 목표와 정의에 따라 다양하지만, 한 가지 분명하게 공통된 사항은 기획활동은 반드시 작업순서에 따라 이루어지며, 목표와 수단의 연쇄를 통하여 기획안을 도출하는 과정이라는 점이다.

1) 문제파악(Problem Diagnosis)

기획과정은 현실적인 불만사항 혹은 희망사항에 대한 문제의식에서 출발한다. 문제의 인지란 사회에서 일어나는 사건이나 상황에 대한 불만의 소리나 요구를 인식하고 이를 개선하거나 해결할 문제임을 확실히 인정하는 것이다. 객관적인 사건이나 상황에 대해서도 문제인지 정도는 결정자의 주관적인 기준과 태도에 달려 있다. 즉, 문제의 진단은 언제나 기획당사자의 욕구에 따라 목표, 규범, 사상, 가치기준 등에 크게 의존한다.

2) 목표설정(Goal Articulation)

기획의 목표는 사람들의 미래에 대한 소망을 반영하고 있다. 목표는 일반적으로 추상적이고 불분명한 상태에서 실현 가능한 목적으로 구체화하는 과정이다. 그러나 목표의 설정은 각 이해집단에 따라 다르기 때문에 완전무결한 기획을 세우기는 매우 어렵다.

정부의 보건정책은 크게 세 가지 목표, 즉 보건의료에 대한 경제적 접근성과 지역적 접근성의 제고, 의료비의 절감, 보건의료서비스의 질 향상을 달성하는데 있다. 이들 목표간에는 상호 배타적일 수 있다.

목표를 양적으로 측정하기 위한 기준이 지표이다. 지표의 형태는 성과지표와 구조지표로 나누어 볼 수도 있다. 어떤 기획의 직접적 달성도를 측정할 수 있는 기준이 성과지표라 한다면, 구조지표는 그 성과를 좌우하는 기초가 되는 요인을 측정하는 기준이라고 할 수 있다. 예컨대 국민보건에 관한 기획에 있어 간암의 발생률은 성과지표라고 할 수 있다. 반면에 인구 10만명당 의사수나 병상수는 구조지표이다.

3) 자료와 정보의 수집 · 분석

기획대상에 관한 지식과 정보를 수집하여 해결하려는 문제와 어떤 상호 관련성이 있는지를 분석한다. 기획은 언제나 미래지향적이고 현재는 항상 자료나 지식이 부족한 상태이다. 따라서 문제해결을 위한 미래의 상태, 필요성, 그리고 목적달성을 위한 제약요건을 고려하지 않고서는 합리적인 대안도출이 불가능하다. 따라서, 이를 극복하기 위해서 자료의 수집, 분석기술, 정보처리 등이 매우 중요하며, 계량적인 분석과 질적인 분석을 통하여 결과를 사전에 어느 정도 예측할 수 있다.

4) 기획전제의 설정

기획전제(planning premises)란 기획수립의 기초가 되는 주요 가정이나 미래예측 혹은 전망 등을 말한다. 예컨대, 인구구조의 변화, 의료수요의 변화, 경기변동의 예측이라든지 원자재의 수급전망 등은 기획전제의 전형적인 형태라 할 수 있다. 기획전제는 현실여건이 아닌 미래에 관한 예측과 전망이라는 점이 특징이다. 기획전제의 설정에서는 중요한 변수가 누락되지 않도록 주의하여야 한다. 또 각 변수들간의 확률성에 대한 고려와 우발적 상황에 대한 고려, 접근 가능한 정보가 충분히 수집되었는지 등의 문제에 유의하여야 한다.

미래에 대한 정보가 불완전하고 가변적이고 유동적이기 때문에 전제의 설정은 필요하다. 미래 예측의 방법으로는 기획담당자의 직관, 경험, 판단, 통계학적·계량적 방법, Delphi 방법 등이 있다. 기획 과정에서 국제적, 국내적, 자연적, 인위적인 정세의 추이에 따라서 변동되는 의료소비자의 행태와 수요를 구체적으로 정확하게 파악하는 것이 매우 중요하다.

5) 대안의 탐색과 비교·평가

가용자원의 충원 가능성, 기획안의 질적 요인, 기본 정책에의 부합여부 등을 고려하면서 대안을 비교하고 평가해야 한다. 여러 예측기법을 통하여 필요한 여러 가지 대안을 마련하고, 제약요건 하에서 가능한 최적의 대안을 설정하는 과정이다. 대안을 설정하는 기준은 여러 가지가 있다.

타당성 분석(feasibility analysis)을 통해 이미 마련된 대안에 대하여 현실적으로 실현 가능하며, 이와 같은 대안들이 과연 합리적인가를 판단한다. 대안을 실현할 경우에 어떠한 문제가 야기될 것이며 재원조달의 가능성, 기술적인 문제 등을 고려하여 실현 가능한가를 파악해야 한다.

6) 최적 대안의 선택

기획 과정의 마지막 단계는 최종안을 선택·결정하는 일이다. 불확실성으로 인해 최적 대안의 선택은 결코 쉽지 않다. 경제적·기술적 합리성뿐만 아니라 실현 가능성과 확실성의 확보, 예산의 뒷받침 그리고 지역사회 주민이나 국민의 지지와 같은 정치적 합리성을 고려해야 한다. 최종안의 선택에 있어서는 다음과 같은 사항들이 고려되어야 한다.

① **가치판단** : 개인적 가치판단의 개입을 최대한 억제하기 위해 초기에 설정된 목표에 대한 만족도를 기준으로 대안을 선택하여야 한다.

② **불확실성의 조절** : 통계적 확률의 이용, 신뢰할 수 없는 자료의 색출, 정보의 보완 등을 통해 불확실성을 통제하기 위해 노력하여야 한다.

③ **선택의 검증** : 앞 단계의 선택이 과연 합리적으로 이루어졌는지를 다시 한 번 검증해 볼

필요가 있다.

8. 기획의 원칙

1) 목적성의 원칙

효과성을 높이기 위하여 명확하고 구체적인 목적이 제시되어야 한다. 구체적인 목적이 제시되지 않을 경우 기획은 방향감각을 상실하고 표류하게 된다. 기획의 분명한 목적설정은 기획과정의 일관성을 확보하는 데 우선 기여한다. 구체적이고 명확한 목적이 제시되지 못한 기획은 노와 방향타 없이 망망대해를 항해하는 것과 같다.

2) 단순성의 원칙

일반적으로 기획은 복잡하고 전문적인 용어가 사용될 가능성이 크다. 그러나 기획이 실천력을 가지려면 기획은 간명해야 하며 난해하거나 전문적인 용어나 술어는 피해야 한다. 그래야만 일반국민의 광범한 이해와 협조를 얻을 수 있다.

3) 표준화의 원칙

기획의 대상이 되는 재화, 서비스 및 작업 방법 등의 표준화를 통하여 기획은 용이하게 수립되어야 한다. 기획대상의 표준화는 기획과정에서의 의사소통을 원활하게 하여 성공적 기획집행에 기여한다.

4) 신축성의 원칙

기획의 수립은 현재이지만 실행은 미래에 이루어진다. 미래의 환경을 정확히 예측하여 기획을 수립하기란 사실상 불가능하다. 따라서 유동적인 환경과 상태에 대하여 융통성과 탄력성을 가지고 필요에 따라 이미 수립된 기획이 수정될 수 있어야 한다.

5) 안정성의 원칙

대내외적 환경의 변화로 본래의 기획은 수정될 수밖에 없다. 환경변화에도 불구하고 본래의 기획을 지나치게 고집하다 보면 기획목표를 달성할 수 없는 경우가 발생하게 된다. 그러나 한편으로 기획을 빈번히 수정하게 되면 기획 자체가 방향을 잃게 된다. 따라서 기획의 수정은 본래의 기획에서 크게 벗어나지 않는 범위내에서 이루어져야 한다.

6) 경제성의 원칙

제한된 물적, 인적 자원을 절약하기 위하여 현재 사용 가능한 자원을 충분히 활용할 수 있어야 한다. 기획은 가능한 최소의 투입으로 최대의 목표를 달성할 수 있도록 작성되어야 한다. 기획수립에 지나치게 많은 자원이 투입된다면 기획 자체를 위한 기획이 되기 쉽다. 기획은 수립보다는 그 집행이 더 중요하다.

7) 장래 예측성의 원칙

미래를 정확히 예측하여 기획을 수립하는 것은 사실상 불가능하지만 기획의 성공 여부는 미래를 얼마나 정확히 예측하느냐에 달려 있다. 따라서 기획은 장래를 예측할 수 있도록 작성되어야 한다.

8) 계속성(계층성)의 원칙

기획은 조직 전체에서 하나의 흐름이고 과정이기 때문에 조직의 계층에 따라 연결되고 계속되어야 한다. 즉, 기획은 반드시 하위계층으로 내려감에 따라 구체적이고 세분된 기획으로 분류되어 조직단위 별로 업무가 배분되어야 한다. 계속성(계층성)의 원칙이 지켜지지 않을 경우 머리와 손발이 따로 행동하는 꼴이 될 가능성이 크다.

9. 기획의 한계와 제약 요인

기획은 불확실한 미래에 대한 예측을 전제로 하는 것이므로 과정에 여러 가지 어려움이 있기 마련이다.

1) 기획의 일반적 제약 요인

① 기획목표설정의 갈등과 계량화의 곤란
② 정확한 예측 혹은 가설설정이 곤란
③ 기획의 경직화 경향과 수정의 불가피성
④ 창의력의 저해
⑤ 시간, 비용 및 노력의 낭비
⑥ 재원의 제약성 및 정치 · 경제 · 사회적 불안정
⑦ 기획에 대한 인식부족
⑧ 반복적 사용의 제한

⑨ 기획의 그레셤법칙(Gresham's Law of Planning)[37]과 기획의 경직성

2) 기획에 대한 관리(행정)적 제약 요인

① 불합리한 인사행정에 따른 기획담당자의 능력 부족
② 복잡한 관리(행정)절차
③ 회계제도와 재정통제의 비효율성
④ 조정의 결여
⑤ 조직상의 문제점, 즉 조직의 비능률성

10. 기획이론의 위기

사회적 · 경제적인 무한한 발전에도 불구하고 여전히 인류는 많은 문제들을 안고 있다. 기획이 이러한 사회문제를 해결하는 데 무슨 기여를 해 왔는가를 검토하여 보면 기획은 거의 쓸모 없는 것 혹은 사회의 문제를 해결하는 데 기여하지 못하였을 뿐만 아니라 때로는 문제를 더욱 악화시키는 경향을 나타내고 있다는 비판도 없지 않다.

이와 같은 기획이론의 위기는 지식의 위기, 과거처럼 장기적인 기획을 허용하지 않을 만큼의 빠른 사회변화, 환경의 급속한 변화 등에 기인한다.

11. 보건기획의 주요 방법론

1) 대안설정의 방법

다른 분야와 마찬가지로 보건의료 분야에서도 수많은 대안선택의 문제에 직면하게 되며, 특정 환자나 일정한 인구집단 또는 전지역사회에 대한 보건기획을 수립할 때 역시 최선의 방법을 추구하기 위하여 선택을 하게 된다. 이러한 선택에는 목표의 선택 또는 주어진 목표를 달성하는 수단의 선택이 있다. 대안의 선택은 수단의 선택이다. 대안의 설정과 선택 방법에는 다음과 같은 여러 방법이 있다.

---

37) 악화가 양화를 구축한다는 화폐법칙이 기획에도 적용될 수 있다. 정형적이고 일상적인 업무에 몰두하고 비정형적인 기획을 등한시하는 것을 의미한다. 즉, 정형적이고 일상적인 업무가 창조와 쇄신을 요구하는 힘든 기획업무를 대신하게 된다는 것이다. 기획에 그레셤법칙이 발생하게 되는 원인으로는 ① 목표의 무형화, ② 예측 능력의 부족, ③ 환경요소의 무시, ④ 자원의 부족, ⑤ 과두제의 철칙 등이 있다.

(1) Brainstorming

참가자로 하여금 자유분방한 아이디어를 내게 하고 이를 결합하여 교체하거나 혹은 결합하여 실행 가능한 아이디어나 착상을 끌어내는 방법이다. 진행상의 요령은 첫째, 다른 사람이 이야기하는 중간에는 그 의견에 대한 비판을 하지 않는다. 평가나 판단은 최종적으로 미룬다. 둘째, 실현 가능성이 없는 엉뚱한 제안도 환영한다. 기존의 고정관념이나 틀에 얽매이지 않고 전혀 새로운 의견이 제시되도록 분위기를 조성한다. 셋째, 되도록이면 많은 제안이 제시되도록 한다. 의견이 많을수록 좋은 대안을 발견할 가능성은 자연히 높다. 넷째, 다른 참석자가 이미 제안한 내용에 추가하거나 수정하여 새로운 제안을 하도록 장려한다.[38)]

(2) Delphi Technique

경마의 예측 결과를 위해 1948년 처음 RAND 연구소에서 개발한 방법으로 어떤 문제를 예측・판단・결정함에 있어 의견의 일치를 볼 때까지 전문가 집단으로부터 반응을 체계적으로 도출하여 분석・종합하는 하나의 조사 방법이다. 회의나 세미나 등의 전통적인 의견종합 방식의 단점을 보완하려는 데서 고안되었다. 즉, Delphi 기법은 각 전문가들에게 개별적으로 설문서와 그 종합된 결과를 전달・회수하는 과정을 거듭 반복(iteration)함으로써 독립적이고 동등한 입장에서 의견을 접근해 나갈 수 있도록 하는 설문조사를 통한 예측기법이다.

Delphi 기법은 이제 미래예측, 조직의 목표설정 및 정책수립에까지 적용대상이 확대되었으며, 특징으로는 첫째, 설문지의 응답자는 철저하게 익명성(anonymity)이 보장되므로 외부의 영향력으로 결론이 왜곡되거나 표현이 제한되는 경우가 매우 적다.

둘째, 통제된 환류(controlled feedback) 과정을 반복하기 때문에 주제에 대한 계속적인 관심과 사고를 촉진할 수 있다.

셋째, 응답자의 응답결과가 통계적으로 균등하게 처리됨으로써 부당한 영향력을 방지하고 주관적인 판단을 종합하여 비교적 객관적인 확률분포로 전환된다.

Delphi 기법의 단점으로는 첫째, 동원된 전문가들의 자질과 역량의 문제, 둘째, 진행 과정에서 응답이 불확실하거나 조작될 가능성, 셋째, 설문 여하에 따라 응답이 크게 달라질 수 있다는 점이 지적된다. 이러한 Delphi 기법의 장단점을 요약해 보면

◆ Delphi 기법의 장점

① 예측분야와 관련되는 다양한 변수를 고려할 수 있다.

② 집단적 상호작용을 통해 보다 많은 지식과 정보를 교환할 수 있다.

---

38) 서성무・이지우, 경영학원론(서울 : 형설출판사, 1998), p.137.

③ 미래예측에 있어서 위험부담을 줄일 수 있다.
④ 응답자의 익명성이 유지되어 외부의 영향력으로 인한 결론의 왜곡을 방지할 수 있다.
⑤ 통제된 환류와 반복성으로 인해 주제에 대한 응답자의 관심을 제고시킬 수 있다.
⑥ 응답결과의 통계적 처리로 인해 객관적 결론의 도출이 가능하다.

◆ Delphi 기법의 단점
① 소수의 의견이 무시될 가능성이 높다.
② 동원된 전문가들의 자질과 능력에 문제가 있을 수 있다.
③ 응답의 불성실성을 통제하기 곤란하다.
④ 설문여하에 따라 응답이 크게 달라질 수 있다.
⑤ 정치적 영향을 배제하기 어렵다.

2) 우선순위 결정의 방법(Priority Determination)

우선순위의 결정은 자원의 한정성으로 인해 매우 중요하다. 우선순위에 대한 결정은 자원의 배분에 영향을 미치고 이는 사람들의 복지에 직접적인 영향을 준다.

보건의료 부문에서 우선순위 결정은 일반적으로 ① 보건부문에 대한 자원 투입 양의 결정, ② 보건의료 부문간 또는 계층간, 지역간 자원의 배분, ③ 치료서비스 간의 자원배분, ④ 치료서비스를 받을 환자의 선정, ⑤ 개별환자에게 사용할 자원 양의 결정 등 다섯 가지 영역에서 발생한다.

우선순위의 기준은 사회적 관심도, 행정적 현실성, 경제적 효과, 기술적 타당성 등이 있다. 기술적 측면에서 현실성이 있고 효과가 확실하며 경제적으로 효율적이고 행정관리상 어려움이 적으며, 사회적으로 관심이 큰 문제를 해결할 수 있는 보건사업일수록 우선순위를 두고 추진해야 한다.

Bryant는 우선적으로 해결해야 할 건강문제를 선정하는 기준으로 유병률, 질환의 심각성, 지역사회의 관심, 질환의 관리가능성을 제시한 바 있으며, 이를 좀더 구체적으로 살펴보면 보건부문에서 우선순위를 결정하는 기준으로 ① 건강문제의 크기 또는 중요성이 큰 것, ② 예방효과가 있는 것, ③ 국민의 관심이 크고 수용 가능성이 높은 것, ④ 방치할 경우 사회적 부담이 큰 것 등을 제시할 수가 있다.[39] 또한, 우선순위 결정기준은 정책 기여도(정책의 중요성과 정책개입의 생산성)와 추진 용이성(재정적 추진 용이성, 조직역량 등)으로 할 수 있다.[40]

---

39) 배상수, 앞의 논문, pp.107~124.
40) 이혁주・이상수, 지방자치시대의 보건의료정책, 한국행정학보, 제31권 제1호(1997년 봄), p.117.

$$\text{어떤 분야의 정책 기여도} = \text{해당 분야의 정책 중요도} \times \text{정책개입의 생산성}$$

$$= \text{해당 분야에 대한 정책개입의 시급성} \times \frac{\text{산출물의 크기}}{\text{투입자원의 크기}}$$

$$= \frac{\text{해당 분야의 서비스의 부족 규모}}{\text{해당 분야의 서비스의 현 공급 규모}} \times \frac{\text{산출물의 크기}}{\text{투입물의 크기}}$$

우선순위의 결정 방법으로는 다음과 같은 것들이 있다.

① 개인에게 설문지를 통해 얻은 결과에 인위적인 가중치를 주어 우선순위를 결정하는 단순방식(the simple method)

② 집단이나 구성원의 의견과 가치를 체계적으로 분석하여 그들의 의견을 중시하는 명목집단기법(nominal group technique)

③ 각 문제를 기술적, 보건학적, 사회·경제학적 측면에 비추어 가중치를 주고 이것에 의해 정해진 중요도에 따라 우선순위를 결정하는 기준가중 방법(criteria weighting method)

④ 문제의 규모와 심각성, 개입효과를 고려한 BPRS(Basic Priority Rating System)로 (A+2B) ×C에 의해 우선순위를 파악한다(A : 문제의 크기, B : 문제의 심각성, C : 사업의 추정효과). 이 방식은 문제의 심각성에 주민의 관심을 포함하고 질병 간의 우선순위를 결정하기 위해 개발된 방법이다. 문제의 심각성에는 긴급성(문제의 긴급한 정도, 주민입장에서 중요도), 중증도(조기사망률 등), 경제적 손실, 타인에의 영향(사회적 영향) 등이 포함된다. BPRS 방식은 건강문제의 심각성이나 사업의 효과판정에 대한 점수 부여는 여전히 주관적이며, 사업의 효과가 결정적인 영향을 주게 되어 사업의 효과를 객관화하기 어려운 경우 우선순위 선정의 타당성이 의심된다는 한계점을 내포하고 있다.

⑤ 미국의 질병본부(CDC)에서 개발한 PATCH(Planned Approach To Community Health)의 방법으로 우선순위 결정의 기준으로 중요성(유병률이나 발생률, 건강문제의 위중도 이용)과 변화가능성(노인과 청소년의 금연 가능성 등)을 사용하고 있다. 중요성은 건강문제의 영향의 크기 또는 변화시킬 때 효과의 크기를 나타낸다. 변화가능성이란 얼마나 용이하게 변화될 수 있는가를 평가하는 기준으로 다른 지역의 보건사업 경험 확인(evidence-based, 근거중심)이 평가기준이 될 수 있다.

⑥ 우선순위 결정기준을 보완한 PEARL 방식이다. 이 방식은 BPRS 계산 후 사업의 실현가능성 여부를 판단하는 기준으로 장기계획에서 활용한다(P : Propriety 적절성으로 해당기관의 업무로 사업은 적절한가?, E : Economic feasibility 경제적 타당성

으로 경제적으로 적절한가?, A : Acceptability 수용성으로 지역사회에서 수용가능한 사업인가?, R : Resources 자원으로 재원조달의 가능성은?, L : Legality 적법성으로 현행법 상 가능한가?).[41]

우선순위의 기준과 결정은 경제적, 과학적 합리성 뿐만 아니라 정치적 합리성을 고려해야만 현실적으로 실현 가능성이 있다.[42]

3) 사업집행의 방법

(1) PERT(Program Evaluation and Review Technique)/ CPM(Critical Path Method)

사업은 효과적으로 기획되고 통제되어야 한다. 사업이 중단되거나 지연되는 사태가 일어나지 않도록 하나의 일정계획이 갖추어져 있어야 한다. 이러한 일정계획 중에서 가장 잘 알려지고 사용된 기법이 PERT/CPM이다.

PERT와 CPM은 많은 면에서 기본 개념과 방법론이 유사하다. 그러나 기본적인 차이점은 존재한다. CPM은 설정한 목적을 달성하기 위해서 각 단계에 대해서 비교적 확정적인 시간과 비용이 소요되는 사항을 평가한다. 따라서 CPM은 활동 기간이 확실한 사업에 대해 가장 적절하다. 반면에, PERT는 불확실한 상황에 대하여 확률적인 접근을 통해 평가를 한다. 즉, PERT는 기간이 불확실한 사업 일정 문제를 분석하는 데 유용하다. PERT/ CPM은 계획, 일정표 작성, 통제의 세 가지 기능을 가지고 있다.[43]

(2) 결정나무(decision tree)

문제가 복잡하고 의사결정도 몇 차례 단계적으로 내려져야 할 경우에는 의사결정 과정이 매우 복잡해진다. 이럴 때 사용할 수 있는 것이 의사결정나무이다. 의사결정나무는 복잡한 문제에 대해 해결책을 찾을 때 각 대안과 관련되는 부수적인 결정까지도 미리 종합적으로 고려하도록 해 준다. 또 체계적으로 이해하기 쉽게 표시되기 때문에 관련자들이 모여서 토의하기에 좋다.

의사결정이 몇 단계를 거치면서 이루어지는 경우에는 의사결정자의 행위와 자연의 선택을 나무의 모습으로 나타낼 수 있다. 이때 의사결정자 자신이 선택해야 할 마디를 결정마디

---

41) 보건의료사업의 우선순위 선정에 대한 자세한 내용은 이주열 · 이무식 · 유광수 · 이진용, 보건사업관리(서울 : 군자출판사, 2011), pp.285~306 참조.

42) 유승흠, 보건기획과 관리(서울 : 수문사, 1995), pp.29~30.

43) 자세한 내용과 계산 과정은 한한수, 계량경영(서울 : 학문사, 1993), pp.248~271 참조.

(decision node)라고 부르고, 자연이 선택할 마디를 기회마디(chance node)라고 부른다. 전략적 확률과 효용치(utility value)를 가지고 각 전략을 비교하여 선택한다.

(3) 게임상황(gaming simulation)

게임상황은 "내가 살기 위해서는 반드시 상대방이 죽어야 하는" 유형이 있는 반면, "너도 살고 나도 사는" 유형도 있다. 전자를 제로섬 게임(zero-sum game), 후자를 비제로섬 게임(non-zero-sum game)이라고 부른다.

이해 관계가 첨예하게 대립되고 있는 제로섬 게임에서는 승자의 이득이 바로 패자의 손실이 되며 결국 승자의 이득과 패자의 손실을 합하면 0이 된다. 독과점간의 경쟁이나 노사협상처럼 관련자가 서로 협력을 하게 되면 모두가 이득을 보고, 사회적 효용이 증가하는 게임을 비제로섬 게임이라고 한다.

구체적인 예로 불량 아파트 주인의 딜레마(Slumlord's dilemma)가 자주 이용되고 있다.[44] 미국 뉴욕시에는 불량 임대아파트들이 많이 있는데, 여기에 스미스와 존스가 서로 인접한 임대아파트를 소유하고 있다고 하자. 이 두 사람이 각각 자기 아파트 개선에 1,000만불씩 투자를 하면 두 사람 모두 매년 30만불의 추가임대소득을 얻을 수 있다. 그러나 한 사람은 투자하고 다른 사람은 투자하지 않으면 투자한 사람은 매년 20만불의 손실을 보게 되고, 투자하지 않은 사람은 40만불의 불로소득을 얻는다고 하자.

투자하지 않는 사람은 깨끗하게 수리된 아파트가 자기 아파트 옆에 있어서 외부효과로 전혀 투자하지 않았음에도 불구하고 임대수입이 늘어나게 되지만, 거액을 투자한 사람은 낡은 아파트 옆에 위치하고 있어서 임대수입은 별로 늘어나지 않은 반면 투자비용이 있어 오히려 손해를 본 게 된다.

표 4-3 이득행렬 (단위 : 만불)

스미스 \ 존스	투 자	비 투 자
투 자	(30, 30)	(−20, 40)
비 투 자	(40, −20)	(0 , 0)

이제 스미스와 존스는 아파트 개선에 대한 투자 결정을 해야 한다. 〈표 4-3〉은 이득행렬로 첫번째 숫자는 스미스의 이득을, 두번째 숫자는 존스의 이득을 나타낸다.

---

44) O. Davis and A. Whinston, Externalities, Welfare, and the Theory of Games, Journal of Political Economy, 70, 1962(June), pp.241~262. 정세호, 후생경제학과 후생정책(서울 : 비봉출판사, 1992), pp.238~240에서 재인용.

스미스는 존스가 투자하면 자신은 투자하지 않는 것이 유리하다. 투자하게 되면 30만불의 추가소득을 얻는데 그치지만 투자하지 않으면 10만불이 더 많은 40만불의 추가소득을 얻을 수 있기 때문이다. 존스가 투자하지 않았을 경우 스미스가 투자하면 20만불의 손해를 보게 되는데, 투자하지 않으면 추가임대소득은 0이 되므로 투자하지 않는 것이 유리하다. 결국 스미스는 존스의 투자 여부에 관계없이 투자하지 않는 것이 경제적이다. 즉, 스미스의 입장에서는 투자하지 않는 전략이 상대방의 어떠한 전략에도 유리하므로 무투자 전략이 절대우위 전략(dominant strategy)이 된다.

존스의 입장에서도 마찬가지로 투자하지 않는 전략이 절대우위 전략이 된다. 따라서 두 사람은 각각 자기 이익만 추구하게 되면 투자를 하지 않기로 결심하게 되고, 그 결과로 두 사람은 모두 30만불씩의 추가소득을 얻을 수 있는 기회를 상실하게 되고 불량 아파트가 영구화하는 결과를 초래하게 된다. 서로 무임승차의 효과를 생각하고 상대방을 불신하게 되면 최선의 결과를 얻지 못하는 경우가 많다.

게임 참가자들에게 맡겨 둘 경우 필요한 협력이 이루어지지 않아서 서로에게 불리한 결과를 초래한 경우에는 정부나 상급자, 상급기관에서 개입하는 것이 바람직하다.

제6절 비용편익분석

1. 비용편익분석의 개념과 발전 과정

비용편익분석(cost benefit analysis)이란 서로 대안(alternatives)이 될 수 있는 여러 프로그램이나 프로젝트 중에서 가장 타당성(applicability)이 있는 방법을 판단하는 데 도움을 주는 분석 방법이다. 프로그램이나 프로젝트의 비용과 편익을 각각 측정하여 사회·경제적 관점(socio-economic viewpoint)에서 가장 좋은, 즉 순편익(net benefit : 총편익-총비용)이 가장 큰 방법을 찾아내는 것이다. 비용편익분석은 선택된 대안에 대해서 들어가는 비용과 이 대안으로 인하여 발생하는 편익을 분석하여 투자할 만한 가치가 있는지 없는지를 판단하는 기준을 제공한다. 모든 사업은 비용을 요구하고 편익을 창출하기 때문에 편익과 비용이 정확히 측정된다면 이들을 비교하여 어떤 투자사업의 타당성 여부를 평가하거나 투자사업의 우선순위를 결정할 수 있다.

비용편익분석은 1844년 프랑스의 경제학자 J. Dupuit가 시초이고 19세기의 후생(복지)경제학(Welfare Economics)에서 본래의 뿌리를 찾아볼 수 있다. 순편익이라는 말은

1930년대부터 미국에서 사용되었으며 1950년대 초에 미국에서 개념이 정립되었다. 즉, 후생경제학적 측면에서 편익을 소비자 잉여(Consumer's Surplus)의 개념과 연관시켜 생각하였고 파레토 최적(Pareto Optimality) 이론이 토대가 되었다.

그 후 세계 각국에서 여러 분야에 사용되었으며 보건의료 부문에 본격적으로 사용되기 시작한 것은 1960년대 후반이다. 비용편익분석은 특히 투자지출(investment expenditure), 정책 및 자원배분(resource allocation) 결정을 하는 데 있어서 가장 유효적절한 분석기법으로서 그 필요성이 계속 증대됨에 따라 앞으로도 발전의 여지가 많다고 할 수 있다. 그러나 비용편익분석은 모든 비용과 편익을 동일한 계산단위(흔히 금액)로 표현하는 것으로 보건정책에 의하여 발생하는 변화 중 어떠한 범주는 금액으로 표현하기 어렵기 때문에 보건 분야의 비용편익분석은 불완전할 수도 있다.

2. 비용편익분석의 용도 및 필요성

비용편익분석의 용도와 필요성은 다음 몇 가지로 요약할 수 있다.

① **가용자원의 제약**(자원 희소성의 문제) : 자원의 희소성으로 인하여 한 보건사업에 대한 자원의 투입은 불가피하게 다른 보건사업에서의 자원이용의 희생을 초래한다. 따라서 한 자원을 최선의 대안으로 이용하였을 때 유도되는 편익의 희생을 비용으로 간주해야 한다.

② 자원운용의 효율성 제고

③ 예방을 목적으로 하는 보건의료사업의 경제성 분석

④ 순편익을 비교하여 사업의 우선순위(priority)를 결정

⑤ 기대된 편익과 비용(expected benefit vs cost)을 비교하여 사업의 시행여부를 결정

⑥ 한계편익과 한계비용(marginal benefit vs marginal cost)을 비교하여 사업의 확대실시여부를 결정

⑦ 비용과 편익을 화폐단위(monetary unit)로 쉽게 계량화가 가능한 프로그램에 이용된다. 어떤 프로그램의 시행 여부를 결정하는 데 있어서 중요한 것은 그 프로그램의 비용과 편익을 금액으로 정확히 측정할 수 있는가의 문제가 아니고 비용편익분석에 얼마 만큼의 비중을 두어야 하는가를 판단하는 것이다. 즉, 비용편익분석이 반드시 절대적인 평가기준은 아니다.

⑧ 자금이 소요되는 여러 프로그램 중 한 가지를 선택해야 할 경우 수집 가능한 모든 정보를 이용하여 각 프로그램의 비용과 편익을 측정・비교하여 결정을 내린다. 보건의료분야는 고통의 감소와 수명의 연장에 가치를 부여해야 하기 때문에 다른 일반적인 사업평

가의 경우보다 훨씬 더 기술적이고 정교한 분석기법이 요구된다.

⑨ 질병의 예방사업에 있어서 중요성이 크다. 왜냐하면, 질병예방사업은 예산의 규모가 방대하며, 국민 전체에 미치는 영향이 큰 외부 효과를 가지고 있기 때문이다.

⑩ 공공투자 및 민간투자의 효율성을 증대

3. 비용편익분석에 대한 방법론적 고찰

1) 분석단계

(1) 목표를 달성하기 위한 대안들을 확인한다.

(2) 대안에 대하여 영향을 받는 모든 피해자와 수혜자의 집단을 파악한다.

(3) 각 집단이 받는 비용과 편익의 현재가치(PV : present value)를 계산한다. 이때 할인율이 이용된다.

$$PV=\frac{B(C)}{(1+r)^t}(B: \text{편익}, C: \text{비용}, r: \text{할인율}, t: \text{시행 후 연도})$$

(4) 각 집단의 비용과 편익을 합산한다.

(5) 비용편익분석의 여러 가지 평가기준을 적용하여 대안을 평가한다.

(6) 예측이 불확실한 문제에 대해서는 의사결정 분석 혹은 민감도 분석 혹은 다른 분석방법을 활용한다.

(7) 평가기준에 따라 최적대안을 선택한다.

2) 비용의 측정 방법

(1) 인적자본접근법(HCA : Human Capital Approach)

① 인적자본접근법의 개념

인적자본접근법은 인간의 생명가치 및 질병의 비용 측정에 많이 이용되고 있으며 인간을 생산성(productivity)을 가진 개체로 간주하고 있다. 질병의 비용을 직접비용(direct cost)과 간접비용(indirect cost)으로 나누어 계산하며 표준적인 인적자본접근법에서는 기대된 노동수입(expected labor earnings)은 생산 손실량의 가치와 같은 것으로 가정하고 있다. 이론상의 많은 제약이 있음에도 불구하고 인적자본접근법을 많이 이용하고 있는 것은 자료수집이 용이하고 직접비용과 간접비용이 수치로 정확히 나타나기 때문이다.

② 인적자본접근법에 의한 비용계산

㉠ 직접비용

직접비용이란 특정 질병으로 인한 직접적인 지출액을 말한다. 포괄적인 직접비용으로는 다음과 같은 것이 있다.

- 가내 치료비, 입원비, 통원치료비, 요양비 등의 보건의료서비스 비용
- 약품 등의 의료용품 및 재활에 필요한 의료용 기구
- 질병의 예방 및 억제를 위한 환경보건 서비스 비용
- 질병에 대한 연구비
- 질병과 관련된 보건요원의 교육비 및 훈련비의 일부분
- 치료 및 재활에 필요한 부대시설의 운영비, 건축비의 일부 또는 전부

㉡ 간접비용

질병을 치료하는 데 들어가는 부수적 비용을 말한다. 직접비용은 보건의료서비스를 줄임으로써 감소시킬 수가 있으나 간접비용은 인위적으로 줄이는 것이 불가능하다. 간접비용의 종류로는 다음과 같은 것을 지적할 수 있다.

- 질병으로 인한 산출물 손실량의 가치(조기사망, 활동불능, 쇠약 등으로 야기된)는 한 개인의 노동시간과 노동생산성에 의해 추정된다.
- 의료기관을 방문하는 데 드는 교통비
- 대기시간 등 시간 손실의 비용
- 질병으로 야기된 타의에 의한 전직
- 교육기회의 상실로 인한 노동생산성의 저하(저연령층의 경우)

㉢ 비용 측정상의 문제점

첫째, 완전고용(perfect employment)의 노동시장을 가정하고 있다.

둘째, 어떤 질병에 걸리지 않았더라면 건강한 상태에 있었을 것이라는 것을 가정하고 있다.

셋째, 부작용(side effect)으로 인한 산출물 손실의 가능성을 배제하고 있다.

넷째, 삶의 질이 저하됨으로써 야기된 사회심리학적 비용(psychological cost)은 계산이 불가능하다. 이러한 결과 질병의 비용을 과소평가하게 된다. 화폐가 아닌 다른 단위라도 언급해 주는 것이 좋다.

다섯째, 자료와 정보의 부족으로 정확성에 한계가 있을 수 있다.

③ **인적자본접근법의 단점**

㉠ 인간은 평등함에도 불구하고 소득이 더 많은 사람의 생명과 건강의 가치가 더 높게 평가된다.

㉡ 무형의 비용은 측정이 불가능하다.

㉢ 주관적 가치와 객관적 측정간에는 차이가 있다.

㉣ 가정주부의 가사 서비스, 자원봉사 활동과 같은 시장성(marketability)이 없는 행위의 가치는 고려하지 못하고 있다.

(2) 지불용의접근법(WPA : Willingness to Pay Approach)

① **지불용의접근법의 개념**

정부사업으로 인해 공급되는 공공재는 시장에서 거래되지 않는 재화일 경우가 많다. 이러한 비가시적이고 비시장적인 재화들이 비용편익분석의 주요 항목이 되는 경우에도 어쩔 수 없이 이들의 가치를 화폐금액으로 환산해야 한다. 이때 가장 많이 사용되고 있는 것이 지불용의접근법이다.

또한, 이는 인적자본접근법의 한계를 극복하기 위한 대안으로 등장한 방법이다. 주관적 비용의 크기를 중시하고 사적 편익(private benefit)의 가치측정을 시도한다. 따라서 정신적, 육체적, 사회적 안녕뿐만 아니라 불로소득(non-labor income)이나 여가도 포함된다. 질병에 걸릴 위험에서 벗어나기 위해 기꺼이 지불하고자 하는 금액이 사업의 비용보다 크다면 사회후생의 순증가(net increase)는 존재한다고 판단한다.

지불용의접근법에 의한 비용의 측정 방법으로는 설문조사법(survey method), 임금으로 현시된 선호(revealed preference)에 의한 방법, 상품의 가격으로 반영되는, 즉 소비자의 소비행태(consumption behavior)로 현시된 선호에 의한 방법(보약이나 안전벨트 등) 등이 있다. 예컨대, 주부의 가사노동, 환자의 비업무 시간, 특정 질환의 불쾌감 등 시장가격이 존재하지 않은 경우는 관련된 시장가격을 기준으로 귀속가치평가를 시도한다. 이러한 귀속시장가치평가는 실제 상황과 대리 상황이 유사할수록 신뢰할 만하다. 이처럼 시장에 근거하지 않은 재화나 서비스의 가치판단으로는 환자의 관점, 정책수립자의 관점, 전문가의 관점에 의한 것이 있으며, 지불용의접근법은 환자의 관점에 의한 가치판단이다.

② **지불용의접근법에 대한 비판**

㉠ 설문조사 방법을 사용할 때 합리적이고 일관성이 있는 응답을 하겠는가 하는 문제이다. 공공재의 성격을 띠고 있는 보건의료사업에 관한 설문에는 의도적으로 과장하여 사업의

혜택을 많이 보려고 시도할 수 있다.

ㄴ 임금으로 현시된 선호의 방법을 사용할 때 위험에 대한 체감 정도의 개인차, 위험한 직종 종사자의 경제적인 기회의 제약 등 문제가 많다.

ㄷ 소비자의 현시된 선호의 방법에 의할 때 소비자들이 시장에 대해 완전한 정보를 가지고 있는 것으로 가정하고 있다.

ㄹ 각 개인이 질병에 걸릴 수 있는 위험을 정확히 감지하고 있다는 가정을 하고 있다.

ㅁ 사회 전체적인 관점에서 본 총후생(aggregate welfare)에만 관심을 가지고 분배의 측면은 무시하는 경향이 있다.

ㅂ 편익이 복합적으로 발생할 때 각 개인들이 정확하게 감지하고 있을 것인가의 문제가 발생한다.

3) 편익의 측정

(1) 편익의 유형

편익에는 실질적(real) 편익과 금전적(pecuniary) 편익이 있다. 실질적 편익은 사업에 있어서 최종 소비자가 얻는 편익을 말하며, 사회복지의 증가를 의미한다. 금전적 편익이란 사업에 의한 결과로 나타난 상대가격(relative price)의 변화에 의해서 발생하는 편익을 말한다. 일반적으로 비용편익분석에서는 단지 실질적 편익만을 고려한다.

실질적 편익에는 직접편익(direct benefit), 간접편익(indirect benefit), 유형편익(tangible benefit), 무형편익(intangible benefit)이 있다. 직접편익은 사업의 1차 목적과 관련된 편익이며, 간접편익은 사업의 2차 목적과 관련된 편익으로 부산물적 성격을 갖는다. 또한 유형편익이란 시장에서 평가가 가능하여 가격책정이나 측정이 용이한 편익을, 무형편익은 시장에서 평가가 불가능한 편익으로 대부분이 외부적 편익이다.

(2) 편익의 측정

편익은 사업의 이득을 현금으로 환산하는 것으로 ① 수혜자의 지불의사, ② 자본가치의 증가, ③ 실제적이거나 잠재적인 비용의 절약을 측정하여 추정한다.

직접편익은 어떤 프로그램에 의한 의료비용의 감소분으로 측정한다. 간접편익은 일반적으로 사망률의 감소, 이환율의 감소, 쇠약이나 무능의 감소를 측정하여 생산성의 증가를 계량화하는 방법을 사용한다. 유형편익은 완전고용시장을 가정하여 시장가격으로 조정해서 측정한다. 시장에서 가격평가가 불가능한 무형편익은 증진된 건강에 대한 만족감, 고통의 감소와 수명의 연장, 주변 사람의 근심 및 걱정의 감소 등을 지불용의접근법을 이용하여 측정한다.

4. 할인율과 현재가치

보건사업의 효과가 사업실시와 동시에 나타나지 않으므로 비용과 편익에는 시간차가 발생한다. 미래보다는 현재를 선호하는 경향이 있으므로 미래에 발생할 비용과 편익을 할인하여 동등한 현재의 가치로 환산하여 평가에 이용하여야 한다.

할인율은 미래의 비용 및 편익을 현재의 가치로 환산하는데 사용되는데 주로 이자율(interest rate), 인플레이션율(inflation rate), 노동생산성(labor productivity) 등을 고려하여 책정한다. 위험률의 차이, 정부의 통화정책, 자본시장의 불완전성 등에 의해 할인율이 다양하게 존재하며, 할인율이 상승하면 현재가치는 하락한다.

적합한 사회적 할인율(Social Discount Rate : SDR)의 책정 방법에는 사회적 시간선호율(social rate of time preference)과 수익률(rate of return)이 있다. 어떤 사업에 소요되는 비용 때문에 불가피하게 시행되지 못한 다른 사업의 수익률과 같아야 한다는 주장은 기회비용률(opportunity cost rate)의 개념을 가지고 있다.

위 두 가지를 고려하여 최소한 두 가지 이상의 할인율을 사용하여 현재가치를 계산하는 민감도 분석(sensitivity analysis)을 시행하여 상대적 우선순위에 변동이 있는가를 관찰해야 한다. 민감도 분석이란 특정 변수가 취할 수 있는 값에 대한 가정이 변화함에 따라 나타날 수 있는 추정치의 범위를 제시하는 방법이다.

5. 비용과 편익의 비교

1) 순현재가치(NPV : Net Present Value)

대안들을 평가하기 위해 가장 자주 사용되는 방법으로 미래에 발생할 비용이나 편익을 현재가치로 할인함으로써 시간의 문제를 고려한다. 즉, 여러 시점의 투자비용과 발생편익에 이자율 등을 고려하여 환산한 현재가치의 총합을 평가하는 것이다. 일반적으로 시장할인율을 적용하지만 이것은 미래세대를 전혀 반영하지 않은 것이 된다.

순현재가치가 0보다 크면 그 사업은 비용 보다는 편익이 많은 것이 되어 경제적으로 타당하다고 본다. 그러나 규모가 클수록 순현재가치가 크게 나타남으로써 대규모 사업이 유리하기 때문에 사업의 규모가 다를 경우 한계를 가지고 있다. 순현재가치를 계산하는 공식은 다음과 같다.

비용 : C_0, C_1, C_2 ⋯ Cn

편익 : B_0, B_1, B_2 ⋯ Bn

이 자료로부터 n년도의 순편익(net benefit)은

$$Nn = Bn - Cn \quad \cdots\cdots (5.1)$$

여기서, Nn : n 년도의 순편익

Bn : n 년도의 편익

Cn : n 년도의 비용

$$NPV = \frac{(B_O - C_O)}{(1+r)^0} + \frac{(B_1 - C_1)}{(1+r)^1} + \frac{(B_2 - C_2)}{(1+r)^2} + \ldots\ldots + \frac{(B_n - C_n)}{(1+r)^n}$$

여기서 B : 편익

C : 비용

r : 이자율

2) 내부수익률(IRR : Internal Rate of Return)

편익과 비용을 균등화시키는 할인율을 내부수익률이라 한다. 내부수익률은 B/C비가 1 또는 순현재가치가 0이 되는 이자율을 의미한다. 대안의 선택은 할인율보다 큰 내부수익률을 가지는 대안으로 결정된다.

정책대안을 결정하는 기준으로서의 내부수익률은 한 번의 투자로 일정한 기간에 걸쳐 편익이 나오는 사업에 가장 잘 이용된다. 그러나 사업의 할인율이 중간에 자주 바뀔 경우나 비용이 전 기간에 걸쳐 나누어 분산되어 있는 경우, 혹은 예산이 몇 가지 방법으로 제한될 경우에 내부수익률을 이용하는 것은 순현재가치를 이용하는 것보다 적절하지 못하다.[45] 다음 식을 만족시키는 i 가 내부수익률이 된다.

$$\frac{B_O}{(1+i)^0} + \frac{B_1}{(1+i)^1} + \ldots\ldots + \frac{B_n}{(1+i)^n} = \frac{C_O}{(1+i)^0} + \frac{C_1}{(1+i)^1} + \ldots\ldots + \frac{C_n}{(1+i)^n}$$

45) 정동원, 정책계량분석(서울 : 대왕사, 1996), p.213.

3) 비용편익비(Benefit/Cost Ratio)

비용편익비의 근본적인 개념은 편익을 비용으로 나누어 결과가 큰 대안을 우선적으로 선택하는 방법이다. 비용편익비를 계산할 때에는 비용과 편익을 현재가치로 환산하는 것이 전제가 되어야 한다. 순현재가치 기준은 대규모 사업의 경우 유리해지는 문제를 보완하기 위해 즉 사업의 규모에 차이가 있는 경우 비용편익비를 보완적으로 이용한다. 일반적으로 비용편익비가 1 이상이면 경제적으로 타당성이 있다고 본다.

$$B/C = \frac{\frac{B_O}{(1+i)^0} + \frac{B_1}{(1+i)^1} + ... + \frac{B_n}{(1+i)^n}}{\frac{C_O}{(1+i)^0} + \frac{C_1}{(1+i)^1} + ... + \frac{C_n}{(1+i)^n}}$$

표 4-4 대안선택의 일반원칙

선 택 상 황	대안선택의 일반원칙
ㅁ하나의 대안을 선택하는 경우	• 순편익이 양수(+)이면 선택 가능 • B/C비가 1보다 크면 선택 가능
ㅁ여러 대안 중에서 하나를 선택하는 경우	• 순편익이 가장 큰 것을 선택 • B/C비가 가장 큰 것을 선택 • 내부수익률이 가장 큰 것을 선택
ㅁ여러 대안 중에서 수개를 선택하는 경우	• B/C비가 높은 것부터 차례로 선택 • 가능 조합 중 순편익의 합세가 가징 큰 것을 선택 • 가능 조합 중 B/C비가 가장 큰 것을 선택

〈연습〉 어떤 보건문제를 해결하기 위해 A나 B의 보건사업을 실시하려고 한다. 보건사업 A, B에 소요되는 비용과 편익은 다음 표와 같은 것으로 추측된다. 이 두 가지 보건사업을 비교·평가하시오(단, 현재의 이자율은 15%이다).

(단위 : 억원)

대안 \ 기 간		1년	2년	3년	4년
A	비 용	10	30	20	5
	편 익	–	10	30	50
B	비 용	20	20	20	5
	편 익	–	5	40	45

〈풀이〉 A와 B의 대안을 B/C분석과 NPV를 이용하여 분석한 결과는 다음 표와 같다. 두

분석 방법에서 A의 방법이 보다 높게 나타나므로 A의 사업을 진행하여 보건문제를 해결하는 것이 바람직하다.

대 안	비용(C)	편익(B)	B/C	NPV
A	54.49	64.25	1.179	9.76
B	55.80	64.19	1.150	8.39

6. 비용편익분석의 문제점과 한계

비용편익분석은 미시적 접근법(micro-oriented approach)으로 부득이 가정(assumption)과 불확실성(uncertainty)에 토대를 두는 경우가 많기 때문에 이론적인 기반이 취약하다고 볼 수 있다. 그리고 가장 어려운 문제는 할인율의 책정이다. 또한, 경제적 효율성만 가정하고 형평성이나 소득재분배 등을 무시하고 있으며, 정확한 통계지표의 수집, 활용이 어려운 한계를 내포하고 있다. 즉, 제공된 정보가 항상 유용하고 적절한 정보가 아닐 가능성이 있다는 점을 간과해서는 안 된다.

특히 보건의료 부문과 같은 공공 분야에 적용할 때에는 많은 기술적, 이론적 어려움이 수반된다. 비용편익분석이 기술적인 과정을 너무 강조한 나머지 정치적 과정을 무시하기 때문에 형평이나 가치의 갈등과 같은 문제들이 제기되었을 때 이에 대한 적절한 해결책을 제시하지 못하고 있다.

비용편익분석의 신뢰성을 높이기 위해서는 부수적 효과(side effect)를 고려하여 계산하여야 하며, 최신 정보를 활용하여 자료의 신뢰도를 높이는 작업이 수반되어야 한다. 또한 연구자들의 역할이 분담되어 여러 관련자들의 협조도 필수적이다. 분석 관련자의 노력이나 창의성의 여하에 따라 분석 결과가 엄청나게 차이가 날 수 있다. 실제로, 복잡하고 어려운 단계를 거쳐야 하는 비용편익분석의 주요 쟁점을 요약해 보면,

① 비용과 편익은 다양한 측정단위로 평가되는 데 이를 어떻게 화폐단위로 표현하는가의 문제

② 미래의 각기 다른 시점에서 발생하는 비용과 편익을 어떻게 비교하는가의 문제, 할인율의 선택문제(어느 시점의 활인율을 선택할 것인가), 세대간의 형평성 문제

③ 미래에 발생할 것으로 예측되는 비용과 편익을 확실히 예측할 수 있는가의 문제

④ 공공투자사업의 경우는 분배의 문제가 제기되며, 계층간, 세대간의 문제뿐만 아니라, 특정집단에 가중치가 주어지는 문제가 야기된다.

⑤ 비용편익분석은 정책결정자에게 취사선택할 정보만을 제공할 뿐이다. 중요한 정책결정

은 경제적 논리보다는 정치적 논리에 의해 결정되는 경우가 많다. 이럴 경우 비용편익분석은 무용지물이 되고 만다.[46]

제7절 비용효과분석

1. 비용효과분석의 개념

비용효과분석(cost effectiveness analysis)은 편익 측정시 화폐의 단위가 아니라도 가능하므로 무형편익이 많을 경우 흔히 자주 사용된다. 비용효과분석이란 동일한 목적을 달성하는 데 있어서 가능한 여러 방법을 비교하여 CE Ratio[47]가 가장 작은 것을 선택하는 방법이다. 즉, 동일한 목표를 달성하는 데 비용이 적게 드는 방법을 선택한다. 보건사업의 명백한 효과는 질병의 자연사를 나은 방향으로 변화시키는 것, 예컨대 생명의 연장이나 삶의 질 향상을 의미한다.

비용편익분석은 각기 다른 목적을 가진 여러 개의 사업을 비교하는 데 반해, 비용효과분석은 동일한 목적에 도달하는 여러 방법들을 비교하는 데 이용된다. 비용편익분석에서는 편익은 화폐가치로 표현되어야 하지만 비용효과분석에서는 효과를 화폐가치가 아니라 재화단위나 서비스 단위 기타 측정 가능한 효과로 나타낸다. 편익을 화폐가치로 측정하는 문제를 피하기 때문에 비용편익분석보다는 더 쉽게 사용된다.

2. 비용효과분석의 방법

먼저, 각 대안의 비용(cost)을 측정한 다음 효과(effectiveness)를 측정하고 마지막으로 cost effectiveness ratio을 계산한다.

비용의 계산식은,

$$\triangle C = \triangle C_{RX} + \triangle C_{SE} - \triangle C_{Morb} + \triangle C_{RX} \cdot \triangle C_{LE}$$

---

46) 경부고속도로 건설에 대한 비용편익분석의 결과는 경제성이 그렇게 좋지 않았다. 그러나 박정희 대통령은 그러한 분석을 무시하고 고속도로 건설을 추진하였다. 정치적 논리가 경제적 논리를 지배한 경우이다. 전상경, 정책분석의 정치경제(서울 : 박영사, 1999), pp.187~188.

47) CE Ratio = net cost(monetary term) / net benefit(nonmonetary term).

$\triangle C_{RX}$: 직접적인 의료비지출

$\triangle C_{SE}$: 치료의 부작용(side effect)으로 인한 질병의 치료에 관련된 비용

$\triangle C_{Morb}$: 질병의 예방, 퇴치로 절약된 의료비, 재활 및 보호비

$\triangle C_{RX} \cdot \triangle C_{LE}$: 질병을 치료함으로써 그 사람이 더 오래 살기 때문에 생긴 다른 병에 대한 치료비

순건강효과(net health effectiveness)의 계산식은,

$$\triangle E = \triangle Y + \triangle Y_{Morb} - \triangle Y_{SE}$$

$\triangle Y$: Quality Adjusted Life Years의 기대년수

$\triangle Y_{Morb}$: 삶의 질향상

$\triangle Y_{SE}$: 치료의 부작용(side effect)

3. 잠재가격

잠재가격(shadow price)이란, 시장가격이 존재하지 않거나 존재하더라도 신뢰할 수 없을 때 주관적으로 부여하는 가격을 말한다. 불가측 가치인 잠재가격의 추정방법은 다음과 같다.

1) 비교가격(Comparable Price)

시장에 있는 비교 가능한 또는 유사한 물건에 대한 가격을 사용한다.

2) 소비자 선택(Consumer Choice)

소비자가 어떤 불가측 가치(무형물)와 화폐 중에서 선택해야만 하는 상황에서 소비자가 그 중의 하나를 선택하는 행태를 관찰함으로써 무형물의 가치를 추정한다.

3) 파생수요(Derived Demand)

시장가격이 없는 불가측 가치, 즉 무형물의 가치는 그것을 이용하는 소비자들이 지불하는 간접비용을 근거로 해서 추정할 수 있다.

4) 조사분석(Survey Analysis)

설문지를 갖고 시민들에게 질의하는 방식이다. 답변자는 어떤 서비스에 대해서 어느 정도의 비용이면 이용하겠다는 것을 제시한다.

5) 보상비(Cost of Compensation)

무형물, 특히 바라지 않는 효과로 외부비용이 발생하는 것의 가치는 그것을 추후에 시정하는 데 소요되는 비용을 가지고 추정하는 방법이다. 공해를 사전에 제거하는 데 대한 편익은 공해로 인해 발생하는 질병치료비로 예측할 수가 있다.

4. 비용효과분석의 평가

비용효과분석은 비용편익분석의 단점을 보완하기 위해 1960년대 이후 본격적으로 대두된 평가기법이다. 비용효과분석은 비용편익분석의 정량적인 분석기법을 수용하면서 동시에 정량화가 불가능한 항목에 대해서는 비정량적인 효과분석을 실행하여 평가한다. 서비스, 시간, 환경 등과 같이 기존에 정량화가 어려웠던 분야에 대해서도 점점 정량적인 값으로 환산하는 방법들이 속속 개발되고 있으므로 비용효과분석도 정량적 분석의 성격이 강하게 내포되고 있는 실정이다. 아직까지 비용효과분석은 목표 달성의 가치가 의문시되지 않은 경우에만 국한해서 사용되고 있다. 비용효과분석은 화폐로 표시하기 어려운 외부효과나 무형적인 것의 분석에 적합하다.

비용효과분석이나 비용편익분석 등과 같은 경제학적 접근에 의한 우선순위 결정 방법은 "① 사회의 다양한 가치와 관점을 충분히 반영하지 못하고 있으며, ② 이러한 수리적 접근법은 다른 상황에 대한 일반화가 어렵고, ③ 대상 집단에 따라 적용이 달라져야 하며, ④ 수리적 계산의 결과가 실제로는 본래 의도와 달리 '불확실'한 경우들이 있으며, ⑤ 시간적 개념(신기술이나 의료서비스가 처음 도입된 시기와 널리 전파된 시기간의 차이)을 충분히 반영하지 못하고, ⑥ 대개 한 개의 프로그램이나 서비스에 대한 평가를 실시하게 됨으로써 다른 프로그램과의 상호작용이나 새로운 프로그램을 시작하는 데 추가적 비용이 소요되는 등 다양한 상황에 대해 충분히 고려하고 있지 못하다"는 한계점을 지니고 있다.[48]

---

48) 권순만・오주환・유명순, 건강보험급여 결정을 위한 국민참여의 의의와 과제, 건강보장정책, 2012, 11(2), pp.20~21.

표 4-5 비용편익분석과 비용효과분석의 비교

	비용편익분석(CBA)	비용효과분석(CEA)
표현방식	• 비용 · 편익을 금전적 가치로 평가	• 비용은 금전적 가치로, 효과는 금전외의 산출물
비용 · 효과의 고정여부	• 가변비용, 가변효과의 분석에 사용	• 고정비용, 고정효과의 분석에 사용
성격	• 양적 분석(공공부문 적용에 한계) • 형평성 · 주관적 가치문제 다루지 못함 • 편익의 계량화 곤란 • 시장가치나 이익극대화 논리에 의존	• 질적 분석(시장가격이 없는 공공부문 적용에 적합) • 외부효과, 무형적 · 질적 가치 분석에 적합(편익의 계량화 불필요)
중점	• 경제적 합리성(능률성) 강조	• 도구적 · 기술적 합리성(효과성) 강조
대상사업	• 이질적 목표의 프로그램간 비교	• 유사 · 동일 목표의 프로그램간 비교
기준	• 사경제시장	• 사경제의 이윤극대화 논리에 따르지 않음
예	• 수력발전, 관개, 관광, 교통, 인력개발, 도시개발 등의 영역에 사용	• 국방, 경찰행정, 운수, 보건 기타 영역에 사용

자료 : 김중규, 선행정학(서울 : 에드민, 2011), p.272 수정보완.

5. 충족성 기준

1) 최소비용기준(Least Cost Criterion)

효과의 바람직한 수준이 확정되면 같은 효과를 갖는 프로그램의 비용이 비교된다. 고정된 효과수준에 못 미치는 프로그램은 제외되고, 고정된 효과수준을 최소비용으로 달성할 수 있는 프로그램이 제안된다.

2) 최대효과기준(Maximum Effectiveness Criterion)

허용할 수 있는 비용의 상한선을 확정한 다음, 같은 비용이 소요되는 프로그램을 비교한다. 비용의 상한선을 초월한 사업계획은 고려 대상에서 제외하고 고정된 비용수준으로 최대의 효과를 낼 수 있는 사업계획이 제안된다.

3) 객관적 대안선택기준

최근에는 계량기법의 발달로 다음과 같은 객관적 기준이 대안선택에 적용되고 있다.[49]

(1) Maximin 선택기준

Maximin 기준이란 정책결정자가 채택가능한 대안들이 최악의 이득(payoff)을 가져오는 결과상황만을 기대하고 각 대안들의 가장 낮은 이득들만을 비교하여 그들 가운데서 가장 큰 이득을 가져오는 대안을 선택하는 기준이다. Maximin 선택기준은 모험을 회피하고자 하는 가장 보수적인 선택기준이라 할 수 있다.

(2) Maximax 선택기준

Maximax 선택기준이란 정책결정자가 각 대안들의 가져올 수 있는 최대 이득의 결과만을 고려하고, 이들 각 대안들의 최대이득들을 비교하여 그 중 가장 높은 이득을 가져오는 대안을 선택하는 기준이다. 정책목표를 최대한 달성하고자 하는 보다 적극적인 기준이라 할 수 있다.

(3) 최대 후회의 최소화 선택기준(Minimax)

이 기준을 적용하기 위해서는 먼저 성과표(이득표 : payoff table)를 통해 기회손실(opportunity loss)을 작성해야 한다. 기회손실이란, 한 상황하에서 최대의 이득을 가져오는 대안의 이득과 실제로 어떤 대안을 선택하였을 때 가져오는 이득을 비교하여 이들 두 이득들 사이의 차이를 말한다. 이를 통해 Minimax는 각 대안들의 최대의 후회값들을 비교하여 이 중 가장 작은 후회값을 가져올 것으로 예상되는 대안을 선택하는 기준이다.

(4) 평균이득 선택기준

이는 각 대안들이 가져올 것으로 생각되는 이득들의 평균(average)을 비교하여 그들 가운데 평균이득이 가장 높다고 판단되는 대안을 선택할 경우에 적용될 수 있는 기준이다. 이러한 기준은 각 대안이 가져올 이득의 형태가 동등하다는 가정에 기초하고 있기 때문에 각 대안의 결과상황이 명백히 다를 때에는 적용될 수 없다.[50]

---

49) 노화준, 행정계량분석(서울 : 법문사, 1991), pp.679~693.

50) 제4장 제1절~제7절의 내용은 "문재우 등, 보건행정학(서울 : 계축문화사, 2012), pp.265~282"의 내용을 전문발췌하여 수정보완하였음.

제8절 정책협상

1. 협상의 개념

민주주의의 요체는 권리의 획득이 아니라 의무의 이행과 공익을 위한 사익의 희생이다. 이런 점에서 사회집단간에 갈등이 발생하는 경우에는 스스로의 양보와 희생을 전제로 한 협상이 필요하다.

보건의료서비스는 정부와 국민간에 의료제공자라는 제3자가 개입된다. 의료제공자의 적극적인 협력 없이는 정부의 의도가 충분히 달성되지 못한다. 정부가 일방적으로 보건의료서비스를 제공하지는 못한 것이 현실이다. 따라서 정부와 의료 제공자간의 합리적인 협상과정이 필요하다.

현대사회는 상호의존적이면서 부분적인 자율성을 지닌 다양한 집단이 존재하는 다원주의 사회이다. 정치권력은 권력분립의 원칙하에 제도적으로 분산되어 있다. 또한 과학적인 많은 방법들이 도입되고 있음에도 불구하고 합리적이고도 민주적인 정책결정이 쉽지가 않다. 정책과정에서 분석이 갖는 한계를 살펴보면,

첫째, 현대사회의 복잡한 정책문제를 해결하기에는 인간의 능력이 너무나도 제한되어 있으며 많은 분석기법들도 근본적인 한계를 지니고 있다. 결국 정책분석 등은 다양한 가능성이나 확률을 제시할 뿐이고 오류의 가능성은 상존하고 있다.

둘째, 정책분석은 정책목표나 기준 등 가치에 관한 갈등을 해결할 수 없다.

셋째, 대부분의 정책문제는 신속한 해결을 요구하는데 반하여 정책분석은 많은 시간과 비용을 요구한다.

이러한 제약요건으로 인해 복잡한 사회문제를 해결하는 데 있어서 분석적 정책결정은 필연적으로 제한적일 수밖에 없기 때문에 참여자간의 정치적 상호작용을 통한 정책결정이 이루어지는 경우가 흔하다. 따라서, 협상과 같은 정치적 상호작용이 분석을 대신하기도 한다.[51)]

협상은 다원화된 사회 정치체제에 있어 가장 일반적이고 특징적인 의사결정 유형이다. 흥정(bargaining)의 일종인 협상(negotiation)은 정책채택의 권한 또는 영향력을 가진 둘 이상의 참여자들이 비록 각자에게 최상의 대안은 될 수 없으나 모든 관련 당사자들이 함께 수용할 수 있는 방안을 도출하고 공식화하기 위해서 부분적으로 일치하지 않는 그들의 목표를 상호・조정하는 과정을 말한다.[52)]

---

51) 하태권, "Charles E. Lindblom의 정책결정이론," 오석홍・김영평, 정책학의 주요이론(서울 : 법문사, 2000). p.4.

52) bargaining은 상업적인 거래에 있어서 개인간의 흥정을 둘러싼 상호작용을, negotiation은 복잡

협상은 유리한 결과를 추구하는 효율의 측면과 얻어진 이익을 어떻게 나누는지에 대한 분배의 측면을 포함한다. 따라서 협상에 의한 정책결정은 다양한 이해관계자들이 정책과정에 쉽게 접근할 수 있는 기회를 제공하지만 다양한 관점과 이해관계를 조정해야 하기 때문에 쉽게 어떤 결정에 도달하기가 어려운 경우도 많다. 협상은 당사자간의 이해관계를 대상으로 하기 때문에 결렬되거나 패배하면 큰 손해를 감수해야 한다. 이를 방지하기 위해서는 Win-Win할 수 있는 성공적인 협상이 필수적이다.

협상은 명시적 또는 묵시적으로 이루어진다. 명시적인 협상의 경우 협상자들은 오해의 가능성을 최소화하기 위해서 그들의 합의사항을 명백한 용어로 나타낸다. 그러나 협상은 성격상 암묵적으로 이루어지는 경우가 더 많다. 이 경우 당사자들 사이의 합의사항은 흔히 애매하거나 모호한 용어로 표현된다.

협상의 가장 일반적인 형태는 교환적 타협(log-rolling)과 분배적 타협(compromise)이다. 교환적 타협은 서로 다른 두개의 사안에 대한 지지의 상호교환을 의미한다. 정책의제상의 모든 항목이 모든 당사자들에게 동가(同價)의 흥미를 끄는 것은 아니기 때문에 교환적 타협은 일반적으로 널리 행해지는 협상형태이다. 분배적 타협은 단일한 사안의 이익분배비율에 대한 합의방식이다.

2. 협상의 구성요소

협상의 핵심적인 요소는 기꺼이 협상에 응할 용의, 협상할 대상, 상대방이 필요로 하는 자원이다. 이러한 요소들을 구체적으로 살펴보면,

첫째, 협상은 둘 이상의 상호작용이기 때문에 관계가 임의적이며 대부분 일시적일지라도 둘 이상의 의사결정 주체 및 당사자가 존재해야 한다. 외견상으로는 단수인 당사자들도 내부적으로는 다수의 이질적인 집단으로 형성되어 있기 때문에 전체적으로는 수많은 주체들이 있는 셈이다. 의사집단도 일반의와 전문의, 봉직의와 개업의, 전문의 등 다양한 집단으로 구성되어 있기 때문에 정부와의 협상에서 합일점을 찾기가 쉽지 않다.

둘째, 상반되는 가치, 이해, 요구, 목적 등은 협상이 필요하는 근거를 제공한다. 이처럼 상반된 틀 속에서 전체적으로는 협상을 통하여 공동관심사를 해결하는 것이 당사자 모두에게 유리한 경우가 대부분이다. 당사자간의 이해가 상반되고 경쟁적이며, 심지어 적대적인 측면도 있지만 동시에 이해관계가 상호보완적이고 협조적이며 동반자적인 측면도 내포하고 있는 것이 현실이다.

한 사회단위, 즉 공공조직, 집단, 국가 등의 주체가 갈등을 해소하기 위해서 시도하는 상호작용을 말한다. 이달곤, 협상론(서울 : 법문사, 2000), p.15.

셋째, 협상관계는 자원의 분배와 교환을 둘러싸고 형성되기 때문에 협상자는 상대방이 필요로 하는 자원을 반드시 소유하여야 한다. 필요한 자원은 경제적인 유형의 가치뿐만 아니라 자존심, 명예, 원칙, 신뢰, 대표성 등의 무형의 가치도 포함된다. 협상에는 결과의존(outcome dependence)이라는 성질을 내재적으로 가지고 있기 때문에 당사자들은 공동운명체적인 의식을 해야 한다. 협상이 결렬되거나 당사자 모두가 원하지 않는 결과를 낳게 되는 것은 대부분 이러한 공동운명체적 의식을 간과하는데서 비롯된다.

넷째, 상대방에 대한 정보의 필요성이다. 많이 알수록 이익이 커진다. 상대방의 정보를 수집하려고 노력하고 자신에게 관련된 정보는 통제하고 조절할 필요가 있다. 따라서 불리한 정보를 흘리지 않는다. 협상과정은 상호모색을 근간으로 하는 정보의존이 필요하다.

다섯째, 협상력을 가지고 있어야 한다. 협상력이란 자신의 조건에 대하여 상대방이 합의에 도달할 수 있도록 영향력을 행사하는 능력이다. 협상력은 협상자원을 얼마나 효과적으로 동원하여 협상목표를 달성하는 데 적절히 사용하는가에 따라 그 크기가 달라진다.[53)]

3. 협상의 평가기준과 진행단계

1) 협상의 평가기준

협상이란, 상대방으로부터 바라는 것을 얻어내기 위한 기본적인 수단이다. 만약 협상이 가능한 경우라면 현명한 합의가 되어야 하고, 효율적인 것이어야 하며, 당사자들 사이의 관계를 증진시키거나 악화시키지는 말아야 한다.

현명한 합의란, 각 당사자들의 정당한 이해관계에 가능한 한 부합하며, 이해관계의 상충을 잘 해결하고 오래 지속될 수 있어야 하고, 또한 사회 전체의 이익을 고려한 것이다. 이상적인 의료보장제도의 수립과 정착에 반대할 사람은 아무도 없다. 문제는 누가 손해를 보고 이익을 보느냐(who gets or loses)와 관련해서 사회적 합의의 형성과 정책결정의 민주성을 확보하는 데 있다.[54)]

2) 협상의 진행단계

협상의 첫째 단계에서는 실질적인 문제, 즉 실제 이해관계와 관련된 쟁점들에 초점을 두고, 두 번째 단계에서는 그러한 실질적 문제를 다루기 위한 교섭절차에 초점이 맞추어진다. 협상내용에 대한 협상의 첫번째 단계는 최초의 요구사항들을 제시하는 단계이다. 이 단계에

---

53) 위의 책, pp.17~21.
54) 최성두, 의보통합정책의 설계논리와 실현가능성 평가, 한국정치학회보, 9(1), 2000, p.371.

서는 보통 서로 입장에서 큰 차이가 난다. 상당히 무리한 요구를 서로 제시하기 때문이다. 다음 단계는 조사단계로서 상대방의 요구를 면밀히 검토하게 된다. 이 단계에서는 상대방의 요구사항과 관련된 각종 정보를 수집하고 분석한다.

3) 협상의 원칙

협상은 타협을 목적으로 한다. 타협을 위해서는 협상 당사자는 많은 노력을 해야 한다. 협상에서 타협을 촉진시킬 수 있는 원칙을 살펴보면,[55)]

첫째, 협상대표의 신체적 정신적 안전의 보장이다. 협상대표에게 부당한 신체적 정신적 압력을 가해서는 안 된다. 특히 협상후 협상대표에 대한 신분적 제재는 결코 바람직하지 못하다.

둘째, 신분에 관한 논쟁을 해서는 안 된다. 예컨대 노사간의 협상시 사용자와 근로자간의 수직적 관계가 협상과정에까지 연장되어서는 안 된다. 신분에 대한 지나친 집착은 협상의제에 에너지를 집중시키지 못하게 하는 원인으로 작용할 수 있다.

셋째, 합의된 의제를 존중해야 한다. 합의된 의제를 존중해야만 협상과정이 원활하게 진행될 수 있다.

넷째, 부분적 합의도 존중하여야 한다. 협상과정에도 일괄적으로 타결되기도 하지만 일부분씩 타결되면서 갈등이 해소되는 경우도 많다. 부분적 합의는 완전타결을 위한 주춧돌 역할을 하기도 한다.

다섯째, 유연성을 가지고 있어야 한다. 협상은 가치와 생산적 관계를 창출하는 과정이기 때문에 탄력성과 융통성이 요구된다.

여섯째, 상대방의 양보에 화답할 수 있어야 한다. 양보는 상대방을 유연하게 하여 또 다른 양보를 유도한다. 상호성의 원칙에 의해 당사자 모두가 양보하게 되면 타협이 성사될 가능성이 크다.

일곱째, 진실된 마음을 가지고 감정과 무례함을 피해야 한다. 협상과정에 신뢰의 확대재생산이 필요하다. 감정에 동요되지 않고 예의를 갖추면서 진실성의 바탕위에 합리적이고 논리적인 주장을 전개하는 것이 협상의 규범이다. 상대방에게 자기의 패를 내보이지 않는 성동격서(聲東擊西) 전략이 필요할 때도 있지만 협상에 임하는 자세는 신뢰와 진실에 근거를 두고 있어야 한다.

여덟째, 공동체 의식을 개발해야 한다. 공동체 의식은 양보를 촉진시켜 갈등의 원만한 타결에 기여한다. 우리나라의 협상문화는 공동체 의식에 근거하기보다는 흑백논리에 의한 극단주의가 지배적이었다. 극단주의는 타협적 결정이 아니라 강자가 약자를 힘으로 누르는 지배적 결정을 초래한다. 정책내용의 수정이나 보완을 통한 합의의 형식보다는 전면채택 아니면

55) 이달곤, 앞의 책, pp.122~127.

전면거부라는 극단적인 행동을 보이는 경우가 많았다.

4. 협상전략

1) 입장협상

협상의 실제 전개과정에서 대부분의 당사자들은 자신의 입장만을 고집하는 경우가 많다. 협상과정에서 자신의 처지를 상대방에게 이해시키고자 하고 자신의 주장에 따를 때, 최선의 협상결과가 가능하고 또 자신의 주장이 정의로운 해결이라고 믿는 전략을 택하는 경우가 대부분이다. 이러한 전통적인 협상자세를 입장협상(positional negotiation)이라 한다. 일반적으로 입장협상은 대조되는 성격의 유연한 협상(soft negotiation)과 강경한 협상(hard negotiation) 두 가지로 구분된다.

유연한 협상은 상호간의 우호적인 관계를 해치지 않기 위하여 개인적인 충돌을 피하기를 바라게 되고, 따라서 합의에 도달하기 위하여 쉽게 양보해 버린다. 이러한 협상자세는 우호적인 해결방안을 원하는 경우에 사용되지만 흔히 이용을 당했다거나 또는 궁극적으로 쓰라린 패배감을 맛보게 되는 수가 많다.

강경한 협상은 모든 상황을 의지의 싸움으로 보게 되고 따라서 극단적인 입장을 취하면서 좀더 오래 버티는 측이 유리할 것이라고 생각한다. 이러한 자세는 승리를 원하지만 결과적으로는 상대방도 마찬가지로 강경한 반응을 불러일으키게 되고 결국에는 스스로를 탈진 상태에 이르게 하고 나아가 상대방과의 관계마저 해치는 결과를 초래하기 쉽다.

2) 원칙론적 협상

원칙론적 협상(principled negotiation)은 효과적이고 우호적이면서도 현명한 결과를 산출하기 위해서 의도적으로 고안된 협상방법이다. 주관적 · 인간적인 입장에서 벗어나 객관적이고 이슈 중심적인 이해관계에 초점을 맞춘 전략이다. 실질문제에 관한 협상(negotiation on the merits)이라고 부르기도 한 원칙론적 협상은 네 가지의 기본원칙이 있다.

(1) 사람과 문제의 분리

협상의 상대방은 단순히 상대집단의 대표자가 아니라 감정과 가치관이 서로 다른 배경, 그리고 그 나름의 의견을 가지고 있는 예측할 수 없는 인간이다. 모든 협상 참여자들은 문제의 실체와 우호적인 상호관계 유지라는 두 가지 이해관계를 가지고 있다.

현명하고 우호적인 협상을 위해서는 본질적인 문제와 상호관계라는 사람의 문제를 분리시켜야 한다. 정확한 이해, 명확한 의사소통, 적절한 감정표현, 그리고 앞을 내다보는 안목으로 우호적인 상호관계의 기초를 세우도록 해야 한다. 그러나 사람의 문제는 그 자체의 문제로 다루어져야 하며, 문제의 실질에 관해 양보함으로써 사람의 문제를 해결해서는 안 된다. 즉, 사람을 인간으로 대하기는 하되 문제 자체는 실제에 초점을 맞추어 취급한다. 갈등문제와 사람을 분리하지 못하면 인간적인 요소들과 문제가 뒤섞여 상황은 더욱 어렵게 된다.

(2) 이해관계에 초점

협상의 목적이 당사자들의 이해관계를 충족하는 데 있기 때문에 현명한 해결방안을 찾기 위해서는 각자의 입장이 아니라 이해관계에 초점을 맞추어야 한다. 따라서 이해관계에 대해서는 타협을 하되 입장에 관해서는 타협을 하지 않는다. 이해관계에 관하여 서로가 상대방과 충분한 의사소통을 하는 경우 목적 달성의 가능성은 증대된다. 실제로 갈등을 유발시켰던 이해관계에 초점을 맞추어야 하며, 입장에 대해서는 되도록이면 객관적인 안목을 가져야 한다. 입장도 결국 이해관계 때문에 발생한다.[56]

(3) 상호이득을 위한 창조적인 대안의 개발

흔히 시장에서의 흥정과 같이 안 사면 그만이지만, 흥정이 잘 이루어지면 파는 사람과 사는 사람이 모두 이득을 보는 경우가 많다. 협상에 있어서 가장 현명한 결과는 서로의 이득을 증대시키는 것이다. 당사자간의 상충되는 이해관계를 조정하고 합의하는 협조적 해결(cooperative resolution)을 통해 공동의 이익을 창출하는 대안을 마련하여야 한다. 상호이득을 증가시킬 수 있는 창조적인 대안을 찾아내기 위해서는 다음과 같은 것이 필요하다.

첫째, 충분한 상상력을 가지고 창의적인 대안을 개발할 수 있도록 대안모색 과정과 대안선택 과정을 분리한다. 대안모색 과정에 대한 모든 비판과 평가를 일단 뒤로 미루는 것이 현명하다.

둘째, 한 가지 해답을 찾기보다는 협상할 대상의 범위를 넓혀 협상 테이블 위의 선택의 폭을 넓힌다. 따라서 일반적인 대안개발 절차에 따라 가능한 대안의 수를 증가시킬 필요가 있다.

셋째, 창의적인 문제해결에 있어서의 가장 큰 장애는 고정된 크기의 파이, 즉 상대편의 몫이 적어지면 자신의 것이 많아진다는 제로섬(Zero-Sum) 가정이다. 이러한 사정에 집착하다 보면 오히려 양 당사자들은 현재의 상태보다 모두 더 나쁜 상황에 직면할 수도 있다. 따라서 서로간의 차이를 통하여 의견의 합치에 도달함으로써 상호이익을 모색해야 한다. 적은 대가를 치르면서 상대편에게는 가장 높은 이익을 주는 것들을 찾아보아야 한다.

넷째, 결정을 쉽게 내리는 방법을 찾는다. 이것은 상대방의 선택을 변화시켜서 그들이 나

---

56) 위의 책, p.150.

에게 만족스러운 방법으로 결정을 내릴 수 있는 선택방안을 만들어내야 한다는 것을 의미한다. 상대방의 마음을 끌만한 몇 가지 선택방안이 없이는 결코 합의가 이루어질 수 없다.

(4) 공정한 기준의 사용

협상에서 이해관계가 상충하는 경우 이를 의지로 해결하려면 많은 대가를 치르게 된다. 반면에 의지와는 무관한 객관적인 기준을 사용하면 우호적이고 능률적이며 현명한 합의를 가져올 수 있다. 따라서 협상에 앞서 객관적인 공정한 기준을 개발하고 이를 협상에서 사용하는 것이 중요하다. 이 기준들은 최소한 당사자들의 의지와는 독립적이어야 한다.

의지로부터 독립적인 결과를 산출하기 위해서는 문제에 대해 공정한 기준을 사용하든지 아니면 이해관계의 상충을 해결하는 공정한 절차를 사용한다. 이미 결정된 객관적 기준에 의해 합의에 도달하게 된다면 협상 당사자는 상대방에게 굴욕감을 느끼지 않고 결과에도 만족하게 된다.

3) 연합형성

연합형성(coalition building)은 공통의 이해관계를 가진 집단이나 개인들이 약간씩 다른 이해관계를 가진 집단이나 개인들과 연대하는 것이다. 연합은 정책채택이라는 공동의 목표 또는 이해관계에 관해서만 상호간의 합의 아래 하나로 행동한다. 그러므로 연합은 언제나 깨어질 수 있는 불안한 상태에 놓여 있다. 이 연합형성과정에서도 협상이 중요한 역할을 한다. 연합이 성공하려면 협상이나 조정에 의해서 서로간에 합의를 구축해야 한다. 그러나 이해관계를 둘러싼 연합은 아주 복잡하고 동태적인 양상을 가지고 있기 때문에 고려해야 하는 변수가 많고 그만큼 협상의 안정성도 줄어든다. 노태우 정부에서 대통령이 다른 정책참여자와 정책연합을 함으로써 의료보험법에 대한 거부권을 합리화시킨 경험을 가지고 있다.

4) 양면게임과 협상

대표자(delegate)들에게는 일반적으로 최종적인 권한이 주어지지 않는다. 이로 인하여 협상과정이 더욱 복잡한 양상을 띨 수밖에 없다. 노사협상과정에서 노조대표는 사(使)측과 협상하고 이것을 바탕으로 노조원들에게 협상의 결과를 설득시키는 작업을 해야 한다. 즉, 노조대표는 사측으로부터 보다 나은 근로조건을 얻어내려고 노력하는 동시에 노측이 제시하고 수락할 수 있는 조건에 관해 노동조합원과도 끊임없이 대화와 협상을 해야 한다. 의사협회와 같은 이익단체의 경우도 대표와 정부당국과의 협상결과를 회원들에게 설명하여 추인을 받는 과정을 거치곤 한다.

협상과정에서 당사자 대표는 전권을 위임받았다 할지라도 상호협상과 동시에 합의결과가 내부적으로 수락될 수 있도록 노력하지 않으면 안 된다. 이러한 협상과정을 가리켜서 양면게임(two-level game)의 논리라고 한다. 제1면 게임은 행위의 주체, 즉 대표간의 게임으로 잠정적 합의를 위한 협상대표들간의 흥정·교섭을 말한다.

제2면의 게임은 그 대표자와 관련 단체(이익집단)간의 게임으로, 잠정합의의 찬성여부를 둘러싼 내부 구성원들간의 논의를 말한다. 내부 구성원들간의 논의과정에서 잠정합의에 찬성을 얻지 못하면 비자발적 배신(Involuntary Defection)에 의해 대표간의 협상은 실패로 돌아가게 된다. 양면게임은 순차적으로가 아니라 동시에 진행된다는 점을 주목할 필요가 있다.

양면게임에서의 협상전략으로는 강경한 여론을 등에 업고 협상결렬을 협박수단으로 사용하거나, 거시적 입장에서 국가이익 추구를 위해 협상 담당자의 재량권을 확대하는 전략 등이 있다.[57]

---

57) 협상에 대한 주요내용은 http : //user.chollian.net/~hoam/(20001년 1월 17일 검색)을 전문 인용 참조하였음.

제 5 장

보건정책집행

제5장 보건정책집행

제1절 정책집행의 의의

좋은 집을 짓기 위해서는 설계도 중요하지만 그 설계대로 집을 짓는 과정 역시 매우 중요한 것처럼, 아무리 잘 형성된 정책일지라도 적절한 집행이 수행되지 못하면 그 정책은 아무 쓸모가 없다.

정책집행(policy implementation)은 공적으로 권위가 부여된 정책의 내용을 실행하는 과정을 말한다. 이것은 정부의 정책목표를 효과적으로 달성하기 위한 일련의 활동이다. 정책집행은 고전적 행정학의 주된 관심대상이었다. 정책집행은 정책과정상의 다른 활동과 전적으로 분리된 것이 아니라 상호 유기적 연결성을 지니고 있다. 정책집행은 정책의도의 실현일 뿐만 아니라 정부와 국민이 만나는 접점이기도 한다. 정책집행의 중요성은 날로 커져가고 있다. 왜냐하면 전통적인 의미에서 정책집행은 잘 정해진 정책의 단순한 실현에 불과하였으나 현대적 개념은 정책의 계속적인 재해석으로 정책집행의 의미가 변해가고 있기 때문이다. 정책집행의 개념에 대한 관점은 변화를 계속하고 있다.

1. 전통적 정책집행의 개념

전통적인 행정의 개념은 Max Weber의 관료제 모형과 정치 · 행정이원론에 입각하여, 정치가 정책의 형성에 관한 것이라면 행정은 이의 실천(집행)에 관한 것으로 이해했다. 이러한 관점은 군주주권론에 대항하여 국민주권론을 확립하는 과정에서, 의회 입법권의 우월과 그에 종속된 법치행정의 이념을 강조하던 소위 19세기 입법국가시대의 행정개념이었다.

전통적 행정의 관점에서는 정책집행이 단순히 주어진 정책(제정된 법)의 목표를 달성하기 위한 엄격한 행동화로 정의될 수밖에 없었다. 그러나 이러한 전통적 개념을 자세히 검토해 보면 그 속에 몇 가지의 틀린 선입견이 들어 있음을 알 수 있다.

첫째, 정책 만능주의이다. 정책을 수립하고 법률을 제정하면 모든 문제가 다 해결된다는 정책 만능주의가 보편적 생각이었다.

둘째, 집행의 전통적 개념은 정책목적을 단순히 주어진 것으로 고정시키고 있다. 이것은 정책집행과정에서 정책이 재해석되거나 변화한다는 사실을 인식하지 않는 것이다.

셋째, 계층적 조직관이다. 전통적 집행개념은 계층적 조직관에 입각하여 정책집행자는 정책결정자가 내린 정책지침에 따라 그 구체적인 지시를 실천에 옮긴다고 보고 있다.

2. 현대적 정책집행의 개념

정책집행은 단순히 관료제를 통한 정부결정의 하향적이고 일방적인 추진이라기보다는 특정 정책에 관한 이해관계가 있는 정책집행자를 포함한 다양한 행위자들이 그 정책을 중심으로 상호작용하는 과정이다.

20세기에 들어와서 사회적 상황은 날로 복잡다기화되고 사회문제의 해결에는 전문적이고 조직화된 지식, 능력, 경험 등을 요구하게 되었다. 입법국가시대에 입법부가 주도하던 정책형성의 기능이 이제는 전문성・능률성・지속성을 특징으로 하는 행정부에 의하여 주도되는 소위 행정국가시대가 등장하였다. 정치・행정 이원론이 퇴조하고 정치・행정 일원론이 지배적이다. 1960년대 중반 미국의 Johnson 대통령의 'Great Society 입법'을 집행하는 과정에서 예기치 못했던 어려움에 부딪치자 1970년대 초에 이르러 몇몇 학자들이 정책집행의 실패원인을 밝히고자 집행연구에 관심을 갖기 시작하였고, 정책집행에 관한 초기의 연구는 특정한 정책이 어떻게 집행되었는가를 고찰하는 사례연구가 주로 이루어졌다. 정책집행에 대한 연구는 비교적 뒤늦게 출발하였는데, J. L. Pressman과 A. Wildavsky가 1973년도에 발간한 『집행론』(Implementation)이라는 책이 체계적인 정책집행연구를 위한 기폭제였다.

현대국가는 입법부의 역할과 비중이 상대적으로 저하되고, 실질적으로 행정부가 정책내용 및 정책과정을 주도하고 있다. 이에 따라 현대행정에 있어서 전통적 정책집행의 개념은 더 이상 적합하지 않게 되었다.

현대적 정책집행개념은 다음과 같은 중요한 의미를 내포한다.

첫째, 정책집행은 정책형성과정의 연장이라는 성격을 지닌다. 정책형성단계에서 형성된 정책은 개괄적 · 일반적 · 전체적인 맥락에서 결정된 기본정책이다. 따라서 정책집행단계에서도 계속적으로 구체적인 집행상황과 특정한 정책 대상 집단의 기대와 욕구에 적합하도록 재해석되고 재결정할 필요가 있다.

둘째, 정책집행은 근본적으로 정치적 성격을 지닌다. 정책집행과정은 정책을 능률적으로 실천하는 기술적 과정의 성격을 지니고 있을 뿐만 아니라 가치를 실제적으로 배분하는 과정이다. 가치배분의 과정에서 혜택을 보는 사람과 손해를 보는 사람이 있기 마련이다. 개인과 집단은 자신의 의사를 정책집행과정에 반영시키려고 하고 이를 위해서 정치적 과정, 즉 협상 · 설득 · 조정 · 투쟁 · 강압 등의 방법들을 동원한다. 이러한 정치적 과정을 거치다 보면 애초의 정책의도와는 다른 결과를 초래할 수도 있다.

셋째, 정책집행과정은 구체적인 특정의 집행상황과 집행대상의 욕구 · 기대 등의 특성을 고려해야 하므로 집행담당자의 적절한 재량권을 중요시한다. 전통적 정책집행의 개념은 재량권의 여지가 없는 엄격한 행동화를 강조하였다. 그러나 현대적 정책집행의 개념은 정책상황과 국민의 기대와 욕구에 유연하게 대처할 수 있는 재량권이 요구된다.

넷째, 현대적 정책집행의 개념은 개괄적이고 전체적인 맥락에서 형성된 기본정책을 특정한 구체적 집행상황과 일정한 정책 대상 집단의 욕구 · 기대를 고려하여 행동화하는 것으로 본다.

정책집행은 단순한 일방적이고 하향적인 과정이 아니다. 정책집행은 정책결정기관과 집행기관간, 그리고 집행기관과 국민간, 더 나아가 정책결정기관과 국민간을 연결시켜 주는 쌍방적이고 상호협조적이며 복잡한 과정이다.

보건의료, 교육, 사회복지 등과 같은 공공서비스 제공(social service delivery)을 목적으로 하는 정책분야에서는 정책결정자의 결정을 그대로 집행하는 것이 최선의 집행이 아니라 개별적인 집행환경에 부합하는 적응적 정책집행이 요망된다. 바람직한 정책집행은 정책결정자가 추구하는 정책집행을 위하여 집행기관의 표준운영절차가 변하는 조직적 적응(organizational adaptation)과 집행환경의 특수성에 맞춘 정책결정자의 정책프로그램 자체의 적응(project adaptation)이 동시에 일어나는 상호적응적 집행을 말한다.[1)]

제2절 정책집행의 유형

정책집행에서 또 하나의 문제는 집행자의 재량권 범위이다. 정책집행에서의 재량은 보다 세부적이고 구체적이며 현장적이고 심리적인 것이다. 이해관계나 정책효용의 배분이나 규제

1) 최종원 · 백승빈, "한국의 정책집행 실증연구에 관한 고찰," 서울대학교 행정대학원, 행정논총, 39(3), 2001. 11, p.172.

등에 관한 것, 즉 누가 어떤 비용을 어느 정도로 부담하고 이때 어떤 대가를 얻을 것인가 하는(who gets what, how, and why) 정책가치의 배분에 있어서의 집행자의 재량행위가 문제된다. 이 재량권의 형태와 강도에 따라서 Robert T. Nakamura와 Frank Smallwood는 정책집행자의 유형을 다섯 가지로 나누었다.[2)]

1. 고전적 기술자형(Classical Technocrats)

전통적인 의미에서의 주어진 정책내용과 규정을 계층의 명령에 따라서 기술적으로 집행하는 형태로, 이 유형에서는 정책결정자가 구체적 목표를 수립하고, 이러한 목표의 달성을 위한 기술상의 문제에 대해서는 집행자에게 권한을 위임한다. 정책집행자는 결정자가 수립한 목표를 그대로 받아들이고, 이 목표를 달성하기 위한 기술적 방안을 강구한다. 이 유형에서는 정책결정자가 집행에 강력한 통제권을 행사하며, 집행자는 기술적 문제에 관한 다소의 재량권만 갖는다. 이 모형은 행정학의 고전적 의미에 있어 집행과 같은 개념을 바탕으로 하고 있다.

형식적으로만 이해한다면 기술적 집행은 항상 정치적 논란이 없고 용이한 것 같으나 실제로는 그렇지도 않다. 정책집행자들이 정책목표를 달성하는데 필요한 기술적 조절을 이룩하지 못하면 고전적 기술자형의 집행에서도 정치적으로 복잡한 양상이 전개될 수 있다. 고전적 기술자형은 정책결정자가 정책집행의 구체적인 내용까지도 세밀하게 규정하는 형태이다. 때문에, 만일 결정자에 의해 확정된 구체적 계획내용이 실제의 집행과정에서 예기치 못한 상황이나 부정적 효과에 직면하게 되면 이 모형에 입각한 정책집행은 정치적인 소용돌이 속으로 빠져들 수도 있다.

2. 지시적 위임형(Instructed Delegates)

지시적 위임형은 고전적 기술자형에 비해 집행자에게 보다 많은 권한을 위임한다. 지시적 위임형에서는 정책결정자가 명확한 목표를 수립하고 집행자들도 목표의 바람직성에 동의한다. 정책결정자는 하나 혹은 몇 개의 집행자 집단들에게 목표달성을 지시하고 집행자들에게 광범위한 행정적 권한을 위임한다. 집행자들은 이 목표달성에 필요한 기술상의 그리고 행정 및 협상에 필요한 능력을 보유한다. 이 모형에서 정책결정자는 정책형성을 통제하고, 집행자는 수단에 대한 결정권을 지닌다.

---

2) Robert T. Nakamura and Frank Smallwood, The Politics of Policy Implementation (New York : St. Martin's Press, 1980), pp.111~144.

이 모형의 문제점으로는 다음과 같은 것을 들 수 있다. ① 집행자가 과업수행에 필요한 전문성과 기술성을 보유하지 못한다면 기술적 붕괴가 일어난다. ② 복수의 집행자 집단들간에 목표달성의 최적수단에 관해 분쟁이 일어날 수 있다. ③ 정책결정자가 수립한 목표나 지시가 애매한 경우에는 정책결정자의 진의가 무엇이며, 가장 적합한 수단이 무엇인지에 관해 분쟁이 일어날 수 있다.

3. 협상형(Bargainers)

정책목표와 가치에 대해서 결정자와 집행자의 합의가 없는 경우 정책가치 뿐만 아니라 정책수단에 대해서 서로 협상하는 형태이다. 협상형에서는 정책결정자가 목표를 수립하지만, 정책결정자와 집행자가 목표나 수단에 대해 반드시 합의를 보고 있는 것은 아니다. 이 점은 협상형을 고전적 기술자형이나 지시적 위임형과 구분짓는 특징이다. 협상형에서 집행자는 정책결정자와 더불어 목표나 목표달성을 위한 수단에 관하여 협상한다. 정책결정자와 집행자간의 협상은 그들이 지닌 힘에 의해 좌우된다. 만일 정책결정자의 권력이 크다면 그들은 집행자에게 집행을 강요할 수도 있다. 양자의 권력이 균등하다면 타협에 의한 집행이 이루어질 것이다. 한편, 집행자의 힘이 크다면 정책은 집행되지 않을 수도 있다.

4. 재량적 실험형(Discretionary Experimenters)

정책결정자가 구체적인 사항을 분석할 수 없을 때 집행자에게 광범위한 사항을 위임하고, 이에 집행자가 수락하여 실질적으로 세부사항을 집행자의 결정권한으로 하는 형태이다. 정책결정자가 구체적인 정책을 결정할 수 없어서 광범위한 재량권을 집행자에게 위임하는 형태가 재량적 실험형이다. 이 모형에서 정책결정자는 어떤 목표를 지지하지만 여기에 대한 지식이나 정보의 부족 혹은 불확실성 등으로 인하여 구체적인 목표를 제시하지는 못한다. 정책결정자는 집행자에게 목표의 구체화와 수단의 강구에 필요한 광범위한 재량권을 부여한다. 그리고 집행자는 이러한 과업을 수행할 것을 수락한다. 재량적 실험형은 미국의 독립규제위원회에서 많이 발견된다.

재량적 실험형은 정책문제의 복잡성이 행정수반이나 입법부 등의 정책결정자가 감당할 수 없을 정도의 시간과 전문성을 요하는 경우, 혹은 정책결정자들 사이의 합의가 이루어지지 않아서 추상적인 목표밖에 수립하지 못하는 경우에 빈번히 적용된다.

이 유형의 문제점으로는 ① 정책집행자의 전문성과 지식의 결여, ② 애매한 정책으로 인한 혼란, ③ 정책집행자의 속임수와 비리(cheating and cooptation), ④ 책임의 분산에 따른 정책결정자와 집행자의 책임회피(unaccountability) 등이 있다. 요컨대, 이 유형은 위험성이 높지만, 불확실성이 크거나 쇄신성이 요구되는 복잡한 정책문제에 대처할 수 있는 유일한 대안인 면도 있다.

5. 관료적 기업가형(Bureaucratic Entrepreneurs)

집행관료들이 정책의 결정권과 집행권을 전적으로 통제하고 그들의 권한내의 사항으로 처리하는 형태를 관료적 기업가형이라고 부른다. 이 모형에서는 집행자가 정책목표를 수립하고 힘을 동원하여 공식적 정책결정자에게 이 목표를 받아들이도록 종용한다. 또 집행자는 정책결정자와의 협상을 통해 정책수단을 확보한다. 이 경우에 집행자는 목표달성을 원할 뿐만 아니라 그것을 실현할 능력도 지닌다.

집행자가 정책결정권을 장악하게 되는 원인은 ① 집행자가 정책형성에 필요한 정보를 창출하고 통제하며, ② 직위가 교체되는 정책결정자에 비해 관료제는 안정성과 계속성을 지니며, ③ 기업가적 집행자가 정치적 능력을 발휘하여 정책형성과정을 지배하기도 하기 때문이다.[3]

제3절 정책순응

순응이란, 정책집행자나 대상집단(target group)이 정책결정자의 의도나 정책내용에 일치되는 행동을 하는 것을 말한다. 현실의 정책상황을 생각해 보면 정책이 본래의 기본정책의 취지와 목적대로 집행되기도 하지만, 이를 벗어나서 집행되는 경우도 얼마든지 발생할 수 있음을 알 수 있다. 지방정부가 중앙정부의 기본정책을 집행할 때 의도적으로 그 기조・취지・목적을 왜곡하여 집행하거나 거부함으로써 정책표류(policy drift) 현상이 발생하여 정책실패의 결과를 낳을 수 있다. 순응이란 외면적 행동이 일정한 행동규정에 일치하는 것이고, 수용이란 외면적 행동의 변화만이 아니라 내면적 가치체계와 태도의 구체적 변화를 의미한다.

수용(acceptance)이란 국민이 정책의 내용, 집행행동, 집행성과를 내면적・심리적으로 받아들이는 것을 말한다. 아무리 순응적 집행에 의한 정부성과가 높더라도 국민의 수용성이 낮은 정책집행은 성공적이라고 평가할 수 없다. 그러므로 집행기관의 기본정책에 대한 합목적적 행동화인 순응과 국민의 정책행동화에 대한 심리적 내면화인 수용은 구별된다.

3) 유 훈, 정책학원론(서울 : 법문사, 1999), pp.362~372의 내용을 인터넷 요약자료에서 인용.

1. 순응(Compliance)과 불응(Non-Compliance)

J. C. Anderson은 순응의 발생원인으로 ① 정당성에 대한 신념, ② 개인적 이익, ③ 강제와 유인, ④ 사회나 집단의 압력, ⑤ 정책집행기간 등을, 불응의 발생원인으로 ① 기존가치체계와의 대립, ② 금전적 욕심, ③ 정책의 모호성 및 기준의 비일관성 등을 제시하였다.[4)]

1) 순응의 원인

(1) 권위(authority)

정책의 집행에 관련된 사람들이 그것이 정당하다고 믿는 신념, 즉 정통성을 인정할 때 정책집행은 권위의 뒷받침을 받는다. 관존민비 사상이 강할수록 지위, 법률, 제도 등에 대해 쉽게 순응한다. 권위에 대한 존경과 복종은 사회화 과정을 통해 형성된다.

(2) 합리성(reasoned, conscious acceptance)

정책에 관련된 사람들이 그 정책이 필수불가결하고 합리적이라고 판단하여 이를 수용할 수도 있다. 보험료를 내는 것이 당연하다고 국민들이 이성적으로 판단하여 수용함으로써 건강보험정책은 성공할 수가 있다. 의약분업 정책이 합리적이고 정당하다면 비록 반대하는 집단이나 사람들도 정책에 순응할 수밖에 없다.

합리성을 확보하기 위해 국민들이 자기들에게 관련된 집행정책의 형성과 관리에 직접 참여할 수 있어야 하고, 집행정책 형성 과정의 공개와 합의적 형성, 국민의 평등한 참여, 자유로운 토론, 합의의 집행행동 등이 요구된다.

(3) 정부의 정통성(legitimacy of government)

정부와 그에 속한 관료, 행정절차 등이 정통성을 갖게 되면 정부의 정책은 국민들의 순응을 확보할 가능성이 커진다. 정부의 정통성은 정책을 정당화하는 근거가 된다.

(4) 개인적 이익(self-interest)

이것은 가장 빈번히 나타나는 순응의 발생원인이다. 어떤 정책을 받아들임으로써 이익을 보는 사람들이 그 정책에 협조적일 수 있다. 공장 폐수시설 설치와 같이 경제적 능력은 있으

---

4) J. C. Anderson, Public Policy-Making, 2nd ed.(New York : Holt, Rinehart and Winston, 1979), pp.93~97.

나 손해를 보기 싫어서 불응하는 경우처럼 경제정책에서 많다. DRG를 도입할 초기에 높은 수가를 책정하면 DRG 도입정책에 의료공급자는 순응할 가능성이 높다.

(5) 제재의 사용(use of sanction)

사람들은 벌금, 구속 등의 제재를 피하기 위하여 정책집행에 순응하는 경우도 있다. 그러나 제재에 의한 순응은 자발적 협조의 유도가 곤란하기 때문에 정책의 효과적 집행에는 바람직하지 않다. 행정처벌이나 벌금 등과 같은 제재를 통한 위협만으로는 계속적인 정책순응을 기대할 수는 없다.

(6) 평판(reputation)

대상집단이 사회윤리적인 신용과 명예를 중요시할 경우 처벌과 상관없이 정책에 순응할 수도 있다. 1977년 의료보험도입시 보험수가가 낮게 책정되었음에도 불구하고 의료공급자가 순응하게 된 데에는 평판을 중요시하였기 때문이었다.

(7) 시간(length of time)

장기간에 걸쳐 지속적으로 집행되는 정책에 대해 사람들이 친숙해지고 습관화되어 순응하게 되는 경우도 있다. 즉 처음에는 논란이 많고 불편하던 정책일지라도 시간이 지남에 따라 익숙해지면 점차 주어진 환경으로 자리를 잡게 된다. 의약분업이 자리를 잡은 국가들의 경우 오랜 실시기간에 의해 대상집단의 정책 수용도가 높은 반면, 우리의 경우 시행된지 얼마 되지 않아 불응수준이 높다.

2) 불응의 원인

KBS 시청료 거부운동, 건강보험료 납부 거부운동, 전교조의 교원 성과급 반납운동, 처방전 2매 발행 거부 등 우리 주변에서 불응은 쉽게 찾아볼 수가 있다. 불응의 원인에는 행동부담의 회피, 정책에 대한 불만, 정통성과 권위의 결여, 자원의 부족, 의사전달의 미흡 등이 있으며, 불응은 지연, 임의변경, 형식적 순응, 부집행, 고의적 조작 등의 구체적 형태로 나타난다. 1989년 전국민건강보험과 함께 실시되어 온 의료전달체계는 정책대상집단의 불응에 의해 사실상 소기의 성과를 거두지 못한 것으로 평가받고 있다. 이러한 부정적 평가는 사실상 정책실패를 의미한다.[5)]

5) 박천오 · 유병복, 한국의료전달체계의 실패원인, 한국행정학보, 33(4), 1999, pp.333~353.

(1) 가치 · 관습 · 신념의 차이

정책과 그 집행방법이 일반적인 가치나 관습, 신념 등과 갈등을 일으키는 경우 불응이 일어날 수 있다. 의료전달체계의 1차적 목적은 사실상 환자흐름의 통제였다. 의료기관을 자유롭게 이용하였던 기존의 관습에 제약을 가하여 의료이용 행태를 변화시키고자 하였던 의료전달체계는 습관화되어 있는 행태변화를 자극하는 제도적 장치를 구비하지 못하였다. 의료 소비자는 합리적인 선택행동과 함께 생활습관이나 버릇에 따른 의료행위를 지니고 있다. 이러한 습성추구적 행동은 정부에 의해 쉽게 통제되지 않는다. 따라서 의료전달체계를 설계할 때에 습성추구적 행동을 충분히 고려해야만 했다.[6]

(2) 선택적 불응

다른 법이나 정책에 비해 상대적으로 개인에게 사회적 불명예나 구속감을 덜 주는 법이나 정책에 대해 선택적으로 불응하는 경우도 있다. 선택적 불응(selective disobedience)은 특정 정책에 따르지 않는 것이 위법(illegal)이거나 비윤리적인 행위는 될지언정 범죄행위(criminal)는 아니라는 믿음 때문에 그 정책에 순응해야 한다는 심리적 구속감을 덜 받는데서 비롯된다.[7] 다양한 방법을 통해 의료 이용자에게 의료전달체계를 준수하는 것이 이용자 자신은 물론 공익을 위한 길임을 인지하도록 함으로써 의식전환을 통해 선택적 불응의 정도를 줄여나가야 한다.

(3) 집단에의 귀속감

법이나 정부를 무시하거나 위반하는 사람들과의 교제가 일탈적 규범과 가치들을 습득시킴으로써 불응을 발생시킬 수 있다.

(4) 금전적 이익

개인이나 집단이 자신들의 금전적 이익(pecuniary greed)을 추구하기 위해 불응하는 경우도 있다. 사용자가 최저임금을 지불하지 않거나 공해방지시설을 설치운영하지 않은 경우, 의사가 법으로 허용하고 있지 않은 낙태수술을 하는 경우 등은 금전적 이익으로 국가정책의 집행에 불응하는 경우라 할 수 있다.

의료전달체계의 정착을 위해서는 의료공급자나 이용자들의 비용 · 편익 계산을 바꾸어 놓을 필요가 있다. 의료기관의 역할과 기능에 적합하지 않은 환자를 진료할 경우 의료기관이나

---

6) 최성두, 의료전달체계에 관한 정책설계의 통제불가능 요인, 한국행정학보, 30(1), 1996, p.88.
7) J. E. Anderson, Public Policy-Making(New York : Holt, Rinehart and Winston, 1984), p.104.

환자 모두에게 경제적 손실을 준다면 의료전달체계는 쉽게 정착될 것이다.

(5) 정책의 모호성

법의 내용이 애매모호하거나 정책기준이 혼란스러운 경우, 대상집단에 대한 정책전달이 잘못된 경우 등에도 불응이 일어날 수 있다. 내용이 바람직하지 못하고 실행 불가능인 경우는 그 내용을 수정・보완해야 한다. 의료전달체계의 정착을 위해 충분한 관련정보를 의료 이용자에게 효과적으로 제공하는 방안을 강구함으로써 무지에서 비롯되는 불응을 감소시키는 노력이 필요하다.

(6) 정책에 대한 순응의 어려움

정책자체와 관련된 순응의 결정요인으로는 정책내용의 당위성, 실현성, 명료성, 일관성, 합법성, 편익성 등을 들 수 있다.

① 당위성

집행기관과 집행담당자는 우선 정책의 내용 등이 당위적으로 바람직하느냐를 보고 순응하기도 하고 불응하기도 한다. 겨울에 무허가 판자촌을 철거하도록 하는 정책내용에 대하여 집행기관은 불응할 당위성을 주장할 수 있게 된다. 정책목표가 바람직스러워야 하고, 정책수단이 정책목표달성을 위해 바람직스러워야 한다. 정책의 소망성은 주관적 가치판단으로 순응주체의 측면에서는 그렇지 않다고 볼 수도 있다.

② 실현성

집행기관은 경제적・재정적 가용자원, 법적합성, 조직과 인력의 적절성, 정치적 저항 가능성, 기존 가치・규범・종교와의 조화 등 실현 가능성 여부를 기준으로 순응여부를 결정한다.

③ 명료성

정책목표・정책수단・시간・절차 등의 정책내용이 모호하느냐 명료하느냐의 여부도 당연히 순응을 좌우한다.

④ 일관성

시간적・공간적・절차적・인적・물적 요인 등 정책내용이 일관성이 있느냐의 여부는 중요한 순응의 결정요인이다. 정책목표나 수단이 우선순위 없이 나열되는 경우 일선관료들이 무엇을 중점적으로 집행할지 몰라 불응이 발생할 수 있다.

조합체제의 기존질서와 기득권, 보건복지부 내의 조합주의 체제의 인적 유산, 행정의 일관성과 책임이라는 요소가 중첩되면서 보건복지부는 김대중 정권 집권 이후 통합론으로 정책방향이 전환된 이후에도 건강보험 통합에 소극적인 자세를 보였다.[8)]

⑤ 합법성

정책이 다른 법령들과 모순되느냐 여부, 그리고 일련의 정당하고 합법적인 절차와 방법 등을 통하여 결정되었느냐의 여부도 순응을 좌우하는 중요한 요인이다.

⑥ 편익성

정책내용이 대상 국민에게 편익을 주는 배분정책인 경우 집행기관도 순응의 가능성이 높아진다. 반면에, 대상 국민에게 피해 또는 비용부담이 되는 규제정책에 대하여는 소극적으로 순응한다거나 불응의 현상이 나타날 가능성이 높아진다. 정책의 내용을 잘 알더라도 그것을 지키는 것이 어려우면 불응이 일어날 수 있다. 의료전달체계에 대한 불응에 가해지는 진료비 전액부담과 같은 제재는 현실적으로 환자의 행태를 제한하는 데 효과적인 구속력을 지니지 못하였다.

2. 순응의 확보전략

정책의 집행이 잘 안 되는 경우 이를 극복할 수 있는 전략으로서 설득과 선전, 유인, 처벌, 동의나 지지의 획득, 정책내용의 변경이나 수정 등을 지적할 수 있다. 순응을 확보하려면 먼저 정책형성단계에서부터 불응의 가능성을 예상하고 이를 사전에 제거하는 것이 가장 좋다.

물론 원인에 따른 사전처방으로도 한계가 있을 수 있다. 그것은 많은 경우 실제 정책의 행동화단계 때 비로소 순응 또는 불응 여부가 분명히 드러나기 때문이다.

1) 교육과 설득활동

행정기관은 대상집단의 이해와 동의를 구함으로써 순응을 확보할 수 있다. 이러한 목적을 위해 교육과 설득활동이 폭넓게 활용되고 있다. 순응 주체에게 특정한 정책에 순응하는 것이 국가・사회적으로, 윤리・도덕적으로 올바른 것임을 인식시키기 위해 설득이 필요하다. 그러나 설득이 가능하기 위해서는 정책목표와 수단이 객관적으로 보아 타당성과 일관성이 있고 분명해야 하며, 정책결정・집행기관에 정통성・신뢰성이 있어야 한다.

8) 김연명, 의료보험 통합의 이해관계・의의와 향후 과제, 이종찬, 한국 의료 대논쟁(서울 : 소나무, 2000), p.96.

2) 선 전

정책결정 및 집행기관의 신뢰가 떨어지는 경우에는 정부이미지를 제고시켜야 한다. 또한, 정책대상집단의 이해부족과 정보부족의 경우 적극적인 PR과 정보공개를 통해 순응을 확보해야 한다. 행정기관에 소속된 정책홍보기구들의 대표적인 활동내용이 선전이라고 할 수 있다. 의약분업의 도입은 모두에게 유리하여 희생집단이 거의 없다고 정부는 초기에 선전하였다. 그러나 실시한 결과 그 피해는 고스란히 국민의 몫으로 돌아오고 말았다.

3) 정책의 수정 또는 관습의 채택

행정기관은 비교적 순응의 확보가 쉬운 형태로서 정책을 수정하거나 관습을 채택함으로써 순응을 확보할 수도 있다. 정책집행과정에서 정책집행의 내용을 수정・보완할 필요가 있을 때 기본정책의 테두리를 벗어나지 않으면서 이를 적절하게 수정해야 할 필요성이 존재하는 경우가 많다.

4) 제재수단의 사용

집행기관은 최후의 방법으로 행정기관이나 법원을 통해 가해지는 제재수단을 사용할 수 있다. 처벌 또는 강압, 즉 직접 처벌하거나 처벌하겠다고 위협하여 순응적 집행을 확보하는 방법이다. 이는 비자발적인 순응확보의 방법이므로 결코 바람직스러운 방법은 아니다. 따라서 가장 마지막으로, 그리고 불가피한 경우에 동원되어야 하는 방법이라 하겠다.

처벌은 비용이 얼마 들지 않는 반면 강제적 순응확보로 개인의 인권・재산이 침해되기 때문에 도덕적 정당성이 있어야 하며, 정책이 바람직해야 하고 불응이 사회정의상 처벌받아야 한다는 사회적 합의가 있어야 한다.

5) 보상수단

집행기관은 순응자들에게 실질적인 편익을 제공함으로써 순응을 이끌어낼 수 있다. 이것은 '동의의 매수'(purchase of consent)라고 할 수 있다. 과중한 경제적 부담의 경우 부담의 완화를 통해 순응을 확보해야 한다.

유인 또는 보상은 순응적 집행을 유도하기 위하여 물질적・정신적 혜택이나 보상을 제공하는 방법이다. 즉 유인・보상은 순응을 하는 경우에 혜택을 제공하여 순응자가 자발적으로 순응하도록 만드는 방법이다. 순응 여부를 순응 주체의 자발적 선택에 맡기기 때문에 가장 효과적이고 능률적이다. 그러나 유인・보상방법 중 화폐적 유인은 대상자의 도덕적 자부심・명예심을 손상시킬 수 있으며, 이 방법의 효과를 점검・확인하는 것이 어렵다. 또한 비용이 많이 든 것도 단점으로 작용한다.[9] 임의분업을 실시한 경우 의약분업의 원칙을 충실히 이행할 경우 충분한 보상을 지불한다면 자연적으로 의약분업은 정착이 될 것이다.

제4절 정책집행의 성공요인

정책집행의 성패에 영향을 미치는 요인은 다양하다. R. F. Elmore는 성공적인 정책집행의 조건으로 ① 관리체제의 확립, ② 조직관습과 새로운 정책의 통합, ③ 결정자와 집행자간의 합의, ④ 협상과정의 지속여부를, 정책집행의 실패요인으로는 ① 미숙한 관리, ② 고정된 관습, ③ 정책에 대한 집행자의 반감, ④ 협상의 부재 등을 지적하였다.[10)]

특히 J. S. Larson은 정책실패의 요인으로 ① 정책목표가 비현실적이거나 모호할 경우, ② 집행절차상에 결함이 있는 경우, ③ 집행기관이 지나치게 분산되고 복잡한 경우, ④ 경제적 환경이 여의치 않을 경우를 들고 있다.[11)] G. C. Edwards는 정책집행에 영향을 미치는 4대 요인으로 ① 커뮤니케이션, ② 자원, ③ 성향, ④ 관료제의 구조 등을 제시하였다.[12)]

P. A. Sabatier와 D. A. Mazmanian이 제시하고 있는 효과적인 정책집행의 이상적인 조건은,

첫째, 타당한 인과이론이다. 타당한 인과이론이란, 정책이 충실히 집행되어 나타나는 정책산출(policy output)과 정책목표가 지향하는 정책결과(policy outcome) 사이에 얼마나 긴밀한 인과관계가 존재하는지를 의미한다.

둘째, 명확한 정책지침과 대상집단의 순응을 극대화할 수 있는 법령의 집행과정 구조화능력이다. 구체적인 내용으로는 ① 명확한 목표의 선정, ② 목표간 우선순위의 명료화, ③ 충분한 재정적 지원, ④ 적절한 집행기관의 선정, ⑤ 집행기관간 계층적 통합, ⑥ 목표달성에 적합한 집행기관의 의사결정 규칙, ⑦ 이해관계자나 고위기관의 광범위한 참여기회 보장 등이 있다.

셋째, 유능하고 헌신적인 집행관료의 존재이다. 장관과 같은 집행기관의 장은 정치적・관리적인 역량을 가지고 있어야 결정된 정책목표에 전념할 수 있다.

넷째, 일반 국민, 조직화된 이익집단, 대통령, 고위행정관료, 국회의원 등으로부터의 적극

---

9) http://myhome.netsgo.com/(2001년 2월 10일 검색).

10) R. F. Elmore, Organizational Models of Social Program Implementation, Public Policy, 1978, Spring, pp.185~228.

11) J. S. Larson, Why Government Programs Fail : Improving Policy Implementation (New York : Praeger, 1980), pp.2~7.

12) G. C. Edwards III and I. Sharkansy, The Policy Predicament : Making and Implement Public Policy(San Francisco : Freeman, 1978), pp.292~321.

적인 지지이다. 이들의 지지를 통해 집행과정에서 발생되는 장애요인을 극복하고 필요한 재정적·정치적 지원을 지속적으로 제공받을 수 있다.

다섯째, 집행과정에서 목표의 우선순위가 변하지 않아야 하고, 상충되는 정책이나 사회경제적 상황변화에도 불구하고 기존의 정책집행에는 영향을 주지 않아야 한다.[13)]

1. 내부요인

1) 정책목표

효과적인 정책집행을 위해서는 정책목표가 명확하고 일관성이 유지되어야 한다. 정책목표가 명료하지 못하면 정책의 일관성도 상실할 가능성이 크다. 정책목표가 명료하고 정책이 일관성을 지닐 때 집행자에게 지시가 제대로 전달되고 하급기관의 혼란이 줄어들어 성공적인 집행이 가능하게 된다.

또한 정책집행의 성공을 위해서는 정책목표와 수단의 소망성(desirability)이 갖추어져 있어야 한다. 소망성이란 정책이 객관적으로 보아 실질적 내용적 측면에서 바람직스러워야 하며, 절차적 측면에서 정책결정과정이 민주적이다는 것을 의미한다. 의약분업정책이 추구하는 목표가 아무리 정당하다 할지라도 정책의 소망성에 문제가 있다고 정책대상집단이 생각하면 의약분업정책은 실패할 가능성이 커진다. 정책목표와 수단의 소망성 판단은 객관적·분석적·합리적 판단에 의하기보다는 대립하는 집단간의 타협 등 정치적 판단에 의존하는 경우가 많다.[14)]

2) 자 원

적절한 자원이 확보되지 못하면 정책집행을 효과적으로 하기가 어렵다. 정책집행에 영향을 미치는 자원으로는 인적·물적 자원, 시간, 정보, 권한, 시설 등이 있다. 자원의 질과 양이 우수할수록, 그리고 같은 자원도 관리가 잘 되고 있을 때 정책집행은 성공할 가능성이 높다. 우리나라의 보건정책이 정부의 의도대로 집행되지 못한 이유는 의료자원의 대부분이 민간소유라는 데 있다. 보건부문에 투입할 수 있는 정부재정의 한계로 정부의 개입이 의료 공급자에 대한 경제적 인센티브 제공보다는 주로 명령적·강압적 개입이 많아 공급자들이 정부개입에 대해 순응적이라기 보다는 제도일탈적인 행태를 보이고 있어서 보건정책의 실효성에 많은 문제가 발생하고 있다.[15)]

---

13) P. A. Sabatier and D. A. Mazmanian, "A Condition of Effective Implementation : A Guide to Accomplishing Policy Objective," Policy Analysis, Vol.5, 1979. 최종원·백승빈, 앞의 논문, p.170에서 재인용.

14) 정정길, 앞의 책, pp.618~621.

3) 조직구조

일반적으로는 민주적 조직의 집행 효과성이 높다고 보겠지만, 신속한 집행을 요하는 상황에서는 표준운영절차(SOP : Standard Operating Procedures)가 요구된다. 그러나 지나치게 SOP에 의존하게 되면 변동을 저해하거나 신축성의 결여로 오히려 정책집행이 실패하는 경우도 많다.

4) 집행자의 성향

정책집행자의 정책에 대한 태도는 집행의 성공을 위한 요인이다. 정책이 성공하기 위해서는 집행자가 능력이 있어야 할 뿐만 아니라 정책에 대해 호의적이어야 한다. 정책집행은 집행자의 성향(disposition)에 좌우되기도 한다.

2. 외부요인

1) 정책문제 및 집단의 특성

정책문제가 지나치게 복잡하거나 어려울수록 정책집행은 실패할 가능성이 높다. 또 집행에 관련된 이익집단이 어떤 크기와 특성을 지니며, 집행기관과의 관계는 어떤 것인지가 집행의 성공에 영향을 미친다. 보건정책은 정부가 일방적으로 국민들에게 제공하는 서비스라기보다는 의료 공급자라는 제3자의 도움을 받아야 하는 경우가 많다. 의료 공급자 집단은 독재정권기와는 달리 통제불가능한 대상이다. 통제불가능한 대상을 통제가능한 것으로 전제하거나 안이하게 생각하여 정책을 설계하면 정책실패의 결과를 가져온다.[16)]

보건정책은 강력한 대응집단이 존재하며 이들의 동의와 협조를 얻지 않고서는 정책집행의 성과를 거두기가 쉽지 않다. 보건정책은 참여집단이 많고 의사결정점에서 각기 거부권을 행사할 수 있다. 일반적으로 의사결정점이 많을수록 거부권행사가 빈번해지고 결국 성공적인 정책집행은 어려워진다.

2) 사회 · 경제적 여건 및 기술

성공적인 정책집행은 대상집단의 사회 · 경제적인 여건과 지역간의 차이를 고려하여야 한다. 국가경제력이나 국민의 경제적 수준을 고려하지 않고 건강보험을 무리하게 도입하거나,

---

15) 이규식, 국민의료의 효율화를 위한 의료개혁방향, 한림대학교 사회의학연구소 편, 건강보장연구, 통권 4호, 2000, p.35.

16) 최성두, 의보통합정책의 설계논리와 실현가능성 평가, 한국정책학회보, 9(1), 2000, pp.370~371.

의료기관의 지역적 편재를 해결하기 않고 의료서비스의 형평을 추구하는 보건정책은 성공하기가 어렵다. 1977년 조합주의에 의해 공무원·사립학교 교직원이나 대규모 사업장을 중심으로 건강보험을 도입하게 된 것도 논란의 대상이 되었지만 사회·경제적 여건을 고려한 정책이었다고 본다.

어떠한 정책이든 국민이나 대상집단에게 부담을 준다. 의약분업과 건강보험통합 역시 보험료 부담과 비용·불편 증가라는 많은 부담을 강요하고 있다. 따라서 이러한 정책의 실시로 부담에 상응하는 개선이나 성과를 입증하기 위한 기술이나 근거(evidence)가 수반되어야 한다. 정확한 기술이나 근거에 입각한 보건정책을 수립할 때 국민들은 정책을 수용하고 불편함을 감수하게 된다.

3) 문화적 특성

집행자와 대상집단은 모두 문화의 영향을 받으면서 그 속에서 활동하고 있다. 따라서 성공적인 집행을 위해서는 문화적 특성을 고려하여야 한다. 의약분업의 전면적인 실시에 국민들이 강한 불만을 가지고 있는 것은 그동안 약을 자유롭게 구매할 수 있는 문화적 환경에 익숙해져 있기 때문이다. 갑작스럽게 약국 이용 행태를 바꾸는 것은 의약분업정책의 정당성과 합리성과는 관계없이 정책실패의 가능성을 어느 정도 내포하고 있다. Mazmanian과 Sabatier에 의하면 정책에 의해 요구되는 행태변화가 클수록 정책집행이 실패할 가능성이 크다.[17] 우리나라에 부가가치세가 도입된 지 상당 시간이 흘렀지만 아직까지 근거과세로서 정착되지 못하고 있는 것은 국민생활에 영수증 수수가 일반화되지 못한 데 가장 큰 원인이 있다.[18]

4) 대중매체의 관심과 여론의 지지

대중매체와 대중들의 관심과 지지가 지속적일수록 정책집행의 성공 가능성은 높다. 정책집행은 관련대상자들간의 충분한 대화와 이해를 바탕으로 한 사회적 합의와 타협에 기초하여야 한다. 의약분업이 여론의 전폭적인 지지를 얻지 못하고 단점과 불편함만을 부각시키는 상황에서는 성공적인 정책집행이 어렵다.

5) 정책결정기관 등의 지원

정책결정기관은 집행에 필요한 자원배분권을 행사하고 있기 때문에, 그들의 지원이 정책집행의 성패를 좌우할 수 있다. 정책결정기관과 집행기관간 또는 집행기관간의 할거성으로 인

17) D. A. Mazmanian and P. A. Sabatier, Implementation and Public Policy(Glenview : Scott, 1983), p.24.
18) 서울대학교 행정대학원, 정책집행사례, 1982, pp.129~137.

해 협조와 조정이 이루어지지 않으면 책임이 분산되고 자원과 권한이 분산되어 정책은 실패로 돌아가게 된다.

후진국가일수록 정책결정기관 특히 대통령의 관심과 지지는 정책집행에 결정적인 영향을 미친다. 대통령의 특별한 관심이 정책집행에 큰 영향을 미치는 예로는 새마을운동, 경부고속도로 건설, 국민기초생활 보장, 의약분업, 건강보험 통합 등이 있다.

제5절 보건정책혼선

1. 정책혼선의 개념

국민의 정부 이후에 추진되고 있는 동강댐 건설사업, 새만금호 간척사업, 건강보험통합, 의약분업, 보험재정정책, 수가정책, 교원수급문제, 연금제도 등에서 정책혼선이 발생하여 커다란 사회문제가 되고 있다. 의약분업 시행에 따른 추가 재정부담을 예측하지 못해 건강보험 재정이 파탄에 이른 것은 정부가 효율적으로 대응치 못한 대표적 사례다. 이러한 보건정책혼선은 국민들의 불편을 가중시킬 뿐만 아니라 엄청난 사회적 비용을 요구하고 있다. 정책혼선에는 정책난맥, 정책난조, 정책파행 등의 개념을 함축하고 있다. 따라서 정책혼선이란 "특정 정책을 결정하는 과정에서 관련 당국자나 기관들이 서로 다른 이야기를 함으로써 종잡을 수 없는 상황이 전개되거나, 정책집행과정이 순조롭게 진행되지 않고 집행의 방향을 제대로 잡지 못하여 우왕좌왕하는 상황"을 의미한다.

우리나라의 경우 지난 1980년대까지 군사정권 시절에는 대통령이라는 정점에 모두가 고개 숙여 왔기 때문에 정부부처 간의 혼선이라는 얘기가 잘 들리지 않았다. 또 경제규모도 작아 통제경제가 어느 정도 작동하여 정책혼선이라는 말이 나오지 않았다. 반면, 1990년대 들어 우리나라 경제규모가 급팽창하였고 경제도 민간자율을 강조하는 시장경제로 전환했다. 그러나 이에 따른 경제정책 운용의 구조변화는 거의 이루어지지 않았다. 한 마디로, 시장구조는 완전히 바뀌었는데 그것을 운용하는 정책구조는 전혀 바뀌지 않았다. 이에 따라 정책혼선이 잦아지는 것은 어쩌면 당연한 것이다.[19]

정책혼선은 경제적 비용의 문제뿐만 아니라 정부와 정책에 대한 국민의 신뢰도 하락에도 영향을 주는 폐해가 있기 때문에 정책혼선을 초래하는 원인파악과 극복방안을 모색하는 것이 정책과정에서 중요한 과제로 남는다.

---

19) http://kmib.stoo.com/html/kmview/2000/0808/(2001년 10월 13일 검색).

2. 정책혼선의 유형

1) 정책결정과정에서의 정책혼선

정책이 최종적으로 결정되기 위한 논의과정에서 혼선이 일어나는 경우이다. 정책결정과정에서의 혼선은 주로 정책방향과 목표 또는 그 구체적 내용을 둘러싸고 야기된다.

2) 정책집행과정에서의 정책혼선

정책결정자와 정책집행자는 흔히 다르기 때문에 집행과정에서 혼선이 발생한다. 또한, 상급기관과 하급기관 사이에서 수직적 정책혼선이 일어나기도 한다. 이러한 정책혼선은 정책의 구체적 내용에 대한 해석과 집행의 방향을 둘러싸고 발생한다. 집행과정에서의 정책혼선은 정책집행의 일관성과 추진력에 부정적인 영향을 끼친다.

3) 부처간의 정책혼선

보건정책의 수립과 집행에는 많은 정부부처들이 관련이 되어 있다. 관련부서간에 이견이 있으면 정책혼선이 발생한다. 수평적 관계에 있는 기관간의 정책혼선에서 보건복지부의 힘이 다른 부서에 비해 약하다면 보건정책이 의도대로 진행되지 않는다. 부처간의 유기적인 협조부족에 따른 정책혼선은 행정력과 예산낭비를 초래한다.

2001년 11월 초에 결핵백신의 무분별한 대북지원으로 국내 각 보건소에 백신 공백사태가 발생하였다. 국내 수급상황을 제대로 확인하지 않고 결핵백신을 북한에 지원해 결핵백신을 맞고 싶어도 못 맞는 백신 공백사태가 며칠 동안 계속되었다. 이는 대북정책과 보건정책이 조화를 이루지 못하고 충돌되어 발생한 정책혼선이라 할 수 있다. 건강보험정책의 경우 보건복지부와 경제부처간의 갈등이 자주 발생하고 있다. 예컨대, 건강보험 재정 파탄에 대한 목적세 도입에 관한 부처간의 갈등은 좋은 예이다.

4) 당정간의 정책혼선

집권당과 보건복지부와의 견해가 달라서 야기되는 혼선을 말한다. 당정협의가 제대로 이루어지지 못하여 집권당의 정치적 지원이 없다면 정책수립과 집행에서 힘을 받지 못한다.

5) 정당간의 정책혼선

연합정부를 구성하고 있는 정당간, 여당과 야당간에 보건정책에 대한 견해가 대립될 경우 정책혼선이 일어난다. 김대중 정부의 국민회의와 자민련간에 야기되는 정책혼선이 대표적인 예이다. 정치적 색깔이 다른 정당간의 정책연합의 경우 정책혼선은 빈번히 발생한다.

6) 참모조직과 계선조직간의 정책혼선

대통령 비서실과 중앙행정기관간에 견해가 달라 야기되는 정책혼선이 대표적 예이다. 우리나라의 경우 청와대 비서실의 힘이 막강하여 행정부의 실제영역까지 영향을 미치려고 할 때 정책혼선이 발생하기 마련이다. 전두환 정부 시절 청와대 경제비서관들의 정책기조는 안정화였다. 당시 청와대측의 정책기조로 볼 때 천명기 장관의 통합주의적 건강보험정책은 추진력을 상실할 수밖에 없었다. 따라서 결국 장관의 경질뿐만 아니라 고위직 관료까지도 축출당하여 건강보험 통합정책의 추진력은 완전히 상실하고 말았다.

3. 정책혼선의 폐해

보건정책은 국민의 일상생활과 매우 밀접하다. 따라서 정책혼선의 폐해는 고스란히 국민의 몫일 수밖에 없다. 우리는 의약분업과 보험재정정책에서 정책혼선의 폐해를 경험할 수 있었다. 정부의 정책혼선은 바로 국민의 부담으로 연결된다.

1) 정책에 대한 불만야기 및 신뢰감 상실

정책혼선은 정책에 대한 국민들의 불만과 불신을 야기하며, 이는 곧 정부정책의 권위상실로 이어진다. 이럴 경우 정책집행이 제대로 이루어지지 않으며 국민들의 반발에 직면하여 결국 그 정책은 소기의 효과를 보지 못하고 흐지부지될 가능성이 높다. 정책 담당자들이 혼선을 빚으면 국민들이 정책에 대해 신뢰를 갖지 않기 때문에 그 정책은 제 기능을 발휘하지 못하게 된다. 정책불만과 신뢰감 상실이 누적되면 결국 정치불신과 냉소주의가 팽배해지게 되어 국가발전에도 장애요인으로 작용하게 된다.

2) 집권층의 국정운영에 대한 불신

정책혼선이 발생하게 되면 국민들은 집권층의 국정운영능력을 의심하게 된다. 서구 선진국의 경우를 보더라도 정책혼선에 따른 정책실패가 정권의 운명까지 영향을 미치고 있다. 특히 보건정책처럼 거의 모든 국민에게 직접적인 영향을 주는 경우 정부에 대한 신뢰감 상실은 정권의 존립에도 영향을 준다.

3) 사회구성원에 대한 혼란 야기

정부정책은 예측이 가능해야 한다. 정책혼선은 예측을 어렵게 만든다. 정책혼선은 정부정책방향이 어디로 나갈지 예측할 수가 없기 때문에 사회구성원들로 하여금 행동방향의 설정을 어렵게 만든다. 의약분업실시 초기에 주사제에 대한 혼란이나 의료기관과 약국간의 담합금지 등에 대한 혼란은 좋은 예이다.

보험수가를 계산하는 약국 프로그램의 경우, 보험수가가 바뀔 때마다 제품도 바뀌어야 하는 운명을 지니고 있다. 이는 곧 제대로 된 의료정보화가 이뤄지기 위해서는 안정적이고 체계적인 보건정책이 선행되야 함을 역설적으로 보여주는 대목이다. 정부의 보건정책이 갈피를 잡지 못하고 있는 상황에서 의료정보화에 투자하는 것은 시험범위도 모른 채 공부하는 것과 크게 다르지 않다.[20] 사회구성원 상호간의 신뢰(trust)가 한 사회의 발전에 중요한 원동력이 된다.

4. 정책혼선의 원인

정책혼선의 유형이 다양한 것처럼 정책혼선의 원인 역시 다양하다. 급속히 진전된 민주화와 시민단체의 정치참여 증대, 정책문제의 복잡화·전문화 현상 등으로 부처간 정책갈등이나 관련 이해집단간의 대립·갈등사례가 전례없이 증가하고 있음에도 불구하고 효율적으로 대응할 수 있는 정부내 조정수단 등의 미흡으로 정책혼선이 자주 발생하고 있다. 정책혼선의 원인을 찾아보면 다음 세 가지로 요약된다.

1) 이해관계의 상충

수평적 관계에 있는 정책결정자간의 이해관계가 상충될 때 혼선이 발생한다. 또한, 수직적 상하관계에 있는 정책결정자와 집행자간의 이해관계 상충에서도 정책혼선이 야기될 수 있다. 복수 부서간의 의견 불일치, 부처 이기주의, 연합정권에 따른 정책시각의 차이에서 혼선이 빚어진다. 집권 여당과 중앙 행정부서간의 이해관계 상충은 강력하고 일관성 있는 보건정책의 추진을 가로막는 장애요인으로 작용한다.

의약분업과 건강보험의 통합을 원점에서 재검토해야 한다는 주장은 이해관계의 상충에 따른 정책혼선이다. 그동안 많은 시간을 소모하여 힘들고 고통스럽게 타협하여 얻은 합의내용을 변경하는 것은 그 동안의 과정에서 희생한 노력을 백지로 돌리고 다시 고통스러운 타협과정을 밟아야 하며, 더욱이 새로운 타협과정에서 얻게 된 결과가 과거보다 오히려 더 나쁠 수

20) http://www.drugboard.com/2001_news/01_04_news/0104060002.htm(2001년 10월 13일 검색).

도 있기 때문에[21] 신중하고 합리적인 과정이 절대적으로 요구된다.

2) 정책대상집단의 반발

의약분업의 필요성에 대한 공감대는 어느 정도 형성되어 있었다. 그럼에도 불구하고 많은 국민들과 의료계에서는 강력하게 반발한 바 있다. 심지어는 의약분업을 근본부터 다시 시작해야 한다는 목소리도 적지 않았다. 국민연금제도의 기본취지에는 찬성하면서도 건강보험 만큼 뿌리를 내리지 못하고 있다.

이러한 정책대상집단의 반발은 정책의 질에 대한 회의에서 유발되는 현상으로 정책집행에 많은 어려움을 초래하고 있다. 정책집행에 대한 저항은 정책방향을 왜곡시킬 가능성이 크다. 정책목표가 바람직한가에 대한 판단은 특정 정책에 대해 영향을 받는 국민이 그것이 가져다 줄 편익과 정책집행시 부담해야 하는 비용을 어떻게 평가하느냐에 달려 있다. 정책이 가져다 주는 편익이 불편과 비용에 비해 현저히 작다면 정책대상집단은 정책집행에 강력히 저항할 것이다.

민간부문의 비중이 클수록 보건정책이 민간부문의 이익과 다를 경우에는 그 정책은 거부되거나 호응을 얻지 못할 가능성이 크다.

3) 정책결정자 자질의 문제

김영삼 정부 5년 동안에 보건복지부장관은 9명, 차관은 5명이 재임하였다. 건강보험통합에 대한 논의가 한창 진행되고 있었던 1997년 3월부터 2000년 9월까지 건강보험통합정책을 담당해 온 연금보험국장이 평균 10.5개월마다 3명이 바뀌었다. 정부의 주요정책을 입안·집행하는 행정부처 실장·국장·과장의 평균 재임기간이 평균 1년 2개월 15일인 것으로 조사되었다. 교육부의 경우 대학정책을 총괄하는 대학지원국장 자리가 1999년부터 2001년 1월까지 1년 반 사이에 3명이 바뀌어 6개월마다 한 명씩 바뀐 것으로 나타났다.[22] 이승만 정부부터 노무현 정부까지 각 부처의 장관 평균 재임기간은 10.2개월, 총리는 14.8개월에 불과하였다. 이명박 정부의 장관 평균 재임기간은 18.9개월이었다.

이와 같이 지나치게 빈번한 전보는 공무원의 전문성과 안정적인 직무수행 즉 정책의 일관성과 지속성을 크게 저해하고 있다. 특히 정책현황이나 중요성 등을 제대로 파악하지 못한 상태에서 새로운 정책을 추진해 가거나, 전임자가 확정시켜 놓았던 정책을 변경 또는 집행을

---

21) F. E. Rourke, Bureaucracy, Politics and Public Policy, 2nd ed.(Boston : Little, Brown and Company, 1976), p.31.

22) http://www.chosun.com/w21data/html/news/200103/200103220003.html(2001년 10월 13일 검색). 장관의 재임기간은 전두환 정부 18.3개월, 노태우 정부 13.7개월, 김영삼 정부 11.6개월이었으며, 김대중 정부는 평균 재임기간이 11개월 정도이다. 동아일보 2002년 1월 30일자.

유보하는 경우 정책혼선이 일어날 가능성은 더욱 크다. 정책실명제의 도입을 고려할 필요성은 있다.

5. 정책혼선의 극복방안

정책혼선은 어떠한 경우든지 결코 바람직한 현상은 아니다. 따라서 정책혼선은 반드시 극복해야만 한다. 이를 위해서 다음과 같은 몇 가지 방안을 제시하고자 한다.

1) 질 좋은 정책의 결정

정책혼선을 극복할 수 있는 가장 효과적인 방법은 질 좋은 정책을 수립하여 집행하는 것이다. 질 좋은 정책이란 사회구성원 대다수가 만족하는 정책으로 많은 긍정적 효과가 기대되는 정책을 말한다. 질 좋은 정책을 만들기 위해서는 정부내에 정책분석과 평가기능이 활성화되어야 한다. 또한, 사회 구성원 모두에게 정보가 공개되고 의견수렴과 토론과정을 거침으로써 정책과정상의 문제점을 사전에 진단하고 해소할 수 있는 기회를 갖는 것이 필수적이다.

2) 일관된 정책집행

충분한 준비과정을 거친 다음에 내린 정책은 일관성 있게 추진해 나가야 한다. 일관되지 못한 정책집행은 정책결정자나 집행자에 대해 국민들이 불만과 불신을 갖게 된다. 갈팡질팡한 정책집행은 사후에도 사회적 문제를 야기할 소지를 제공하게 된다. 1997년 말 IMF위기 이후 기업・금융의 구조조정정책이 정치적 논리에 휩싸이면서 일관성 없이 진행되는 경우가 많았다.

3) 정책조정기능의 활성화

과거 권위주의 정권 하에서 사회적 갈등의 표출은 대부분 원천적으로 봉쇄되었고, 설령 표출된다 하더라도 강압적 통제방식에 의해 갈등이 해소되었다. 하지만 이제는 현대사회의 다원화, 시민단체의 정책과정에의 참여 증대, 정책문제의 복잡화・전문화 현상 등으로 정책과정에서 관련부처간, 관련 이해집단간의 대립과 갈등사례가 급증하고 있다.

의약분업의 경우 약업계・의료계・국민 어느 쪽에도 희생을 강요하는 정책은 불평등 정책이 되기 때문에 이해관계가 제로섬 게임 현상으로 첨예하게 대립된 갈등상황을 적절히 대응하는 것이 현실적으로 어렵다. 따라서 이제 정부는 단순히 국민의 의견을 수렴하는 차원을 넘어 사회 내 다양한 이해집단간에 존재하는 갈등을 보다 효과적으로 관리할 수 있는 갈등관리 능력과 정책조정 능력을 동시에 갖추어야 한다.[23)]

정책조정이란 분석적 측면에서 보면 정책우선순위의 설정과 정책수단의 대체・보완 및 배합을 의미하고, 정치적 측면에서 보면 참여자들간에 시각과 이해관계의 반영정도를 정하고 간과해서는 안 될 시각과 이해관계를 고려하는 것을 의미한다. 정책성격이 사회경제적 여건의 변화로 다차원화되고, 정책목표 관리부처와 정책수단 관리부처가 다를 경우가 많으며, 정책이슈에 대한 분석과 예측능력의 한계로 인해 부처간의 갈등이 점차 심화되어 가고 있어서 정책조정의 중요성이 날로 증가하고 있다.[24)]

정부내 조정기능의 활성화를 통해서도 정책혼선을 극복할 수가 있다. 부처 이기주의나 지역 이기주의로 인해 정부정책에 혼선이 발생하면 전반적인 국정운영에 지장을 초래하게 된다. 우리나라의 경우 대통령 비서실과 국무총리 국무조정실이 부처간의 정책조정을 하고 있고 정부와 집권당간에는 당정조정기구가 구성되어 운영되고 있다.[25)] 보건의료부문의 총괄은 보건복지부에서 하지만 의대・약대 교육・대학병원 관리・학교보건 등은 교육부에서, 산업보건은 고용노동부에서, 환경보건은 환경부에서, 보건소・지방공사의료원 관리는 안전행정부에서 하고 있기 때문에 각 부처의 보건의료기능에 대한 종합・조정이 더욱 필요하다.

그러나 정책조정은 종합적인 안목에서 합리적으로 정책의 일관성을 확보할 수 있는 방향으로 이루어져야 한다는 일반적인 생각은 비현실적이며, 이러한 정책조정이 가능하기 위해서는 강력한 중앙집권적 조정자(central coordinator)가 있어야 한다는 생각으로 이어지기 쉽다. 따라서 권위주의적이고 중앙집권적인 정책조정이 아니라 민주적인 정책조정과정이 필요하다.[26)]

4) 적절한 인사

'인사가 만사'라는 말이 있다. 인사가 모든 일의 근본이 되고, 일을 하는 데 시작이라는 뜻일 것이다. 따라서 국정운영에 있어서 인사 만큼 중요한 일은 없다. 업무수행에 적합한 인물을 임용권자가 선정을 한다면 정책혼선의 상당부분은 해소될 것으로 기대된다.[27)] 세종대왕이 아무리 뛰어난 큰 지혜를 가진 임금일지라도 여러 방면의 인재들을 집현전으로 불러들일 줄 몰랐다면 우리 민족의 가장 큰 자랑인 한글 창제는 물론 청사에 길이 빛날 많은 문화업적을 쌓지는 못했을 것이다.

---

23) 황윤원, 우리나라 공공정책 결정과정의 현황과 과제, 한림대학교 사회의학연구소 편, 건강보장연구, 통권 5호, 2001, pp.12~13, 24~25.

24) 이송호, 미국과 프랑스의 정책조정시스템 비교, 서울대학교 행정대학원, 행정논총, 39(2), 2001(10), pp.70~71.

25) 회의체로 운영되고 있는 조정기구는 국무회의, 주무장관회의, 팀별 장관회의, 차관회의가 있다. 국무회의는 중앙정부의 최고위 정책조정회의체라 할 수 있다. 그러나 국무회의는 실제에 있어서는 차관회의에서 결정된 사항에 대한 의례적인 절차에 불과하여, 부처간 정책조정에 실질적인 역할을 하고 있지는 못하다. 우리나라의 공식조정기구 중 청와대를 제외한 조직들은 그들에게 부여된 조정수단이나 권한이 극히 제한되어 있어서 실질적인 조정역할을 원만히 수행하고 있다고 보기는 어렵다.

26) 최병선, 제도개혁과 민주적 정책조정의 역설, 한국정책학회보, 1993. 2, p.58.

27) 김명수, 정책혼선의 원인과 극복방안, 고시연구, 1999년 7월호, pp.41~51.

제 6 장

보건정책평가

제6장 보건정책평가

제1절 보건정책평가의 개념

1. 정책평가의 대두

정책의 내용, 집행 및 그 영향 등에 대한 관심을 당연하다. 이러한 관심을 통해 정부의 정책결정 및 집행의 효과성과 능률성을 제고하고, 정부의 문제해결을 위한 지식과 능력을 제고시키는 데 기여한다. 정책평가가 등장하게 된 환경적 요인을 살펴보면,

첫째, 정치・행정과정을 둘러싼 환경의 복잡화로 경험이나 통찰력에 의한 분석에는 한계가 있다.

둘째, 정책이나 프로그램 수요를 정당화할 필요성이 증대되었다. 1960년대 존슨 행정부의 'The Great Society' 사회정책사업에 대한 효과추정은 정책평가의 대두에 결정적 기여를 하였다.

셋째, 정치가와 프로그램 관리자들의 관리책임에 대한 의식이 증대되었다.

넷째, 효과측정을 위한 다양한 평가방법이 개발되어 사회과학 연구방법을 정부업무에 활용해야 한다는 데 대한 요청이 증가하였다. 결국 공공부문의 생산성 향상에 대한 국민과 정부의 관심증대로 정책평가가 등장하게 된 것이다. 특히 보수주의자들은 사회정책 사업전반에 대한 평가를 강력히 요구하였다.

정책평가는 정책결정과정과 집행에 필요한 정보를 제공하고 정책 담당자의 책임성을 확보

할 수 있을 뿐만 아니라 기존 이론의 수정·보완 및 새로운 이론형성에도 도움을 주기 때문에 그 중요성과 필요성은 날로 증대되고 있다.

평가는 결과를 분석하고 목표가 달성되었는가를 결정하며, 보건사업에 적용된 방법이 적절하고 효율적인가를 규명하기 위해 필요하다. 특히 모든 보건사업은 근거중심적이 되어야 한다는 주장이 대두하게 됨으로써 보건정책평가는 정책과정에서 중요한 부분이 되고 있다.

오늘날 정책평가는 1980년대에 등장한 신공공관리(New Public Management)에 의해 더욱 강조되고 있다. 작지만 강한 정부 또는 기업가적 정부구현을 지향하고 있는 신공공관리론의 특징은 ① 경쟁원리의 도입, 민간경영기법의 도입, 민영화와 같은 시장과 유사한 기제, ② 권한의 하부 위양이나 관리상의 신축성 부여와 같은 분권화, ③ 성과 중시와 품질 향상을 강조하고 행정서비스를 이용하는 고객의 요구에 지속적 관심을 기울이는 소비자 중심주의 등으로 요약할 수 있다.[1)]

신공공관리라고 총칭되는 행정개혁에 있어서 중심개념의 하나는 성과(performance)라고 할 수 있다.[2)] 개혁 성과의 체계적인 평가와 환류는 개혁 성과의 극대화를 도모하고 향후 성공을 보장하는 중요한 기준이 되므로, 많은 국가에서 성과중심적 조직을 구축하고 그 성과를 평가하기 위한 기준과 방법을 개발하여 행정개혁 과정에 투입하고 있다.[3)]

2. 정책평가의 의의와 목적

정책평가는 사후적이고(ex post facto) 과서지향직인(retrospective) 관점에서 정책의 효용과 그 결과에 대한 판단을 하는 것이다. 정책이나 사업의 평가는 전통적으로 국회의 국정조사와 감사 등의 감독기능과 정부 내부적인 행정감사나 감사원의 감사·사정활동, 시민이나 전문가의 개인적인 평가나 감시활동, 대통령이나 기타 피선된 정치인의 행정업무 감독 등으로 진행된 것이 대부분이다. 정책평가가 왜 필요한지를 살펴보면,

첫째, 정책이 성공적으로 시행되고 그 목표가 달성되었다고 평가되면 정책은 이제 완성되면서 동시에 종결되는 것이 된다(정책종결). 또 정책평가의 결과가 부정적이라면 그 원인을 찾아서 정책과제를 새로 확인해야 하며(문제의 재구성), 정책환경의 변화에 적응하지 못한 문제점을 발견한다든지(적응기능), 또는 구체적인 분야에 만족할 만한 정책결과가 나왔지만

---

1) 서순복, "신공공관리에 관한 보완적 접근 : 정보기술을 활용한 행정개혁," 한국사회와 행정연구, 제10권 2호, 1999, p.82.
2) C. G. Hood, "A Public Management for All Seasons?" Public Administration, Vol.69, 1991, pp.3~19.
3) 송희준, "국민의 정부 중앙정부개혁의 중간평가," 서울대학교 행정대학원, 행정논총, 37(2), 1999, p.91.

전반적으로 보면 정책시행이 미흡하여 계속 정책을 추진해야 한다든지(계속기능) 하는 판단 근거역할이 필요하다.

둘째, 정책평가는 정책에 대한 책임성 즉 집행의 도덕적, 법적 책임뿐만 아니라 합리적으로 적절하게 정책이 실현되었는가 하는 사후감독과 그 책임소재를 분명히 할 수 있는 기능이 있다.

정책평가의 가장 기본적인 목적은 ① 정책목표의 달성정도를 측정해 보는 것이다. ② 이전의 정책경험을 반성함으로써 정책결정의 합리적 개선을 위한 피드백(feedback)을 얻기 위함이다. ③ 정책이 국민의 욕구충족과 만족에 얼마나 기여하였는지를 반성해 봄으로써 국민의 요구에 순응하는 행정을 실현하려는 것이다. 평가가 중요시되는 이유를 요약해 보면,

① 의도한 대로 정책이 집행되지 않기 때문에 시정조치를 위하여 필요하다.

② 정책과정의 다양한 이해 관계자를 설득하고 동의를 얻기 위하여 필요하다.

③ 정부활동의 경제성과 효율성에 대한 강조 때문에 중요시된다.

④ 정부활동의 관리 책임을 확보하기 위하여 필요하다.

⑤ 정책이 복잡하고 비용이 많이 드는 경우에 평가의 필요성은 커진다.

보건의료 분야에 있어서 평가의 목표는 보건의료 프로그램과 서비스를 개선시키고, 현행 또는 미래의 프로그램과 서비스에 자원을 할당하는 안내자의 역할을 하는데 있다. 따라서 평가는 과거의 행동이나 조치를 정당화시키는 데 이용되어서는 안 된다.

보건정책평가의 개념 정의에 앞서 보건정책이 다른 정책 분야와 차이점이 무엇인가를 지적하면,

첫째, 보건정책 분야는 정책을 형성하고 규제하는데 있어서 다른 정책 분야에서는 없는 의료인이라는 강력한 정책 상대자가 있다.[4)]

둘째, 보건의료서비스제공의 복잡성과 저질과 양질의 서비스 구분에 대한 소비자의 지식과 정보부족은 경제적, 사회적 모형의 사용을 어렵게 하는 문제점을 가져다주고 있다.

셋째, 보건정책은 인간의 생명을 다루고 있기 때문에 심리적인 문제와 특별한 기대를 가지고 있다. 그 밖에도 정책결과에 대한 통계 자료의 부족, 충분히 발전된 이론의 부재, 투입과 산출(건강 상태)간의 관계의 불명확 등이 지적된다. 이러한 보건정책의 특징 때문에 보건의료 분야에 다른 정책 분야의 분석, 해석, 평가모형을 적용시키는 데는 세심한 주의가 요망된다.[5)]

---

4) 의료수가 결정시, 특히 의사집단의 강력한 영향력 행사, 1993년도 한의사와 약사들간의 극한 대립 등은 이익집단이 정책결정에 지대한 영향을 주고 있음을 단적으로 보여준 예라 할 수 있다. 우리나라의 보건의료 부문은 자유방임주의와 자유시장원리에 입각하여 민간부문의 증식과 팽창을 무작정 방치 또는 조장한 결과 이제는 정부의 통제가 곤란할 정도에까지 그 세력이 거대화되었으며, 이익집단의 압력으로 정부의 정책결정이 합리적으로 되지 못하고 있는 경향도 있음을 부정할 수는 없을 것이다.

3. 정책평가의 절차

여기에서는 정책평가의 절차에 관한 David Nachmias의 설명을 소개한다.

① **정책목표의 식별** : 정책이나 사업의 목적을 명확하게 확인하는 것이 정책평가의 제1단계이다.

② **영향모형의 작성** : 영향모형은 평가실험을 위한 변수들을 조작하고 그들 사이의 관계를 설정함으로써 정책과 결과 사이의 인과관계를 밝혀주기 위한 논리적 틀이라고 할 수 있다.

③ **평가연구설계의 개발** : 자료의 수집, 측정, 분석, 해석 등의 과정을 설계하는 것을 말한다.

④ **측정과 표준화** : 정책의 목적과 영향, 변수 등을 식별하고 양적으로 분석, 조작할 수 있는 척도를 마련하고 이를 기준으로 측정을 한다.

⑤ **자료수집** : 자료는 다양한 출처와 방법을 통하여 얻어질 수 있다. 필요한 자료의 형태는 정책의 본질, 정책변수, 평가설계에 따라 달라질 수 있다.

⑥ **자료의 분석과 해석** : 자료의 분석에는 다양한 분석기법이 동원될 수 있다. 정책목적과 영향모형에 비추어 자료를 해석함으로써 정책평가는 종결된다.

4. 개념 정의

1951년 H. D. Lasswell에 의해 정책과학(The Policy Sciences)이라는 새로운 분야가 대두된 이후 초기 정책과학의 주 관심대상은 정책결정(Policy Making) 분야로 정책평가는 아직 미개척 분야였다. 1960년대에 이르러 정책평가에 대한 본격적인 연구가 시작되었고, 1970년대에 신행정학의 등장과 함께 정책평가에 대한 중요성이 강조되기 시작하였다.

그 후 정책평가의 개념에 대한 논의는 아직까지도 계속되고 있다. 모든 사람들이 동의하고 있는 정책평가의 개념은 없는 것 같다. 학자의 수 만큼 정책평가 개념의 수가 존재한다고 해도 과언은 아닐 것이다. 일반적으로 많이 인용되고 있는 정책평가에 대한 개념을 두 가지로 분류하여 간략히 요약해 보고자 한다. 정책평가의 개념 내에는 다음과 같은 특성을 내포하고 있다.

① 정책평가는 정부의 정책을 대상으로 하여 이루어진다.

② 정책평가는 정책이나 사업계획이 정책환경에 실제로 미친 영향 내지 효과를 중심으로 이루어진다. 특히 평가는 목표 및 효과성과 관련하여 행하여진다.

③ 평가는 판단, 측정, 사정, 검토 등의 활동과 관련이 있다.

---

5) G. R. Palmer and S. D. Short, Health Care & Public Policy(South Melbourne : The Macmillan Company, 1990), pp.24~25.

④ 정책평가는 사전적으로 정책대안의 결과를 예측하는 정책분석과는 구별된다.
⑤ 평가의 기본논리는 정책의 집행과 결과간의 인과관계를 밝혀 내는 것이다.
⑥ 정책평가는 과학적, 체계적, 객관적 방법 이외에 주관적인 평가도 포함된다.

1) 협의의 개념

정책평가 개념을 가장 좁게 해석하고 있는 견해로 J. A. Ciarlo가 대표적이다. 그는 정책평가를 성과(outcomes)의 평가에 한정시키고 있다. 이와 비슷한 견해로 C. O. Jones는 정책평가를 정책이 집행된 후 공공문제에 대한 정책의 효과를 판단하는 정책과정상의 기능적 활동이라고 정의하고 있다.[6] Jones는 Ciarlo 보다 평가의 범위를 확대하는 경향이 있다.

J. S. Wholey에 따르면 정책평가란 국가사업계획의 전반적인 효과성, 즉 목표달성 정도를 사정하는 것 또는 동일한 목표를 달성하는 여러 사업계획의 상대적 효과성을 사정하는 것이다.[7] A. Hatry[8]와 I. Epstein,[9] D. Nachmias,[10] S. S. Nagel[11]의 개념 정의도 협의의 개념이라 할 수 있다.

김은 정책평가를 사후적인 개념으로 한정시키고 정책결정 과정에서 이루어지는 각 대안의 미래 결과에 대한 평가는 정책분석의 영역으로 귀속시키고 있으며,[12] 유는 또한 정책평가를 어떤 정책의 결과를 이해하고 그 값어치를 판단하는 것이라고 정의하고, 정책평가에서 과정평가를 제외함으로써 협의의 개념으로 해석하고 있다.[13]

협의의 개념은 사후적인 의미에서 주로 정책집행의 결과인 정책 목표달성의 효과성과 능률성의 측정에 한정하고 있다.

2) 광의의 개념

정책평가를 광의로 해석하고 있는 대표적인 학자는 E. A. Suchman이다. 그는 정책평가

6) C. O. Jones, 김해동 역, 정책형성론(서울 : 법문사, 1977), pp.148~149.
7) J. S. Wholey, et al., Federal Evaluation Policy(Washington, D. C. : Urban Institute, 1970), p.25.
8) H. Hatry et al., Practical Program Evaluation for State and Local Government Officials(Washington, D. C. : Urban Institute, 1973), p.23.
9) I. Epstein and T. Tripool, Research Techniques for Program Planning, Monitoring, and Evaluation(New York : Columbia University Press, 1977), p.111.
10) D. Nachmias, Public Policy Evaluation : Approaches and Methods(New York : St. Martin's Press, 1979), p.4.
11) S. S. Nagel, Policy Evaluation : Making Optimum Decisions(New York : Praeger Publishers, 1982), pp.15~21.
12) 김형렬, 정책학(서울 : 법문사, 1990), p.636.
13) 유 훈, 정책학원론(서울 : 법문사, 1988), p.340.

가 성과나 영향 뿐만 아니라 사업 투입과 같은 노력의 분석까지도 포함해야 한다고 주장한다.[14] 또한, J. E. Anderson은 정책과정 가운데 최후의 단계가 정책평가이나 단순히 마지막 단계에서만 나타나는 것이 아니라 정책 전과정을 통해서 발생하는 기능적 과정이 정책평가라고 정의하고 있다.[15] P. R. Binner는 최광의로 해석하여 정책평가를 전체체제의 종합적인 평가로 해석하고 있다.[16]

미국공중보건협회(American Public Health Association)는 정책평가를 사전에 결정된 목표의 달성에 있어 성공의 가치 또는 양을 결정하는 과정(The process of determining the value or amount of success in achieving a predetermined objective)이라고 정의내리고 있다. 또한, 정책평가 과정은 목표의 명확화(formulating), 성공(목표달성)을 측정할 수 있는 적절한 기준의 설정, 성공의 정도에 대한 결정과 설명, 사업활동에 대한 제안 등의 단계를 포함한다.[17]

노는 집행과정평가와 사후평가를 합하여 정책평가로 보고 있다. 즉, 정책결정이 이루어지고 난 후 정책집행이나 집행의 결과를 검토하기 위한 사후적이고 또는 회고적 검토(Retrospective Examination)를 정책평가로 개념 정의하고 있다.[18] 정책평가를 광의로 해석하고 있는 대부분의 학자들은 정책평가의 결과와 과정을 모두 중요시하며 환류과정(feedback)을 전제로 하고 있다.

앞에서 설명한 협의의 여러 정의는 사후적인 의미에서 주로 정책의 결과에 중점을 두고 있는데, 이 책에서는 사전적인 개념도 정책평가에 포함시키고자 한다. 즉, 공공정책이나 사업의 과정과 결과에 대한 체계적인 검토를 정책평가로 정의내리고자 한다.

본서에서는 위에 언급한 여러 가지 정책평가의 정의를 정리하여 정책평가의 개념을 다음과 같이 세분하고자 한다.[19]

① 보건정책이나 사업의 효과뿐만 아니라 집행되고 있는 행동이나 활동요소

② 가치의 결정[20]

---

14) E. A. Suchman, Evaluative Research(New York : Russel Sage Foundation, 1967), pp.31~32.

15) J. E. Anderson, Public Policy-Making, 3rd ed.(New York : Holt, Rinehart and Winston, 1984), p.154.

16) P. R. Binner, Some Comments on the Need for a Comprehensive Approach to Program Evaluation(Bouler : Western Interstate Commission for Higher Education, 1970), pp.1~10.

17) Glossary of Administrative Terms of Public Health, AJPH, 50(Feb. 1960), pp.225~226.

18) 노화준, 정책평가론(서울 : 법문사, 1991), pp.36~37.

19) 평가(evaluation)라는 용어는 감정(appraisal), 사정(assessment), 평정(rating)이라는 용어와 혼용되어 사용되고 있으나, 평가라는 용어가 가장 일반적이라 하겠다.

③ 보건정책집행 뒤에 행해지는 사후적이고 단선적인 평가가 아니라 보건의료 정책과정의 모든 단계에서 이루어지는 동태적이고 순환적인 과정

④ 보건정책평가 과정 중에 관련된 여러 사람들이 참여하는 사회적 과정 또는 정치적 과정

5. 유사 개념

오늘날 정책평가와 가장 혼동하여 사용하고 있는 개념은 정책분석(policy analysis)의 개념이라고 할 수 있다. 특히 정책평가를 넓은 의미로 해석하는 경우에는 정책분석과의 구별이 모호해지고 있다. 정책평가를 정책의 성과평가로 좁은 의미로 해석할 경우에 정책분석은 정책결정 과정에 있어서 정책목표의 달성을 위한 최선의 대안을 모색하여 정책을 제안하는 하나의 접근 방법이라 할 수 있다.[21]

정책평가를 넓은 의미로 사용하고 있는 경우에도 정책분석과의 구별을 시도하고 있다. 즉, A. Schick에 의하면, 분석은 미래를 향한 전망적 과정(prospective process)인 데 반하여 평가는 과거지향적인 회고적 과정(retrospective process)이라고 구분짓고 있다.[22] 이러한 견해에 따르면 분석은 미래정책을 계획하고 제안된 행동방안을 심사하는 미래에 초점을 두고 있는 반면, 평가는 현재 추진 중에 있는 또는 이미 종결된 사업이 어떤 성과를 달성하였느냐 하는 데에 중점을 두고 있다.[23]

노[24]는 넓은 의미로 정책분석을 정책평가의 개념에 포함시키고 있지만, 좁은 의미로 사용할 때는 두 가지를 구분하고 있다. 즉, 정책결정에 필요한 여러 가지 정보를 산출하기 위한 사전적 또는 조망적 분석(anticipatory analysis)을 정책분석이라 하고 정책수요분석과 최적화분석을 지적하고 있다. 이러한 구분에 대해서는 거의 합의된 개념 정의로 받아들여지고 있다. 따라서, 이 책에서도 똑같은 견해를 취하고자 한다.

정책평가와 구분해야 할 또 다른 용어는 정책평가연구(policy evaluation research)의 개념이다. D. Nachmias는 정부의 정책이나 공공사업이 달성하고자 하는 목표를 얼마나 효과적으로 달성하였는가에 대한 객관적이고 체계적이며 경험적인 분석연구를 정책평가연구라 하였으며,[25] P. H. Rossi와 H. E. Freeman은 정책평가연구를 사회적인 정부관여사업

---

20) W. N. Dunn은 정책평가의 속성으로 가치의 강조(value-focus), 사실과 가치의 상호 의존성(fact-value interdependence), 가치의 이중성(value-duality) 등을 지적하고 있다. W. N. Dunn, 이대희 역, 정책분석론(서울 : 대영문화사, 1985), p.491.

21) 유 훈, 앞의 책, pp.340~341.

22) A. Schick, From Analysis to Evaluation, The Annals of American Academy of Political and Social Science, Vol.394(March 1971), pp.57~58.

23) 김형렬, 앞의 책, pp.636~637.

24) 노화준, 앞의 책, pp.36~37.

(intervention program)의 개념화와 설계, 집행 및 효용을 사정(assessing)하는 데 있어서 사회과학적 연구 절차를 체계적으로 응용하는 것이라고 정의하고 있다.[26]

결론적으로, 정책평가연구란 정책평가를 위하여 과학적인 연구방법이나 기법, 절차를 응용하는 일종의 응용연구라고 할 수 있다.

제2절 보건의료서비스 평가에 대한 기존의 연구방법 분류

보건의료서비스를 비롯한 공공 서비스에 대한 평가는 각 분야에서 다양한 시각으로 이루어지고 있지만, 연구 동향을 분류해 보면 크게 다음과 같이 세 가지로 분류할 수 있다.

1. 계급적 모델(Class Model)

계급적 모델은 어느 시대 어느 사회든 사회・경제적 차이는 조직사회의 서비스 배분의 중요한 결정요인이라는 것을 전제로 한 연구이다. 수혜자의 사회・경제적 지위에 따른 집단간의 서비스 배분이 어떻게 이루어지고 있는가를 분석하는 것으로, 가장 기본적이며 최종적인 총체적 평가라 할 수 있다. 왜냐하면, 서비스의 최종적인 목표는 소비자의 극대만족에 있기 때문이다.

계급적 모델에 의한 평가는 대부분 결과에 대한 평가이다. 사회・경제적 지위에 따라 보건의료서비스 이용도에 차이가 있을 수 있고, 경제적 부담비율에 있어서도 차이가 발생할 수 있다. 보건의료 분야에서는 이 모델에 의한 평가가 가장 많다. 계급적 모델에 의한 평가의 한계는 결과에 대한 평가에는 가치관이 개입되어 매우 주관적이며 연구관련요인이 매우 많아 평가 결과를 해석하는데 주의를 요한다는 점이다. 계급적 모델에 의한 평가는 보건정책의 평가에 대한 시발점이며 또한 종착점이라고 할 수 있다.

2. 생태학적 모델(Ecological Model)

보건정책의 대원칙은 어느 곳에서나 동질의 보건의료서비스를 이용할 수 있도록 하는 데 있으므로 보건의료자원에 대한 재배치를 필수적으로 수반하게 된다. 생태학적 모델은 지리적

25) D. Nachmias, op cit., p.4.
26) P. H. Rossi and H. E. Freeman, Evaluation : A Systematic Approach 2nd ed.(Beverly Hills : Sage Publications, 1982), pp.20~21.

·물리적 환경 등 지역사회의 조건에 따라 보건의료서비스가 어떻게 이루어지고 있는가를 분석하는 것이다. 보건의료자원과 서비스를 인위적으로 국가가 배분하는 경우에는 지역사회의 조건에 따른 서비스의 평가는 별 의미가 없다.

그러나 우리나라처럼 보건의료자원은 자유방임적으로 배분되고 있는 반면, 보건의료서비스를 국가가 관여하고 개입하는 경우에는 생태학적 모델에 의한 평가는 매우 중요한 일익을 담당하고 있다. 보건의료자원과 이용도의 생태학적 모델에 의한 평가의 결과는 국가의 개입 정도를 정당화해 줄 수 있는 근거를 마련해 주기도 한다.

3. 관료 · 경영적 모델(Bureaucratic-Managerial Model)

관료·경영적 모델은 보건의료조직의 3대요소라고 할 수 있는 공급체계, 행정(경영)체계, 재정체계에 관한 평가모델로 두 가지로 구분할 수 있다.

첫째는, 보건정책을 결정하고 통할하는 행정관료의 영향을 평가하고 분석하는 것으로 이를 관료제적 모델(Bureaucratic Model)이라 한다. 후진국이나 개발도상국가일수록 의료보장의 초기 단계에서는 정책결정 과정에서의 행정관료의 영향은 막대할 수 밖에 없으므로 그들의 행태와 정책결정 과정을 평가하는 것은 매우 중요하다.

둘째, 보건의료서비스의 최종적인 제공자에 대한 행태적이고 구조적인 평가가 경영적 모델(Managerial Model)이다. 소비자와 직접 접촉하고 최일선에서 서비스를 제공하는 의료인력과 보건의료기관의 역할 여하에 따라 보건정책의 성공여부가 달려 있다고 해도 과언은 아니다.

계급적 모델과 생태학적 모델은 서비스 배분의 결과를 분석한 것인데 반하여, 정부내의 행정관료조직과 서비스 공급자 측의 경영조직의 구조적 측면을 분석하는 관료·경영적 모델은 보건의료서비스의 산출 과정을 설명하는 모델이라 할 수 있다. 이 모델은 연구 결과의 평가에 대한 개선책을 비교적 쉽고 빠르게 제안할 수 있다.

보건정책의 평가에 대한 연구를 단지 세 가지의 모델로 정확히 구분짓기는 매우 힘들다. 왜냐하면, 세 가지의 모델을 함께 이용하거나, 아니면 두 가지의 모델을 동시에 적용하여 분석하는 경우가 흔하기 때문이다.[27)]

27) 예컨대 이해준, 종합병원 입원환자의 재원 기간에 영향을 미치는 요인분석, 서울대학교 석사학위논문, 1993.

제3절 행정 또는 관리적 측면에서의 보건의료서비스 특징

질병의 예측 곤란성, 외부효과, 공공재적 성격, 소비자의 지식부족 등 보건의료서비스가 갖고 있는 사회·경제적 제 특성은 이미 앞에서 언급하였고, 보건의료서비스를 일반적 서비스에 비추어 고려해야 할 특징을 몇 가지 지적해 보면 다음과 같다.

1. 소비자의 생산 과정 참여

소비자는 보건의료서비스 전과정에 있어서 출발점이자 종착점이다. 따라서 소비자가 없는 서비스 제공이란 존재하지 않는다. 특히 보건의료서비스의 경우 소비자의 적극적인 참여 여부에 따라 그 결과가 크게 좌우되므로 소비자의 참여는 매우 중요하다. 소비자가 생산 과정에 참여한다고 하는 것은 소비자가 최대로 만족할 수 있는 서비스가 제공되도록 소비자나 공급자가 서로 적극적인 노력을 경주한다는 것을 의미한다. 소비자의 참여는 오늘날 점차 넓은 의미로 사용되어지고 있다. 단순한 결정에의 참여를 의미하는 것은 아니다.

따라서 보건정책을 평가할 때도 무엇보다도 고려해야 할 사항은 소비자의 적극적인 참여에 따른 서비스의 질 평가이다. 다시 말해서, 소비자가 최대로 만족할 수 있는 서비스를 제공하도록 기초 자료를 제공하는 것도 정책평가의 주 목적이다. 보건의료 공급자의 일방적인 서비스제공이 아닌 소비자의 적극적인 참여에 의한 공동생산의 개념이 도입되어야 한다.

2. 생산과 소비의 동시성

생산과 소비의 불가분성(inseparability)으로 서비스의 생산과 소비는 동시에 발생한다. 보건의료의 경우 생산과 소비가 동시에 발생한다 해도 서비스의 가치가 동시에 소멸되는 것은 아니다. 의사로부터 치료를 받았을 때 그 효과는 상당기간 후에 비로소 나타나는 경우가 더 많다.

서비스의 생산과 소비의 동시성 때문에 서비스를 어떻게 제공하느냐가 중요하다. 시간과 장소의 효용을 높이는 일이 중요한 문제로 등장하고 있다. 시간 효용(time utility)과 장소 효용(place utility)의 증대를 통하여 소비자의 지각된 위험을 감소 내지 회피해줌으로써 양질의 보건의료서비스를 제공할 수 있다.[28)]

---

28) D. M. Lewison, Essential of Retailing(Merril Publishing Company, 1989), p.345.

3. 보건의료서비스 활동의 시간적 제약성

일반적으로 상품이나 서비스의 구입은 소비자의 경제적 능력이나 시간적 여유 또는 상황에 따라 소비활동이 시간적 여유를 가지고 이루어지고 있다. 그러나 보건의료서비스는 다른 어떠한 서비스 보다 시간적 제약을 많이 받고 있는 서비스이다. 즉, 제때 치료를 받지 않으면 치료의 효과 뿐만 아니라 비용면에 있어서도 그 손해는 이루 말할 수 없다. 그러므로 의료 행위는 항상 시간적 제약이 따른다. 적절한 시간 이내에 일정한 처치를 해야 하고 완료하는 것이 요청된다. 적절한 의료 처치를 지연시키거나 중단함으로써 환자에게 심대한 불이익을 초래할 수도 있다. 이러한 의료의 시간적 제약성을 한편으로 의료의 단행성이라고도 한다.[29]

시간적 제약성, 즉 의료의 단행성으로 인해 의사의 재량적 결정과 이송의무가 강조되고 있으며, 경우에 따라서는 의학상 임상실험을 거치지 않아 아직 객관성을 충분히 인정받고 있지 못한 새로운 치료법이나 신약 등을 사용할 수 있는 일종의 실험적 결정이 허용되기도 한다.[30] 따라서 시간적 제약성을 가지고 있는 보건의료서비스의 수요를 충족시키기 위해서는 탄력적인 운영체제가 적극적으로 개발되고 도입되어야 한다.

4. 소비자와 서비스 제공자와의 직접적인 접촉

경제학 이론에 의하면 모든 재화와 서비스의 수요는 그 재화나 서비스의 가격과 효용에 따라 소비자가 단독으로 결정한다. 그러나 보건의료서비스 수요는 소비자만이 결정하는 것이 아니라 제공자가 오히려 큰 역할을 하고 있다. 최초의 수요는 소비자에 의해 결정되지만 그 이후 수요의 대부분은 제공자의 의사에 대해 소비자가 단지 용인하는 수요에 불과하다.

이처럼 보건의료서비스의 이용 결정에 공급자가 결정적인 역할을 하는 것은 소비자의 무지, 돌아다님(shopping around)의 부재 및 비용과다, 광고의 제한 등에 따른 전문가 지배(professional dominance)에 그 원인이 있다.

보건의료서비스는 처음부터 끝까지 소비자와 공급자가 인간적인 접촉을 통해서 이루어지고 있다. 그러므로 보건의료사업의 효율은 보건의료서비스에 종사하는 구성원들의 자질이나 능력이나 마음가짐에 따라 크게 좌우되므로 보건의료서비스 제공자에 대한 적극적인 관리방안이 모색되어야 한다.

---

29) 추호경, 의료과오에 관한 연구, 서울대학교 박사학위논문, 1991, p.111.

30) 석희태, 의료과실의 판단기준, 판례월보, 1987(2), p.13.
물론 인간의 신체에 아직까지 객관성이 확립되어 있지 못한 기술과 차방을 사용하는 것은 상당한 주의와 객관적인 판단을 필요로 한다. 환자 치료에 다른 선택적 방법이 존재하지 않은 경우에 환자나 보호자의 동의-충분한 설명 의무가 수반-에 의해 선택적으로 사용되지 않으면 안 된다.

직접적인 접촉을 통해서 모든 보건의료서비스는 소비자 지향적으로 제공되어야 한다. 즉, 보건의료서비스는 소비자가 용이하게 서비스에 접근하고 이용할 수 있는 체제가 갖추어져야 한다. 앞으로 보건의료서비스가 지향해야 할 지상 최대의 과제도 어떻게 하면 소비자에게 최대의 합리적인 서비스를 제공하느냐에 있다.

5. 서비스 선택과 평가에 대한 소비자의 불리한 위치

보건의료서비스는 그 사회·경제적 특성상 선택과 평가가 소비자에게 매우 불리하게 되어 있다. 즉, 소비자는 자기가 받았거나 받고 있는 서비스의 내용을 점검하지 못하는 점이 있다. 통상적인 재화나 서비스는 그 질을 평가하는 것이 가능하고 이 평가는 서비스의 매매에 반영되어 공급자 측에 환류된다.

그러나 보건의료서비스 공급자 특히 의료 전문직은 전문적 자치(professional autonomy)를 가지고 서비스를 지배하고 있을 뿐만 아니라 외부평가로부터 자유스러우며, 다른 의료직에 대한 권위를 가지고 지배적인 위치에 있다. 즉, 의료의 공급자는 외부평가 또는 규제로부터 보호를 받고 있다. 소비자를 포함한 다른 집단의 누구에게도 설명하지 않고 임상적·기술적 결정을 할 수 있다.[31] 또한, 소비자는 보건의료서비스에 대한 충분한 정보를 가지고 있지 못하다. 정보의 부족은 합리적인 선택을 하는 데 장애요인으로 작용하고 있다.

6. 서비스 산출물의 무형성[32]

보건의료서비스는 노동집약적이고 기술집약적인 성격을 띠고 있다. 본래는 노동집약적이었으나 과학과 기술의 발달에 따라 기술집약적인 서비스가 가미되고 있다. 하지만 보건의료서비스의 최종적인 산출물은 노동집약적인 성격을 가질 수 밖에 없다.

일반적인 서비스가 그렇듯이 보건의료서비스는 그 형태가 보이지 않고 만져지지 않기 때문에 서비스의 질적 수준이나 생산성 등을 계량적으로 평가하고 관리하기는 무척 어렵다. 또한, 이러한 서비스의 무형성 때문에 소비자의 요구에 따라서 제공자는 서비스를 융통성 있게 제공할 수 있다.

---

31) G. R. Palmer and S. D. Short, op. cit., pp.43~44.

32) 서비스는 이중적 무형성(double intangibility)을 지니고 있다. 즉, 서비스는 감촉할 수도, 맛볼 수도, 냄새를 맡을 수도 없는 물리적 무형성(physical intangibility)과 마음으로 포착하기 어려운 정신적 무형성(mental intangibility)을 가지고 있다.
윤명숙, 서비스 품질의 마케팅 전략적 활용에 관한 실증적 연구, 숙명여대 박사학위논문, 1991, p.21.

서비스 산출의 무형성으로 인해 서비스의 원가계산이 곤란하며 적정수가를 설정하는 데 어려움이 있다. 그러나 모든 보건의료서비스가 결과의 무형성을 띠고 있는 것은 아니다. 치과치료나 성형수술, 불임수술 등은 결과를 중시하고 있는 유형성을 가지고 있다.

7. 비표준성

보건의료서비스는 같은 서비스를 제공하는 경우에도 숙련도와 전문성에 따라 차이가 있다. 또한, 보건의료서비스가 요구되는 상황에 따라 서비스가 다르기 때문에 서비스를 표준화하기가 무척 어렵다. 보건의료서비스 제공자의 부단한 노력은 불확실성을 최소화 하고 소비자의 확신을 향상시킬 수 있다.[33)]

앞에서 설명한 여러 특성 외에도 입지적 특징, 규모의 특징, 노동집약적 특징, 여자 고용의 특징 등을 지적할 수 있다.[34)]

첫째, 입지적 특징으로 생산과 소비의 장소적, 시간적 동일성으로 인하여 병원은 소비자의 근처에 있어야 한다. 병원이 농어촌이나 중소도시보다 대도시에 집중되고 있는 것은 의료수요(demand for medical care)에 의한 것보다 유효수요(effective demand)에 의한 입지 때문이 아닐까 한다.[35)]

둘째, 규모적 특징으로 경영규모 즉, 단위당 경영규모의 크기에는 한계가 있다는 점이다. 병원의 규모가 점차 대형화, 매머드화되어 가고 있지만 그 규모에는 한계가 있다. 보건의료서비스는 소비자와 직접 접촉하지 않을 수 없으며, 병원이 접촉할 수 있는 소비자의 수는 한계가 있기 때문에 규모에는 한계가 있을 수 밖에 없다. 또한, 수요의 국지성과 서비스의 다양성도 병원규모에 영향을 주는 주요 요인이다.

셋째, 노동집약적 특징으로 보건의료서비스는 결국 인간의 서비스가 주체가 되며, 의료기기는 다만 보조적 수단에 불과하다. 보건의료서비스는 때로는 기능적 요소보다 오히려 그것

---

33) 진보 발전하는 의학의 평균적 수준과 양식을 갖춘 통상의 의사 수준에 미급하는 진료 때문에 야기되는 의료사고는 의사에게 과실을 인정할 수 있다. 의사가 인간의 생명과 신체에 관한 중요한 사항에 종사할 수 있도록 법적 독점권이 인정되는 것은 그들의 특수 전문적 지식을 전제로 한 신뢰에 근거하고 있기 때문에 의사는 통상의 의학수준에 이르도록 부단한 노력을 경주하지 않으면 안 된다. 추호경, 의료판례 해설(서울 : 법정사, 1988), pp.284~286.

34) 권순일, 서비스업체의 소집단 활동 영향요인에 대한 실증적 연구, 동국대 박사학위논문, 1985, pp.9~12.

35) 의료요구(need)나 욕구(want)의 전부가 의료수요가 되는 것은 아니다. 나이, 직업, 교육정도, 소득수준, 성별 등의 여러 사회·경제적 요인들은 의료요구나 의료욕구가 의료수요로 전환하는 데 결정적인 역할을 하게 된다. 그러나 의료수요가 있다고 해서 바로 의료이용(medical care utilization)으로 이어지는 것은 아니다. 의료수요가 의료이용으로 나타나기 위해서는 유효수요와 의료공급이 만나야 한다. 양봉민, 보건경제학원론(서울 : 수문사, 1989), pp.37~39.

을 제공하는 사람들의 태도 등 정신적 요소가 보다 중요시되기도 한다.

넷째, 인적 구성요소의 복잡성과 이질성을 들 수 있다. 동일 목적을 갖고 있는 현대조직 중에서 보건의료조직 만큼 인적 구성의 복잡성과 이질성을 갖고 있는 집단이나 조직은 찾아보기 힘들다. 환자진료라는 목표의 수행을 위하여 인력간의 상호 의존성을 가지고 있는 의료기관에서는 이질적인 직업 집단간의 조화와 통합이 조직관리의 중대 관건으로 등장하고 있다.[36]

제4절 보건정책평가의 유형

1. 정책평가 유형화의 목적

정책평가의 유형에 대한 공통된 의견접근은 존재하지 않지만, 많은 유형 분류는 동일한 연속선상에 있다. 따라서 정책평가 유형을 어떤 기준에 의해서 명확히 구분짓는 것은 매우 힘들다. 정책의 성질이나 내용, 조직체의 성격 및 평가자의 구성에 따라 유형이 달라질 수도 있다.

정책평가 유형 분류의 필요성과 역할을 살펴보면 정책결정자나 집행자의 경우 어떤 문제에 직면했을 때 그 문제 해결에 필요한 정보를 획득하기 위하여 어떠한 유형의 정책평가를 신뢰・선택해야 할 것인가를 판단하는 기초 자료를 제공한다. 또한 정책평가자의 입장에서는 정책평가 의뢰자의 주문이 정보수요를 충족시키는 데 타당한 것인지를 자문・판단하고 평가자가 담당할 연구를 수행하는 데에는 어떠한 절차와 방법을 사용해야 할 것인가에 대한 판단의 준거를 제공하는 역할을 하고 있다.

결론적으로 정책평가 유형화의 목적은 정책평가 유형화를 통하여 정책평가의 개체를 좀더 명확히 함으로써 정책결정자・집행자・평가자의 역할을 좀더 충실히 하는데 필요한 지식과 능력을 배양하자는 데 있다.[37]

2. 목적에 따른 분류

평가 목적을 어디에 두느냐에 따라 과정평가와 영향평가로 구분된다. 안[38]과 김[39]은 과정평가와 결과평가로, 유[40]는 과정평가와 효과평가로 구분하고 있다. D. Nachmias[41]는

36) 문창진, 보건의료사회학(서울 : 신광출판사, 1990), p.166.
37) 노화준, 앞의 책, pp.58~59.
38) 안해균, 정책학원론(서울 : 다산출판사, 1990), p.405.
39) 김형렬, 앞의 책, p.644.

과정평가(process evaluation)와 영향평가(impact evaluation)로, M. Scriven[42]은 형성적 평가(formative evaluation)와 총괄적 평가(summative evaluation)로 구분하여 설명하고 있는 데, 거의 유사하다.

과정평가는 정책의 수정・보완과 폐지・중단의 가능성을 전제로 정책결정 과정과 집행 과정에 대한 평가를 의미한다. 과정평가의 여부에 따라 정책결과가 달라질 수 있기 때문에 매우 중요한 의미를 지닌다.

영향평가는 정책이 집행된 후 정책의 산출과 영향을 평가하는 것으로 정책이 의도된 방향으로 진행되었느냐를 검토하는 것이다. 따라서 직・간접적인 영향, 단・중・장기적 영향, 의도된 영향과 의도되지 않았던 영향 등에 대한 세심한 검토가 필요하다. 정책영향평가는 산출(outputs), 결과 또는 성과(outcomes), 영향(impacts)[43] 평가로 나눌 수 있다.[44] 산출이란 가장 단기적이고 계량화가 가능한 효과이다. 의료보장수혜자의 수, 의료보장의 이용률(수진율), 환자의 대기시간 등과 같은 것을 말한다. 눈에 띄는 결과에 대한 평가이기 때문에 가장 용이하며, 정책입안자나 집행자의 입장에서 가장 선호될 수 있는 평가 방법이다.

결과는 보다 장기적이고 주관적이며 질적인 면이 많으므로 계량화하기가 힘든 효과이다. 국민건강 상태의 향상, 의료보장에 따른 국민들의 정신적 안도감 등을 말한다. 영향이란 정책집행 후 가장 오랜 후에 나타나는 효과이다. 영향은 가장 장기적이고 측정이 어려우며 한 정책의 결과로 보기에는 힘들 수도 있다. 즉, 정책집행과 영향간에는 상당한 시차가 있어 양자간 원인 관계의 규명에는 논란의 소지가 충분하다. 의료보장에 따른 생활의 질향상, 노동생산성의 향상 등의 예를 들 수 있다.

B. D. Jones[45]는 공공 서비스의 생산단계를 투입(inputs)→활동(activities)→산출(outputs)→결과(outcomes)→영향(impacts)의 단계로 분류하여 개념화하고 있다. 보건의료서비스를 제공하는 데 필요한 인력・장비・시설・비용 등이 투입이며, 보건의료서비스 제공자가 행하는 모든 것이 활동이라고 할 수 있다. 산출은 활동의 직접적인 결과이며 보건의료문제를 해결하기 위한 정부의 노력이 포함된다.

---

40) 유 훈, 앞의 책, p.345.
41) D. Nachmias, op. cit., p.5.
42) M. Scriven, The Methodology of Education, in C. H. Weiss(ed.), Evaluating Action Programs : Readings in Social Action and Education(Boston : Allyn and Bacon, Inc., 1972), pp.123~136.
43) Impact를 영향(노화준, 김형렬, 김병진 교수), 효과(이종열 교수)로 번역하거나 아니면 임팩트(유훈, 안해균 교수)로 쓰기도 하지만 그 차이는 별로 크지 않다고 생각된다.
44) R. T. Nakamura and F. Smallwood, The Politics of Policy Implementation(New York : St. Martin's Press, 1980), p.76.
45) B. D. Jones, What to Measure and How to Measure It : Assessing the Products of Government, Policy Studies Journal, 9(7), 1981, p.965.

결과는 보건의료서비스의 직접적인 목표(targets)에 있어서의 제반 변화를 의미한다. 또한, 영향은 산출에 의해 직접적으로 발생된 국한된 결과를 초월하는 여러 변화를 의미하며, 보다 광범위한 사회적 조건에 대한 보건의료서비스의 변화(effects)를 의미한다.[46] M. Siegler는 보건의료에 대한 국민들의 요구는 보건의료서비스의 전달 과정상에 대한 것이 아니라 결과에 대한 요구라고 주장하고 있는데,[47] 이는 보건의료서비스의 제공에 대한 결과나 영향, 즉 소비자의 건강이 평가의 최종 지표임을 의미한다.

그러나 결과나 영향은 서비스제공 결과와 그 서비스가 제공되지 않았을 경우의 상태와의 차이를 의미하므로 보통 정확한 측정은 불가능하다. 또한, 결과와 영향에 대해 명확한 기준을 가지고 양자를 구분하기란 결코 쉬운 일은 아니다. 보건정책을 통한 보건의료서비스의 제공이 없다면 국민의 건강 상태가 어떻게 되었을 것인가를 밝힌다는 것은 매우 어렵다.

3. 단계에 따른 분류

정책평가의 단계, 즉 시기에 따라 사전평가, 과정평가, 사후평가로 나눈다. 사전평가란, 정책집행 이전에 하는 평가로 정책입안자나 결정자에게 필요한 정보를 제공하기 위한 각종 대안의 분석·평가를 의미한다. 정책분석과 같은 의미로 사용되기도 하므로 정책평가의 유형에서 사전평가는 제외되기도 한다.[48]

사전평가는 첫째, 제안된 프로그램은 과연 중요한 목표를 가지고 있는가? 둘째, 문제를 충분히 해결할 수 있도록 겨냥하고 있는가? 셋째, 목표 성취가 용이하도록 활동이 제안되어 있는가? 넷째, 목표 성취에 드는 인적·물적 비용은 감당할 수 있는가? 다섯째, 설정된 기준선은 특정의 프로그램 목적과 연결되어 있는가? 등과 같은 구체적인 질문으로 이루어져 있다.[49]

과정평가는 앞에서도 언급했듯이 정책집행 도중에 집행상의 문제점을 해결하고 정책집행이 의도된 방향으로 진행되고 있는가의 여부를 평가하는 것이다. 사후평가는 정책집행 후의 최종적인 평가로 진정한 의미의 평가라 할 수 있을 것이다.[50] 흔히 일반적으로 정책평가라

46) W. H. Lucy 등은 resources(inputs)→activities(processes)→results(outputs)→opinion (impacts)의 단계를 제시하고 있다. W. H. Lucy, D. Gilbert and G. S. Birkhead, Equity in Local Service Distribution, PAR, 37(Nov./Dec. 1977), p.688.

47) M. Siegler, A Right to Health Care : Ambiguity, Professional Responsibility, and Patient Liberty. The Journal of Medicine and Philosophy, 4(2), 1979(June), pp.148~157.

48) 김병진, 정책학개론(서울 : 박영사, 1989), p.380.

49) 김광웅, 정책의 효율적 집행, 서울대학교 행정대학원, 행정논총, 14(2), 1976, p.57.

50) A. Browne and A. Wildavsky, What Should Evaluation Mean to Implementation? in J. L. Pressman and A. Wildavsky, Implementation, 3rd ed.(Berkeley : University of California Press, 1984), p.186.

하면 사후평가를 일컫는다.

사후평가는 정책집행의 결과 발생한 변화(정책결과) 가운데에서 정책 이외의 요인들을 배제하고 정책집행에 의해서만 달성된 정책의 순수효과의 추정,[51] 정책이 의도된 바대로 정확하고 충실하게 집행되었는지의 여부결정, 프로그램 구성요소들의 상대적인 효과의 검토 등 차기의 정책결정을 위한 환류를 목적으로 하는 정책평가이다.[52]

4. 평가자의 소속에 따른 분류

정책평가자가 정책평가체제 내에 있느냐 외부에 있느냐에 따라, 내부평가와 외부평가로 나누어진다. 내부평가는 집행기관이 정책이나 사업을 스스로 평가하는 자체평가와 상부기관에서 지휘감독하는 상부평가로 세분된다.[53] 내부평가는 전문성과 경험이 풍부하므로 생산성을 향상시키고 평가 결과를 바로 도입하여 집행 과정을 개선시킬 수 있는 장점을 가지고 있다. 반면, 자기가 자신을 평가하는 것이 되므로 객관성과 공정성의 유지가 곤란하다. 자신의 업적을 과대 평가하려고 하거나 정책 실패를 축소・은폐시키려는 문제점을 안고 있다.

외부평가는 정책집행체제 밖의 전문가에 의한 평가로 공정하고 정확한 평가를 기대할 수 있는 반면, 경험의 부족이나 평가 대상자의 저항 등이 예상된다. 인간은 누구든지 평가받기를 싫어하기 때문에 특히 외부기관에 의해 평가를 받는다고 하면 평가 대상자의 협조 부족으로 자료의 구득이나 행정적 어려움이 수반될 수 있을 것이다.

내부평가와 외부평가 중 어느 것을 선택하느냐의 기준은 존재하지 않는다. 정책의 성격과 정책평가 의뢰자의 가치체계가 선택에 영향을 줄 것으로 생각된다. 따라서 정책의 각 사항에 따라 선별적으로 선택해야 할 것이다. 내부평가와 외부평가의 선택시 고려해야 할 여러 요소로 C. H. Weiss는 행정적 신뢰(administrative confidence), 객관성(objectivity), 프로그램의 이해(understanding of program), 유용성을 위한 잠재 능력(potential for utilization), 자율성(autonomy) 등을 들고 있다.[54]

---

51) 사업활동과 기대한 결과간의 우연한 관련에 대한 불충분한 이해는 평가가 사업수행의 개선에 별 도움을 주지 못하도록 하고 있다. 평가가 사업수행의 개선에 기여하기 위해서는 명백한 논리(clear logic)가 필요하다.
P. Horst et al., Program Management and the Federal Evaluator, PAR, 34(Jan./Feb. 1974), p.301.

52) 노화준, 정책평가의 체제와 관리, 서울대학교 행정대학원, 행정논총, 18(1), 1980, p.81.

53) Glaser와 Backer도 같은 견해를 취하고 있다. E. Glaser and T. Backer, Outline of Questions for Program Evaluators Utilizing the Clinical Approach, Evaluation (Fall 1972), pp.56~60.

54) C. H. Weiss, Evaluation Research(Englewood Cliffs, N.J. : Prentice-Hall, Inc., 1972),

5. 소 결

앞에서도 언급했듯이 정책평가 유형에 대한 공통된 의견은 존재하지 않는다. 따라서 어떤 종류의 정책평가를 선택할 것인가에 대한 판단은 그리 쉬운 일이 아니다. 정책평가의 종류 선택은 평가 이전에 결정해야 할 길잡이와 같다. 정책평가 유형 선택시 고려해야 할 사항으로는,

첫째, 정책평가의 대상이 되는 정책의 성격 파악

둘째, 정책평가를 통하여 무엇을 얻고자 하는 결과의 명확화

셋째, 정책평가의 결과에 대한 이용검토

넷째, 각 정책평가 유형들은 상호 보완적이므로 복수의 정책평가 선택 가능성 검토 등을 지적할 수 있다.[55)]

이러한 고려 사항을 충분히 검토하여 적합한 평가 종류를 선택하는 것은 성공적 평가의 첫 걸음이라 할 수 있다.

제5절 보건정책평가의 기준

1. 정책평가 기준의 필요성

정책을 결정하고 이를 시행해서 그 결과가 원만하고도 만족스러워 정책이 성공적이었다고 하는 것을 평가할 수 있는 기준은 과연 무엇인가 라고 하는 것은 정책현실뿐만 아니라 정책학 이론에서도 가장 핵심적인 연구사항이다. 그래서 정책학자들과 정책실무자 및 전문가들은 정책의 결과와 영향을 명확하고 구체적이며 장기적으로 분석하고, 그 분석결과를 정책 대상자나 일반 시민에게 제시하여 정책결정의 정당성과 타당성을 확보하려고 하고 있다.

평가 과정은 매우 유동적이며 환경의 영향을 많이 받는다. 따라서 무엇을 평가하기 위해서는 반드시 평가의 기준이 있기 마련이다. 정책이 아무리 과학적으로 평가되었다 하더라도 평가 기준이 적합하지 못하면 평가 내용이 전혀 다른 결과로 나타날 수도 있기 때문에[56)] 정책평가 기준의 설정은 매우 중요한 사항이 아닐 수 없다. 다시 말해서, 어느 정도의 한계를 가지고 있겠지만－가치판단(value judgement)의 문제 때문－객관적인 평가 기준을 설정하

---

pp.20~21.

55) 김준기, 우리나라 정책평가제도에 관한 연구, 한양대학교 석사학위논문, 1987, p.42.

56) R. T. Nakamura and F. Smallwood, op. cit., p.145.

지 않으면 정책에서 이루어진 동일한 변화에 대해서도 사람에 따라 다른 의미를 부여할 수 있기 때문에 확실한 평가 기준의 정립이 필요하다.

정책평가 기준의 기능은 첫째, 목표설정과 대안선택의 지침을 제공한다. 즉, 평가 기준은 목표를 설정할 수 있게 해 주며 각 대안을 비교, 검토하는 지침이 되어 최적안을 선택할 수 있는 근거가 된다.[57)]

둘째, 정책목표에 대한 성취도를 예측, 측정하는 도구가 되며 시행 후 정책성과를 측정하는 도구가 된다. 즉, 정책평가 기준은 정책의 성패를 판단하는 중요한 측정 도구의 역할을 한다.

2. 정책평가 기준 비교[58)]

보건정책을 비롯한 공공정책을 평가하는 기준을 설정하기란 매우 어려운 작업이다. 평가 기준에 대해 수많은 학자들은 여러 가지 기준을 제시하고 있지만, 모든 공공정책에 공통적으로 적합한 평가 기준은 아직 나와 있지 않다. 따라서 정책의 성질에 따라 그 기준이 달라지고 있으며 달라지는 것 또한 당연하다.

WHO는 평가 과정으로 평가를 위한 주제의 구체화, 정보지원강화, 적절성 검증, 적정성 평가, 과정검토, 능률성 평가, 효과성 평가, 영향평가 등을 제시하고 있다. 따라서 평가 과정에서 WHO가 제시한 평가 기준으로는 적절성(relevance), 적정성(adequacy), 과정(process), 능률성, 효과성, 그리고 영향(impact) 등을 열거할 수 있다.[59)] A. Donabedian[60)]은 평가의 기준을 공급 측면에서 다섯 가지, 즉 생산성(productivity), 유효성(potency), 적절성(appropriateness), 효율성(efficiency), 접근성(accessibility)을 제시하였다.

일반적으로 많이 이용되고 있는 학자들의 정책평가 기준을 요약해 보면 〈표 6-1〉과 같다. 이처럼 평가 기준이 다양[61)]하고 불일치하는 요인으로는

첫째, 정책평가는 산출(outputs), 결과(outcomes), 영향(impacts)의 여러 측면에서 이루어질 수 있으므로 획일적이고 통합적인 평가 기준의 정립이 어렵고,

---

57) 노화준, 성과지표의 개발과 프로그램 평가 조사설계, 서울대학교 행정대학원, 행정논총, 15(1), 1977, p.166.
58) 정책평가 기준에 대한 체계적인 연구는 이강래, 정책평가 기준에 관한 이론적 연구, 서울대학교 석사학위논문(1984)을 참조.
59) WHO, Health Programme Evaluation, 1981, p.3, pp.16~18.
60) A. Donabedian, Aspects of medical care administration(Harvard University Press, 1973), pp.208~211.
61) 김광웅 교수는 정책평가 기준으로 정책목표의 달성, 능률성, 지지자의 만족, 수혜자에 대한 대응성, 체제유지 등을 들고 있다. 김광웅, 정책평가의 기준과 실제, 유 훈 등, 정책학(서울 : 법문사, 1982), pp.156~196.

표 6-1 정책평가 기준

Su[62]	Nakam[63]	Dun[64]	Br[65]	Pola[66]	허[67]	노[68]	김[69]	정[70]
노 력	목표달성	효과성	능률성	능률성	타당성	효과성	효과성	적절성
성 과	능 률 성	능률성	형평성	효과성	적실성	능률성	적시성	충분성
적정성	만 족 도	적정성	적정성	적절성	민주성	적절성	능률성	효과성
능률성	대 응 성	형평성	효과성		수용성	적합성	형평성	능률성
과 정	체제유지	대응성			최적성	감응성	대응성	공평성
		적절성			균형성		공익성	일관성
					인본성			실 현 가능성

주 : adequacy, appropriateness(relevance), responsiveness를 각각 적정성, 적절성, 대응성으로 번역하였다.[71]

둘째, 정책결정자의 동기와 정책 여건에 대한 종합적인 고려를 곤란하게 하는 정치적 역동성, 셋째, 정책이 추상적, 질적인 성격을 띠기 때문에 성과 측정을 위한 기준의 설정이 어렵다는 점 등이 지적된다.[72]

---

62) 정책평가 기준을 최초로 체계적인 연구를 한 E. A. Suchman은 보건사업의 성공 또는 실패를 평가하는 기준으로 5가지를 들고 있다. E. A. Suchman, op. cit., pp.61~68.
63) W. N. Dunn, Public Policy Analysis : An Introduction(Englewood Cliffs : Prentice-Hall, 1981), pp.343~345.
64) W. N. Dunn, Public Policy Analysis : An Introduction(Englewood Cliffs : Prentice-Hall, 1981), pp.343~345.
65) G. D. Brewer and P. deLeon, The Foundations of Policy Analysis(Homewood : Dorsey Press, 1983), p.331.
66) O. F. Poland, Program Evaluation and Administrative Theory, PAR, 34(July/August, 1974), p.335.
67) 허 범, 앞의 논문, p.84.
68) 노화준, 앞의 책, pp.79~81.
69) 김형열 교수는 정책평가를 사후평가에 국한하고 그 사후평가를 과정평가와 결과평가로 구분하여 각 과정에 알맞은 적절한 평가 기준을 설정하고 있다. 일반적으로로 자주 이용되고 언급하고 있는 것은 정책결과 중 정책산출평가의 기준이다. 김형열, 앞의 책, pp.665~677.
70) 정정길 교수는 정책평가 대상을 정책목표, 정책수단, 정책대상자, 정책상황으로 나누어 그에 합당한 평가 기준을 제시하고 있다. 정정길, 정책평가를 위한 실험실적 사회 실험의 문제점, 한국행정학보, 14(1980), p.300.
71) 노화준 교수는 각각 적절성, 적합성, 감응성으로 사용하고 있으며, 유 훈 교수는 adequacy를 충분성이라고 사용하기도 하고 있다.
72) 허 범, 정책학 개론, 한국행정학보, 19(2), 1985년 12월, p.84. 정준영, 성공적 정책평가에 관한 연구, 성균관대학교 석사학위논문, 1987, p.28에서 재인용.

3. 정책평가 기준

위에서 살펴보았듯이 정책평가 기준은 표준이 존재하지 않는다. 아마도 공통된 기준이 있다면 능률성과 효과성 정도이다.

1) 능률성(Efficiency)

능률성이란 산출 대 투입의 비율을 의미한다. 즉, 능률성은 제한된 자원과 수단을 사용하여 산출의 극대화를 기하는 것을 의미하는 경제학적, 정태적, 기계공학적 개념이다. 능률성은 정책의 평가 기준으로서 매우 중요하다. 설정하는 목표를 최소의 비용을 투입하여 달성한다는 것과 일정한 비용으로 최대의 효과를 획득한다는 것을 내용으로 하고 있는 능률성은 정책결정에 있어서 매우 중요시되고, 또한 사업이 이루어지고 있는 과정이거나 이루어진 후의 사후평가에 있어서도 역시 중요한 위치를 차지하고 있다.

우리나라의 경우와 같이 보건의료사업에 사용되고 있는 정부예산과 자원이 한계를 가지고 있는 경우에는 능률성의 기준은 매우 중요한 평가 기준으로 여겨지고 있는 것 또한 사실이다. 그러나 오늘날에는 비용과 관련된 기계적 능률뿐만 아니라 사회적 목적이나 사회적 형평의 달성도를 나타내기 위한 사회적 능률 또한 강조되고 있다. 보건의료서비스는 공공재로서 산출의 가치(가격)를 정하는 것이 매우 어려울 뿐만 아니라 산출물의 추상성으로 인해 산출물의 파악 자체가 곤란한 경우도 많기 때문에 보건의료서비스의 능률성을 측정하기란 상당히 곤란한 경우가 많다.[73)]

정책목표의 달성도가 높다 하더라도 그러한 목표를 달성하는 데 너무 많은 비용이 소요되었다면 그러한 정책은 바람직하지 못하다. 의약분업의 실시로 1차적인 목표가 달성되었다 할지라도 과다한 보험료 인상과 정책대상집단의 저항으로 인한 집행비용이 큰 경우에는 결코 성공한 정책이라고 말하기 어렵다.

2) 효과성(Effectiveness)

효과성은 정책목표[74)]의 달성도를 의미한다. 즉, 효과성이란 정책의 목표나 목적에 대한

---

73) 보건의료 분야에서의 형평성과 능률성에 관한 연구는 D. W. Light, Equity and Efficiency in Health Care, Social Science & Medicine, 35(4), 1992, pp.465~469 참조.

74) 목표(objective)는 목적(goal)과 구별된다. 목표는 구체적(concrete)이고 조작적(operational)이며 세부적(specified)이고 양적인 경우가 많으며(frequently quantitative), 구체적으로 정의된(specifically defined) 성격을 가지고 있다. W. N. Dunn, op. cit., p.144.
반면에, 목적은 좀더 규범적이고 추상적이며 상징적인 의미를 가지고 있다. 목적은 목표의 상위 개념이라 할 수 있겠으나 혼용하여 사용하는 경우도 흔하다. target이란 용어도 목표로 번역되기도

업무의 공헌도(달성도)를 의미하며, 능률성보다 범위가 넓지만 계량화 하기에는 많은 제약점이 수반되는 불확실성을 내포하고 있다.

보건정책을 집행한 결과 그 정책이 의도한 대로 소기의 목표를 달성했느냐 하는 문제는 정책을 펴는 입장에서는 매우 중요한 관심사가 아닐 수 없다. 왜냐하면, 목표의 달성도는 조직의 효율성을 측정하는 하나의 기준이 되며, 특히 전시, 과시행정을 선호하는 정부일수록 효과성을 최대의 정책평가 기준으로 삼고 있다. 효과성 기준은 정책성공 여부를 판단하는 제1의 기준이 되므로 효과성이 높으면 일단 정책이 성공한 것으로 받아들여지고 있다.

효과성 측정시 먼저 정책목표의 구체화가 선행되어야 한다.[75] 보건의료서비스의 경우 목

한다. target은 objective보다 명시적이고 세부적이며 전술적인 개념이라 할 수 있다.

정책목표와 정책목적의 비교

특성	정책목표	정책목적
구체화 정도	포괄적 서술 예) …국민 건강의 질적 수준을 높이기 위해	구체적 서술 예) 현재보다 의사의 수를 10% 증가시켜
용어의 정의	공식적 서술 예) 국민 건강의 질적 수준은 의료서비스에 대한 접근성에 의해…	운영적 서술 예) …의료서비스의 질적 수준은 활동하고 있는 의사의 수로 결정되며…
기간	불명확한 서술 예) …미래에…	구체적 서술 예) 2005년부터 2010년까지…
측정	비계량적 서술 예) …국민들이 의사에게 접근을 용이하게…	계량적 서술 예) …국민 1,000명당 1인의 의사를 확보하여…
정책 대상 집단	포괄적 정의 예) …의료서비스가 필요한 사람들을…	구체적 정의 예) 연봉 2,000만원 이하의 가구를 대상으로…

자료 : 류지성, 정책학(서울 : 대영문화사, 2007), p.217.

75) 우리나라 국민건강보험법 제1조에 나타나 있는 건강보험의 목적은 국민의 질병・부상에 대한 예방・진단・치료・재활과 출산・사망 및 건강증진에 대하여 보험급여를 실시함으로써 국민보건 향상과 사회보장 증진에 이바지함에 있다. 또한, 의료급여법 제1조에 "생활이 어려운 자에게 의료급여를 실시함으로써 국민보건의 향상과 사회복지의 증진에 이바지함을 목적으로 한다"라고 규정하고 있다.

이 두 조항을 보면 결국 우리나라 의료보장정책의 목적은 국민보건의 향상과 사회보장(복지)의 증진이라고 할 수 있다. 이러한 정책의 목적은 매우 애매하고 기술적이므로 구체적인 목표라고 할 수는 없기 때문에 정책의 효과성을 측정하기 위해서는 구체적인 세부 목표가 제시되어야 한다.

Davis는 전국민의료보장정책의 구체적인 목표로 ① 보건의료서비스에 대한 전국민의 접근성 보장, ② 의료비에 의한 가계재정빈곤의 제거, ③ 의료비용의 인상 억제를 들고 있다. K. Davis, National Health Insurance : Benefits, Costs, and Consequences (Washington, D. C. : The Brookings Institution, 1975), p.2.

문옥륜 교수 등은 ① 국민의 건강권 확보, ② 기존 의료전달체계의 개혁, ③ 빈자에 대한 보건의료서비스의 개선, ④ 소득재분배 등을 제시하고 있다. 문옥륜 등, 한국의료보험론(서울 : 신광출판사, 1991), p.468. 위에서도 보았듯이 의료보장정책의 구체적인 목표에 대해서는 각기 다른 의견을 제

표의 양적인 측정이 불가능한 경우가 많은데 이럴 경우에는 보다 나은 방향으로의 이행을 명시하는 질적인 표현 방법이 애용되고 있다. 즉, 보건정책과 같이 목표가 질적으로 표현되었을 경우 효과성 측정은 과거 또는 과거의 추세를 기준으로 하여 효과성의 척도상에 바람직한 방향으로 중요한 변화가 야기되었는가를 검토함으로써 이루어진다.[76] 정책목표가 양적으로 측정이 가능한 것은 평가가 비교적 용이하겠지만 질적 변화를 추구하는 목표를 갖는 정책의 경우 정책평가가 난이할 수밖에 없다.

목표 달성도[77]인 효과성 측정의 저해요인을 들면,

첫째, 효과성은 목표달성 과정에만 관심을 가지고 비용이 얼마나 되는지를 고려하지 않고 있다. 정책목표의 달성도가 높다고 하더라도 그 달성도에 비해 희생과 비용이 더욱 크다면 바람직하다고는 볼 수 없을 것이다.

둘째, 설정된 정책목표가 애매모호하거나 상호 모순, 대립 관계에 있는 목표들이 아무런 우선순위도 없이 표현되어 있을 때, 즉 정책목표가 불분명할 때 효과성 자체가 무의미해질 수 있다.

셋째, 정책수단이 충실히 수행되었는데도 불구하고 정책목표가 달성되지 않는 경우도 있는데, 이럴 경우 효과성 판단은 모호해질 수밖에 없다.[78] 보건정책의 목표는 보건의료서비스를 제공하는 데 있는 것이 아니라 결국 국민의 건강을 증진시키는데 있다.

능률성과 효과성은 측정의 정확성에도 불구하고 보건의료서비스 소비자의 입장에서 보면 별로 의미 있는 것을 설명해 주지 못하고 있다. 즉, 누구를 위한 능률이고, 누구를 위한 효과인가라는 질문에 명쾌한 해답을 주고 있지 못하다.

3) 대응성(Responsiveness)

대응성이란 개인과 집단의 요구와 일치하는 행동을 정책결정자가 취하는 것[79]이며, 정책대상자의 선호를 만족시키는 능력[80]이라고 정의내릴 수 있다. 즉, 대응성이란 정책수혜자의

시하고 있다. 필자는 의료보장정책의 구체적인 목표로 ① 보건의료서비스의 합리적인 공급과 경제적 장벽제거를 통한 최소한의 필수적 보건의료서비스에 대한 접근성 보장, ② 보건의료서비스의 전반에 걸친 효율성과 형평성의 보장과 조화를 제시하고자 한다.

76) 김명수, 공공정책평가론(서울 : 박영사, 1988), p.130.

77) 광의의 정책의 효과는 outputs, outcomes, impacts로 나누어질 수 있는데, 측정 방법상의 어려움으로 많은 정책평가에 있어서 outputs의 측정이 강조되고 있다. 유 훈, 앞의 책, p.352.

78) 김복용, 공공정책의 평가 기준에 관한 연구, 대전대 석사학위논문, 1993, pp.53~54.

79) R. E. Weber, The Political Responsiveness of the American States and Their Local Governments, in L. N. Rieselbach ed., People vs. Government : The Responsiveness of American Institutions(Bloomington : Indiana University Press, 1975), p.189.

80) E. Ostrom, The Design of Institutional Arrangements and the Responsiveness of the

요구와 기대, 그리고 환경변화에 얼마나 융통성 있게 대처해 나가느냐 하는 능력을 의미한다.[81] 대응성은 관료행정의 경직성과 관리이론의 부적합성에 대한 반성에서 출발하였다고 볼 수 있다.

대응성의 기준은 수혜자의 만족도를 평가하는 기준이 된다. 즉, 수혜집단이 보건정책으로부터 어떠한 혜택을 받고 있으며, 이 혜택은 대상자들의 인지된 욕구에 제대로 반응을 하는 것이냐를 검토하는 데 초점을 두고 있다. 일반적으로 조직의 공식 목표 달성도가 높다고 해서 그 조직과 접촉하고 있는 수혜자들의 만족도가 반드시 높다고 할 수 없으므로 수혜자의 주관적이고 심리적인 태도를 대응성이라는 독립된 지표로서 개념화할 필요가 있다. 일반적으로 정부가 제공한 보건의료서비스에 대해 수혜를 받고 있는 국민들이 얼마나 그 서비스에 대해 만족하고 있느냐의 정도에 따라 정부의 대응성을 평가해 오고 있다.

4) 만족도(Satisfaction)

대응성의 평가 주체는 정책의 효과를 직접 받는 수혜자로서의 시민을 의미하는 반면, 만족도의 주관적 평가자로서의 시민은 개개의 정책이 집적된 장기적이고 전반적인 정책 영향을 평가한다. 정부가 실시한 대부분의 보건정책에 많은 사람들이 만족하고 있다고 할지라도 소외되고 불만족을 가지고 있는 소수의 국민이 반드시 존재하기 마련이다. 보건의료서비스가 절대적 가치인 인간의 생명을 다루고 있다는 사실 하나만 가지고도 보건의료서비스에 대해 불만족을 가지고 있는 사람이 비록 극소수라 할지라도 그들을 파악하고 규정하는 일은 우리 모두에게 매우 중요한 의미를 갖는다.

정책의 최종적인 성패의 판단 기준은 정책시행으로 인해 편익을 받는 수혜대상집단의 만족도에 있다고 본다. 국민연금정책의 경우 연금급여가 너무 적거나, 건강보험의 경우 본인부담금이 너무 많거나 보험료 부담이 과다하다고 국민들이 불만을 가지고 있다면 정책결정자의 입장에서 보면 정책이 성공하였다고 할지라도 국민들의 입장에서 본다면 성공한 정책이라 보기는 어렵다.

5) 형평성(Equity)[82]

정책평가 기준으로서의 형평성은 사회의 여러 상이한 집단과 개인간의 가치배분과 관련하

Police, in L. N. Rieselbach, op. cit., p.274.

81) 김형렬, 포괄적인 정책평가 기준에 관한 연구, 연세대학교, 연세논총, 제23집, 1987, p.134.

82) 형평성은 정의와 동의어로 쓰이기도 하고 때로는 평등의 개념과 혼용하여 사용되기도 한다. 신행정학에서는 사회적 형평성의 개념으로 사용하고 있기도 한다. 따라서 형평성의 용어를 하나로 고집하기보다는 정의, 평등, 사회적 형평성 등으로 혼용하여 사용해도 논리적인 무리는 따르지 않는다고 생각한다.

여 정책의 효과나 편익이 모든 사람에게 공정하게 배분되어 있는가를 분석하는 기준을 의미한다.[83)]

형평성의 대명제는 결국 모든 사람은 균등하게 잘 살아야 하며 행복해야 한다는 것이다.[84)] 이러한 관점에서 보면 형평성은 어떠한 행정이념보다 더욱 근원적이며 상위적인 개념이라 할 수 있다.[85)86)] H. G. Frederickson은 1960~1970년대 이후 형평성은 능률과 절약과 더불어 공공행정 분야에 있어서 필수적인 제3의 행정이념으로 발전되어가고 있다고 주장하고 있다.[87)] 그러나 형평성은 능률성이나 효과성처럼 가치중립성이 확보되지는 않는다.

20세기에 들어와 많은 국가가 복지국가를 지향하고 있으며, 수정자본주의가 가미되므로 인하여 가치의 공평한 분배에 모든 국가가 관심을 기울이고 있다. 또한 능률을 기본 가치로 추구하던 경제개발에 따른 사회개발의 한계가 대두됨에 따라 형평의 문제가 중요한 정책평가 요소로 등장하였다.

형평성은 법적, 사회적 합리성과 밀접한 연관이 있으며, 여러 집단간의 효과와 노력의 배분 상태를 평가하는 기준이다. 형평이란 균형과 평등을 의미하는 것으로 균형은 보건의료서비스의 차원에서 볼 때 각 체제간에 있어서의 가치의 적절한 배분을 뜻하며, 평등은 법 앞에서 균등한 기회가 주어지는 것으로서 성, 종교, 인종 등에 의해서 차별을 당하지 않는 상태라고 말할 수 있다. 우리나라 보건의료서비스의 경우 형평의 문제 중 평등의 문제보다는 균형의 문제에 더 깊은 골이 있다고 하겠다. 형평성은 평가 기준의 하나로서 능률성이나 효과성과 더불어 널리 이용되고 있지만 이들 만큼 명료하고 구체적인 평가 기준으로 발전되지 못하고 있어 많은 노력의 경주가 필요하다.

6) 민주성 및 참여성(Democracy & Participation)

민주성과 참여성은 현대 복지국가에서 모든 정책의 가장 기본적인 기준이 되는 정책평가 기준이며 가치체계이다. 민주성과 참여성은 정책의 정당성 확보에 중요한 밑거름이 된다.

---

83) 박차상, 한국의료복지정책에 관한 연구, 동아대학교 박사학위논문, 1990, p.25.

84) D. MacRae, Jr., Policy Indicators(Chapel Hill : The University of North Carolina Press, 1985), p.221.

85) C. Sampson, Values Bureaucracy and Public Policy(Lanham : University Press of America, 1983), pp.4~6.

86) Rawls는 그의 형평관에서 정의의 우선성을 전제로 하고 있다. 즉, 정의는 상호 비교의 대상이 되는 여러 가치 중의 하나라기보다는 그에 의하여 가치들이 비교되고 평가되는 하나의 기준이며, 이런 측면에서 정의는 가치 중의 가치이며, 상충하는 가치들을 조정하는 기준으로서 경쟁하는 여러 가치들에 대해 우선성을 가진다. 황경식, 공리주의 학파와 J. Rawls의 정의론 비교연구, 서울대학교 박사학위논문, 1981, p.139.

87) H. G. Frederickson, Public Administration and Social Equity, PAR, 50(March/April 1990), p.230.

정책평가에 있어서의 민주성이란 정책의 여러 과정에 국민의 참여를 확대시키고 여론을 충실하게 반영시키며 집행에 있어서도 국민의 의사를 충분히 고려하는 것이라고 말할 수 있다. 참여성이라고 하는 것은 정책결정 과정과 정책수행 과정 및 정책평가 과정에 다수의 국민들이 참여하여 어느 정도의 투입 작용을 행하는 행위를 뜻한다. 보건의료서비스와 같은 공공서비스의 경우에는 참여성의 개념 속에 건전한 비판과 참여의식을 가지고 있는 민주성의 개념을 함께 포함하여 분석해야만 한다.

왜냐하면, 보건의료서비스는 국민들의 일상생활과 밀접한 관련이 있을 뿐만 아니라 그 참여의 정도에 따라 보건의료서비스의 질이 좌우될 수도 있기 때문이다. 이해당사자들의 참여가 문제해결에 반드시 만병통치약일 수는 없으나 최소한 하나의 중요한 대안으로서 제시될 수는 있을 것이다.[88]

7) 적정성(Adequacy)

적정성이란 가치 있는 결과의 성취가 문제를 어느 정도 해결해 주었느냐의 평가이다. 즉, 문제의 해결 정도를 의미한다. 적정성의 기준은 주어진 효과성의 수준이 정책과제를 제기하는 욕구, 가치, 기회를 어느 정도까지 수렴하고 충족시키고 있느냐 하는 범위와 관련되며, 그 목적은 정치체제에 편견의 작용을 배제하고자 하는 데 있다. 형평성이 기여에서 유래된 반면 적정성은 욕구에서 발생된 원칙이다.

적정성이란 사회적 급여가 평등원칙에 근거하든 사회적 기여도에 따른 차등원칙에 근거하든 관계없이 급여의 수준이 인간으로서의 육체적·정신적 존엄과 가치를 유지할 수 있는 수준(decent standard of physical and spiritual well-being)이 되어야 한다는 것이다. 따라서 적정성을 평가할 때는 정책대상집단 구성원에게 당연히 주어져야 하는 최저 수준이 존재하지 않으면 안 된다.[89]

적정성 기준 역시 효과성 기준의 경우와 마찬가지로 현실적으로 특정 보건정책이 해결하고자 했던 문제가 명확히 규정되어 있지 않은 경우가 흔하고 정책결정자와 정책평가자, 정책수혜자의 기준에 따라 다를 수 있기 때문에 적정성에 대한 객관적인 평가는 현실적으로 여러 가지 제약점을 가지고 있다.

---

88) 정용덕, 복지 및 소득재분배정책과 행정학, 한국행정학보, 16(1982), p.194.
89) J. E. Trompman and J. K. McClure, Social Values in the Policy Process : Values Dualism and Social Policy Affecting the Elderly, Policy Studies Journal, 9(4), 1980~1981, p.607.

4. 바람직한 '거브넌스'(Good Governance)와 평가지표

1980년대 이후 새로운 행정관리모델로 '거브넌스'라는 개념이 대두되고 있다. 정부의 정책 실패 사례의 증가와 탈냉전시대의 도래로 정부의 위치에 대한 의문이 제기되었다. 정부는 단지 여러 행위자들 중의 하나에 불과하다는 인식이 부상하기 시작하였다. 따라서 기존에 보편적으로 사용되었던 관리(management) 또는 행정(administration)이라는 용어가 거브넌스라는 새로운 용어로 대체되기 시작하였다.

거브넌스를 세계은행은 "발전을 위한 국가의 경제 • 사회적 자원관리에 권한이 행사되는 방식"으로, OECD는 "개인과 기관, 공공 또는 민간부문이 그들의 공통된 사안들을 관리하는 다양한 방식의 총화"로, UNDP는 "모든 수준에서 특정 국가의 일들을 관리하기 위한 정치 • 경제 • 행정적 권한의 행사"로 정의내리고 있다.

이러한 포괄적 정의에 의하면 현대 조직의 모든 기관들은 그 자신의 거브넌스 특성을 지니고 있다. 바람직한 거브넌스의 핵심적 특징으로 ① 참여, ② 법에 의한 지배, ③ 투명성, ④ 반응성, ⑤ 동의 지향성, ⑥ 형평성, ⑦ 효과성, ⑧ 책임성, ⑨ 전략적 비전 등이 제시되고 있다. 이러한 핵심적 특징을 중심으로 바람직한 거브넌스의 평가지표 사례로는 〈표 6-2〉와 같은 것들이 제시되고 있다.[90]

5. 정책평가 기준 선택시 고려 사항

앞에서 살펴본 바와 같이 공공정책의 평가 기준에 대한 논의는 수없이 많다. 이것은 평가자의 의도 또는 평가대상이 되는 사업의 특성 등에 따라 여러 가지로 평가 기준이 달라질 수 있기 때문이다. 각 평가 기준은 서로 밀접한 관계를 유지하고 있으며, 상호보완적이기도 하며 상반 관계에 있기도 한다.

일반적으로 평가 기준을 대별해 보면, 하나는 행정기관이 국민들의 주관이나 감정과는 별도로 서류나 문서로 데이터를 사용하여 그대로의 정책이나 서비스의 성과를 평가하는 객관적인 방법이고 다른 하나는 정책과 서비스에 대한 시민의 반응 및 태도를 기초로 하여 개인의 만족감과 행복감까지도 평가하는 주관적인 방법이 있다.[91]

1970년대에 들어와서 공공 서비스의 생산과 분배에 있어서의 국민들의 생산적 참여라고

90) 박희정, 바람직한 거브넌스(good governance)의 개념과 평가지표, 한국지방행정연구원, 지방포럼, 2001. 11, pp.4~5.

91) 서비스의 주관적, 객관적 측정에 대해서는 K. Brown & P. B. Coulter, Subjective and Objective Measures of Police Service Delivery, PAR, 43(Jan./Feb. 1983), pp.50~58 참조.

표 6-2 바람직한 거버넌스의 평가지표

핵심적 특성	평가지표 사례
ㅁ참여	• 민간부문 참여를 위한 인센티브 • 서비스제공에 있어서 민간부문 참여도 • 정책과정에의 시민사회 및 NGO의 참여정도 • 분권화의 정도 • 참여자의 대표성
ㅁ법에 의한 통치	• 규정의 정확성 • 현행법의 공정하고 효과적이며 평등한 집행정도 • 현행법의 테두리 내에서 고충처리를 위한 조치 • 불법행위와 질서파괴에 다한 조치
ㅁ투명성	• 예산편성 및 지출의 투명성 • 직원선발 및 승진의 투명성 • 정책과정의 투명성 • 정보와 정책과정에 대한 국민의 접근성
ㅁ반응성	• 국민 수요와 기대를 결정하는 메카니즘 • 대중이 불만과 불평, 의견을 표명하는 메카니즘 • 대응성과 효율성을 위한 직권들의 노력 및 훈련 • 사회적 약자를 위한 보건정책 여부 • 의료서비스의 질
ㅁ동의 지향성	• 주요 결정에 있어 모든 관련집단의 동의 도출 • 대중의 동의 형성을 위한 대중매체의 사용 • 참여 및 동의 과정의 제도적 메카니즘 • 이슈 중심적 토론의 활성화
ㅁ형평성	• 의료서비스 이용률 • 서비스 제공에 대한 동일한 접근성
ㅁ효과성과 효율성	• 현대적 관리기법의 사용 • 관리 및 절차의 개혁 정도 • 건강보험료의 징수율 • 의료서비스에 대한 대중적 접근성
ㅁ책임성	• 분권화와 권한의 위임 정도 • 인적자원관리의 질적 수준 • 고충이나 불만이 정부에 의해 제대로 처리되는가의 정도 • 손실보상을 위한 법적 규정
ㅁ전략적 비전	• 건강증진을 위한 전반적인 전략적 비전 • 보건문제 해결을 위한 전략적 비전 • 부문별 개별전략의 이용가능성

하는 공동생산(coproduction, joint production)이라는 개념이 대두되었다. 공동생산이란 서비스 전반에 대한 국민－특히 서비스의 직접적인 수혜자, 소비자－의 적극적인 관여를 의미한다.

G. P. Whitaker는 교육이나 보건의료서비스 등을 soft services, 경찰이나 소방 서비스 등을 hard services로 분류하고, 전자의 서비스 목표를 달성하기 위해서는 반드시 소비자의 참여가 있어야 한다고 주장하였다. 후자의 서비스는 서비스 투입에 대한 소비자의 역할이 중요한 것처럼 보이지는 않지만 소비자의 기여는 서비스의 성공적인 전달을 위해 필수적이라고 할 수 있다.[92] 공동생산 개념이 정책평가에 도입됨으로써 중요한 시각 변화를 초래할 수 있을 것이다.

첫째, 국민은 국가가 제공하는 보건의료서비스를 단지 소비만 하는 소비의 주체로 보아온 종래의 지배적 모형 개념이 변하고, 단순한 소비자로서의 지위가 아니라 하나의 생산자로서의 지위를 겸할 수 있는 소비적 생산자(consumer producers)의 개념이 도입되게 될 것이다. 즉, 보건의료서비스의 소비자는 단순한 소비자의 명목적인 역할(token role)을 떠나서 국가가 제공하고 있는 서비스에 대한 공동목표를 가지고 상호작용하는 협력자로서 새로운 역할이 대두하게 된다. 이러한 소비자의 활동은 긍정적이고 자발적이며 능동적인 성격을 띠고 있다. 소비자 주권의 개념이 도입됨으로써 최근에까지 거의 도전을 받지 않은 보건의료서비스 제공자의 배타적 영역이 이제는 평가와 사정의 대상이 되고 있다.

둘째, 종래의 권위주의적인 지배적 모형이 보건정책 결정이나 형성 과정에 국민의 의사를 투입하고 반영하는 단순한 일방적인 과정이 아니라 이제는 정책집행 단계에까지 국민의 적극적인 참여를 가일층 강조하고 있다.

국민은 단순한 피동적 수혜자가 아니라 보건의료서비스의 적극적인 요구는 물론 서비스의 생산 과정에 참여함으로써 욕구충족을 구하는 공동생산자(the coproducers)이기 때문에 서비스의 직접적인 수혜자인 일반 국민의 적극적인 관여(active involvement)가 매우 중요하다. E. B. Sharp은 보건의료서비스와 같은 인적 서비스(human service) 분야에서 공동생산의 개념 도입이 가장 두드러지고 있다고 주장하고 있다.[93]

그러나 안타깝게도 소비자 참여의 필요성은 대두되고 있고 실제로 어느 정도 참여하고 있지만, 아직 우리나라의 경우 보건정책에 소비자 참여의 개념을 완전히 도입하기에는 많은 어려움이 있다. 보건정책 결정에 보건의료서비스의 제공자가 갖고 있는 어느 정도의 배타적 특

---

92) G. P. Whitaker, Coproduction : Citizen Participation in Service Delivery, PAR, 40 (May/June 1980), pp.240~346.

93) E. B. Sharp, Toward a New Understanding of Urban Service and Citizen Participation : The Coproduction Concept, Midwest Review of Public Administration, 14(June 1980), pp.105~118.

권을 소비자나 소비자 대표(단체) 등도 공유해야 한다는 데에는 사회적 공감대가 형성되어 있으나 소비자 참여의 방법이나 형태가 아직 확실히 제도화되어 있지 못하다.[94]

신행정학에서 추구하고 있는 대응성, 사회적 형평성,[95] 적극적인 행정가의 요구, 고객에 대한 관심, 참여와 행정책임, 가치지향적이며 인간중심적인 면은 정책평가 기준 선택시 고려해야 할 사항을 웅변해 주고 있다. 따라서, 정책을 평가하는 데 있어서 가장 중요한 것은 정책평가 기준의 적절한 선정과 선정한 기준에 따라 평가가 국가, 사회 전체의 입장에서 과학적이고 체계적으로 이루어지는 것이다. 정책평가의 기준은 평가자의 평가 의도나 정책의 특성, 또는 정책과정의 어느 단계에 대한 평가냐에 따라 달라질 수 있으며,[96] 평가 기준이 공통적으로 갖추어야 할 기본적인 요건으로 명료성, 일관성, 보편성 등을 들 수 있다.[97]

보건정책 평가 기준의 중요성은 보건의료에 대한 시각의 차이에 따라 달라질 수 있다. 보건의료를 의료공급자가 제공하는 생산의 산출물로 보는 경우에는 보건의료자원이 보건의료서비스를 얼마나 효율적으로 생산하는가 하는 것이 주요 평가대상이 되는 반면, 보건의료를 건강의 유지와 증진을 위한 하나의 투입물로 여기는 경우에는 보건의료자원이 건강을 향상시키는데 얼마나 기여하고 있는가 하는 것이 중요한 기준이 된다.[98] 그러므로 보건의료서비스를 평가하는 기준도 사회의 가치체계와 정책방향에 따라 다를 수밖에 없다.

제6절 보건정책평가의 분석모형

보건정책평가 분석모형으로서 실제로 응용할 수 있는 분석틀이 이미 여러 연구자들로부터 개발되어 이용되고 있다. 오늘날 많이 인용되고 있는 분석틀로서는 David G. Gil,[99] Charles S. Prigmore & Charles R. Atherton,[100] 그리고 Neil Gilbert & Harry

---

94) H. R. Kelman, Evaluation of Health Care Quality by Consumers, IJHS, 6(3), 1976, p.431.

95) 형평성에 대한 중요성이 대두됨으로써 보건의료서비스의 개선을 위한 사회적 기전의 계획과 설계에 소비자나 고객의 참여 욕구가 증대되고 있다. G. H. Silver, Community Participation and Health Resource Allocation, IJHS, 3(2), 1973, p.119.

96) 김정용, 정책평가를 위한 사회지표의 효용에 관한 연구, 연세대학교 석사학위논문, 1989, p.14.

97) 노화준, 정책분석론(서울 : 박영사, 1989), pp.94~96.

98) P. J. Feldstein, Health Care Economics(John Wiley & Sons, 1988), pp.15~16.

99) D. G. Gil, Unravelling Social Policy(Cambridge, MA. : Schenkman, 1973). 장인협 등 편역, 사회복지정책(서울 : 한국사회개발연구원 출판부, 1982), pp.41~91. : 전남진, 사회정책학개론(서울 : 서울대학교 출판부, 1989), pp.291~296.

100) C. S. Prigmore & C. R. Atherton, Social Welfare Policy : Analysis and Formulation (Lexington, Mass. : D. C. Health and Company, 1979). 장인협 등 편역, 앞의 책, pp.137~

Specht[101])의 분석틀이 있다.

1. D. G. Gil의 분석모형

Gil은 가치 중립적이며 어떤 종류의 사회정책에도 적용될 수 있는 모형을 개발하려고 노력하였다. 그는 정책평가를 위해 크게 5개 부분으로 구성된 준거 기준을 제시하고 있다.

A부분은 정책의 본질적인 속성에 대한 평가이다. 보건정책이 추구하고 있는 다양한 관심영역 중에서 가장 초점이 되고 있는 것에 대한 평가를 의미한다.

B부분은 정책이 실질적으로 정책대상 영역에 어떻게 영향을 끼치는가를 평가하는 것이다. 정책의 실질적인 영향을 평가하는 것으로 보통 정책평가를 얘기할 때는 B부분을 의미한다고 볼 수 있다. 어떠한 정책이든 단순하게 그 정책의 실질적이고 직접적인 영향만을 평가해서는 안 된다.

C부분은 그 정책으로 전체 사회가 어떻게 영향을 받는가에 대한 평가 분석을 하는 것이다.

D부분은 정책수립과 정책집행의 결과를 둘러싸고 있는 여러 세력간의 상호작용 효과를 평가하는 것이다.

E부분은 비교와 평가를 통한 정책개발과 제시의 발전적 평가 부분을 의미한다.

전남진 교수는 Gil모형의 분석적 목적을 문제의 이해, 정책의 실질적인 영향평가, 정책대안제시 등 세 가지로 분류하여, A부분은 첫번째 목적에 상응하는 것이고, B부분에서 D부분까지는 두번째 목적에, E부분은 세번째 목적에 상응하는 것이라 하였다. Gil의 정책분석 모형체계를 살펴보면 〈표 6-3〉과 같다.

표 6-3 Gil의 정책분석 모형체계

A부분 : 보건정책에 의해 다루어지는 이슈들
- 1. 이슈들의 속성, 범위, 분포 상태
- 2. 이슈들의 역동성에 관한 인과관계이론 혹은 가설

B부분 : 정책의 목표, 가치전제, 이론적 입장, 대상표적 인구층 및 실질적인 효과
- 1. 정책의 목표
- 2. 정책목표의 가치 전제와 이데올로기적 지향
- 3. 정책전략과 구체적인 정책의 이론 혹은 가설
- 4. 사회의 대상 표적 인구층(Target Segment)
  - 1) 생태학적, 인구통계학적, 생물학적, 심리적, 사회적, 경제적, 정치적, 문화적 특성
  - 2) 관련 하위집단과 전체 대상집단의 수효

---

178 참조.

101) N. Gilbert & H. Specht, Dimensions of Social Welfare Policy(Englewood Cliffs, N. J. : Prentice-Hall, Inc., 1986). 장인협 등 편역, 앞의 책, pp.92~136 참조.

5. 대상 표적 인구층과 비대상 표적 인구층에 대한 정책의 단기적 및 장기적 효과
   1) 의도했던 효과
   2) 의도하지 않았던 효과
   3) 전체적인 비용과 편익(Costs & Benefits)

C부분 : 보건정책의 기본 과정과 공통적인 영역에 대한 정책의 의미
1. 자원, 재화와 서비스의 개발에 있어서의 변화
   1) 질적 변화
   2) 양적 변화
   3) 우선 순위의 변화
2. 개인이나 집단에 대한 특정지위 할당의 변화
   1) 새로운 지위, 역할, 특권의 개발
   2) 기존의 지위, 역할, 특권의 강화와 보호
   3) 기존의 지위, 역할, 특권의 말살
   4) 지위를 선택하고 위임하는 기준과 절차의 변화
3. 권리의 분배에 있어서의 변화
   1) 자격, 보상, 속박 등의 질・양적 변화
   2) 자격 및 보상으로서 분배된 권리의 비율 변화
   3) 직접적 권리 분배와 간접적 권리 분배의 비율 변화
   4) 최저 권리수준의 변화(내용과 범위)
   5) 구조적 불평등의 정도 변화
4. 자원개발, 지위의 할당, 권리의 분배에 있어서의 변화의 결과
   1) 삶의 전반적인 질
   2) 개인과 집단의 생활환경
   3) 개인, 집단, 전체 사회 사이의 사회 내적인 인간 관계의 속성

D부분 : 정책의 개발과 집행을 둘러싼 세력들 사이의 상호작용 효과
1. 입법・행정・사법적 역사
2. 사회 내의 모든 정치적 세력
3. 사회 자연환경의 물리적, 생물적인 특성과 사회구성원의 생물적, 심리적 특성
4. 관련된 다른 보건정책들
5. 관련된 대외정책과 외부 사회의 세력
6. 문화적, 경제적, 기술적 분야에 있어서의 발달 단계
7. 사회의 규모와 제도적 차이 혹은 복잡성
8. 사회의 신념, 가치, 이념, 관습, 전통
9. 결론과 예측

E부분 : 보건정책대안의 개발 ; 비교와 평가
1. 보건정책대안의 구체화
   1) 동일한 정책목적을 목표로 삼지만 타정책측정의 대안을 포함하는 대안
   2) 동일한 정책문제와 관련된 타정책목적에 목표를 둔 대안
2. 비교와 평가

분석 단계에서 개발된 각 보건정책대안들은 이 분석체계(분석모형의 B부분부터 D부분까지의 초점 중에서도 관련되는 초점)에 따라 분석되어져야 하며, 이 분석을 통한 원래의 정책과 다른 대안의 정책들이 비교되어져야 한다.

2. C. S. Prigmore & C. R. Atherton의 분석모형

Prigmore와 Atherton은 인지된 다양한 사회문제와 사회적 상황을 가능한 한 최대로 반영하려고 노력하였으며, 이들은 문화와 그 문화 속에 있는 가치를 강조하고 있다. Prigmore와 Atherton은 정책평가의 준거틀로서 다음과 같이 크게 네 가지 부문에 열세 가지 항목의 질문을 제시하고 있다.

---

1. 문화적 가치와 관련되어 고려해야 할 점
   1) 고려하는 정책이 현재의 방식(style)과 일치 또는 양립하는가?
   2) 평등과 정의에 기여하는가?
   3) 보건의료사업의 가치와 일관성이 있는가?
   4) 사회에 있는 다른 중요한 가치들과 일치하는가?
2. 영향과 의사결정의 차원
   1) 정치적으로 수용 가능성이 있는가?
   2) 합법적인가?
   3) 관련 이익집단들을 만족시키는가?
3. 지식에 관한 고려 사항
   1) 과학적으로 건전한가?
   2) 합리적인가?
4. 비용과 편익에 관련된 사항
   1) 경제적으로 실현 가능성이 있으며, 다른 대안보다 우월한가?
   2) 실현성(workable)이 있는가?
   3) 효율적인가?
   4) 다른 사회문제를 야기시킬 가능성이 있는가?

상기 질문들은 현재 진행 중에 있거나 집행이 끝난 정책의 효과를 분석평가하는 데 이용될 수 있으며, 또한 어떤 욕구가 파악되고 목표가 정해진 다음 어떤 정책대안을 제시하는 데 있어서도 활용될 수 있다. 따라서 현존하는 정책들을 분석평가하는 데 있어서 도움이 될 뿐만 아니라 수립하고자 하는 정책의 대안들을 평가하는 데 있어서도 하나의 기준이 될 수 있다.[102)]

102) 안병섭, 한국의료보장정책의 분석에 관한 연구, 경남대 석사학위논문, 1990, p.46.

3. N. Gilbert & H. Specht의 분석모형[103)]

Gilbert와 Specht는 보건정책 등과 같은 사회보장정책을 시장 외부에서 일어나는 급여와 할당의 메카니즘이란 데 기반을 두고 할당, 급여, 전달, 재원조달의 선택을 체계적으로 분석할 수 있는 틀을 제시하고 있다. 이 분석모형은 네 가지의 질문 형태로 요약할 수 있다. 즉,

① 사회적 할당(allocation)의 기준은 무엇인가?
② 할당되어질 사회적 급여(provision)의 형태는 무엇인가?
③ 이들 급여의 전달(delivery)을 위한 전략은 무엇인가?
④ 이들 급여의 재원(finance) 조달 방법은 무엇인가?

이들의 분석 방법을 다시 세분하면 아래와 같다.

① **사회적 할당의 기준** : 귀속적 욕구, 보상, 진단적 구분, 자산 조사에 의한 욕구
② **사회적 급여의 성질** : 기회, 서비스, 재화, 신용, 현금, 권력
③ **전달체계의 구조**
④ **재원의 조달방식** : 재원, 양도제도, 자발적 재정, 공적 재정

4. P. J. Feldstein의 분석모형

Feldstein은 소비자나 정부의 입장에 관계없이 또는 보건의료체계에 관계없이 희소성의 문제에 직면하게 되어 선택의 문제가 항상 존재한다고 전제하고, 보건의료 분야-다른 분야도 마찬가지지만-에 세 가지의 기본적인 선택문제를 제시하고 있다.[104)]

첫째, 생산되는 보건의료서비스의 양과 산출물의 조합에 관한 선택이다. "한정된 국가자원을 어느 정도 할당해야 할 것인가? 할당된 자원을 가지고 어떤 보건의료서비스를 조합하여 최대의 효과를 누릴 수 있겠는가?"의 선택문제이다. 즉, 산출물의 양과 종류에 관한 문제이다.

둘째, 보건의료서비스의 생산 조직과 생산 방법의 선택에 관한 문제이다. 주어진 한정된 인력과 시설을 가지고 생산의 최적 방법을 선택하는 문제로 기술적 효율뿐만 아니라 경제적

---

103) 보건정책에 대한 분석평가의 많은 연구들이 이 분석모형을 이용하고 있다. 그 이유는 이 분석모형이 간단명료하고 현재 진행 중인 정책의 분석에는 앞의 두 모형 보다 설명력이 뛰어난 데 있다고 본다. 이 분석모형에 가장 충실한 연구의 예로서, 박차상, 한국의료복지정책에 관한 연구, 동아대학교 박사학위논문(1990).
Gilbert와 Specht의 이론에 대한 구체적인 설명은 양희창, 사회복지정책모형에 의한 우리나라 의료보장정책의 분석평가, 중앙대학교 석사학위논문, 1986, pp.12~30 참조.

104) P. J. Feldstein, op. cit., pp.4~10.

효율까지도 함께 고려가 되어야 한다. 이를 위해서는 다양한 투입의 상대적 비용과 생산성을 동시에 고려해야 한다.105)

셋째, 국민간에 보건의료서비스를 공평하게 배분하는 방법의 선택에 관한 문제이다. 즉, 산출물의 배분에 관한 문제이다. "보건의료서비스의 배분을 시장기능에 전적으로 맡기느냐, 아니면 정부가 개입하느냐, 정부개입의 정도를 어느 정도로 할 것이냐"에서부터 출발하여 구체적인 배분 방법의 선정을 결정지어야 한다. 다른 부문보다 보건의료 분야에서 가장 특징적으로 구분지을 수 있는 것은 세번째 선택의 문제라 생각된다. Feldstein의 주장을 요약해 정리하면 〈그림 6-1〉과 같다.

| 그림 6-1 | Feldstein의 분석모형

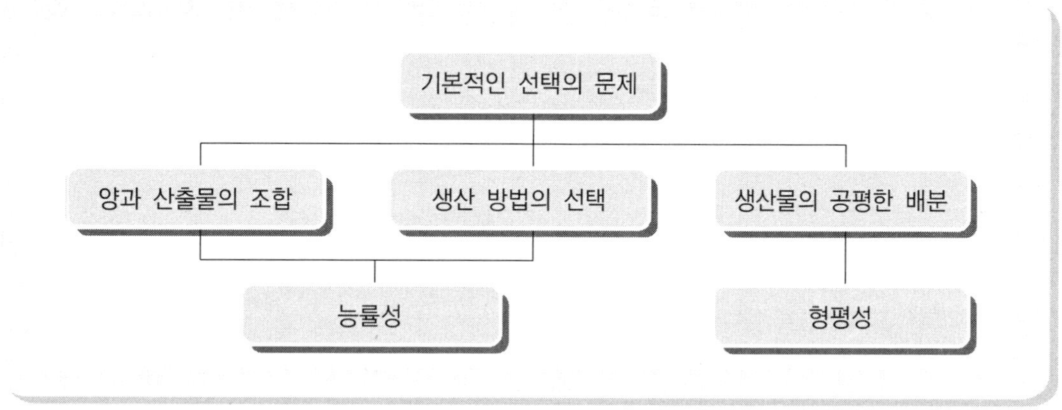

5. 모형 비교

Gil의 정책평가의 분석틀은 평가 범위가 지나치게 포괄적이어서 평가 초점이 흐리게 되는 단점을 지닌다. 평가 범위가 너무 광범위하면 방향과 일관성이 상실될 우려가 있고 평가 결과의 해석에도 문제가 내포될 가능성이 높다.

Gil의 사회정책은 하나의 정책이 특정한 제도로서 정책의 소수 수혜자에 대한 효과분석이

105) 인력, 시설, 장비 등 다양한 생산요소를 동원하여 보건의료서비스라는 산출물이 생산된다. 동일한 서비스의 생산이라 할지라도 동일한 생산요소가 항상 투입된 것은 결코 아니다.
기술적 능률성(technical efficiency)이란 생산요소의 여러 가지 결합을 통해서 최대한의 산출량을 얻는 생산 방법을 의미하며, 경제적 능률성(economic efficiency)이란 최소비용에 의한 일정한 산출량 생산 또는 일정한 생산비에 의한 최대의 산출량을 얻는 생산 방법을 의미한다. 이러한 기술적 능률성과 경제적 능률성이 동시에 달성되는 경우를 생산의 파레토 최적(Pareto Optimality)이 달성되었다고 말할 수 있다.

매우 어렵고 오히려 전체 사회에 대한 영향에 관심을 지니고 있다. 이 분석모형은 과업의 속성과 범위가 복잡하고 너무 광범위하므로 많은 자원과 노력을 필요로 한다. 따라서 이 모형의 효율적 활용을 위해서는 융통성 있게 이 분석모형을 사용하여야 하며, 정책평가자는 사회의 복잡한 역동성과 특정 정책을 다루고자 하는 실질적인 문제를 충분히 이해하면 할수록 이 모형을 더욱 유용하게 사용할 수 있을 것이다.

가치의 역할을 상대적으로 매우 중시하고 있는 Prigmore와 Atherton의 평가준거틀에 있어서의 질문 하나하나는 현재 진행 중인 정책이나 사업의 효과를 분석하는데 이용될 수 있으며, 또한 보건의료서비스에 대한 국민들의 욕구가 파악되고 정책목표가 정해진 다음 어떤 정책대안을 평가하고 제시하는 하나의 기준이 될 수 있다. 즉 여러 정책대안들을 비교 평가하는 데 이점이 있다. 그러나 이것이 내포하고 있는 방법상의 한계가 있으며, 특히 가치 개입의 문제로 인하여 평가 자체가 상대적인 의미를 지니는 경향이 있으므로 본질적인 문제점을 안고 있다. 또한 평가준거가 지나치게 질적 차원에 관련되어 있으므로 계량화, 실증적 연구가 어렵다.

Gilbert와 Specht의 평가준거틀은 현존하는 제도와 정책을 명쾌하게 그 구성요소를 분리하여 가시적으로 드러냄으로써 평가의 용이함을 가져다준다. 즉 보건정책의 수행결과에 따른 제반 문제점을 종합적인 관점에서 단순화하고 정리하여 파악할 수 있는 많은 장점을 가지고 있다. 특히 산출연구(product)와 성과연구(performance)의 통합을 통하여 제도와 정책의 수혜자에 대한 효과를 평가하게 해 주며, 새로운 대안을 마련하게 해 주는 장점을 지니고 있다. 프로그램 위주의 구체적이고 실용적인 분석이라 할 수 있다.

그러나 이 분석틀은 할당, 급여, 전달, 재정의 각 차원은 보건정책의 계획에 있어서 선택의 대부분이 상호 의존적이라는 점이 강조되어야 하며, 또한 현재 진행 중인 정책이나 사업의 대안을 평가하는 데는 별로 도움이 되지 못하고 있는 한계를 가지고 있다.[106)]

Feldstein의 분석모형은 가장 본질적이고 기본적인 문제에서 출발하여 평가 기준도 효율성과 형평성의 두 가지를 중심으로 한 매우 간단하고 명료한 방법론이라 생각된다. 그러나 너무 경제적인 측면에 치우친 감이 없지 않으며, 보건의료서비스가 갖는 사회・경제적 특성을 충분히 고려하지 못한 점을 극복하지 않으면 안 된다. 보건의료서비스는 경제적 분석대상으로는 어느 정도의 한계를 가지고 있다.

106) 장인협 등 편역, 앞의 책, p.36, p.122.

제7절 보건정책평가의 한계

평가란 아무리 정확과 정밀을 기한다고 하더라도 그것은 어디까지나 대충평가(rough approximation)에 불과한 것이다.[107] C. E. Lindblom은 정책평가분석의 한계로 ① 정책문제의 정의, ② 복잡성과 부적절한 정보, ③ 여러 목표와 가치의 조직화 곤란성, ④ 분석에 대한 저항 등을 지적하고 있으며,[108] J. E. Anderson은 정책평가상의 제 문제로 ① 정책목표들 간의 불명확성, ② 인과성, ③ 정책 영향의 확산, ④ 자료 구득의 난점, ⑤ 공식적인 저항 등을 들고 있다.[109] 원래 모든 일에는 그 일을 시행하는 사람이나 또 그것을 결정한 사람들이 그 사업의 효과를 평가한다고 할 때 잠정적으로 기대 이상의 사업성공을 기대하거나 과잉욕망이나 열의에 치우쳐서 실제보다 좀더 과장평가하는 경향(slambang effect)이 있기 때문에 좀더 과학적이고 객관적인 평가를 해야 한다.

국민의 건강과 보건의료를 보장해 주는 보건정책을 평가하는 데는 다른 어떠한 국가정책보다 많은 한계점을 가지고 있다. 운영상의 한계점 뿐만 아니라 이론적인 한계점을 가지고 있기 때문이다.

1. 본질적 요인

대개의 정책은 그 영향이 광범위하게 미치고 장기간에 걸쳐 일어난다. 정책은 대상집단 이외의 다른 집단에도 영향을 미치며, 여러 가지 영향들간에는 상호작용이 이루어지고 있다. 따라서 이것을 정확히 평가한다는 것은 극히 어렵다. 보건정책평가의 주체는 물론 인간이지만 객체 또한 근본적으로는 인간이라고 할 수 있을 것이다. 따라서 평가주체인 인간이 가지고 있는 속성뿐만 아니라 평가 객체인 인간이 가지고 있는 다양성과 복잡성으로 인하여 보건정책의 평가에는 한계가 있다. 평가 주체의 가치관이나 태도의 차이, 인지의 차이에 따라 평가의 결과가 달라질 수 있다.

S. Litsios는 보건의료서비스의 평가모델의 개발 한계로 GNP와 같이 유익한 총체적 측정(aggregate measures)의 곤란성, 소비자나 공급자의 행태 변동성, 복잡성 등을 지적하고 있다. 특히 그는 평가체제 형태의 변동성으로 보건문제의 형태, 특별한 보건문제를 가지고 있는 소비자의 특성, 보건문제를 다루기 위해 이용 가능한 자원의 속성, 이용 가능한 자원의 실제 이용정도 등으로 인한 평가의 한계를 지적하고 있다.

---

107) 안병준, 정책평가에 관한 소고, 연세대학교 행정대학원, 연세행정논집, 제6집, 1979, p.147.
108) C. E. Lindblom, 안용식・최호준 공역, 정책결정론(서울 : 삼영사, 1984), p.24.
109) J. E. Anderson, 박홍식 역, 공공정책론(서울 : 대왕사, 1983), p.162.

극단적으로 말하면 개개 소비자와 보건의료서비스간의 모든 관계가 매우 독특하다는 것이다.[110] 보건정책을 평가하기 위해서는 정부의 활동이나 서비스의 산출물이 확인되어야 하며, 평가기준과 그 기준이 적용되는 방법을 분명히 해야만 의미 있는 평가가 되지만 실제로 이러한 작업은 결코 쉽지가 않다.[111] 정책평가의 일반적인 문제점으로는 다음과 같은 것들이 지적된다.

① 평가는 복잡한 문제에 대해 제한된 해답만 제시할 뿐이며, 정책결정자의 주관적 판단의 여지를 많이 남기고 있다.
② 정밀한 평가에는 많은 시간이 들어가기 때문에 평가결과는 적시성을 잃기 쉽다.
③ 평가자들은 전문적 언어를 사용하기 때문에 결과를 필요로 하는 집단과의 사이에 의사소통 장애가 발생할 가능성이 높다.
④ 같은 평가결과도 상반된 해석이 가능하다.
⑤ 평가가 구체적이고 분명한 결론을 내지 못하여 쓸모 없는 것으로 되는 경우가 많다.
⑥ 평가연구 자체가 대상에 영향을 미쳐서 성과를 바꾸어 놓기도 한다.

2. 내부 구조적 요인

국가가 보건의료서비스를 국민들에게 제공하는데 있어서 언제나 제3자가 중요한 역할을 담당하고 있다. 따라서 세계 어느 나라든 단선적이고 획일적인 보건의료체계를 가지고 있지 않다. 자유방임주의 보건의료체제에 근거하고 있는 우리나라 역시 매우 복잡한 구조를 가지고 있다. 그만큼 평가는 어려워질 수밖에 없다. 평가는 평가 그 자체에 의미가 있거나 목적이 있는 것이 결코 아니다. 평가는 반드시 장래의 바람직한 상태로 이끌기 위한 하나의 나침판이 되어야 한다. 전국민건강보험으로 평가의 필요성은 그만큼 커진 반면 평가의 내부 구조적 요인은 더욱 복잡해졌다고 볼 수 있다. 내부 구조적인 요인은 운영상의 문제점일 수도 있다. 원활한 평가 운영을 위한 활동계획, 책임의 분배, 평가 과정의 통제, 업무의 배분 등의 문제가 해결되어야 한다.

3. 외부 환경적 요인

외부 환경적 요인이란 사회제도적 환경과 물리적 환경(생태학적 환경)요인으로 보건정책체

---

110) S. Litsios, op. cit., pp.347~349.
111) 노화준, 공공생산의 측정과 향상을 위한 접근 방법, 서울대학교 행정대학원, 행정논총, 20(1), 1982, p.214.

계의 외부에서 작용하는 모든 상황적 요소를 뜻한다. 앞에서도 지적했듯이 보건의료의 경우 국가정책의 수행이 바로 국민에게 전달되는 것이 아니다. 중간자적 역할을 하는 의료기관의 존재를 무시할 수는 없다. 보건의료 분야는 다른 어떤 조직 보다 외부 환경적 영향을 많이 받는다. 국가와 국민 양자간의 관계가 아니라 의료기관이 개입된 3자간의 복합 관계가 성립되고 있기 때문이다.

보건정책을 올바르게 평가하기 위해서는 상호 의존적인 주변 여러 환경 시스템의 평가가 수반되어야 한다. 그러나 이러한 작업이 현실적으로 볼 때 결코 용이한 일이 아니다. 또한 이럴 경우 평가의 폭이 너무 커져 실제 평가 그 자체가 무의미해질 가능성이 크다.[112)]

4. 소 결

평가를 위한 평가가 되어서는 결코 안 된다. 또한, 보건정책의 정당성을 인정받기 위한 조작적 평가는 더욱 바람직스럽지 못하다. 평가는 정책의 바람직한 방향을 제시하는 안내자의 역할을 해야 한다.

평가의 결과가 정책수행의 개선에 별 도움이 되지 않고 있는 이유는 ① 보건의료사업과 보건의료문제에 대한 부적절한 정의, ② 사업활동과 기대된 결과간의 인과관계에 대한 이해부족과 불완전한 분석, ③ 평가 정보에 근거한 관리 능력과 의지의 부족 등에서 기인된 경우가 많다. 평가가 보건의료사업의 개선에 이바지하기 위해서는 ① 목표의 정확한 정의, ② 사업목표의 실행 가능성, ③ 평가 정보의 의도적인 이용 등이 갖추어져야 한다.[113)] S. Litsios에 의하면 보건의료서비스의 평가체제의 조건으로 평가에만 전념하는 전임평가요원의 확보, 평가와 의사결정체제간의 확고한 관계설정, 환류와 지역보건관련자의 참여 등이 보장되어야 한다.[114)]

정책평가기법의 선택기준은 어떤 기법이 평가의 타당성(validity)을 높여줄 수 있을 것인가의 문제이다. 타당성은 어떤 측정이나 절차가 그것이 목표로 내세운 것을 제대로 달성하였느냐의 정도를 나타내는 말이다. 정책평가의 타당성은 정책평가가 정책의 효과를 얼마나 진실에 가깝게 추정해 내고 있느냐 하는 정도를 나타내는 개념이다.

---

112) 이외에도 정책평가의 한계(장애요인)로 ① 과학적·기술적 문제, ② 정치적·행정적 문제, ③ 윤리적·도적적 문제를 지적하는 경우도 있다. 최호준, 정책평가연구의 최근동향과 과제, 경대행정논총 4(1982. 2), pp.34~37.
또한, ① 정책목표체계의 불확실성, ② 정책 영향의 확산, ③ 평가 환경의 영향, ④ 평가 기준의 불명확성, ⑤ 평가 방법의 과학성 등을 거론하는 경우도 있다. 정준영, 앞의 논문, 1987, pp.56~65. 이종열, 앞의 책, pp.510~514 참조.

113) P. Horst et al., op. cit., p.301.

114) S. Litsios, op. cit., pp.346~347.

Cook와 Campbell에 의하면 정책평가의 타당성 유형은 네 가지로 구분하여 볼 수 있다. 즉, 구성적 타당성(construct validity)과 통계적 결론의 타당성(statistical conclusion validity), 내적 타당성(internal validity), 외적 타당성(external validity) 등이 그것이다. 정책평가에서 특히 문제시되는 것은 내적 타당성과 외적 타당성이다.

① **구성적 타당성** : 정책평가의 처리과정과 결과, 모집단 및 상황에 대한 이론적 구성요소들이 성공적으로 조작된 정도를 의미한다.

② **통계적 결론의 타당성** : 평가설계가 정책의 결과가 나타내는 효과를 찾아낼 수 있을 만큼 충분히 정밀하고 강력하게 이루어진 정도를 말한다.

③ **내적 타당성** : 내적 타당성이란 정책수단(독립변수)과 정책효과(종속변수)와의 인과관계를 의미한다. 양자가 연결 관계를 가지기 위해서는 ㉠ 시간상의 선행성, ㉡ 상시 연결성(temporal precedence),[115] ㉢ 경쟁가설(constant conjunction)[116]의 관계가 있어야 한다. 내적 타당성은 정책이 집행된 후에 정책에 의하여 결과변수가 변화되었는지를 명확하게 밝히면 그 평가는 내적 타당성이 있다고 할 수 있다. 내적 타당성을 위협하는 요인들은 ㉠ 성숙효과,[117] ㉡ 선정효과,[118] ㉢ 역사효과,[119] ㉣ 회귀효과,[120] ㉤ 시험효과,[121] ㉥ 상실효과,[122] ㉦ 측정수단에 의한 편차 등이 있다.

④ **외적 타당성** : 외적 타당성은 특정의 상황에서 내적 타당성을 확보한 정책평가가 다른 상황에도 그대로 적용될 수 있는 정도를 의미한다.

L. Green은 보건정책의 결과를 평가하는데 나타날 수 있는 한계로 다섯 가지를 지적한 바 있는데,

첫째, 수면자 효과(sleeper effect)이다. 보건정책의 효과가 상당 시간이 흐른 다음에야 나타나는 경우 즉각적인 평가에서는 놓칠 수 있다.

둘째, 반동효과(backsliding effect)이다. 조기의 긍정적인 효과는 시간이 지남에 따라 점차 사라지고 어느 정도의 시간이 지난 다음에는 상황이 사업 이전의 상태로 되돌아가는 가능성이 있다.

셋째, 방아쇠 효과(trigger effect)이다. 시간이 흐르면 자연적으로 발생할 변화가 보건

---

115) 원인과 결과의 동시 변화성
116) 인과관계가 제3의 변수에 의하여 설명되어서는 아니된다. 즉, 허위 상관관계를 가져서는 아니된다.
117) 정책대상의 자연적인 성숙효과
118) 선정방법의 차이에 의한 효과
119) 정책과 관련이 없는 역사적 사건에 의하여 영향
120) 극단이 평균으로 회귀되는 효과
121) 정책실험을 반복할 경우 실험에 익숙함으로서 나타나는 효과
122) 실험기간 중에 대상집단이 불평등하게 상실되는 경우의 효과. 연구기간 동안에 연구대상이 이사를 하는 경우 등

정책의 도입으로 갑작스럽게 변화가 유도되는 경우가 발생할 수 있다.

넷째, 역사적 효과(historical effect)이다. 변화의 일부 또는 모두가 특정 보건정책의 결과라기보다는 다른 원인에 기인하는 경우도 있다.

다섯째, 대비효과(contract effect)이다. 보건정책이 의도한 것과는 반대의 효과가 발생할 수 있다. 의약분업은 약제비 부담 경감 효과를 기대하고 있으나, 효과가 동등한 카피약보다는 외국의 비싼 오리지널 약을 선호함으로써 전혀 다른 결과를 초래할 수 있다.[123) 124)]

---

123) L. Green, Education and Measurement : Some Dilemmas for Health Education, American Journal of Public Health, 1977(67), pp.155~162. J. Naidoo, 지역보건연구회 역, 건강증진(서울 : 계축문화사, 2001), p.401에서 재인용.

124) 제6장 보건정책평가부분은 "문재우, 우리나라 의료보장정책의 형평성 평가에 관한 연구, 서울대학교 박사학위논문, 1995."을 전문인용하였음.

제 7 장

보건정책변동

제7장

보건정책변동

제1절 보건정책변동의 의의

1. 정책변동의 개념

정책변동(policy change)이란, 정책상황의 변화에 의하여 정책내용 및 집행과정을 변경하는 일련의 과정을 의미한다. 넓은 의미의 정책변동은 "정책과정의 진행 도중에 획득하게 되는 새로운 정보, 지식 등을 다른 단계로 환류시켜 정책내용이나 정책집행 방법상의 변화를 가져오는 것"을 의미한다.[1]

정책변동은 주로 정책과정에서 환류에 의하여 발생하게 된다. 정책과정에서는 끊임없이 환류가 일어난다. 그리고 정책과정상의 환류 중에서 가장 중요한 부분이 정책평가에서 밝혀진 정보를 환류(feedback)시키는 것이다. 그런데 정책과정의 환류활동은 여러 가지 이유 때문에 제대로의 기능을 수행하지 못하는 경우가 많다.[2]

급격하고 다양한 환경의 변화에 정치체제가 유기적으로 대응하면서 사회문제를 해결하기 위해서는 정책내용이 끊임없이 변화되어야 한다. 그러나 현실의 정책변동은 기존의 정책내용을 약간씩 수정・변경하는 정책승계와 정책유지가 대부분이다. 따라서 합리적 정책변동의 추진이 필요하다. 정책의 대응성이 제고될 때 정책변동은 정책발전의 계기가 될 수도 있다. 즉,

---

1) 안해균, 정책학원론(서울 : 다산출판사, 1997), p.446.
2) 정정길, 정책학원론(서울 : 대명출판사, 1997), pp.785~787.

정책변동의 단계는 시정조치의 단계이며 새로운 시작의 기회로 활용될 수 있다.

적절한 과정을 거친 바람직한 방향으로서의 정책변동은 정책과정 중에 정책대상 집단의 요구나 의견을 재차 반영시킴으로써 정책의 수용성을 확보하고 적실성을 제고시켜 정책효과를 높이는 등의 순기능을 가지는 반면, 무원칙적이고 졸속적이며 특정집단의 이익 옹호를 위해 정책변동이 이루어지는 경우 막대한 국가적 자원의 낭비와 새로운 문제의 발생 및 정부에 대한 국민의 불신감을 초래하는 등의 역기능도 가지고 있다.[3)]

어느 부문을 수정, 대체, 종결할 것인지에 대해 여러 가지 대안을 탐색하고, 그 결과를 예측해서 비교 평가한 후에 최선의 대안을 선택해야 한다. 따라서 정책변동의 합리적 결정은 합리적・분석적 정책결정과 동일한 논리가 적용된다. 그러나 기존 정책의 합리적 변경을 위해서는 기존 정책에 대한 평가가 선행되어야 한다는 점에서 새로운 정책결정과는 구별된다. Brian W. Hogwood와 B. Guy Peters는 정책변동의 전형적인 유형으로서 ① 정책의 쇄신(policy innovation), ② 정책의 승계(policy succession) ③ 정책의 유지(policy maintenance), ④ 정책의 종결(policy termination)을 들고 있다.[4)]

2. 정책변동의 요인

정책변동의 원인은 정책환경에 항상 내재되어 있다. 정책변동은 정책과정 단계에서 얻어진 결과가 환류되거나 또는 정책과정에 영향을 미치는 여러 환경요소 및 정치체제의 특성이 시점에 따라 변화됨으로써 일어난다. 정책변동의 변동요인은 다음과 같다.

1) 정책목표의 변화

정책목표의 달성이 불가능하거나 정책목표를 일부 또는 완전히 달성할 경우 정책변동이 발생한다. 전염병관리 정책 중에서 천연두 환자가 더 이상 발생하지 않을 정도로 천연두 관리 정책목표를 달성하였을 경우에는 그 자원을 장티푸스, 콜레라 관리 정책으로 전환하도록 전염병 관리의 집행정책을 수정, 집행하는 경우가 그 예이다.

모자보건이나 가족계획사업이 예전에 비해 국민이나 정부의 관심에서 멀어지게 된 것은 정책목표가 어느 정도 달성되었다고 평가되었기 때문이다. 기생충관리를 위한 기생충박멸협회가 목표를 달성하자 지금은 성인병 예방과 치료를 위한 건강관리협회로 전환한 것은 정책목표의 변화에 따른 보건정책 변동의 한 예라 할 수 있다.

---

3) 유성용, 정책변동에 관한 연구, 서울대 석사학위논문, 1994, p.4.
4) Brian W. Hogwood and B. Guy Peters, Policy Dynamics(New York : St. Martin's Press, 1983), pp.26~29.

2) 정책평가 정보의 환류

정책평가에서 획득된 정보는 정책과정의 모든 단계에 환류과정을 거쳐 지대한 영향을 준다. 일반적으로 정책평가의 궁극적 목적은 정책결정이나 집행과정에 필요한 정보를 제공하여 이들 과정을 바람직스럽게 추진하도록 하는 것이다. 즉 정책평가에서 얻어진 정보를 가지고 정책의 계속적 추진, 중단, 축소, 확대 및 수정 여부를 결정한다.

정책의 수정관리는 정책집행 과정 중에 시행하는 정책평가를 전제로 한다. 이러한 목적의 정책평가를 집행이 완료된 후 시행하는 정책평가와 구별하여 형성평가(formative evaluation) 또는 집행 중 평가라고 한다.

집행 도중에 기존 정책에 대한 제반 평가를 하는 가장 기본적인 목적은 그 평가의 결과를 집행에 반영시켜 성공적인 정책집행에 활용하는 데 있다. 이와 같이 정책의 수정관리는 정책집행의 성공을 확보하는 대단히 중대한 활동이다.

3) 정책환경의 변동

정책환경이란 정책결정 구조, 즉 정치체제를 둘러싸고 있는 외부적 요인의 총체를 의미한다. 정책에 영향을 미치는 여러 가지의 정책환경은 본질적으로 불안정하고 예측 불가능한 성격을 지니게 된다. 또한 장기적으로 볼 때 정책환경은 예외없이 변화하게 되며, 이는 직접적으로 또는 정치체제를 매개로 하여 정책과정에 영향을 미쳐 정책변동을 유발하게 된다. 즉 정책 자체는 문제가 없으나 정책과 관련된 내외부적 조건과 변수가 당초 예측과는 다르게 변화하므로 말미암아 정책을 수정하게 되는 경우가 있다.

정치 · 경제 · 사회 · 문화 · 과학기술 등과 같은 정책환경은 정책문제에 영향을 준다. 정책문제의 내용과 성격이 집행 도중에 변화하면 이에 대처하여 다시 새로운 정책을 형성하거나, 아니면 기존 정책을 변동시키지 않으면 안 된다. 정책변동의 정도는 정책문제의 변화정도와 정책 주체의 판단에 달려 있다.

전국민건강보험으로 양적 확대정책의 목표가 달성되면 보건정책의 내용과 성격이 변할 수밖에 없다. 의료접근도 보장 정책은 이제 양질의 의료서비스 보장과 삶의 질 향상은 위한 보건정책으로 수정되어야 한다. 국민의 건강욕구에 따라 보건정책은 수정되어야 한다.

4) 정치체제 구성원의 변동 및 상호작용

P. A. Sabatier는 장기간에 걸친 정책변동을 가장 유용하게 분석하기 위해서는 정치집단 내 정책 하위체제(policy subsystem)의 상호작용에 초점을 맞추어야 한다고 주장하였다.[5)]

---

5) P. A. Sabatier, "An Advocacy Coalition Framework of Policy Change and the Role of Policy-Oriented Learning Therein," Policy Sciences, Vol.21, 1988, pp.130~131.

즉 그는 전통적으로 미국의 정책결정집단을 철의 삼각집단(iron triangle)－행정기관, 의회위원회, 이익집단－으로 한정하여 온 것에 비판하고 이들 외에도 여론지도자, 전문가, 정책분석가 등 특정한 정책 문제에 관심을 가지고 정책의 생성, 확산 및 평가에 중요한 역할을 하는 자들을 정책 하위체제라 하였다.

하나의 정책 하위체제 내의 다양한 행위자들은 그 역할 및 형태에 따라 소수의 지지연합집단(advocacy coalition)과 정책중개집단(policy broker) 등으로 분류된다. 지지연합집단은 특정문제에 대한 기본적 가치관, 인과적 가정, 문제인식 등에 있어 공유된 신념체제를 가지고 있고 장기간에 걸쳐 일치된 행동을 하는 집단이며, 또한 정책중개집단은 지지연합집단간에 발생하는 정치적 갈등을 조정하여 정책문제에 대한 합리적 해결책을 도출하고자 하는 집단이다.

이들 정책 하위체제는 오늘날 사회문제의 복잡화, 분권화와 기능의 전문화가 심화되어짐에 따라 해당분야의 정책결정에 있어 상당한 정도의 자율성을 행사하고 있다. 또한 정책하위체제 내의 각각의 지지연합집단은 특정의 문제상황에 전문적으로 일관된 관점 혹은 신념을 공유하고 있으며, 따라서 이들 집단간의 세력관계 또는 전문성, 지지자의 수 및 법적 권위 등과 같은 가용자원의 변화로 기존 정책의 변동이 유발될 수 있는 것이다.

우리의 경우는 역사적으로 볼 때 정책 하위체제의 자율성은 매우 미미하였으며, 정책변동은 거시체제 구성원(대통령, 장・차관, 의회지도자 등 정책지도자)의 변동에 기인한 바가 크다고 할 수 있다.[6)]

그동안 지지부진하였던 건강보험 통합과 의약분업은 국민의 정부 수립 이후 정치체제 구성원의 변동과 상호작용에 의해 추진되었다고 할 수 있다. 즉, 대통령과 관료조직, 전문가 집단 등의 상호작용에 의해 강력하게 정책이 집행될 수 있었다.

3. 정책변동에 대한 저항

정책변동은 기존의 정책에 변화를 초래하기 때문에 이해득실에 따라 저항세력이 형성하게 된다. 환경변화에 대응하기 위해서는 정책변동이 합리적으로 이루어져야 하나, 현실적으로는 여러 가지 요인들에 의해 제약을 받는다. 특히 기존정책과 관련된 집단(정책수혜집단과 정책담당조직)들로부터의 반대와 저항이 가장 큰 제약요인이다.

정책수혜집단은 정책담당조직, 정치인들과의 정치적 연합을 통해 저항한다. 조직의 항구성으로 인해 한 번 창출된 조직은 쉽게 종식되기 어렵다. 역동적 보수주의(dynamic conservatism)에 의해 조직은 정책목표가 없어지면 새로운 정책목표를 개발하거나 수정해서 살아

6) 유성용, 앞의 논문, 1994, pp.13~17.

남으려 한다. 정책결정자들은 정책종결이 자신들의 잘못으로 간주되기 쉽기 때문에 소극적인 태도를 보이며, 정책수혜집단의 강력한 정치적 저항에 대한 부담감을 가질 수밖에 없다.

또한 정책변동은 내재적 불합리성 내지 한계성을 지니고 있다. 기존의 수혜자에게 부여하던 혜택을 박탈하는 것이 매우 어렵기 때문에 윤리적 정당성의 문제가 발생한다. 매몰비용의 문제, 법적 제약, 정책의 일관성 문제 등도 정책변동을 어렵게 하는 제약요인으로 작용하고 있다.

제2절 보건정책승계

정책승계(policy succession)는 동일한 분야에 있어서 기존의 정책이 새로운 정책에 의하여 대체되는 것을 말한다. 정책의 기본목표는 유지하면서 정책의 기본적 성격을 바꾸는 것으로서 정책을 없애고 새로운 정책으로 대체하는 것을 포함한다. 추진조직의 변경, 예산의 대폭적인 변화 등을 수반하는 행위이다.

낡은 정책이 폐지되고 새로운 정책이 등장했다는 점에서 새로운 요소를 지니고 있는 것은 사실이나, 정책의 쇄신과는 달리 정부가 새로운 분야에 처음으로 진출하는 것은 아니다. 정책의 승계와 관련된 변동은 복잡하고 많은 문제를 내포하고 있으며 선형적 승계, 정책의 통합 및 분할, 비선형적 승계, 우발적 승계 등으로 나누어진다.[7) 8)]

1. 선형적 승계(Linear Succession)

정책승계의 여러 형태 중 가장 순수한 형태의 것으로, 기존 정책이 전적으로 폐지되고 동일한 목표를 지닌 새로운 정책이 수립되거나 동일 분야에서 다소 다른 목표를 추구하는 새로운 정책이 수립되는 경우를 말한다. 국민기초생활보장정책은 기존의 영세민 정책에 대한 선형적 승계에 속한다.

2. 정책통합(Policy Consolidation)

정책통합은 두 개 이상의 기존 정책 등이 하나로 통합되는 것을 말한다. 즉, 두 개 이상의

7) 위의 논문, p.16
8) 유 훈, 정책학원론(서울 : 법문사, 1999), pp.540~548.

정책이나 사업계획이 완전히 또는 부분적으로 종결되고, 이와 유사한 정책목표를 추구하기 위하여 새로운 단일의 정책이 제도화되는 것을 말한다. 예를 들어, 해운항만정책과 수산정책을 해양수산정책으로 통합한 것과 외교정책과 통상정책을 외교통상정책으로 통합한 것을 들 수 있다.

이러한 통합은 정책의 하위수준인 사업의 수준에서 더욱 효과적으로 이루어질 수 있는데, 이 경우 새로운 정책은 기존의 정책보다 다소 자원의 집중화를 기할 수 있다는 장점이 있다. 그러나 만약 둘 이상의 고객집단 또는 서비스 제공 집단이 정책합병에 반대하기 위하여 동맹 등을 맺게 되면 큰 어려움이 생길 수도 있다. 또한 흡수당하는 사업을 관장하고 있는 기관의 반발도 적지 않을 것이다.

집행과정에서 상위차원의 정책 기조・방향・목적을 동일하게 또는 유사하게 공유하는 정책을 따로 따로 집행하기보다는 여러 가지 필요에 따라 통합하는 것이 더 좋을 경우 하나로 통합할 수 있다. 그리고 통합은 흔히 집행조직・인력・예산 등의 통합을 수반한다. 통합은 정책수요가 감소되거나 독립적인 정책집행이 비효율적일 때 자주 일어난다.

3. 정책분할(Policy Splitting)

정책분할은 하나의 정책이 두 개 이상으로 분리되는 것이며, 정책분할에 따라 보통 담당 집행조직, 인력, 예산 등도 분리된다. 집행과정에서 정책수요가 증가하거나, 서로 이질적인 요소의 혼란・갈등이 나타날 경우, 하나의 정책을 별도로 분할하여 집행하는 것이 더 효율적일 수 있다.

일반적으로 정책분할은 기존 정책을 좀더 효율적으로 수행하기 위하여 이루어지며, 이 경우 대개 기존 조직이 두 개 이상의 조직으로 나누어진다. 예를 들어, 1980년 보건사회부에서 환경청의 분리, 환경해양수산부를 해운항만청과 수산청으로 재분할하려는 시도와 문화공보부를 문화부와 공보처로 분리한 것 등을 들 수 있다. 반면, 정책분할은 조직이 두 개 이상으로 분리됨에 따라 나타나기도 하며, 이 경우에도 정책의 질적 변화가 나타나기도 한다. 또한 조직분할에 의해 분리된 각 기관은 동일한 서비스를 제공하기 위하여 공동협조를 계속 유지하기도 하며, 특히 대규모 기관의 분할은 기존 정책에 직접적인 영향을 미치지 않는 경우도 있다. 특정기능을 수행하기 위하여 기존의 조직을 분할한다 할지라도 계속해서 기존 정책에 대해 책임을 지며 조직의 분립만으로 정책 자체가 종결되는 경우는 드물다.

4. 부분종결(Partial Termination)

부분종결은 기존의 정책 중 일부는 계속적으로 유지하면서 일부는 완전히 종결시키는 경우이다. 정책의 부분종결은 정책의 양뿐만 아니라 질적 변화를 초래하므로, 양적인 축소만을 의미하는 정책감축과는 다르다. 정책의 부분종결은 흔히 정책의 목표를 일부 달성하거나 정책대안이 일부 부적절할 경우, 또는 자원이 부족한 경우 등에 나타난다. 그리고 부분종결에는 그 담당 집행조직, 인력, 예산 등의 감축이 수반되는 것이 보통이다.

현실적으로 정책담당기관은 기존 정책을 일시에 전면적으로 종결시키게 되면 많은 저항에 부딪치게 되므로 점진적으로 정책을 종식시키기 위하여 부분종결이 이용되는 경우가 많다. 그러나 부분종결도 고객, 서비스 제공자, 입법가 등 기존 정책의 관련자들로부터 강력한 저항을 받기도 한다. 이는 기존 정책을 감축한 결과로 축소된 부분을 보완할 대안의 마련이 고려되지 않기 때문이다.[9]

5. 비선형적 승계(Non-linear Succession)

비선형적 승계란 새로 수립되는 정책이나 프로그램이 기존의 정책과는 매우 밀접하게 연결되어 있지만 정책목표·사업계획의 특징·조직형태 등이 크게 다른 경우를 말한다.

6. 우발적 승계(Incidental Policy Succession)

예기치 않았던 원인 또는 계기로 인하여 발생하는 정책승계를 말한다. 중요하지 않은 원인으로 발생한 우발적 승계는 무시되는 경향이 있으나 이는 바람직스럽지 못하다.[10]

제3절 보건정책종결

1. 정책종결의 의의

정책종결(policy termination)이란 정책을 완전히 소멸시키는 것으로서 법률, 사업, 조

9) 박성복 등 공저, 정책학원론(서울 : 대영문화사, 1997), pp.614~615.
10) 구철회, 정책변동의 저항요인과 저항과정에 관한 연구, 서울대 석사학위논문, 1998, pp.9~11.

직, 예산 등이 폐지된다. 정책평가의 정보에 의해서 정책이 성공적으로 시행되었고 그 목표와 가치가 달성되었고 문제가 해결되었다면 그 정책은 이제 생명을 다했다고 볼 수 있다. 또한, 설사 정책의 성공에 대한 객관적이고 확실한 정보에 의한 합의가 없는 경우에는 이 정책을 계속 시행할 것인지, 아니면 이것을 종결시키고 다른 정책을 모색해야 할 것인지, 다른 대안을 찾는다면 언제 어떻게 어떤 것을 선택할 것인지에 관한 과제를 해결해야 한다.

정책은 진화에 의해 발전한다. 정책이 새로운 환경에 적응하지 못하면 퇴출할 수밖에 없다. 최근 많은 사례연구를 토대로 M. R. Daniels는 정책종결의 특징으로 몇 가지를 제시한 바 있다.

첫째, 정책종결과 예산절감과는 무관하다. 정책종결이 경제적·재정적 요인에 의한 경우가 없지는 않지만 많은 경우 다른 요인에 의해 정책종결이 발생한다. 따라서 대부분의 경우 정책종결은 예산절감효과를 수반하지 않으며, 오히려 단기적으로는 예산팽창의 결과를 가져온다.

둘째, 정책종결은 정치적 저항이 수반된다. 정책종결은 반대세력의 저항을 수반하여 정치적 요인의 지배를 받을 수밖에 없다. 정책종결과정에서 저항세력은 노동조합, 국회의원, 정치인 등을 동원하기도 한다.

셋째, 반대세력의 무마가 중요하다. 건강보험 통합과정에서 나타난 각 이해집단간의 반대투쟁은 조합주의 정책종결을 더욱 어렵게 한 바 있다.

넷째, 정책종결의 실현과 좌절에는 이념적 요소가 강하게 작용한다. 이승만 정권의 북진통일정책, 박정희 정권의 대북정책 등이 오랫동안 종결되지 않고 지속된 이유도 이념적 요인에서 찾아볼 수 있다. 1970년대 후반에 시작된 공기업의 민영화는 영국의 보수당 집권과 미국의 Reagan 행정부의 등장으로 인한 보수화 이념과 궤를 같이 하고 있다.

다섯째, 종결된 정책에 대한 부활의 가능성이 항상 존재한다. 정책종결의 실현이나 좌절이 정치적·이념적 요인에 영향을 많이 받기 때문에 종결된 정책이 부활하는 경우도 왕왕 있다. 의약분업정책의 백지화, 건강보험 분리정책 등은 부활할 수 있는 가능성이 내재되어 있다.

여섯째, 정책종결은 예측이 곤란하다. 정책종결은 저항세력이 존재하고 정치적 영향을 받기 때문에 달성되기가 어려울 뿐만 아니라 종결여부나 종결시기를 예측하기가 어렵다. 특히 정책종결과정이 길수록 예측하기란 불가능하다.[11)]

광의의 정책종결은 정책혁신, 정책승계, 정책유지 등 정책변동을 총괄하는 개념이며, 협의의 정책종결은 정책변동 중 특정한 정책을 의도적으로 종식시키거나 중지하는 것을 의미한다.

정책종결론은 최근에 관심이 대두되었다. 정책의 속성상 현존정책을 고수하려는 속성이나

11) M. R. Daniels, Terminating Public Programs(Armonk : M. E. Sharpe, 1977), pp.69~80, 유 훈, 한국의 정책종결, 서울대학교 행정대학원, 행정논총, 36(2), 1998. 12, pp.99~101에서 재인용.

점증주의에 기반을 둔 서구 선진국의 경우에는 1970년대 들어와서 주목받기 시작하였다. 1970년대 말의 모든 정부는 정부지출을 줄이기를 강요하는 납세자들의 강력한 공세를 받게 되었다. 특히 이데올로기적으로 거대정부를 반대하는 선출된 의원들의 정치적 성향에 의해 예산절감은 더욱 요구되었다.

정책종결에 대한 연구는 석유파동(oil shock)과 감축관리의 대두와 함께 시작되었다. 예산절감에 대한 요구에 따라 기존의 활동으로부터 철수하거나 비용이 덜 드는 활동으로 전환하지 않으면 안 되었다. 또한 효과가 없는 사업은 폐지하거나 대체할 필요성이 증대되었다.

1970년대의 석유파동은 경기침체와 재정적자를 가속화시키는 촉매제의 역할을 하였다. 결국 심각한 재정난에 직면한 서구 각국은 공룡처럼 비대해진 정부의 역할을 축소하고 불필요한 조직이나 정책을 과감히 수술하기에 이르렀다. 이로써 확장과 성취로 대표되는 발전행정의 시대가 종말을 고하고, 긴축과 재편으로 대표되는 작은 정부의 시대가 등장하기에 이르렀다. 최근 민간부문에서 주로 사용되던 리엔지니어링, 리스트럭처링, 밴치마킹, 아웃소싱 등과 같은 조직개혁기법들이 공공부문에도 활발히 도입되고 있다.[12)]

1960년대 이후 우리나라는 성장 지향적 경제정책을 추진하는 과정에서 기존정책을 축소시키거나 종결시키는 데에는 큰 관심이 없었다. 그러나 문민정부와 국민의 정부 이후 권위주의 청산작업, 행정기구 개혁, 작은 정부의 지향, 민영화, 규제완화, 구조조정, IMF 등과 같은 일련의 정책환경들은 정책종결에 관심을 기울이게 하고 있다.

2. 정책종결전략

어떤 기준을 정해서 어떤 전략으로 정책을 종결시킬 것인가, 아니면 계속할 것인가, 아니면 대체안을 찾을 것인가 하는 것을 결정해야 한다.

정책종결의 기준으로서 Lasswell은 시기, 균형감각, 개선(양), 목표달성의 신뢰도 등 네 가지를 제시하였으나 정치적인 가치판단과 정책의 효율성 등도 동시에 중요한 기준이라고 할 수 있다. 정책종결을 어떤 전략과 방법을 이용해야만 가장 적은 저항과 가장 적은 비용으로 성공할 수 있는가가 관건이다. 몇 가지 전략을 제시하면 다음과 같다.

① 정책종결의 목적이 무엇이고 종결사업의 담당자가 누구이며, 어떤 기준과 절차를 이용해서 결정할지에 대한 정보가 분명하게 제시되어야 한다.

② 대상집단이나 기관에 대한 특성과 저항요소 등의 연구가 선행되어야 하며, 또한 종결의 범위, 즉 부분적인지 전면적인지 하는 점을 분명히 결정한 후 종결작업을 시작해야 한다.

③ 법적 종결에 따른 도덕적이고 윤리적이며 정치적인 종결의 가치를 분명히 해서 그 종결

---

12) 김정렬, 정부의 미래와 거버넌스, 한국행정학보, 제34권 제1호(2000. 봄), pp.24~26.

에 대한 부정적인 영향을 최소화할 수 있거나 이해관계에 대한 중립성을 정립할 수 있는 전략을 수립하여야 한다.

④ 인사문제에 관한 명백한 기준과 처리방안 및 후속조치가 있어야 한다. 정책종결에 따른 인력감축등과 같은 인사문제의 해결이 정책종결 전략의 성공여부를 결정짓는다.

⑤ 정책 'A'를 종결시키는 것으로 정책 'B'를 채택하고 시행해서 자연적으로 정책 'A'를 'B'에 흡수시킨다는 세부규정을 정해서 종결시키는 방법이 또 많이 사용된다.

⑥ 법적 대응이나 헌법소원 가능성을 사전에 제거하기 위해서 구체적이고 내용적인 문제에 종결의 목표를 두는 것이 좋다. 법적 문제가 제기되면 장기간에 걸친 대응전략을 하게 되고 정책종결의 원래 목표를 실현시킬 수 없을 가능성이 커진다.

정책의 시작과 끝이 물리적으로 명확히 정리될 수는 없다. 현실적으로 일단 시작된 정책은 제도와 여기에 인간적인 요소가 가미되어 있기 때문에 이것이 없어진다는 것은 쉽지 않다. 왜냐하면, 조직 그 자체는 생존전략으로 목표를 다른 것으로 변환시킨다든지(goal displacement), 수단과 목표를 대체시키는 등 다양한 전략을 구사하여 저항하기 때문이다.

그러나 이미 끝난 사업이나 또는 더 이상 필요없는 경우, 잘못 결정되고 시행된 사업, 시행상의 문제가 큰 사업, 도저히 불가능한 정책 등을 영원히 지속시킨다는 것은 사회적・국가적으로 큰 낭비가 아닐 수 없다.[13)]

3. 정책종결의 원인

정책종결의 원인은 매우 다양하다. 그것은 자원부족에 따르는 예산상의 어려움에 기인할 수도 있고, 국내・외 정책환경의 변화와 정치체계나 집권세력의 변화에 따르는 정치적 이유일 수도 있고, 행정조직의 내부요인일 수도 있다. 또한, 정책종결이 커다란 사회・윤리적 문제를 불러일으킬 수도 있다. 물론 이러한 여러 원인들이 개별적일 수도 있고 동시적으로 나타날 수도 있으며 국가에 따라 다르게 나타날 수도 있다.

조직종결의 원인을 정책종결의 원인으로 활용할 수 있다는 전제하에 조직감축의 원인이 외부적인가 내부적인가 하는 차원과 정치적인가 경제・기술적인가 하는 차원에 따라 문제의 소멸, 환경적 엔트로피, 정치적 취약성, 조직쇠퇴 등으로 분류하여 살펴보고자 한다.[14)] [15)]

13) http://www.kyungil.ac.kr/~haylee/data/중앙공.html:http://publica.chungju.ac.kr/policy8_9_10.htm(2001년 10월 30일 검색).
14) Chares H. Levine, "Organizational Decline and Cutback Management," PAR. Vol.38, No.4(July/Aug. 1978), pp.318~319.
15) 박성복・이종열, 정책학 원론(서울 : 대영문화사, 1998), pp.635~636.

1) 문제의 소멸(Problem Depletion)

문제의 소멸은 감축대상 조직의 통제범위를 벗어난 조직의 외부적인 힘에 의하여 결정지어진다. 문제소멸을 가져오는 세 가지 특수형태로는 학령아동의 감소로 인한 학교폐쇄와 같은 인구이동(demographic shifts), 정신질환자를 병원에 제도적으로 수용하는 것으로부터 비제도화(deinstitutionalization)로 전환시키는 것과 같은 문제의 재정의(problem redefinition), 일몰법(sunset law)과 같은 정책종결(policy termination) 등이 있다. D. Whetten은 이를 정당성의 상실로 바꾸어 논의하고 있다.[16] 천연두와 같은 정책대상 문제가 소멸되면 천연두에 대한 보건정책은 자연 종결될 수밖에 없다. 문제의 소멸에 의한 정책종결은 가장 자연스럽고 저항이 적다.

2) 환경적 엔트로피(Environmental Entropy)

환경적 엔트로피는 조직의 활동수준을 지지하거나 유지시켜 주는 환경의 능력이 결여되었을 때 일어나게 된다. 경제기반의 쇠퇴로 재정적으로 곤경에 처한 정부가 보건의료서비스를 축소시키는 데서 이러한 현상을 볼 수 있다. 따라서 이는 조직의 외부적인 상황으로서 주로 경제・기술적인 결과이다. 건강보험 재정의 취약으로 급여기간을 제한하거나 급여수준을 감소시키는 경우는 좋은 예이다.

D. Bothun과 J. C. Comer는 정책문제를 해결하는 새로운 기술의 개발, 제한된 예산의 재할당(reallocation) 등을 정책종결의 원인으로 지적하고 있는데 이 역시 환경적 엔트로피 측면을 지적하고 있는 것으로 볼 수 있다.[17]

3) 정치적 취약성(Political Vulnerability)

정치적 취약성은 예산삭감이나 환경으로부터 감축요구에 저항하는 능력이 조직의 의존성과 취약성으로 인하여 부족한 경우이다. 조직이 정치적으로 취약하게 되는 요인으로서는 조직규모의 빈약, 내부갈등, 지도자의 교체, 전문가의 부족, 역사성이나 적극적인 자기상의 결핍 등을 지적할 수 있다.

오래된 기존 조직일수록 신생 조직보다는 신축성과 잠재능력이 크기 때문에 감축될 가능성이 희박해진다. 조직의 내부적인 상황으로는 정치적인 요인에 기인하는 경우가 흔하다. 건강

16) David Whetten, "Sources, Responses, and Effect of Organizational Decline," In John R. Kimberly, et al., The Organizational Life Cycle(San Francisco : Jossey-Bass, 1980), pp.354~362.

17) Dougles Bothun, and John C. Comer, "The Politics of Termination : Concepts and Process," Policy Studies Journal(Spring 1979), p.542.

보험의 통합에 대해 다수당인 한나라당이 재검토를 하는 것은 좋은 예이다. Bothun과 Comer는 기존 정책을 지지해 왔던 정치나 이념의 변화, 정책지도자의 교체 등을 정책종결의 원인으로 지적하고 있는데, 이 역시 정치적 취약성 측면을 지적하고 있는 것으로 볼 수 있다.[18]

4) 조직쇠퇴(Organizational Atrophy)

조직쇠퇴는 모든 조직에서 나타나는 공통적인 현상이다. 조직쇠퇴를 야기하는 요인으로서는 일관성의 결여, 통합이 무시된 분권화, 역할혼동, 책임소재가 불분명한 권한의 분화, 수많은 부적절한 규칙들, 감독태만, 경직화된 의사소통, 실패의 전가, 자치통제능력의 결여, 높은 이직률, 관례에 집착함으로써 생기는 변동 대응력의 결여 등 여러 가지를 지적할 수 있다.[19]

4. 정책종결에 대한 저항요인

정책종결은 정치적 과정으로서 이에 따른 이득과 손실이 관련집단이나 개인에 따라서 다르게 미치기 때문에 이해관계를 둘러싼 이들 사이의 갈등과 저항이 발생하게 된다. 다시 말하면, 정책종결로써 어떤 정책을 축소·폐지하거나 조직을 감축·폐쇄할 경우 이와 관련된 구성원들과 수혜자들은 생활근거를 잃어버리거나 곤경에 처하기 때문에 가능한 한 모든 수단과 방법을 동원하여 이를 필사적으로 저지하려 든다.

정책종결을 결정하는 기준으로 보통 경제적 효율성과 정지적 타당성이 이용된다. 정책종결 결정자는 종결에 따른 저항을 극복하기 위해 표면적으로는 경제적 효율성을 주장하지만 이면에는 정치적 이해관계가 대부분 얽혀 있는 것이 보통이다. 특히 보건사업과 같이 계산의 산출이 불가능하는 경우 정책종결 여부를 경제적 효율성에 비추어 결정하기란 용이하지 않다.

오히려 정책종결을 할 때 우선적으로 고려해야 할 점은 사회적 형평성과 대상집단의 성격이다. IMF 시절 공공근로사업이나 대졸 미취업자에 대한 인턴사원제도 등은 경제적인 측면에서 보면 효율성이 낮을 수 있지만 대상집단의 성격에서 살펴보면 충분히 사업의 타당성은 있다.

정책종결의 피해집단은 빈곤계층이나 장애자, 노인계층, 후임자 선해고(last-in, first-out) 등과 같이 사회적·정치적으로 취약계층의 경우가 더 많다. 또한, 우리나라의 경우 정책종결이 실질적인 정책이나 사업의 종결을 대상으로 하기보다는 단순한 조직이나 기구의 축소에 불과한 경험을 가지고 있다.[20]

18) Ibid., p.542.
19) 구철회, 앞의 논문, pp.17~19.

1) 정책종결에 대한 일반적인 저항요인

(1) 심리적인 요인

종결대상이 어떤 하나의 프로그램이든지, 아니면 조직이든지간에 현상을 그대로 유지하려는 보수성을 지닌 인간들은 우선 변화에 심리적인 저항감을 갖게 된다. 개혁이 몰고올 미래에 대한 막연한 불안감과 새로운 상황에 적응해야 하는 부담감이 심리적 저항을 유발한다. 그리고 이러한 요인들과 더불어 개인적 이익이 심하게 침해될 경우에는 더욱 거센 저항을 유발하게 되는 경우가 많다.[21]

(2) 기득권 침해

기득권의 침해는 수혜를 입은 집단의 위치변화를 의미하기 때문에 정책종결로 인하여 직·간접으로 피해를 입게 되는 계층은 이에 필사적으로 저항하게 된다.[22] P. deLeon도 종결반대자들의 연합(anti-termination coalition)이 정책종결의 장애요인이 된다고 설명하고 있다.[23] 피해집단과 이해관계가 같은 정치집단이 연합하여 저항할 경우 그 효과는 매우 커진다.

(3) 높은 종결비용(high start up costs)

정책종결에는 유무형의 비용이 요구된다. 정책종결에 대한 저항이 강할수록 종결비용은 더 많이 소요된다. 정책 프로그램이나 조직의 종결에 반대하는 연합세력과 조직적 저항에 효과적으로 대응하여 정책이나 조직을 종결시키기 위해서는 상당한 정치적 지지가 있어야 하는데, 이를 이끌어내기 위해서는 많은 종결비용을 지불해야 한다.[24]

(4) 합리성과 형평성의 결여

합리성과 형평성의 결여로 저항이 야기될 수도 있다. 두 가지 이념적 측면이 반드시 양립하지 않는 것은 아니지만 대개는 어느 한쪽을 지나치게 강조할 경우 다른 한쪽이 과도하게

---

20) 박성복·이종열, 정책학 강의(서울 : 대영문화사, 2000), pp.455~456.
21) 오석홍, 조직이론(서울 : 박영사, 1990), pp.730~731.
22) A. M. Okun, Equity and Efficiency : The Big Tradeoff(Washington, D. C. : The Brookings Institution, 1975).
23) Peter deLeon, "A Theory of Policy Termination," In Judith U. May, and Aron B. Wildavsky(eds.), The Policy Cycle(Beverly Hills : Sage, Publication, 1978), pp.286~293.
24) Ibid., pp.286~293.

침해됨으로써 저항이 일어나게 된다. 예를 들어, 물가상승을 억제하기 위해 쌀가격의 지지정책을 포기하거나 쌀 수입개방정책을 실시할 경우 소비자는 경제적인 이익을 얻게 되나 농민은 과도한 희생을 치루게 됨으로써 형평성의 측면에서 정책종결에 저항하게 된다. 그리고 정책종결에 있어 관련된 개인들이 납득할 만한 충분한 합리성이 없거나 이에 따른 정책이나 조직 사이의 형평성을 상실할 경우에도 관련인들은 반발을 하게 된다.[25)]

(5) 정치적 유인책의 결여(lack of political incentives)

정책종결로 인해 이득을 보는 사람들이 분산되어 집단화되지 못하거나, 그 이익이 너무 작은 경우 정치가들은 정책종결에 별 관심을 기울이지 않는다. 왜냐하면, 정책종결로 인한 정치적 이익을 크게 기대하기 어렵기 때문이다. 한나라당이 교원정년 연장이나 건강보험 통합정책에 대해 머뭇거리고 있는 것은 정치적 유인이 부족하기 때문이라고 볼 수 있다.

2) 조직종결에 대한 저항요인

(1) 지적 저항감(intellectual reluctance)

정치가나 조직의 책임자는 자신의 조직이 감축되거나 폐쇄될 경우 이를 자신의 실패로 간주하기 때문에 이에 저항한다.[26)] deLeon은 이러한 점을 지적 저항감이라고 부르고 있다.[27)] 그는 행정가들은 자신이 개입한 조직이나 정책의 소멸을 자신의 실책으로 간주하여 회피하려 하는데, 이러한 회피는 주로 조직의 목표를 변화하는 현실에 적응시키지 못하는 데서 연유한다고 하였다. 따라서, 정책분석가들은 정책의 결점을 스스로 인지하려고 노력해야 하며, 정책종결의 필요성이 대두되면 과감히 자신을 희생할 수 있어야 한다.

(2) 조직의 영구성(institutional permanance)

모든 조직이나 제도는 일단 구성되면 하나의 생명체 처럼(조직 유기체설) 현실에서 생존하는 전략이 강하기 때문에 쉽사리 폐지하기는 어렵다. 정책이나 행정조직은 지속성을 전제로 해서 설계하여 수혜자와의 관계가 제도화된다. 또한, 조직의 목표가 실제 환경과 괴리되면 조직은 이에 적응하는 속성(adaptive nature)을 보이며 조직의 계속적인 생존을 추구하게

---

25) R. D. Behn, A Symposium : Leadership in an Era of Retrenchment, PAR, Vol. 40 (Nov./Dec. 1980), pp.600~619.
26) Herbert Kaufman, Are Government Organizations Immortal?(Washington, D. C. : Brookings, 1976).
27) Peter deLeon, op. cit., pp.286~293.

된다. 그러므로 이렇게 제도화된 조직을 종결시키고자 한다면 종결대상으로 선정된 조직의 구성원들과 관련정책 수혜자들의 저항을 수반하게 된다.

(3) 역동적 보수주의(dynamic conservatism)

조직은 생명력을 지니고 있어서 변화에 대한 대응전략을 구사하면서 기존체제를 유지하려고 한다. 이러한 역동적 보수주의에 의해 조직은 생명을 지속시킬 수가 있다. 조직은 목표의 달성 또는 조직의 정책이 목표와 괴리되는 때를 인지할 수가 있기 때문에 이러한 상황에서 최초의 목표를 변경하거나 새로이 적합한 목표를 채택한다. 정책환경에 적응력을 지닌 동태적인 조직은 그만큼 종결되기 어렵다. 조직은 그 자체가 스스로 생존능력을 끊임없이 산출해 낸다.

(4) 법적 장애(legal obstacles)

정책의 경우도 법적 근거가 있는 경우가 많지만 어느 정도 신축성이 있는 반면에 행정조직은 대부분 법적 근거를 지니고 있기 때문에 그만큼 종결이 어려워진다. 왜냐하면 법률이나 규정의 개폐는 복잡하고 의회의 심의와 의결을 거쳐야 하는 경우가 대부분이다. 이러한 과정에서 수정이나 타협없이 개혁추진주체의 의도대로 진행되기를 기대하는 것은 무리이다.

(5) 불리한 영향(adverse consequences)

정책종결은 많은 변화를 초래한다. 특히 관련집단의 지위변동을 초래하는 경우는 극심한 저항을 하게 된다. 조직을 종결함으로써 조직 구성원의 신분상 불이익이 초래되거나 영향력이 감소되는 경우 조직종결에 저항하게 되며, 종결대상이 되는 조직과 관련된 수혜집단 역시 계속적인 혜택을 볼 수 없다는 이익감소의 두려움 때문에 조직종결에 저항한다.

(6) 지연과 거부(procrastination and refusal)

법적으로 종결이 명확히 결정되었음에도 불구하고 집행의 속도를 늦추고 용어상의 모호함을 해결하는 과정에서 집행이 지연되거나 더 나아가서는 집행이 완전히 거부되어질 수 있다. 특히 지연과 거부가 조직내에서 의도적으로 진행될 가능성이 크기 때문에 개혁 담당자는 확고한 집행의지를 가지고 있어야 한다.

5. 정책종결에 대한 저항전략

정책종결에 대해 반대하는 사람들은 기존의 정책이나 조직을 살리기 위해서 나름대로의 합리적인 대안을 제시하거나 반대전략을 조직적으로 수립한다.[28)]

1) 정책종결에 대한 일반적인 저항전략

(1) 이익집단과 같은 다른 중요한 관련조직으로부터 지지를 획득하고자 노력한다.

대표적인 것으로는 이익집단의 지지를 얻고자 시도한다. 이익집단의 크기나 정치적 자원의 동원능력정도에 따라 정책이나 조직의 생사에 결정적인 역할을 하게 되는 경우가 많다. 강력한 이익집단을 배경으로 반대세력이 형성되면 정치지도자는 부담을 가질 수밖에 없다.

(2) 입법부의 지지를 얻는다.

정책이나 조직이 변경・폐지되기 위해서는 입법부의 승인이 있어야 하는데, 이 과정에서 의원들을 설득함으로써 정책종결을 막을 수 있다. 그리고 의원을 설득하는 과정에서는 이익집단이 크게 영향을 미칠 수도 있다. 관련 상임위원회에 대한 적극적인 로비활동이 대표적인 예이다.

(3) 상관이나 다른 영향력을 행사할 수 있는 실력자의 지지를 호소한다.

정책종결에 힘을 발휘할 수 있는 사람들의 지지를 구함으로써 정책종결을 중지시키거나 범위를 줄일 수 있다. 정책종결을 막기 위해 관료집단이 청와대 비서실이나 실력자에게 접근하여 구명운동을 벌이기도 한다.

(4) 일반대중에게 정책이나 조직의 중요성을 역설함으로써 그들의 지지를 획득하고자 한다.

매스콤을 이용하여 일반대중에게 기존 정책이나 조직의 중요성을 주지시킴으로써 존속의 정당성을 확보한다. 국민이 존속을 원하는 정책이나 조직을 쉽게 종결하기란 정치적 부담이 크다.

---

28) 최수현, 정책종결에 관한 이론적 연구, 서울대 석사학위논문, 1982, p.53.

(5) 어느 정도 양보를 해 줌으로써 행정상의 타협을 통해 문제를 해결한다.

정책종결 추진주체와 협상을 통해서 적절한 대안을 찾아냄으로써 어느 정도의 기득권을 보장하면서 급진적인 정책종결을 막을 수 있다. 그러나 타협을 통한 저항극복은 본래의 정책의지를 손상시킬 수 있기 때문에 합리적인 방법은 아니다.

2) 조직종결에 대한 저항전략

C. H. Levine은 조직종결의 원인을 문제의 소멸, 환경적 엔트로피, 정치적 취약성, 그리고 조직쇠퇴 등으로 분류하였는데, 이러한 원인 자체를 없애야 보다 근본적으로 조직종결을 막을 수 있다.

(1) 문제의 소멸(Problem Depletion)

조직이 추구하는 문제가 소멸되면 조직의 존재가치는 당연히 상실된다. 정치적 성격과 조직외부상황에 기인하여 문제가 소멸될 경우 이에 대한 대응전략으로 다음과 같은 것이 있다.

① 정책이나 사업을 다양화시켜 고객의 지지를 얻는다. 즉, 영역확대를 통해 조직의 활로를 찾는다.
② 정책이나 조직의 목적을 국민에게 계몽시키고, 국민들로 하여금 정책종결 추진주체에게 압력을 가하도록 만든다.
③ 국민과 밀접한 관계에 있는 정책이나 조직을 먼저 종결시켜서 국민들이 위기감을 느끼게 한다.
④ 이익집단이나 입법부의 힘을 동원하여 압력을 가한다.

(2) 환경적 엔트로피(Environmental Entropy)

조직종결의 원인이 경제・기술적인 것과 조직외부에 있는 것을 말한다. 따라서 존속하기 위해서는 경제・기술적인 미비점을 보완하여 환경으로부터의 지지를 얻어야 한다.

① 광범위하고 풍부한 수입원을 개발해 낸다. 보건의료비의 상승과 보험료에 대한 저항으로 정책종결에 직면하게 되면 건강복권 발행, 담배나 주류에 대한 건강세 부과 등과 같은 새로운 수입원을 찾아야 한다.
② 기존정책과 조직에 대한 반대급부를 보장해 준다.
③ 새로운 기술을 계속적으로 개발하고 도입함으로써 조직이 활기찬 존재임을 알린다.

(3) 정치적 취약성(Political Vulnerability)

정치적인 성격과 조직내부상황에 기인하여 발생하는 것이므로 존속전략으로는 다음과 같은 것이 있다.

① 신축성과 적응력을 높이기 위해 연구집단이나 작업반(Task Force)을 구성한다.

② 정책이나 조직의 새로운 상을 부각시킨다.

③ 전문가와 유능한 지도자를 영입한다. 우리나라의 경우 흔히 실세 장관의 영입(취임)은 정치적 취약성을 해소하는 데 결정적 영향력을 행사하는 경향이 있다.

(4) 조직쇠퇴(Organizational Atrophy)

경제・기술적인 성격과 조직내부상황에 기인하는 것으로 존속전략으로는 다음과 같은 것이 있다.

① 계층적인 통제로 지나친 분권화를 막는다.

② 생산성을 높이고 서비스 전달체계의 가격을 인하시킨다.

③ 계속적인 평가를 실시하고 내부적 절차도 자동화시킨다.

④ 조직발전의 기법을 도입한다.[29)]

---

29) 구철회, 앞의 논문, pp.25~33.

참고문헌

강근복. 정책분석론(서울 : 대영문화사. 2000).

강신익. "건강권과 의권(醫權)—국민의 권리와 의사의 권리—." 생명윤리. 1(2). 2000. 12.

구철회. 정책변동의 저항요인과 저항과정에 관한 연구. 서울대학교 석사학위논문. 1998.

권복규. 조선시대 전통의서에 나타난 질병관에 대한 연구. 서울대학교 대학원 의학과 박사학위논문. 2002.

권순만. 의료산업과 가격규제. 한국정책학회보. 8(2). 1999.

권순일. 서비스업체의 소집단 활동 영향요인에 대한 실증적 연구. 동국대 박사학위논문. 1985.

권영찬 · 이성복. 기획론(서울 : 법문사. 1995).

권이혁. 최신보건학(서울 : 신광출판사. 1985).

김 인. 공공서비스 배분의 결정요인과 형평성에 관한 연구. 서울대학교 박사학위논문. 1986.

김광웅. 정책의 효율적 집행. 서울대학교 행정대학원. 행정논총. 14(2). 1976.

김광웅. 정책평가의 기준과 실제. 유 훈 외. 정책학(서울 : 법문사. 1982).

김규정. 행정학원론(서울 : 법문사. 1997).

김명수. 공공정책평가론(서울 : 박영사. 1988).

김명수. 정책혼선의 원인과 극복방안. 고시연구. 1999년 7월호.

김범진. 한약조제권 분쟁 과정에서 나타난 이익집단의 이익표출활동분석. 서울대학교 석사학위논문. 1994.

김병진. 정책학개론(서울 : 박영사. 1989. 2001).

김복용. 공공정책의 평가 기준에 관한 연구. 대전대 석사학위논문. 1993.

김세원 · 안세영. 산업정책론(서울 : 박영사. 1996).

김수신 · 정홍익. 사회복지행정론(서울 : 한국방송대학교 출판부. 1996).

김순양. 의료보험 정책과정에서의 참여자의 특성변화에 관한 연구. 한국행정학보. 29(2). 1995.

김연명. 의료보험 통합의 이해관계·의의와 향후 과제. 이종찬. 한국 의료 대논쟁(서울 : 소나무. 2000).

김연명. 의료보험 통합의 성과, 쟁점, 그리고 미래(http://enhic.com/enhic.html).

김영래. 이익집단 정치와 이익갈등(서울 : 한울출판사. 1997)

김영민. 정부와 정당관계에 관한 시론적 연구. 한국사회와 행정연구. 11(2). 2000. 12.
김영민. 정책의제 설정에 관한 서설적 연구. 서울대학교 행정대학원. 석사학위논문. 1984.
김영순. "유신체제의 수립원인에 관한 연구." 한국산업사회연구소 편. 「오늘의 한국자본주의와 국가」(서울 : 한길사. 1988).
김영식 · 박성래 · 송상용. 과학사(서울 : 전파과학사. 1986).
김영종 외. 행정학(서울 : 법문사. 1998).
김영평. 우리나라 정책결정 체계의 개혁. 한국정책학회보. 1993. 2.
김종호. 현대 행정학의 이해(서울 : 대영출판사. 1998).
김정렬. 정부의 미래와 거버넌스. 한국행정학보. 제34권 제1호(2000. 봄).
김정용. 정책평가를 위한 사회지표의 효용에 관한 연구. 연세대학교 석사학위논문. 1989.
김정헌 · 송건섭. 행정이론과 해설(서울 : 형설출판사. 2000)
김정화 · 이경원. 의료개혁의 현안과 정책과제. 한국행정학보. 31(4). 1997.
김종철. 정책대안선택의 영향요인에 관한 연구. 서울대학교 박사학위논문. 1996.
김준기. 한국에서의 '제3자적 정부'에 대한 논의. 서울대학교 행정대학원. 행정논총. 39(2). 2001(10).
김창엽. 보건의료정책 결정과정에서의 의사들의 참여. 대한의학협회. 제27차 종합학술대회. 1993.
김춘배. 양한방의 상호보완 발전방안(http://www.kcsi.or.kr/data/김춘배.htm.).
김준석. 정책의제와 미디어 의제 설성 주체들의 상호작용에 관한 언구. 고려대학교 식사학위논문. 1999.
김태수. 형평성의 개념과 측정에 관한 연구. 서울대학교 석사학위논문. 1987.
김한중. 의료비 증가억제와 보험재정 안정방안. 의료보험. 1989(1).
김한중. 의료시설의 수급과 정부의 역할. 한국보건행정학회 학술세미나. 1991. 6.
김행범. 복지정책의 산출 요인에 관한 연구 : 시계열 및 횡단분석적 접근. 서울대학교 박사학위 논문. 1993.
김행범. 통합 의료보험 정책결정의 좌절과 집행실패. 고시계. 2000(3).
김형렬. 정책학(서울 : 법문사. 1990·2000).
김형렬. 포괄적인 정책평가 기준에 관한 연구. 연세대학교. 연세논총. 제23집. 1987.
남궁근 외. 보건의료 보장 정책의 성과와 개선 방안. 한국행정연구. 2(3). 1993.
남궁근. 신행정학의 가치지향. 한국행정학보. 18(1). 1984.
남궁근. 정책의 유형분류. 고시계. 1997(3).
노시평 등. 정책학(서울 : 학현사. 1999).

노화준. 공공생산의 측정과 향상을 위한 접근 방법. 서울대학교 행정대학원. 행정논총. 20(1). 1982.

노화준. 성과지표의 개발과 프로그램 평가 조사설계. 서울대학교 행정대학원. 행정논총. 15(1). 1977.

노화준. 정책분석론(서울 : 박영사. 1989).

노화준. 정책분석오류와 그의 최소화전략. 서울대학교 행정대학원. 행정논총. 22(1). 1984.

노화준. 정책평가론(서울 : 법문사. 1991).

노화준. 정책평가의 체제와 관리. 서울대학교 행정대학원. 행정논총. 18(1). 1980.

노화준. 정책학 원론(서울 : 박영사. 1998).

노화준. 한국 정책학의 발전과 성격. 서울대학교 행정대학원. 행정논총. 34(1). 1996. 6.

노화준. 행정계량분석(서울 : 법문사. 1991).

문옥륜. 우리 나라 의료정책 결정과정의 현황과 과제. 한림대학교 사회의학연구소 편. 건강보장연구. 통권 5호. 2001.

문옥륜. 의료장비의 수급과 정부의 역할. 한국보건행정학회 학술세미나. 1991. 6.

문옥륜. 한국사회와 의료보장정책(서울 : 명경. 1994).

문재우. 보건의료분야의 국가개입에 대한 사회사상사적 고찰. 서남대학교 논문집. 7(1). 2000.

문재우. 우리나라 의료보장정책의 형평성 평가에 관한 연구. 서울대학교 박사학위논문, 1995.

문재우 등. 보건행정학(서울 : 계축문화사, 2012).

문창진. 보건의료사회학(서울 : 신광출판사. 1990).

민병일 · 김덕곤. 동양의학의 과학적 접근과 임상(서울 : 서원당. 1993).

박동서. 정책결정의 참여자와 행정인의 역할. 서울대학교 행정대학원. 행정논총. 제27권 제1호(1989).

박상필. 이익집단 갈등과 사회자본. 한국행정학보. 34(2). 2000.

박성래. "21세기의 한의학." 한국한의학연구소 학술세미나. 1995. 1.

박성복 외 공저. 정책학원론(서울 : 대영문화사. 1997).

박성복 · 이종열. 정책학 강의(서울 : 대영문화사. 2000).

박성복 · 이종열. 정책학 원론(서울 : 대영문화사. 1998).

박차상. 한국의료복지정책에 관한 연구. 동아대학교 박사학위논문. 1990.

박천오. "Roger W. Cobb과 Charles D. Elder의 정책의제 설정이론." 오석홍 · 김영평. 정책학의 주요 이론(서울 : 법문사. 2000).

박천오 · 유병복. 한국의료전달체계의 실패원인. 한국행정학보. 33(4). 1999.

박홍립. 경제학 원론(서울 : 박영사. 1992).

박희정. 바람직한 거브넌스(good governance)의 개념과 평가지표. 한국지방행정연구원. 지방포럼. 2001. 11.

배상수. 보건의료 서비스의 우선순위 결정과 보건목표설정. 한림대학교 사회의학연구소 편. 건강보장연구. 통권 5호. 2001.

백완기. 행정학(서울 : 박영사. 1984).

보건복지부 의료정책과. 21세기 한국의 보건의료정책. 2001년 9월 전국의료원연합회 연수강의.

서성무 · 이지우. 경영학원론(서울 : 형설출판사. 1998).

서순복. "신공공관리에 관한 보완적 접근 : 정보기술을 활용한 행정개혁." 한국사회와 행정연구. 제10권 2호. 1999.

서울대학교 행정대학원. 정책집행사례. 1982.

석희태. 의료과실의 판단기준. 판례월보. 1987(2).

손학규. 보건정책의 진로와 과제. 한국보건행정학회 특강. 2001. 6.

송근원. "재분배정책 과정에의 참여자 분석." 한국사회복지학. 통권 제36호(1998. 11). 한국사회복지학회.

송명우. 주택금융정책의 형평성 및 저해요인분석. 서울대학교 석사학위논문. 1991.

송희준. "국민의 정부 중앙정부개혁의 중간평가." 서울대학교 행정대학원. 행정논총. 37(2). 1999.

송희준. "보건비용의 결정요인과 정부의 의료복지정책." 강인재 등. 공공정책의 결정요인분석(서울 : 법문사. 1993).

신두범. 행정학개론(서울 : 박영사. 1987).

신수식. 사회보장론(서울 : 박영사. 1992).

신영수. 적정진료의 정착과제. 의보공론. 1985(4).

안병섭. 한국의료보장정책의 분석에 관한 연구. 경남대 석사학위논문. 1990.

안병영. "한국의 정치인과 정책결정구조." 정책결정구조의 비교 : 정 · 경 · 관의 역학관계. 1994년도 한국행정학회 국제학술대회 논문집.

안병영. 국민기초생활보장법의 제정과정에 관한 연구. 서울대학교 행정대학원. 행정논총. 38(1). 2000.

안병준. 정책평가에 관한 소고. 연세대학교 행정대학원. 연세행정논집. 제6집. 1979.

안성호. 행정과 절차적 정의. 한국행정학보. 제25권 제1호. 1991.

안해균. 정책학원론(서울 : 다산출판사. 1990 · 1997 · 2000).

안해균. 현대행정학(서울 : 다산출판사. 1987).
양봉민. 국민의료비 억제방안에 관한 연구. 의료보험관리공단. 1989. 10.
양봉민. 보건경제학(서울 : 나남출판. 1999).
양봉민. 보건경제학원론(서울 : 수문사. 1989).
양희창. 사회복지정책모형에 의한 우리 나라 의료보장정책의 분석평가. 중앙대학교 석사학위논문. 1986.
예방의학과 공중보건 편집위원회. 예방의학과 공중보건(서울 : 계축문화사. 1986).
오석홍. "행정과 가치." 서울대학교 행정대학원. 행정논총. 33(2). 1995.
오석홍. 작은 정부구현의 탐색전략. 서울대학교 행정대학원. 행정논총. 36(2). 1998. 12.
오석홍. 조직이론(서울 : 박영사. 1990).
오철호. 중앙부처 자체평가제도의 현황 및 문제점(http://www.admindb.co.kr/han/down2/20010421.htm).
유 훈. 바람직한 정책결정 및 행정통제방안. 서울대학교 행정대학원. 행정논총. 제27권 제1호 (1989).
유 훈. 정책학원론(서울 : 법문사. 1988·1999).
유 훈. 한국의 정책종결. 서울대학교 행정대학원. 행정논총. 36(2). 1998. 12.
유성용. 정책변동에 관한 연구. 서울대학교 석사학위논문. 1994.
유승흠. 보건기획과 관리(서울 : 수문사. 1995).
윤명숙. 서비스 품질의 마케팅 전략적 활용에 관한 실증적 연구. 숙명여대 박사학위논문. 1991.
이강래. 정책평가 기준에 관한 이론적 연구. 서울대학교 석사학위논문. 1984.
이규식. 국민의료의 효율화를 위한 의료개혁방향. 한림대학교 사회의학연구소 편. 건강보장연구. 통권 4호. 2000.
이규식. 의료보장정책의 형성과 문제점. 보건행정학회지. 10(1). 2000.
이달곤. 협상론(서울 : 법문사. 2000).
이동모. 보건정책의 결정과정. 대한의학협회 제27차 종합학술대회. 1993.
이병철. 현대 행정학의 이해. 울산대학교 출판부. 1996.
이상일. 근거중심 보건정책의 개념 및 발전방향. 한림대학교 사회의학연구소 편. 건강보장연구. 통권 5호. 2001.
이송호. 미국과 프랑스의 정책조정시스템 비교. 서울대학교 행정대학원. 행정논총. 39(2). 2001(10).
이수윤. 정치사상사(서울 : 법문사. 1999).

이종찬. 한국 의료 대논쟁(서울 : 소나무. 2000).
이해준. 종합병원 입원환자의 재원 기간에 영향을 미치는 요인분석. 서울대학교 석사학위논문. 1993.
이혁주 • 이상수. 지방자치시대의 보건의료정책. 한국행정학보. 제31권 제1호(1997년 봄).
임헌만. 공공정책의 형평성과 정책대상자 연구. 서울대학교 석사학위논문. 1986.
장인협 외 편역. 사회복지정책(서울 : 한국사회개발연구원 출판부. 1982).
전광석. 한국사회보장법론(서울 : 법문사. 1999).
전남진. 사회정책학개론(서울 : 서울대학교 출판부. 1989).
전상경. "Charles Wolf. Jr의 비시장실패이론." 오석홍 • 김영평. 정책학의 주요 이론(서울 : 법문사. 2000).
전상경. 정책분석의 정치경제(서울 : 박영사. 1999).
정동원. 정책계량분석(서울 : 대왕사. 1996).
정병순. 복지와 의료보장의 사상사적 고찰. 서울대학교 석사학위논문. 1991.
정세호. 후생경제학과 후생정책(서울 : 비봉출판사. 1992).
정영일 외. 지역사회보건 및 1차 보건의료(서울 : 지구문화사. 2001).
정용덕. 복지 및 소득재분배정책과 행정학. 한국행정학보. 16(1982).
정용덕. 한국에서의 배분적 정의와 공공정책. 한국정치학회보. 16. 1982.
정정길. 정책결정론(서울 : 대명출판사. 1988).
정정길. 정책평가를 위한 실험실적 사회 실험의 문제점. 한국행정학보. 14(1980).
정정길. 정책학 원론(서울 : 대명출판사. 1990 • 1992 • 1997).
정정길. 정책학의 내용과 한계(II). 서울대학교 행정대학원. 행정논총. 제24권 제2호(1986).
정준영. 성공적 정책평가에 관한 연구. 성균관대학교 석사학위논문. 1987.
조 순. 한국에 있어서의 형평의 제 문제. 경제학연구. 제27집 제1호. 1989.
조병희. 의료문제의 사회학(대구 : 태일사. 2000).
조재국. 의료정책의 형상과정과 의료개혁의 전망. 패널토론. 한림대학교 사회의학연구소 편. 건강보장연구. 통권 5호. 2001.
차하순. 형평의 연구(서울 : 일조각. 1983).
채경석 등. 정책학원론(서울 : 대왕사. 2001).
최병선. 제도개혁과 민주적 정책조정의 역설. 한국정책학회보. 1993. 2.
최성두. 의료전달체계에 관한 정책설계의 통제불가능 요인. 한국행정학보. 30(1). 1996.
최성두. 의보통합정책의 설계논리와 실현가능성 평가. 한국정책학회보. 9(1). 2000.
최수현. 정책종결에 관한 이론적 연구. 서울대학교 석사학위논문. 1982.

최종덕. "의료 일원화 논쟁의 관점 찾기." 이종찬. 한국 의료 대논쟁(서울 : 소나무. 2000).
최종원 · 백승빈. "한국의 정책집행 실증연구에 관한 고찰." 서울대학교 행정대학원. 행정논총. 39(3). 2001. 11.
최호준. 정책평가연구의 최근동향과 과제. 경대행정논총. 4(1982. 2).
추호경. 의료과오에 관한 연구. 서울대학교 박사학위논문. 1991.
추호경. 의료판례 해설(서울 : 법정사. 1988).
하태권. "Charles E. Lindblom의 정책결정이론." 오석홍 · 김영평. 정책학의 주요이론(서울 : 법문사. 2000).
한달선. 의료부문의 규제와 경쟁조성. 한림대학교 사회의학연구소 편. 건강보장연구. 통권 4호. 2000.
한한수. 계량경영(서울 : 학문사. 1993).
허 범. 행정학개론(서울 : 대영문화사. 1988).
허 정. 서양보건사(서울 : 신광출판사. 1984).
황경식. 공리주의 학파와 J. Rawls의 정의론 비교연구. 서울대학교 박사학위논문. 1981.
황윤원. 우리나라 공공정책 결정과정의 현황과 과제. 한림대학교 사회의학연구소 편. 건강보장연구. 통권 5호. 2001.

Abel-Smith. B.. Economic Efficiency in Health Care Delivery. International Social Security Review. No.2(1983).
Adams R. D. and McCormick. K.. "The Traditional Distinction between Public Goods and Private Goods Needs to Be Expanded. not Abandoned." Journal of Theoretical Politics. 5(1). 1993.
Adams. J. "Inequity in Social Exchange" in Tosi H. and Hamner W. eds.. Organizational Behavior and Management : A Contingency Approach (Chicago : St. Clair Press. 1974).
Aday L. A.. & Andersen. R. M. Equity of Access to Medical Care : A Conceptual and Empirical Overview. Medical Care. XIX(12. Supplement). December. 1981.
Anderson. J. E. Public Policy-Making(New York : Praeger Publishers. 1975).
Anderson. J. E. Public Policy-Making. 2nd ed.(New York : Holt. Rinehart. and Winston. 1979).
Anderson. J. E. Public Policy-Making. 3rd ed.(New York : Holt. Rinehart

and Winston. 1984).

Anderson. J. E. 박홍식 역. 공공정책론(서울 : 대왕사. 1983).

Aron H. J. and Schwartz. W. B.. Hospital Cost Control : A Bitter Pill to Sallow. Harvard Business Review. 1985(March/April).

Arrow. K. Essays in the Theory of Risk-Bearing(Chicago : Markham Publishing Co.. 1971).

Bachrach. P. and Baratz. M. Power and Poverty : Theory and Practice(New York : Oxford University Press. 1970).

Baumol. W. J. Macroeconomics of Unbalanced Growth : The Anatomy of Urban Crisis. American Economic Review. Vol.57. 1967(June).

Behn. R. D. A Symposium : Leadership in an Era of Retrenchment. PAR. Vol. 40(Nov./Dec. 1980).

Bemmel van. J. H. Musen. M. A. Handbook of Medical Informatics. 한국보건정보교육학회 역. 보건정보학개론(서울 : 현문사. 2000).

Binner. P. R. Some Comments on the Need for a Comprehensive Approach to Program Evaluation(Bouler : Western Interstate Commission for Higher Education. 1970).

Black. H. C. Black's Law Dictionary. 4th ed.(St. Paul. Minn. : West Press. 1956).

Black. N. et al. Health and Disease : Caring for Health(Philadelphia : Open University Press. 1984).

Blanchard. W. Evaluating Social Equity : What Does Fairness Mean and Can We Measure It. Policy Studies Journal. 15(1)(Sep. 1986).

Bradshaw. J. "The Concept of Social Need." N. Gilbert and H. Specht(eds.). Planning for Social Welfare(Englewood Cliffs. N. J. : Prentice-Hall. 1977).

Braybrook. D. and Lindblom C. A Strategy of Decision(New York : Free Press. 1963).

Brewer G. D. and deLeon. P. The Foundations of Policy Analysis (Homewood : Dorsey Press. 1983).

Brian. W. Hogwood and Peters B. Guy Policy Dynamics(New York : St. Martin's Press. 1982).

Brown K. & Coulter. P. B. Subjective and Objective Measures of Police Service Delivery. PAR. 43(Jan./Feb. 1983).

Browne. A. and Wildavsky. A. What Should Evaluation Mean to Implementation? in Pressman J. L. and Wildavsky A. Implementation. 3rd ed.(Berkeley : University of California Press. 1984).

Cameron. K. Critical Questions in Assessing Organizational Effectiveness. Organization Dynamics. 9(2). 1980.

Chares. H. Levine. "Organizational Decline and Cutback Management." PAR. Vol.38. No.4(July/Aug. 1978).

Chitwood. S. R. Social Equity and Social Service Productivity. PAR. 34(Jan./Feb. 1974).

Cobb. R. W. and Elder. C. D. Participation in American Politics : The Dynamics of Agenda–Building(Boston : Allynand Bacon. Inc. 1972).

Cobb. R. Ross. J. and Ross. M. Agenda Building as a Comparative Political Process. American Political Science Review. 70(1). 1976.

Dahl R. A. and C. E. Lindblom. Politics. Economics and Welfare(New York : Harper & Row Publishers. Inc. 1953).

Whetten David. "Sources. Responses. and Effect of Organizational Decline." In John R. Kimberly. et al. The Organizational Life Cycle(San Francisco : Jossey–Bass. 1980).

Davis. K. National Health Insurance : Benefits. Costs. and Consequences (Washington D. C. : The Brookings Institution. 1975).

Deutsch. M. Equity. Equality and Need : What Determines Which Value will be Said as the Basis of Distributive Justice? Journal of Social Issues. 31(2). 1974.

Dewey. J. The Public and Its Problems(Denver : Swallow. 1927).

Donabedian. A. Aspects of Medical Care Administration(Harvard University Press. 1973).

Dougles Bothun. and John C. Comer. "The Politics of Termination : Concepts and Process." Policy Studies Journal(Spring 1979).

Dror. Y. Policymaking Under Adversity(New Brunswick. Jew Jersey : Transaction Books. 1986).

Dror. Y. Public Policymaking Reexamined(Scranton : Chandler Publishing Company. 1968).

Dror. Y. Design for Policy Sciences(New York : American Elsevier Publishing Co. Inc. 1971).

Dunn. W. N. Public Policy Analysis : An Introduction(Englewood Cliffs. N. J. : Prentice-Hall. 1981).

Dunn. W. N. 이대희 역. 정책분석론(서울 : 대영문화사. 1985).

Dye. T. R. Understanding Public Policy. 4th ed.(Englewood Cliffs. N. J. : Prentice-Hall. Inc. 1981).

Easton. D. The Political System(New York : Alfred A. Knopf. Inc. 1953).

Easton. D. "An Approach to the Analysis of Political System." World Politics. Vol.9. 1957(April).

Epstein. I. and Tripool. T. Research Techniques for Program Planning. Monitoring. and Evaluation(New York : Columbia University Press. 1977).

Eyestone. R. From Social Issues to Public Policy(New York : John Wiley and Sons. 1978).

Federickson. H. G. Public Administrations and Social Equity. PAR. 50 (Mar./Apr. 1990).

Feldstein. M. S. Hospital Cost Inflation : A Study of Non-Profit Price Dynamics. American Economic Review. Vol.61. 1971(Dec.).

Feldstein. P. J. Health Care Economics. 2nd ed.(A Wiley Medical Publication. 1983).

Feldstein. P. J. Health Care Economics(John Wiley & Sons. 1988).

Finer. H. The Road to Reaction(Boston : Little Brown and Co. 1945).

Frederickson. H. G. New Public Administration(Alabama : The Univ. Alabama Press. 1980).

Frederickson. H. G. Public Administration and Social Equity. PAR. 50 (March/April 1990).

Frey. F. W. "Comment : On Issues and Nonissues in the Study of Power." American Political Science Review. December 1971.

Friedman. M. Capitalism and Freedom(Chicago : University of Chicago Press.

1962).
Friedrich. C. J. Man and His Government(New York : McGraw-Hill Co. 1963).
Furniss N. & Tilton. T. The Case for the Welfare State. 김한주 외 역. 현대 복지국가론(서울 : 고려원. 1993).
Gaston V. Rimlinger. 한국사회복지학연구회 옮김. 사회복지의 사상과 역사(서울 : 한울아카데미. 1997).
Gerhard A. Ritter. 전광석 옮김. 복지국가의 기원(서울 : 교육과학사. 1992).
Gil. D. G. Unravelling Social Policy(Cam. : Sehenman Publishing Co. 1973).
Glaser E. and Backer. T. Outline of Questions for Program Evaluators Utilizing the Clinical Approach. Evaluation(Fall 1972).
Glossary of Administrative Terms of Public Health. AJPH. 50(Feb. 1960).
Gordon. S. Welfare. Justice and Freedom(N.Y. : Columbia Univ. Press. 1980).
Harold D. Lasswell. A Pre-View of Policy Sciences(New York : American Elsevier Publishing Co. Inc. 1971).
Harold D. Lasswell. "The Emerging Conception of the Policy Sciences." Policy Sciences. Vol.1(1970).
Hatry. H. et al. Practical Program Evaluation for State and Local Government Officials(Washington. D. C. : Urban Institute. 1973).
Hayek. F. A. The Road to Serfdom(Chicago : University of Chicago Press. 1944).
Herbert Kaufman. Are Government Organizations Immortal?(Washington. D. C. : Brookings. 1976).
Hirshman. A. D. "Policy Making and Policy Analysis in Latin America : A Return Joumey." Policy Science. 1975.
Hochschild. J. L. What's Fair : American Beliefs about Distributive Justice (Cambridge. MA. : Harvard University Press. 1981).
Hofferbert. R. I. The Study of Public Policy(Indianapolis : The Bobbs-Merril Company. 1974).
Hogwood. B. W. and Lewis A. Gunn. Policy Analysis for the Real World (Oxford : Oxford University Press. 1984).

Hogwood. B. and Gunn. L. Policy Analysis for the Real World(N.Y. : Oxford University Press. 1984).

Hood. C. G. "A Public Management for all Seasons?" Public Administration. 1991. Vol.69.

Horst. P. et al. Program Management and the Federal Evaluator. PAR. 34(Jan./Feb. 1974).

James E. Anderson. Public Policy-Making. 2nd ed.(New York : Holt. Rinehart and Winston. 1979).

Johns. C. O. An Introduction to the Study of Public Policy. 2nd ed.(North Scituate : Duxbury Press. 1977).

Jones. B. D. What to Measure and How to Measure It : Assessing the Products of Government. Policy Studies Journal. 9(7). 1981.

Jones. C. O. 김해동 역. 정책형성론(서울 : 법문사. 1977).

Kelman. H. R. Evaluation of Health Care Quality by Consumers. IJHS. 6(3). 1976.

Kendrick. F. et al. Strategies for Participation. 2nd ed.(MA : Winthrop Publishers. Inc. 1974).

Lasswell H. D. and Kaplan A. Power and Society(New Haven. CT : Yale University Press. 1970).

Lasswell. H. D. "Research in Policy Analysis : The Intelligence and Appraisal Functions"(Massachusetts : Addison-Wesley Publishing Co. 1975).

Levey. S. & Loomba N. P. Health Care Administration(Philadelphia : J. B. Lippincott Company. 1984).

Lewison. D. M. Essential of Retailing(Merril Publishing Company. 1989).

Light. D. W. Equity and Efficiency in Health Care. Social Science & Medicine. 35(4). 1992.

Lindblom. C. E. 안용식・최호준 공역. 정책결정론(서울 : 삼영사. 1984).

Lucy. W. H. Gilbert. D. & Birkhead. G. S. Equity in Local Service Distribution. PAR. 37(Nov./Dec. 1977).

Lucy. W. Equity and Planning for Local Services. Journal of the American Planning Association(Oct. 1981).

Macrae. D. & Wilde. J. A. Policy Analysis for Public Decisions(North

Scituate : Duxbury Press. 1979).
MacRae. D. Jr. Policy Indicators(Chapel Hill : The University of North Carolina Press. 1985).
Mark. J. A. "Meanings and Measures of Productivity." Public Administration Review (Nov./Dec. 1972).
Mazmanian. D. A. and Sabatier. P. A. Implementation and Public Policy (Glenview : Scott. 1983).
Meisel. J. H. The Myth of Ruling Class(Ann Arbor : University of Michigan Press. 1962).
Midgley. J. Professional Imperialism : Social Work in the Third World (London : Heinemann. 1981).
Miller. D. Social Justice(London : Oxford University Press. 1976).
Millet. J. D. "Planning" in F.M. Marx(ed.). Elements of Public Administration. 2nd ed.(Englewood Cliffs. N.J. : Prentice-Hall. 1959).
Mirvis. D. M. "Physician's Autonomy. The Relation Between Public and Professional Expectations." New England Joural of Medicine. 328(18).
Mooney. G. et al. Utilisation as a Measure of Equity. Journal of Health Economics. Vol. 10. 1991.
Nachmias. D. Public Policy Evaluation : Approaches and Methods(New York : St. Martin's Press. 1979).
Nagel. S. S. Policy Evaluation : Making Optimum Decisions(New York : Praeger Publishers. 1982).
Naidoo. J. 지역보건연구회 역. 건강증진(서울 : 계축문화사. 2001).
Nakamura R. T. and Smallwood. F. The Politics of Policy Implementation (New York : St. Martin's Press. 1980).
Nelson. W. Equal Opportunity. Social Theory and Practice. Vol.10(1984).
Normand. C. and Weber A. Social Health Insurance. 서울대학교 의과대학 의료관리학 교실 옮김. 의료보장의 기초이론(서울 : 한울. 1996).
Nozick. R. Anarchy, State, and Utopia(N.Y. : Basic Books. 1974).
Okun. A. M. Equity and Efficiency : The Big Tradeoff(Washington. D. C. : The Brookings Institution. 1975).
Palmer G. R. and Short. S. D. Health Care & Public Policy(South

Melbourne : The Macmillan Company. 1990).

Pauly. M. The Economics of Moral Hazard. American Economic Review. Vol.58. 1968(June).

Perelman. C. 심헌섭·강경선·장민영 역. 법과 정의의 철학(서울 : 종로서적. 1986).

Peter deLeon. "A Theory of Policy Termination." In Judith U. May, and Aron B. Wildavsky(eds.). The Policy Cycle(Beverly Hills : Sage. Publication. 1978).

Phillips. D. Health and Care in Third World(N.Y. : Longman Scientific & Technical. 1990).

Poland. O. F. Program Evaluation and Administrative Theory. PAR. 34(July/August 1974).

Rae. D. Equalities(Cambridge. Mass. : Harvard University Press. 1981).

Randal. B. Ripley and Grace. A. Franklin. Policy Implementation and Bureaucracy. 2nd ed.(Chicago : Dorsey. 1986)

Rescher. N. Distributive Justice(N.Y. : Bobbs-Merrill Co. 1966).

Rice. T. H. The Impact of Change Medicare Reimbursement Rates on Physician-induced Demand. Medical Care. 21(8). 1983.

Ripley. R. B. Congress : Process and Policy. 3rd edtion(New York : Norton. 1983).

Robert Rosen Blum and Daniel McGills. "Observation on the Role of Consultants in the Public Sector." PAR. May/June 1979.

Robert. T. Nakamura and Frank Smallwood. The Politics of Policy Implementation (New York : St. Martin's Press. 1980).

Rossi. P. H. and Freeman. H. E. Evaluation : A Systematic Approach 2nd ed.(Beverly Hills : Sage Publications. 1982).

Rourke. F. E. Bureaucracy. Politics and Public Policy. 2nd ed.(Boston : Little. Brown and Company. 1976).

Rourke. F. E. Bureaucracy. Politics. and Public Policy. 3ed.(Boston : Little. Brown and Company. 1984).

Russell. B. "Freedom and Government." in Ruth Nanda Anshen(eds.). Freedom. its Meaning(New York : Harcourt. Brace & Co. 1940).

Rycroft. R. W. Bureaucratic Performance in Energy Policy Making : An

Evaluation of Output Efficiency and Equity in the Federal Energy Administration. Public Policy. 26(4)(Fall 1978).

Sabatier. P. A. "An Advocacy Coalition Framework of Policy Change and the Role of Policy-Oriented Learning Therein." Policy Sciences. Vol.21. 1988.

Salkever. D. S. A Microeconomic Study of Hospital Cost Inflation. Journal of Political Economy. Vol.80. 1972(Nov/Dec.).

Sampson. C. Values Bureaucracy and Public Policy(Lanham : University Press of America. 1983).

Sarah Nettleton. 조효제 옮김. 건강과 질병의 사회학(서울 : 한울. 1997).

Schick. A. From Analysis to Evaluation. The Annals of American Academy of Political and Social Science. Vol.394(March 1971).

Schultze. C. L. The Politics and Economics of Public Spending(Washington. D.C. : The Brookings Institution. 1968).

Scriven. M. The Methodology of Education. in C. H. Weiss(ed.). Evaluating Action Programs : Readings in Social Action and Education(Boston : Allyn and Bacon. Inc. 1972).

Sharkansky. I. Public Administration : Policy-Making in Government Agency. 3rd ed.(Chicago : Rand McNally Co. 1975).

Sharp. E. B. Toward a New Understanding of Urban Service and Citizen Participation : The Coproduction Concept. Midwest Review of Public Administration. 14(June 1980).

Siegler. M. A Right to Health Care : Ambiguity. Professional Responsibility. and Patient Liberty. The Journal of Medicine and Philosophy. 4(2). 1979(June).

Silver. G. H. Community Participation and Health Resource Allocation. IJHS. 3(2). 1973.

Suchman. E. A. Evaluative Research(New York : Russel Sage Foundation. 1967).

Tawney. R. H. 임종철 역. 평등(서울 : 한길사. 1982).

Thomas. R. Dye. Understanding Public Policy. 5th ed.(Englewood Cliffs. N.J. : Prentice-Hall. 1984).

Trompman. J. E. and McClure. J. K. Social Values in the Policy Process : Values Dualism and Social Policy Affecting the Elderly. Policy Studies Journal. 9(4). 1980~1981.

Truman. D. The Government Process(New York : Alfred A. Knopf. 1971).

Wagstaff. A. On the Measurement of Horizontal Inequity in the Delivery of Health Care. Journal of Health Economics. Vol.10. 1991.

Wagstaff. A. QALYs and the Equity–Efficiency Trade–Off. Journal of Health Economics. Vol.10. 1991.

Waldo. D. Developments in Public Administration. The Annals of the American Academy of Political and Social Science. 404(Nov. 1972).

Weber. R. E. The Political Responsiveness of the American States and Their Local Governments. in L. N. Rieselbach ed. People vs. Government : The Responsiveness of American Institutions(Bloomington : Indiana University Press. 1975).

Westen. P. The Concept of Equal Opportunity. Ethics(July 1985). pp.837~849 : D. Florig. The Concept of Equal Opportunity in the Analysis of Social Welfare Policy. Polity. Vol.18(1986).

Whitaker. G. P. Coproduction : Citizen Participation in Service Delivery. PAR. 40(May/June 1980).

Whitaker. G. P. Who Puts the Value in Evaluation? Social Science Quarterly. Vol.54(March 1974).

WHO. Health Programme Evaluation. 1981.

WHO. Poverty. Development and Health Policy. 1978.

Wholey. J. S. et al. Federal Evaluation Policy(Washington. D.C. : Urban Institute. 1970).

Wildavsky. A. The Arts and Crafts of Policy Analysis(London : The Macmillan. 1979).

Wise. L. R. Social Equity in Civil Service System. PAR. 50(Sep./Oct. 1990).

http://chunma.yeungnam.ac.kr/~j8360619/n.htm

http://chunma.yeungnam.ac.kr/~j8360619/n.htm

http://kmib.stoo.com/html/kmview/2000/0808/

http://my.dreamwiz.com/arysu/work/mojuk.htm
http://myhome.netsgo.com/
http://myhome.netsgo.com/:http://naeri.cc2.cau.ac.kr/~thmoon/lecture/LRP1.htm
http://publica.chungju.ac.kr/policy4_5.htm
http://sun.hallym.ac.kr/~de1802/125_2.htm
http://user.chollian.net/~hoam/
http://user.chollian.net/~yoonecon/pc.html
http://www.chosun.com/w21data/html/news/200103/200103220003.html
http://www.dongeui.ac.kr/~depa/sub4.htm : http://www.dongeui.ac.kr/~depa/sub7.htm
http://www.drugboard.com/2001_news/01_04_news/0104060002.htm
http://www.kyungil.ac.kr/~haylee/data/중앙공.html:http://publica.chungju.ac.kr/policy8_9_10. htm
http://www.nhic.or.kr
http://www.nhic.or.kr/jaryo/jarow.htm
http://www.reportworld.co.kr/
http://www.richis.org/educa/health3/j6/a3.html
http://user.chollian.net/~hoam/

찾아보기

(ㄴ)

(ㄷ)

(ㅅ)

(D)

(E)

(Q)

문 재 우

문재우는 서울대학교에서 "우리나라 의료보장정책의 형평성 평가에 관한 연구"로 보건학박사 학위를 취득하였으며, 서울대학교 연구원, 고려대학교, 동덕여자대학교, 이화여자대학교 등의 강사를 거쳐 현재는 한세대학교 인문사회학부 교수로 재직하고 있다. 한세대학교 기획부처장, 교무처장, 대학원장, 도서관장, 생활관장 등을 역임하였으며, 학회활동으로는 학국임상사회사업학회 이사, 학회보건사회학회 이사(현), 한국보건경제·정책학회 이사, 한국알코올과학회 이사 등이 있다. 보건복지부, 서울특별시, 광주광역시, 대전광역시, 경기도 등의 공무원 시험(출제)위원과 보건교육사, 요양보호사 출제위원으로 참여하였다. 저서로는 『국민의료보험론』, 『보건행정학』, 『사회복지개론』 등이 있으며, 논문으로는 "청소년의 비만, 우울, 자아존중감 및 신체이미지가 삶의 만족도에 미치는 영향" 등이 있다.

보건정책론 (제3판) 값 23,000원

2002년 3월 5일 1판 1쇄 발행
2007년 8월 30일 2판 1쇄 발행
2013년 2월 28일 3판 1쇄 발행
2015년 1월 30일 3판 3쇄 발행

저 자 : 문 재 우
발 행 인 : 주 영 일
발 행 처 : **계 축 문 화 사**

서울특별시 종로구 통일로12길 16-17
우편번호 110-091
TEL : 735-2257 · 738-9746
FAX : 723-9025
E-mail : gyechuk@hanmail.net
홈페이지 : http://gyechuk.co.kr
1973. 10. 31 등록번호 제300-1973-8호
ISBN 978-89-5629-287-8 93510